Wills 临床眼科彩色图谱及精要

Wills Eye Hospital

COLOR ATLAS & SYNOPSIS OF CLINICAL OPHTHALMOLOGY

角膜病

第 3 版

CORNEA

THIRD EDITION

〔美〕克里斯托弗·J. 拉普阿诺　编　著
陈　蔚　主　译
史伟云　主　审

天津出版传媒集团
天津科技翻译出版有限公司

著作权合同登记号:图字:02-2019-198

图书在版编目(CIP)数据

角膜病 / (美)克里斯托弗·J.拉普阿诺编著；陈蔚主译. —天津：天津科技翻译出版有限公司，2024.7 重印
(Wills 临床眼科彩色图谱及精要)
书名原文:Color Atlas and Synopsis of Clinical Ophthalmology—Cornea
ISBN 978-7-5433-4243-9

Ⅰ.①角… Ⅱ.①克… ②陈… Ⅲ.①角膜病-诊疗 Ⅳ.①R772.2

中国版本图书馆 CIP 数据核字(2022)第 078404 号

授权单位:Wolters Kluwer Health, Inc.
出　　版:天津科技翻译出版有限公司
出 版 人:方　艳
地　　址:天津市南开区白堤路 244 号
邮政编码:300192
电　　话:(022)87894896
传　　真:(022)87893237
网　　址:www.tsttpc.com
印　　刷:天津新华印务有限公司
发　　行:全国新华书店
版本记录:635mm×940mm　32 开本　13.25 印张　350 千字
2022 年 8 月第 1 版　2024 年 7 月第 2 次印刷
定价:128.00 元

(如发现印装问题,可与出版社调换)

译者名单

主　译　陈　蔚

主　审　史伟云

译　者　（温州医科大学附属眼视光医院）

陈　蔚　郑钦象　马慧香　李锦阳

姜　丹　林　磊　赵泽林　王海鸥

孙彬佳

编　著

Christopher J. Rapuano, MD
Director and Attending Surgeon, Cornea Service
Co-Director, Refractive Surgery Department
Wills Eye Hospital
Professor of Ophthalmology
Sidney Kimmel Medical College at Thomas Jefferson University
Philadelphia, Pennsylvania

丛书主编

Christopher J. Rapuano, MD
Director and Attending Surgeon, Cornea Service
Co-Director, Refractive Surgery Department
Wills Eye Hospital
Professor of Ophthalmology
Sidney Kimmel Medical College at Thomas Jefferson University
Philadelphia, Pennsylvania

丛书中文版序

这几年我与年轻的眼科医生、我的研究生们在一起时，他们常常和我谈到现在的专业书很多，不知道如何选择。确实，随着包括眼科在内的医学科学发展日新月异，新的知识、新的技术层出不穷，让人应接不暇；随之而来的出版物，如教科书、学术著作等不断涌现，加之电子书刊、线上读物等确实让人眼花缭乱、无所适从，这就是典型的知识爆炸时代。如何在有限和宝贵的时间内选择好书并读到好书也是大家必须思考的问题。我认为符合好书的条件有三项：首先是作者，眼科临床方面的专著或教科书必须由高水平的眼科医生来编写；其次是这些高水平的医生应当在国际著名和顶级的医院工作和实践过；最后是这些书应当由顶级出版社出版发行。此外，如果是专业译著，译者除了需要具有一定的外语水准外，还必须是临床工作的亲历者和实践者，只有这样才能最真实地表达原作者的原意，才能在翻译时做到"信、达、雅"！

今天我给大家推荐一套优秀的眼科教科书，即中文版"Wills 临床眼科彩色图谱及精要"丛书。我谓之优秀，是指这套书符合我前述的条件与标准。该丛书各分册均由欧美著名眼科权威专家编写，这也就符合了第一项标准——高水平编写者。再者，编者们来自著名的 Wills 眼科医院(Wills Eye Hospital)，它是全美顶级的眼科临床诊疗机构，近年来位居全美 U.S.News 眼科医院排行榜最前列。凭借 Wills 眼科医院的精湛医疗技术和高水平学术地位，这套图书有针对性地覆盖并解决了最常遇到的眼病临床问题，包括流行病学和病因学、病史、体格检查、鉴别诊断、实验室及特殊检查、诊断、预后和处理等，涵盖了眼科学的主要领域，实用性和图谱性结合。每个分册病种齐全、图片精美，展示了 Wills 眼科医院的学术资源与雄厚实力。同时，该丛书由国际著名出版公司 Wolters Kluwer 出版，该丛书的中译本包括《视网膜》(主译沈丽君，主审徐格致)、《神经眼科》(主译李志清,主审魏世辉)、《眼整形》(主译喻长泰、涂惠芳)、《小儿眼科》(主译杨积文)、《角膜病》(主译陈蔚,主审史伟云)、《青光眼》(主译梁亮,主审王宁利)、《葡萄膜炎》(主译杨培增)7 个分册,主译均为我国著名的眼科专家。因此,我认为这套手册性图书是值得推荐给有志于眼科事业的学生、医生及医护从业者的优秀图书。

这里值得一提的是,这套丛书久经考验,历久弥新。本次出版的是第 3 版中译本,与前一版相比,一方面增加了大量清晰的 MRI 成像,便于更精确地定位病变位置;另一方面更专注于新近的治疗进展,有助于医生开阔眼界,提高诊治能力。

最后,诚挚期盼本书之付梓能为眼科事业的发展助力添彩。

瞿佳

2021 年 11 月

中译本序

由威尔斯眼科医院(Wills Eye Hospital)资深眼科专家编著的“Wills临床眼科彩色图谱及精要”系列丛书包括《角膜病》《神经眼科》《视网膜》《小儿眼科》和《葡萄膜炎》等,涵盖了临床眼科的绝大部分疾病,其中《角膜病》由温州医科大学附属眼视光医院的陈蔚教授主译。

本书精选了重要的角膜、眼前节和外眼疾病方面的彩色图片,并配上概括性的文字进行注解。本图谱不仅对眼科住院医师、角膜病专业研究生有价值,也适用于广大的临床眼科医师。每章体例统一,包含角膜与眼表疾病的重要临床特征、诊断检查、鉴别诊断和治疗等。除了提供每一种疾病在诊断和治疗方面的要点外,本书的典型图片也有助于读者认识其临床体征。

作者在原书前言中指出,在角膜病学习时,有一古语“千言未如一图”,一幅精美的疾病图片,甚至是千言万语也不能替代的。特别是对那些通过自学来提高诊治水平的医师,通过阅文与看图,可以从图片中进一步认识与掌握病变的特点。我相信,本书以其丰富的内容、精美的图片、简洁的文字,便于眼科医师在短时间内学习到较广泛的眼科角膜病的临床基本知识,以弥补培训方面的不足。

我与陈蔚教授在中华医学会眼科学分会角膜病学组相识多年,他是学组资深且富有才华的委员,曾在哈佛大学SCHEPENS眼科研究所和贝勒医学院眼表中心从事博士后研究,在角膜的临床和科研方面都取得了不小的成绩。我荣幸作为本书的主审,在阅读原著和翻译稿时,能体会到陈蔚教授在本书编译过程中付出了巨大的精力和劳动,本书也充分展示了他深厚的语言功底和对角膜病方面的学术素养。他对角膜病领域的执着,值得我和同道们学习。

陈蔚教授主译的《Wills临床眼科彩色图谱及精要:角膜病》第3版的出版,对眼科住院医师、角膜病专业研究生及其他专业的眼科医师有所帮助,对丰富我国角膜专业的知识库，无疑具有很重要的意义。再次感谢陈蔚教授在繁忙的临床和科研工作中能挤出时间完成这部著作的翻译。

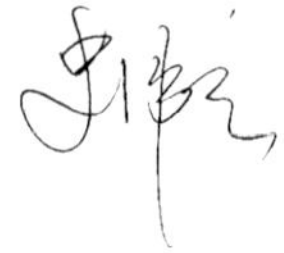

中华医学会眼科学分会常务委员、角膜病学组组长

山东省眼科研究所所长

山东省眼科医院院长

2022年5月3日于济南

关于丛书

本套丛书的魅力在于说明性图片和总结性文字超强有机的结合。眼科学是一门非常视觉化的学科,适于以临床图片的形式表达。本套丛书涵盖7个眼科学专科——《视网膜》《神经眼科》《眼整形》《小儿眼科》《角膜病》《青光眼》及《葡萄膜炎》,每本书的体例稍有不同,但都采用相对一致的格式。

出版本套丛书的目的是向所有从事健康保健工作的学生、住院医生和执业医生提供眼科主要领域的最新临床总结,大量质量卓越的图片和简明概括性的文字说明将有助于实现这一目标。

丛书主编 Christopher J. Rapuano, MD

前　言

眼科基础教育的主要目标是为了训练住院医师了解患者的病史,识别异常的体征,明确诊断并提出适当的治疗方案。

更高一级的培训则是通过实践经验和各专业的训练,在深度和广度上加强上述的基础技能。在病例汇报甚至临床实践中,住院医师的误诊和误治并不少见。这种错误来源于两个主要原因:第一,住院医师们没有发现所有的异常体征;第二,他们不能整合和解释所有收集到的资料。治疗任何疾病的第一步是做出正确的诊断。你必须发现所有异常体征并理解它们。

本书的目的是通过精选重要的角膜、眼前节和外眼疾病的彩色图谱,配上概括性的文字来图示和描述这些疾病。本图谱不仅对眼科住院医师、角膜病专业研究生有价值,也适用于执业的眼科医师。每一章节均包含了重要角膜与眼表疾病的临床特征、诊断试验、鉴别诊断和治疗。除了提供每一种疾病在诊断和治疗的实用信息外,本书的典型图片可帮助读者认识临床体征。在角膜病学习时,有一古语"千言未如一图",一幅精美的疾病图片,甚至是千言万语也不能替代的。希望读者经常参考本书彩图,相信对加深记忆和帮助学习有极大的裨益。

为了强调认识体征和疾病观察能力的重要性,我们应该铭记以下名言:

要信任观察而非理论,理论则仅仅当被观察到的事实证实时才有价值!

——亚里士多德

见多,才能识广!

——约翰·塞巴斯蒂安

Christopher J. Rapuano, MD

致谢

我要感谢那些对我完成此书给予巨大帮助的人们。大部分临床图片来自我的患者，我非常感激他们允许我拍照。其余的照片由一些同事慷慨提供，包括 Kristin Hammersmith 博士、Elisabeth Cohen 博士、Peter Laibson 博士、Irving Raber 博士、Wee-Jin Heng 博士，以及来自加拿大魁北克的 Rolande Michaud 博士和 via Patricia Laughrea 博士。在此也对 Wills 眼科医院的所有同事们这么多年的友谊、支持和转诊患者让我治疗表示衷心的感谢。

我还要感谢 Wills 眼科医院视听部门的 Jack Scully 和 Roger Barone，感谢他们在摄影方面对本书及本系列丛书非常专业的帮助。

还要感谢的是 Christopher Teja、Rebecca Gaertner、Louise Bierig，以及 Wolters Kluwer 团队，因为他们的全程协助，我才有机会参加此丛书的编写，直至完成。

最后，我要感谢所有过去和现在在 Wills 眼科医院的临床/研究同事和住院医师，是他们鼓励我不断在角膜和眼前节疾病这个非凡的亚专业中教学相长。

目录

第1章

结膜感染和炎症

睑缘炎和睑板腺炎

慢性睑缘炎和睑板腺炎极为常见，为双眼睑缘的炎症，可引起非特异性眼部刺激症状，通常晨起时比较严重。这些症状通常与干眼疾病的症状和体征类似，如异物感等。此外，某些患者有严重的睑缘炎却无症状。

病因学

• 葡萄球菌感染，酒糟鼻，脂溢性皮炎。

症状

• 烧灼感，瘙痒，不适，异物感，流泪，结痂，少量分泌物及视力波动。

体征

• 可伴有过敏性皮炎、脂溢性皮炎及酒糟鼻。

• 睑缘充血，毛细血管扩张，结痂，睫毛根部环形红疹(葡萄球菌感染)，睫毛周围呈现袖套样外观(脂溢性皮炎)，睑板腺开口向外凸起，挤压后可见浓稠的脂质分泌物，有时似牙膏样质地(图1–1)。

• 泡沫状泪膜，结膜充血，下方角膜表层点状病变，小水疱，角膜浸润。

治疗

• 热敷5~10分钟，2次/日，使用温和的清洁剂擦洗睑缘。

• 白天使用人工泪液，睡前局部应用阿奇霉素滴眼液、红霉素、杆菌肽或四环素眼膏。

• 严重或复发者口服四环素250mg，2~4次/日；或多西环素100mg，1~2次/日；或米诺环素100mg，1~2次/日。这些药物可长期小剂量维持应用（如多西环素或米诺环素20mg，2次/日或50mg，1次/日）。成人可以口服红霉素250mg，

2~4次/日；儿童按30~50mg/(kg·d)的剂量计算，每天分4次口服。也可以使用阿奇霉素，成人250~500mg/d，儿童按5mg/(kg·d)的剂量计算。这些口服治疗通常持续数周至数月，然后逐渐减少并停止。

- 伴有小水疱或角膜浸润者，可局部、短期、谨慎使用糖皮质激素。

预后

- 几周之后症状明显改善，但患者应明白：病情只是被控制而非治愈。

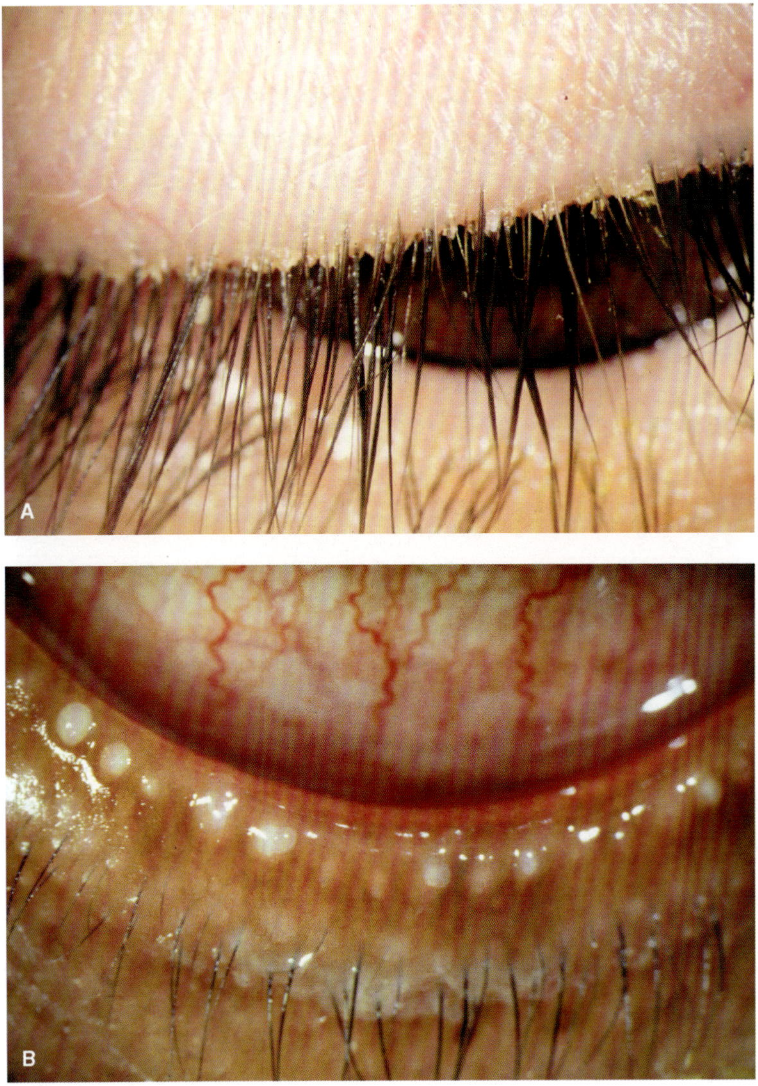

图1–1　**睑缘炎**。(A)睫毛根部可见明显的痂皮，亦可见一些环形红疹。**睑板腺炎**。(B)下眼睑睑板腺开口明显凸起，睑缘肥厚伴有炎症以及结膜充血。

睑板腺囊肿（内睑腺炎，麦粒肿）

睑板腺囊肿是一种质软的眼睑肿块，伴周围组织红疹及肿胀，肿块可大可小，严重时会引起明显的眼睑炎症。

病因学

- 睑板腺开口阻塞及脂质分泌物潴留。
- 与睑缘炎、睑板腺炎及酒糟鼻有关。

症状

- 眼睑肿胀，疼痛，充血。
- 多有睑板腺囊肿病史。
- 位于眼睑中部的罕见大睑板腺囊肿，可使角膜变平，尤其是在屈光手术后，或引起散光，视力下降。

体征

- 皮下睑板可扪及圆形、坚硬的结节（图1–2）。
- 外翻眼睑时可能会有化脓性肉芽肿。
- 有时可伴有严重的眼睑炎症（眶前隔蜂窝织炎）。

鉴别诊断

- 外睑腺炎：睫毛囊及相关Zeis腺和Moll腺的急性葡萄球菌感染。
- 化脓性肉芽肿：突起于结膜表面的血管性肿块。
- 皮脂腺癌：复发性睑板腺囊肿，伴睑缘脱屑、睫毛脱落，尤其是单眼发病者，应怀疑此病。

诊断

- 若怀疑皮脂腺癌，需做活检。

治疗

- 热敷，眼睑按摩及注意眼部卫生（详见上文关于睑缘炎和睑板腺炎的治疗）。
- 局部使用阿奇霉素滴眼液或红霉素、杆菌肽、四环素眼膏。
- 伴有炎症，严重或复发病例，口服四环素250mg，2~4次/日；或米诺环素100mg，1~2次/日；或多西环素100mg，1~2次/日，以防止睑板腺囊肿复发。成人可以口服红霉素250mg，2~4次/日；儿童按30~50mg/(kg·d)的剂量计算每天分4次口服。也可以使用阿奇霉素，成人250~500mg/d，儿童按5mg/(kg·d)的剂量计算。这些口服治疗通常持续数周至数月，然后逐渐减少并停止。
- 对于顽固性病例，可以考虑注射糖皮质激素以减少瘢痕形成。
- 药物治疗无效时，可考虑行睑板腺囊肿切开刮除。

预后

- 药物治疗效果好。
- 药物治疗无效者，手术治疗也很有效。

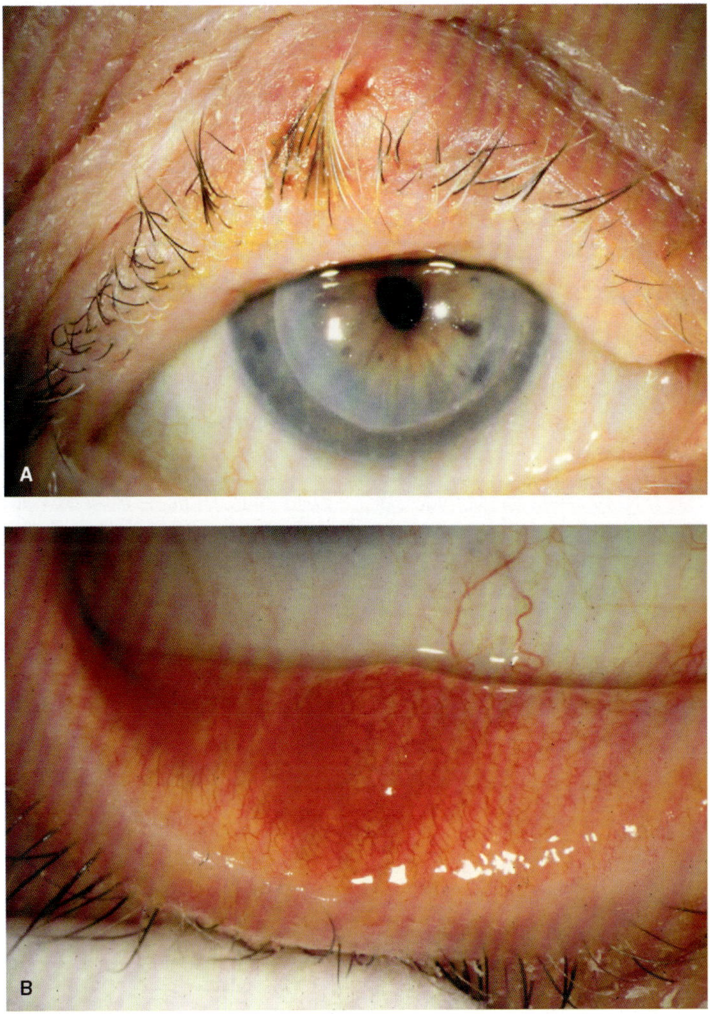

图1–2　**睑板腺囊肿**。(A)上睑可见一个大的睑板腺囊肿，还可见到严重的睑缘炎和睑缘鳞屑等诱发睑板腺囊肿的因素。(B)翻转下睑可见一个大的坚硬肿块，与睑板腺囊肿表现一致。

细菌性结膜炎（非淋球菌性）

细菌性结膜炎是一种多累及双侧，以黏液脓性或脓性分泌物为特点，但比较少见的疾病。

病因学

- 金黄色葡萄球菌，表皮葡萄球菌。
- 肺炎链球菌。
- 流感嗜血杆菌（尤其在儿童），其他。

症状

- 眼红，分泌物，异物感，烧灼感，瘙痒，畏光。

体征

- 脓性或黏液脓性分泌物（图1–3）。
- 结膜充血，穹隆部最明显。
- 严重感染可出现假膜。
- 角膜点状上皮病变。
- 通常无耳前淋巴结肿大。

鉴别诊断

- 对严重或复发病例行结膜刮片革兰染色、细菌培养及药敏试验。

治疗

- 通常在数日至2周内自行消退。
- 使用人工泪液清洁分泌物。
- 经验性局部应用广谱抗生素滴眼液（如多黏菌素B/甲氧苄啶、氟喹诺酮类药物、庆大霉素、妥布霉素、新霉素/短杆菌肽/杆菌肽），4次/日，持续1周；或阿奇霉素2次/日，持续2天，后改为1次/日，持续5天。
- 对于应用抗生素滴眼液很快被泪液冲走的患者，如哭泣的儿童，可以选择改用抗生素眼膏（如环丙沙星、妥布霉素、四环素、杆菌肽、多黏菌素B/杆菌肽），4次/日，持续1周。

预后

- 预后很好。
- 对于严重感染病例，可以导致结膜永久瘢痕。

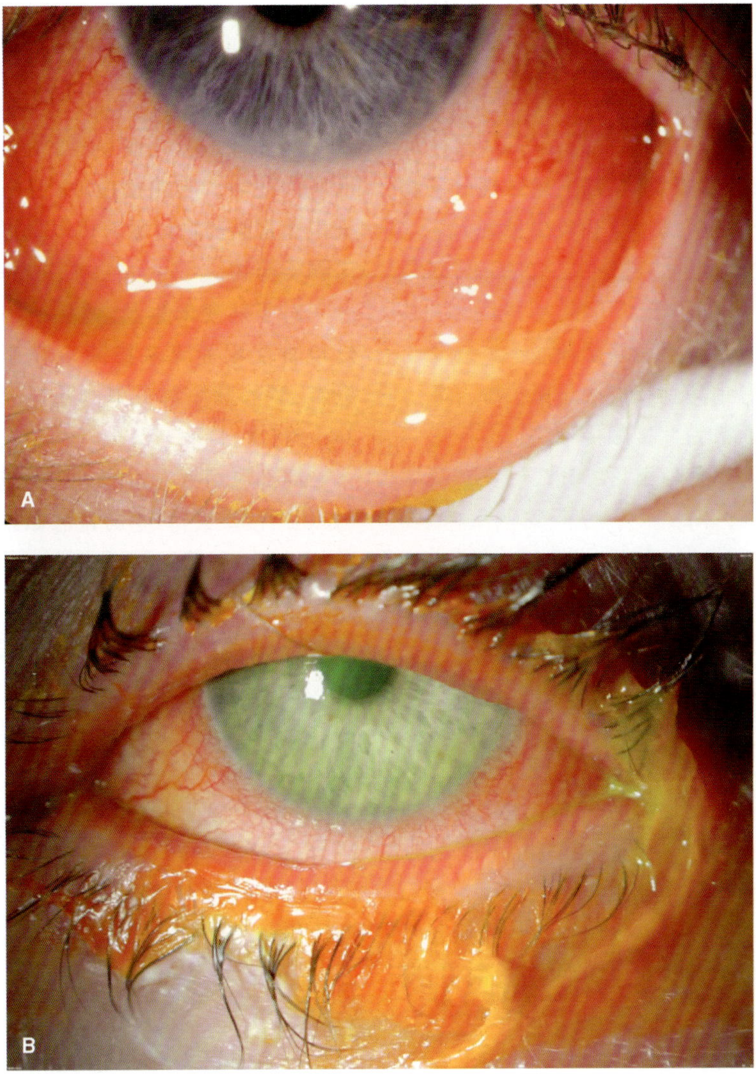

图1–3　**细菌性结膜炎。**(A)弥漫性结膜充血和脓性分泌物。(B)患眼有细菌性结膜炎，可见大量脓性分泌物伴结痂，以及中等程度结膜充血。

淋球菌性结膜炎

淋球菌性结膜炎是一种急性起病，偶为双眼发病，以大量脓性分泌物为特点的疾病。该病较少见。

病因学

- 主要是淋病奈瑟菌。
- 偶尔为脑膜炎奈瑟菌。
- 通常为性接触传染。

症状

- 眼红，大量脓性分泌物，异物感，烧灼感，畏光。
- 急性起病（12~24小时内）。

体征

- 大量脓性分泌物，可形成假膜。
- 明显结膜炎症和球结膜水肿（图1-4A）。
- 眼睑肿胀。
- 常有耳前淋巴结肿大。
- 角膜点状上皮病变、上皮缺损、浸润、溃疡或穿孔（图1-4B）。

诊断

- 结膜刮片行即时革兰染色、培养和药敏试验。若革兰染色提示细胞内革兰阴性双球菌，则诊断明确。

治疗

- 病变未累及角膜，可给予全身单次肌内注射头孢曲松1g。如果患者对头孢菌素类药物过敏，可以选择氟喹诺酮类药物。
- 对于病变未累及角膜，或因裂隙灯检查受限而无法排除角膜累及的患者，应静脉注射头孢曲松1g，每12~24小时1次，持续3天。
- 局部应用氟喹诺酮类药物滴眼液（如环丙沙星），每2小时1次。如累及角膜，则每小时1次。
- 对于伴有眼部刺激症状者，可以使用生理盐水冲洗以去除分泌物，每天4次至每2小时1次。
- 判断并治疗可能伴有的衣原体感染（如单次口服1g阿奇霉素）或梅毒感染（如苄星青霉素240万单位肌内注射）。
- 对于性接触感染者，应同时检查性伴侣。

预后

- 在病变累及角膜之前，及时诊断和恰当治疗，预后较好。若病变累及角膜，预后欠佳。

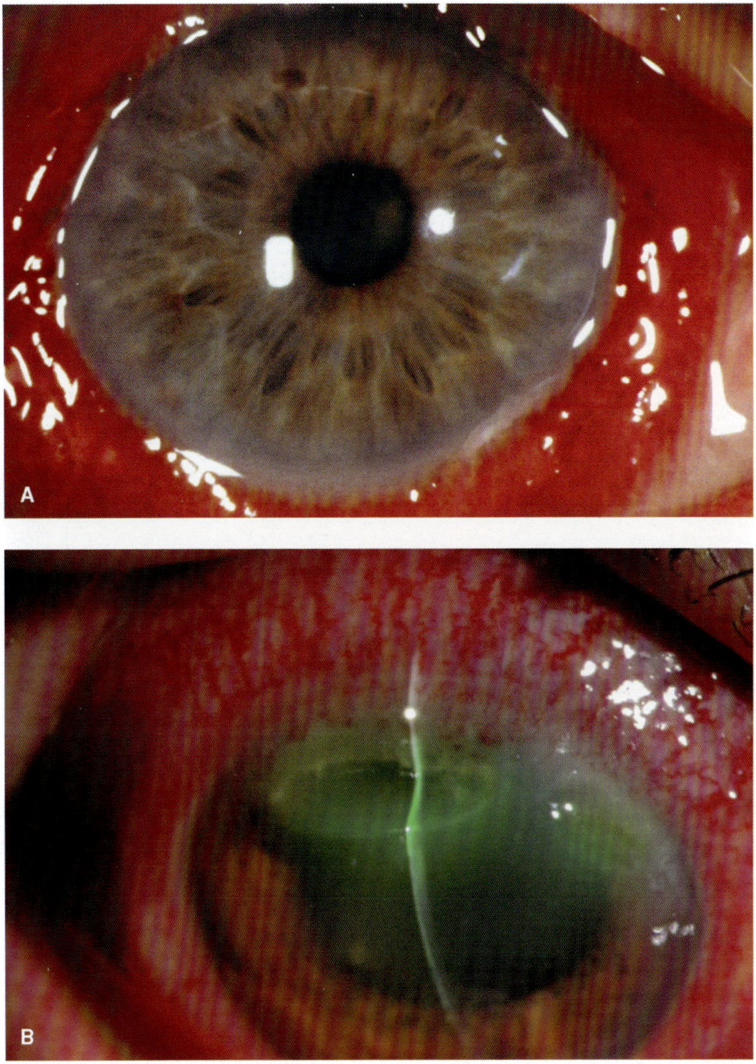

图1–4　**淋球菌性结膜炎**。(A)右眼全结膜重度炎症及球结膜水肿,眼睑和鼻侧结膜可见脓性分泌物,角膜未累及。(B)角膜上方有一大的角膜溃疡伴明显组织缺损。对于淋球菌性结膜炎患者,检查全角膜以明确是否存在角膜累及至关重要。

病毒性结膜炎（通常是腺病毒）

病毒性结膜炎是一种具有高度传染性的常见疾病。多为双眼急性起病，以眼红、眼痒和流泪为特征，通常一眼先发病，之后累及对侧。

病因学

- 腺病毒，血清型8、19、37：流行性角结膜炎。
- 腺病毒，血清型3、7：咽结合膜热，常发生于儿童。
- 其他：单纯疱疹病毒，肠病毒，鸡新城疫病毒，EB病毒。

症状

- 流泪，瘙痒，烧灼感，眼红，异物感，畏光。
- 红眼患者接触史，近期上呼吸道感染，或近期有过眼部检查。

体征

- 弥漫性结膜充血，结膜下出血。
- 水样分泌物。
- 眼睑水肿（图1–5A），结膜滤泡，常发生于下穹隆处（图1–5B）。
- 严重病例可有膜或假膜形成。
- 膜由附着于炎症结膜上皮的渗出物凝固而成。临床上，去除真膜会导致出血，而假膜不会，但此原则并不绝对。真膜和假膜形成原因类似。
- 中央上皮点状角膜炎，偶有上皮缺损（图1–5C）。
- 严重感染急性期，可见到多处小的角膜浸润伴点状染色（图1–5D）。
- 常伴耳前淋巴结肿大。
- 角膜上皮下浸润（SEI）在急性感染数周后发生，可能会持续数月甚至数年（图1–5E）。

诊断

- 可以使用无创、可商购的服务点测试（Quidel Corporation，San Diego，CA）来快速有效地检测办公室中的腺病毒性结膜炎。

治疗

- 人工泪液及冷敷，每日4~8次。
- 有眼痒症状，可用抗组胺药（如安他唑啉、依美司汀、左卡巴斯汀），4次/日。
- 去除膜或假膜。
- 伴有膜或假膜或糜烂的严重病例，可以使用糖皮质激素滴眼液。角膜上皮下浸润波及视功能，可长期使用温和的糖皮质激素滴眼液，缓慢减量。
- 严格的眼部卫生监督可避免感染扩散。

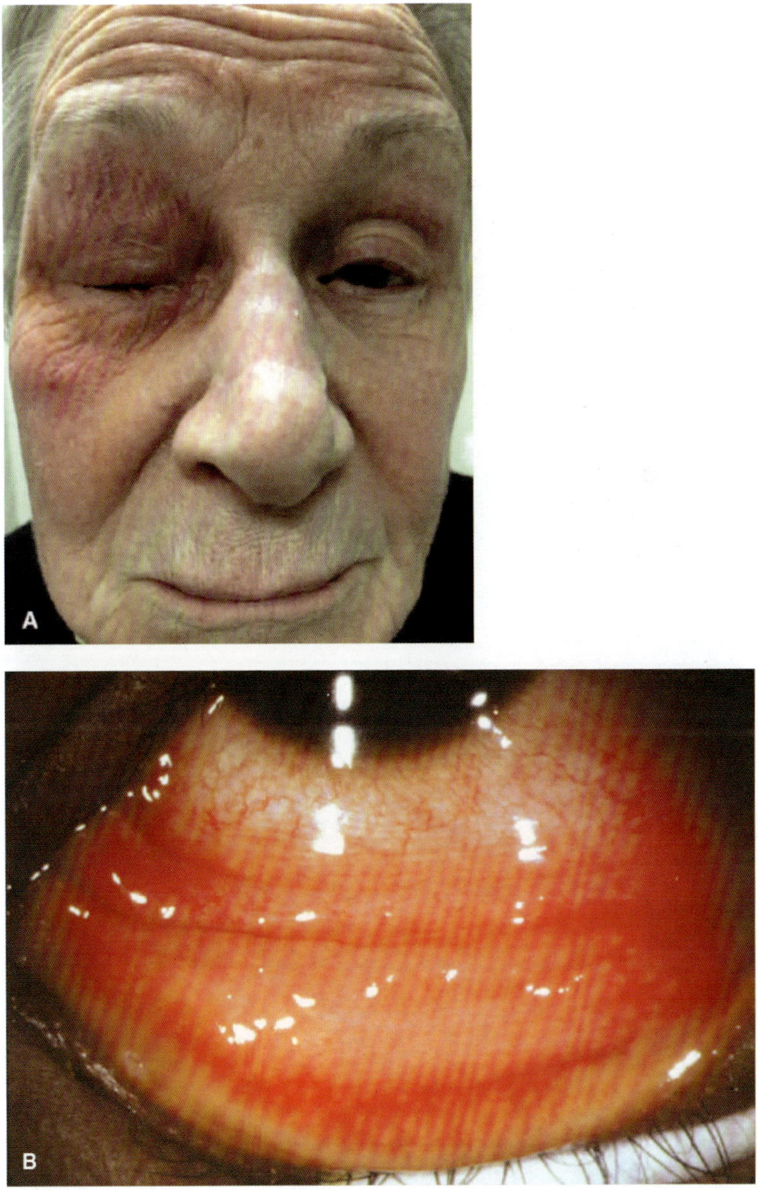

图1–5　**病毒性结膜炎。**(A)这例患有右眼腺病毒性角膜炎的患者有着明显的眼睑红斑和水肿。(B)图为病毒性结膜炎患者，可见弥漫性结膜充血伴严重的滤泡反应，下睑为主。(待续)

预后

- 非常好。若发生有临床意义的角膜上皮下浸润，则需适当延长疗程。严重感染伴有膜或假膜者会导致结膜永久的瘢痕(图1–5F)。

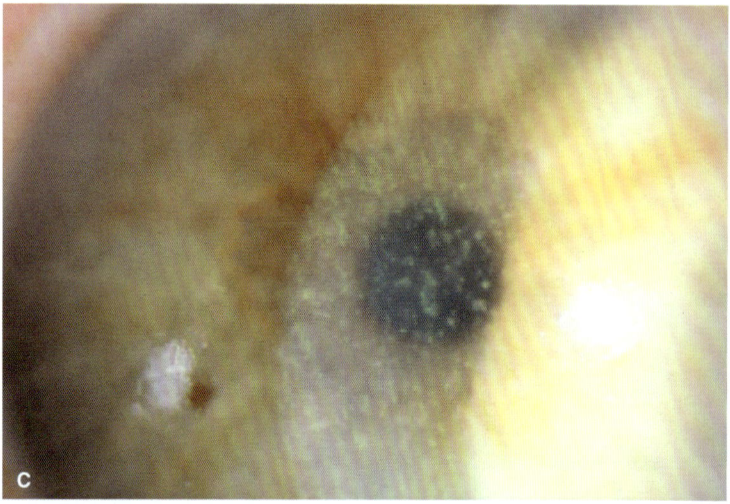

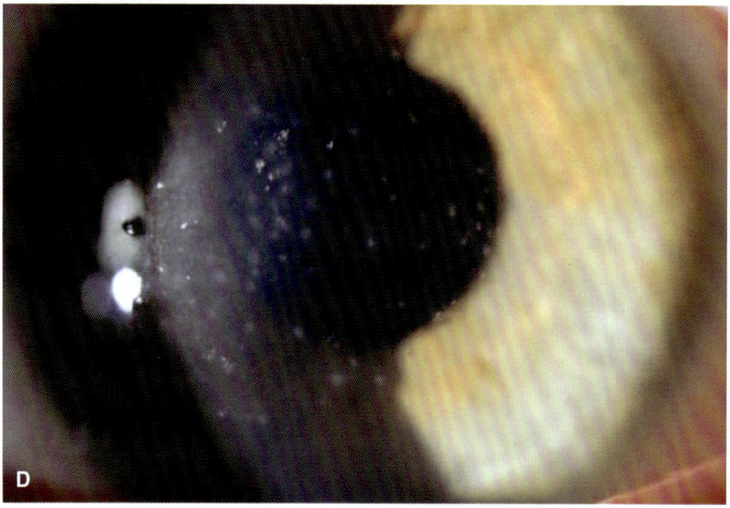

图1–5 (续)**病毒性结膜炎**。(C)病毒性结膜炎早期可见中央点状上皮角膜炎,多为腺病毒引起。(D)急性期,小的浅表角膜浸润并伴有点状着色会进一步发展。注意到不规则的反光。(待续)

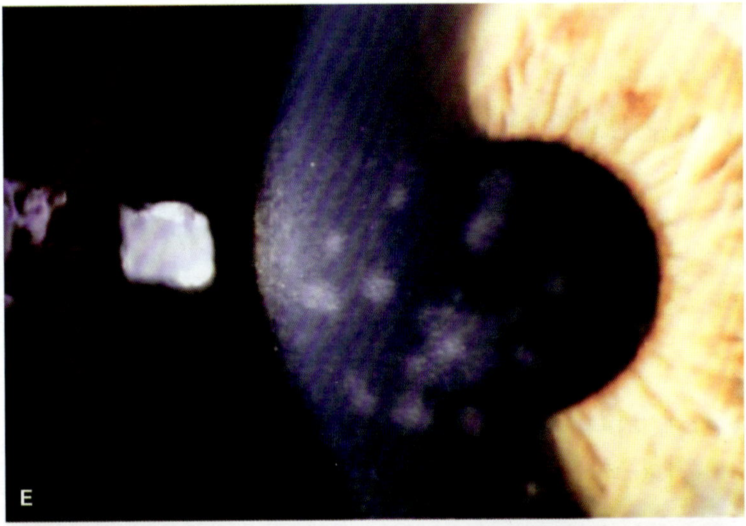

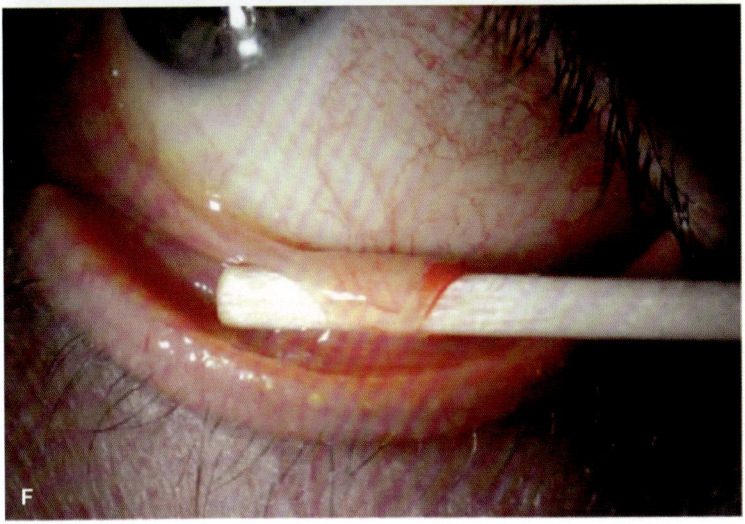

图1–5　(续)**病毒性结膜炎。**(E)在腺病毒角结膜炎消退后2个月，仍存在多处角膜上皮下浸润(SEI)。这些病灶可以自然消退。严重的角膜上皮下浸润会影响到视力，产生眩光。低浓度的糖皮质激素滴眼液对于角膜上皮下浸润有效，一旦开始使用激素滴眼液，需要几个月的时间缓慢减量。(F)腺病毒结膜炎感染数月后瘢痕形成。

衣原体结膜炎（成人包涵体性结膜炎）

成人衣原体结膜炎比较常见，多为单侧发病，通常通过性接触传染，常见于年轻人。

病因学

- 沙眼衣原体D~K型。
- 主要为性接触传染。

症状

- 流泪，痒，烧灼感，眼红，异物感，畏光，分泌物持续3~4周，甚至更久。
- 可伴有尿道炎、阴道炎或宫颈炎。

体征

- 线样、白色黏液脓分泌物。
- 下穹隆部大滤泡（图1-6）。
- 上睑滤泡，偶见角膜缘滤泡。
- 上方角膜缘或周边角膜见圆形浸润及血管翳。
- 可有轻度耳前淋巴结肿大。

诊断

- 性接触史，可伴有泌尿生殖道症状。
- 结膜涂片的直接免疫荧光抗体试验。
- 结膜细胞吉姆萨染色检查沙眼衣原体胞浆嗜碱性Halberstaedter-Prowazek包涵体，新生儿比成年人更常见。
- McCoy衣原体细胞培养，DNA的聚合酶链式反应和rRNA的核酸扩增检测也可以进行。

治疗

- 口服阿奇霉素1g，1次/日，多西环素100mg，2次/日，或四环素、红霉素、克拉霉素250mg，4次/日，持续2~6周。
- 局部使用阿奇霉素滴眼液2次/日，持续2天，之后改为4次/日，持续1~6周；或四环素、红霉素眼膏4次/日，持续4~6周。
- 治疗性伴侣及其他性接触传播疾病。

预后

- 很好。

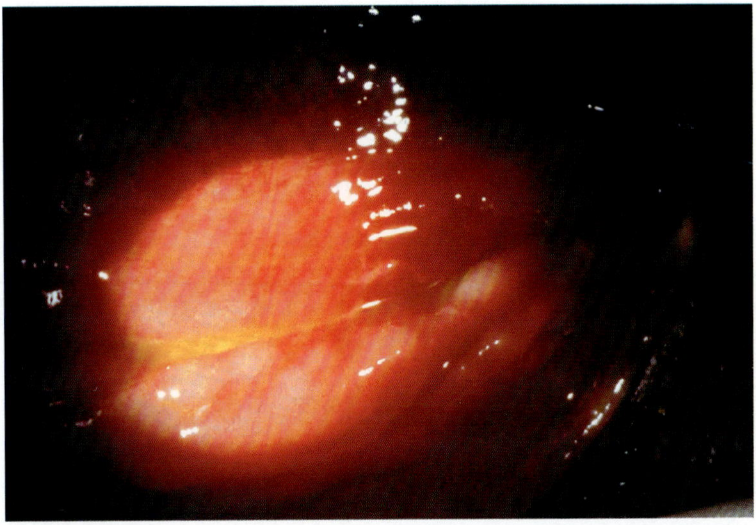

图1–6 **衣原体结膜炎**。慢性衣原体结膜炎下方结膜严重滤泡增生，上睑存在类似滤泡，伴弥漫性球结膜充血。

沙眼

沙眼是一种累及双眼的结膜炎，在卫生状况差的发展中国家较常见。它流行于非洲和亚洲某些地区，是最常见的可预防的致盲性眼病，全球有百万人感染。

病因学

- 沙眼衣原体血清型A、B、Ba、C型。

体征

- 世界卫生组织分期。
  - 沙眼滤泡期(TF)：上睑结膜0.5mm滤泡大于5个。
  - 沙眼炎症增强期(TI)：结膜增厚及睑板血管模糊区大于50%。
  - 沙眼瘢痕期(TS)：睑板结膜白色线状或带状瘢痕形成(Arlt线)(图1-7)。
  - 沙眼倒睫(TT)：至少一根睫毛倒睫。
  - 角膜混浊(CO)：角膜混浊至少累及部分瞳孔边缘。
- 角膜缘滤泡愈合形成的凹陷称为Herbert小凹。

诊断

- 诊断方法类似于成人包涵体性结膜炎。

治疗

- SAFE方案：手术矫正倒睫，抗生素(在流行区域每6~12个月重复使用)，注意面部及周围环境卫生。
- 抗生素治疗与成人包涵体性结膜炎相同。

预后

- 很好，除非有严重的角膜瘢痕形成。如果卫生状况没有改善，很容易反复感染。

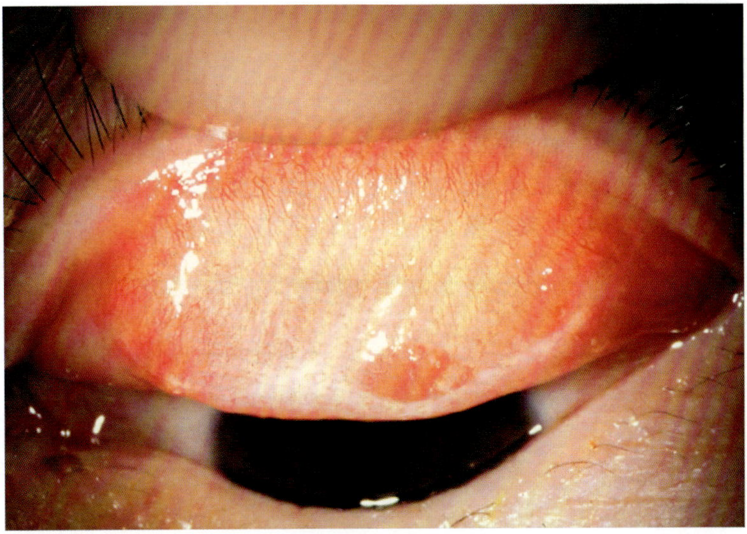

图1-7　**沙眼**。上睑结膜白色瘢痕，白线称为Arlt线。

传染性软疣

传染性软疣是一种少见的疾病，可以引起慢性滤泡性结膜炎。多单眼发病，如果未仔细检查睑缘，容易漏诊。

病因学

- 眼传染性软疣病毒颗粒可引起结膜毒性反应。

症状

- 流泪，痒，烧灼感，眼红，异物感，可呈慢性。

体征

- 单个或多个、圆顶状、中央凹陷呈脐形的传染性软疣，伴滤泡性结膜炎。可为慢性(图1-8)。
- 水样或黏液分泌物。
- 病程长者有角膜微小血管翳。
- 对于免疫功能不全的患者，眼睑病变严重而结膜炎症状轻微。

治疗

- 通过切除、刮除、烧灼、冷冻疗法等去除眼睑病灶。
- 严重患者可考虑全面检查有无免疫缺陷疾病，如HIV感染。

预后

- 很好，但是在眼睑病变治愈后，结膜滤泡消退仍需数周。

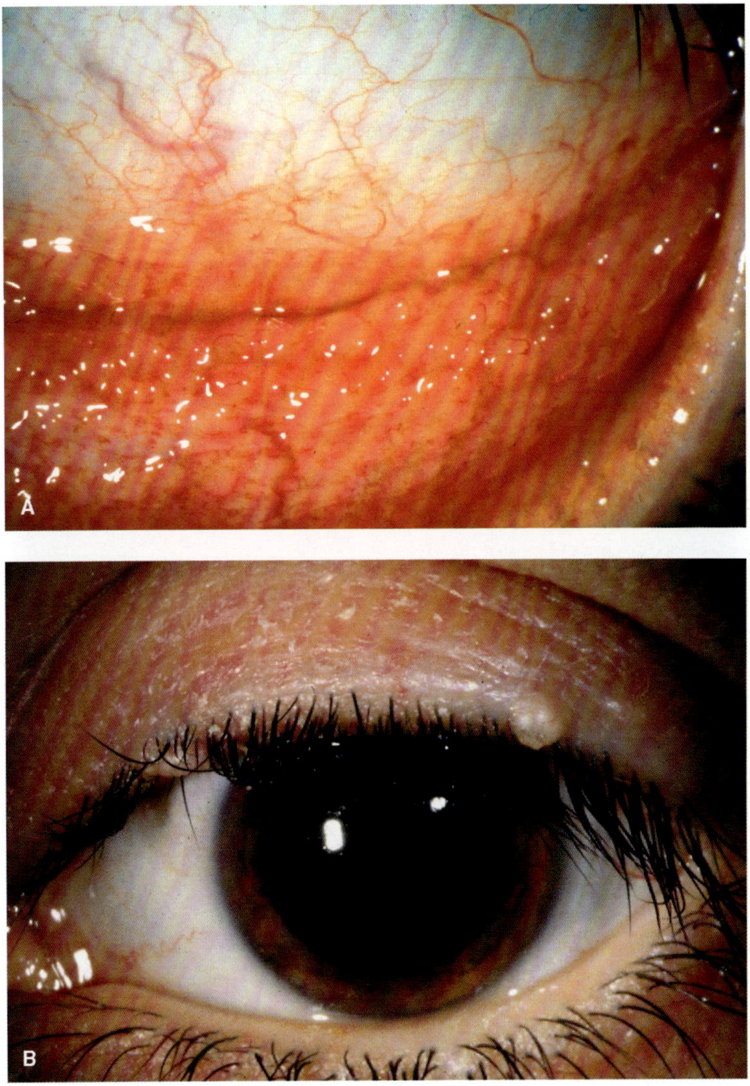

图1–8　**传染性软疣**。(A)下睑结膜大量滤泡形成，持续数月。球结膜充血通常较睑结膜轻。(B)对于一些患者，其上睑缘可以见一脐形凹陷的乳白色结节。若无仔细检查，传染性软疣病灶很容易被漏诊。对中央病灶的小范围切开和刮除至出血，是有效的治疗方法。

木样结膜炎

木样结膜炎是一种罕见的，可以引起单眼或双眼慢性结膜炎的，并以木质样膜增厚为特点的疾病。

病因学

- 由于纤维蛋白溶酶原缺乏，其多为常染色体隐性遗传，可能为散发。

症状

- 流泪，眼痒，烧灼感，眼红，异物感。
- 可有眼睑肿块。
- 通常为慢性疾病。

体征

- 有慢性结膜炎伴木质样增厚膜形成，多发生于上睑板，偶发于下睑板（图1-9）。
- 口唇、鼻咽、气管和泌尿生殖道黏膜可能也有类似病理改变。

治疗

- 去除假膜。
- 局部或全身赖氨酸纤溶酶原替代治疗可能有效。
- 局部使用环孢素、肝素、透明质酸酶、糖皮质激素或新鲜冰冻血清会有效。

预后

- 以前的治疗方法效果差。
- 局部或全身赖氨酸纤溶酶原替代治疗对这种罕见疾病的治疗可能有效。

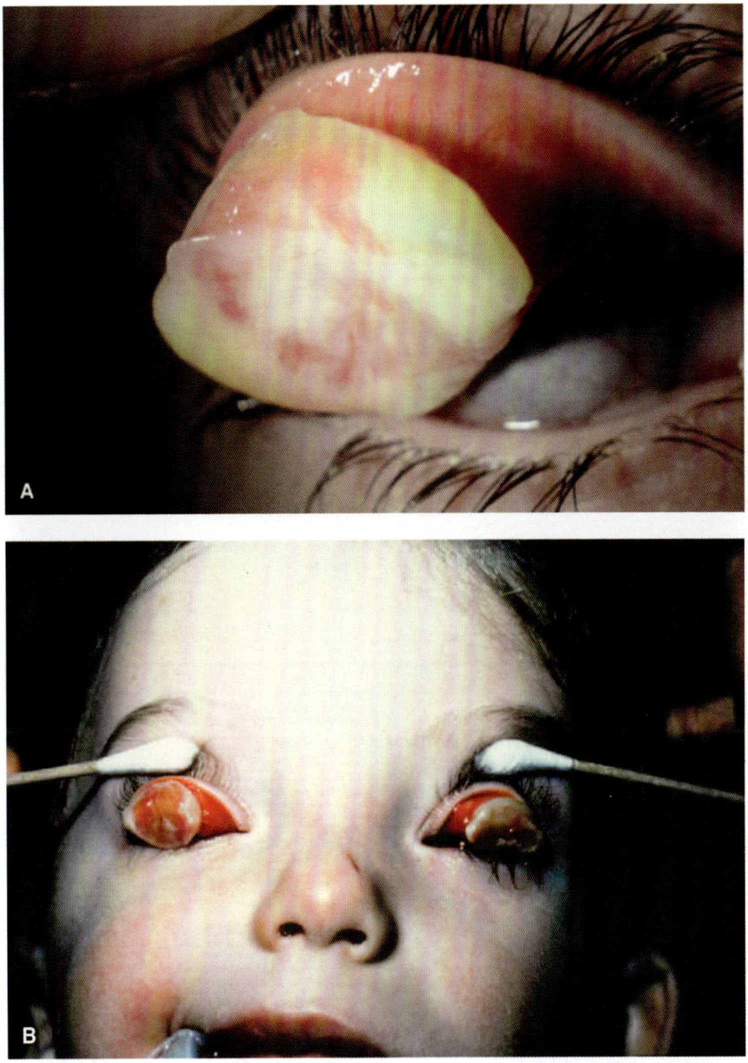

图1–9　木样结膜炎。(A)这个8岁的孩子有多年的右眼慢性结膜炎病史。眼睑外翻显示附着于上睑结膜的木质结膜炎增厚的纤维瘤。注意角膜瘢痕和新生血管。(B)木样结膜炎患儿，双眼上睑可见白色突出的木质样膜附着。(Courtesy of Rolande Michaud, MD.)

阴虱病

阴虱病是一种由阴虱引起的性接触传播疾病。

病因学

- 单眼或双眼的眼睑感染阴虱。对于患有阴虱病的儿童，怀疑其遭受了性虐待。

症状

- 流泪、眼痒、烧灼感、眼红、异物感。
- 可为慢性。

体征

- 眼睑和睫毛有阴虱、幼虫(虫卵)以及带血的碎屑(图1–10)。
- 轻度到重度的慢性滤泡性结膜炎。

治疗

- 裂隙灯下清除阴虱和虫卵。
- 眼睑局部使用抗生素眼膏（如四环素、杆菌肽或红霉素），3次/日，持续1~2周，从而抑制阴虱和虫卵生长。
- 口服伊维菌素，隔周口服(具体剂量按体重计算)，该治疗已被证实有效。
- 使用抗虱的洗发水和洗液治疗眼外区域，清洗并干燥所有的衣物。
- 评估并治疗其他性传播疾病。
- 性伴侣治疗。

预后

- 如能清除所有的阴虱和虫卵，预后好。若性伴侣未进行治疗，衣物未做适当处理，可反复感染。

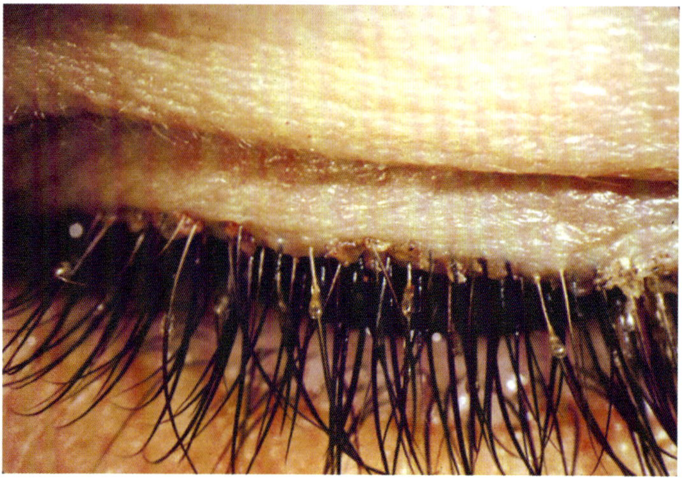

图1–10 阴虱病。阴虱病患者左眼可见数个阴虱附着于睫毛根部，最明显的一只位于颞侧。睫毛上有许多管状虫卵，睫毛根部有一些血性碎屑。

帕里诺眼腺综合征

帕里诺眼腺综合征是一种不常见，并由多种因素引起的单眼疾病，以结膜肉芽肿、耳前和下颌下淋巴结肿大为特点。

病因学

- 猫抓热是最常见的病因。
- 单核细胞增多症。
- 土拉菌病。
- 肺结核。
- 少见病因：孢子丝菌病，梅毒，球孢子菌病，软性下疳，性病淋巴肉芽肿。

症状

- 眼红，异物感，分泌物。
- 发热，乏力，皮疹。

体征

- 单侧结膜肉芽肿和大滤泡（图1-11）。
- 同侧耳前或下颌下淋巴结严重肿大。

诊断

- 相应血液学检查，结膜染色、培养及结膜活组织检查。
- 必要时行全血细胞计数、血清学检查、胸片。

治疗

- 局部抗生素眼膏（如四环素、红霉素、环丙沙星、杆菌肽、多黏菌素B/杆菌肽），4次/日，持续4周。
- 根据病因进行全身治疗。

预后

- 预后取决于病因，但一般预后较好。

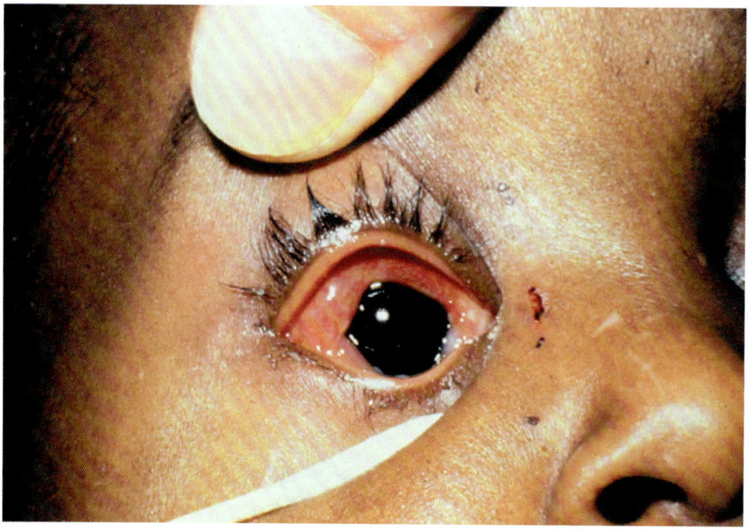

图1–11 帕里诺眼腺综合征。猫抓病患儿，可见严重的弥漫性结膜炎症伴颞上方结膜肉芽肿。注意鼻根部附近的皮肤擦伤，可能为猫抓伤。(Courtesy of Peter Laibson, MD.)

新生儿眼炎

新生儿结膜炎(新生儿眼炎)是发生于出生后1个月内的单侧或双侧的结膜炎。

病因学

- 化学性因素:引起相对较轻的弥漫性充血,无分泌物,持续时间常不超过24小时,通常在滴入预防性硝酸银溶液后出现。
- 淋病奈瑟菌感染:出现于生后数天内,出现大量的脓性分泌物,可伴有膜的形成。
- 2型单纯疱疹病毒感染:出现于生后1周内,合并睑缘水疱。
- 沙眼衣原体感染:出现于生后第二周,由于新生儿不形成滤泡,因此导致化脓性乳头状结膜炎,可有假膜形成。
- 细菌性眼炎(如葡萄球菌、链球菌、革兰阴性菌属):出现于生后数天内。

体征

- 眼睑水肿,结膜充血,球结膜水肿,脓性分泌物(图1–12)。
- 角膜炎不常见,如果淋球菌性结膜炎治疗不及时,可能会发生角膜炎。

鉴别诊断

- 鼻泪管阻塞:流泪,非脓性分泌物,无感染。

诊断

- 结膜刮片行革兰染色、吉姆萨染色、细菌培养、免疫荧光试验以及病毒培养。
- 可能为多种病原菌感染。

治疗

- 评估父母的生殖器感染状况,并对此进行治疗。
- 经验性治疗:局部使用四环素、环丙沙星、杆菌肽、多黏菌素B/杆菌肽或红霉素眼膏,4次/日,并口服红霉素(按千克体重),25mg/kg,2次/日,持续2周。
- 化学性:人工泪液滴眼液或凝胶,有时无须治疗。
- 淋病奈瑟菌感染:局部生理盐水冲洗,4~8次/日。局部使用青霉素或氟喹诺酮类药物(如环丙沙星),每小时1次。单次头孢曲松125mg,静脉注射。口服红霉素12.5mg/kg,4次/日,持续2周。
- 2型单纯疱疹病毒感染:局部更昔洛韦凝胶滴眼液(如Zirgan)或阿糖腺苷眼膏(如Vira-A),5次/日,逐渐减量,持续1~2周。可以考虑静脉注射阿昔洛韦。
- 沙眼衣原体感染:局部使用阿奇霉素滴眼液,2次/日,持续2日,然后1次/日;或四环素、红霉素眼膏4次/日,联合口服红霉素12.5mg，4次/日，持续2周。

- 单纯细菌性感染：环丙沙星、杆菌肽、多黏菌素B/杆菌肽、庆大霉素或妥布霉素眼膏，4次/日，持续2周。

预后

- 如果在累及角膜或全身之前诊断并进行恰当治疗，预后一般较好。

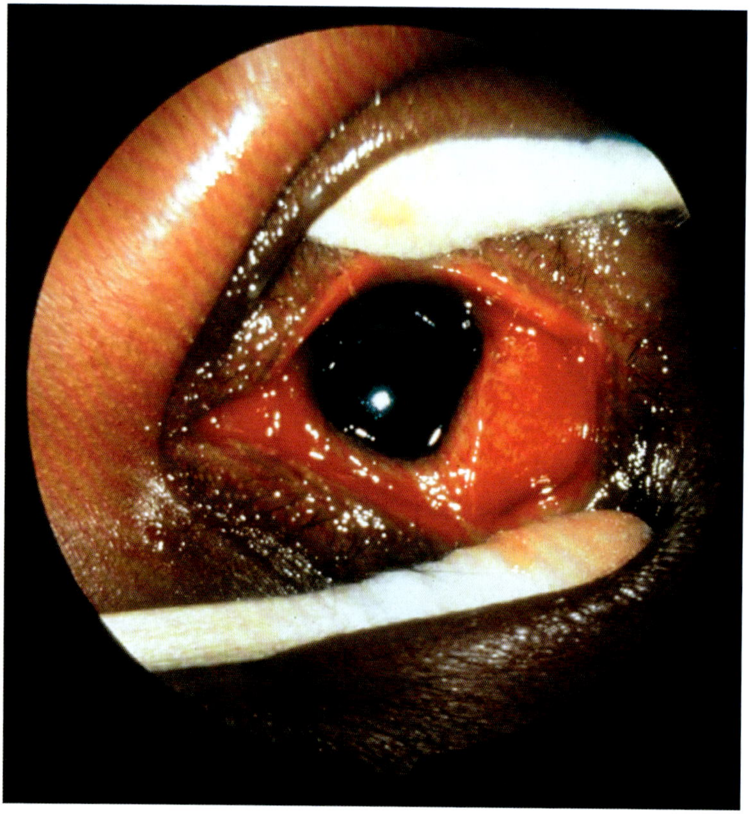

图1-12 **新生儿眼炎**。衣原体感染引起患儿严重的弥漫性结膜炎。(Courtesy of Irving Raber，MD.)

过敏性结膜炎

过敏性结膜炎(如花粉症结膜炎)是很常见的Ⅰ型变态反应性疾病,可引起结膜充血和眼部瘙痒,花粉热季节多发。

病因学

- 花粉、草类、孢子、毛发、宠物、羊毛、灰尘、螨虫等。

症状

- 眼痒,黏液分泌物,流泪,眼红,过敏史。呈季节性发作,因接触程度不同而轻重不一。

体征

- 眼睑水肿。
- 水样或黏液分泌物。
- 结膜充血伴有轻度乳头增生(图1-13A)。
- 球结膜水肿(图1-13B)。
- 角膜通常不受累。

鉴别诊断

- 常年性过敏性结膜炎可发生于任何季节。

治疗

- 脱离过敏原,包括勤换衣服,勤洗澡,清洗衣物和床上用品。
- 冷敷,人工泪液。
- 局部使用抗组胺药(如依美斯汀、左卡巴斯汀、安他唑啉),4次/日。
- 局部肥大细胞稳定剂(如色甘酸钠、洛度沙胺、派罗斯特),4次/日。
- 局部抗组胺药/肥大细胞稳定剂(如氮䓬斯汀、依匹斯汀、酮替芬、奈多罗米、奥洛他定、贝特斯汀、阿卡他定),1~2次/日。
- 口服抗组胺药(如苯海拉明25mg,3次/日;西替利嗪5~10mg,1次/日;非索非那定30~60mg,2次/日;氯雷他定5~10mg,1次/日),尤其是伴有鼻炎的患者。
- 若症状严重,可短期局部使用少量糖皮质激素(如0.2%氯替泼诺,0.1%氟米龙),4次/日。
- 皮肤过敏原测试和脱敏治疗对某些患者有效。

预后

- 较好,但是常有轻微的慢性症状持续存在。

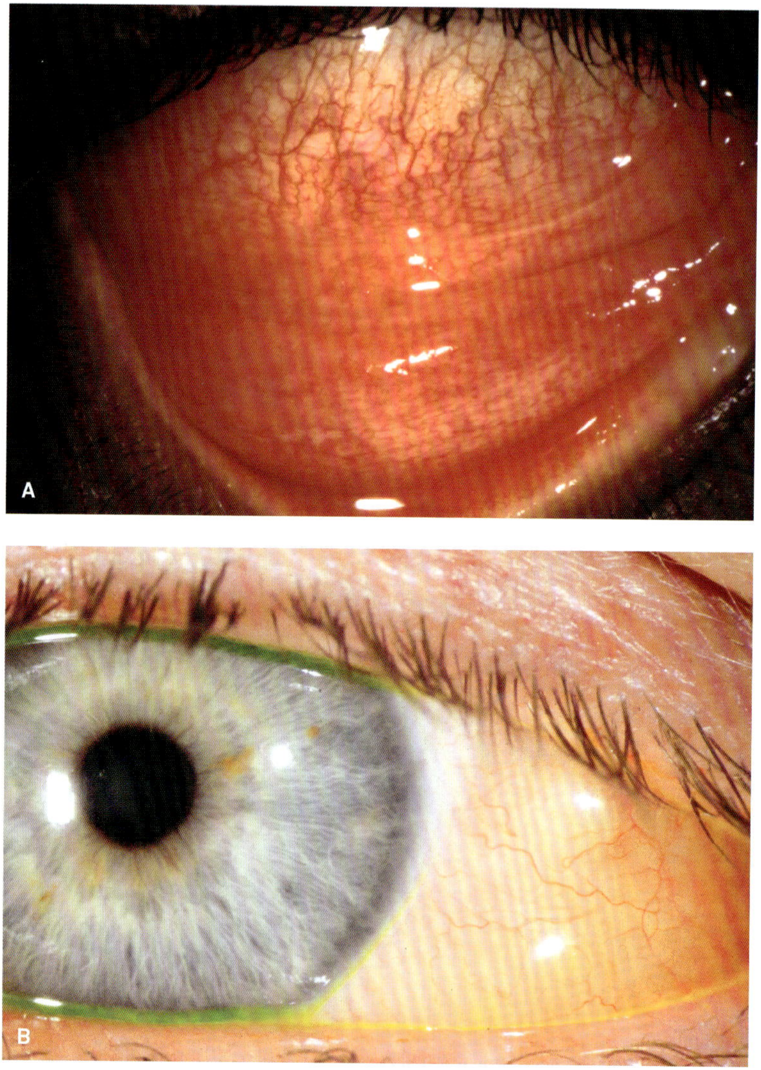

图1-13 过敏性结膜炎。(A)慢性过敏性结膜炎,可见中度结膜充血和下方乳头增生。(B)接触猫毛皮引起的急性过敏反应,可见暂时性的结膜水肿。

特应性角结膜炎

特应性角结膜炎较少见，为双眼发病，通常终年患病，可累及眼睑，主要见于特应性皮炎患者。

病因学

- 类似于春季角结膜炎的慢性 Ⅰ 型超敏反应，但是累及眼睑和眶周皮肤更明显。

症状

- 眼痒、流泪、眼红、分泌物。
- 过敏史。

体征

- 眼睑结痂，湿疹，葡萄球菌睑缘炎（图1–14A）。
- 黏液分泌物。
- 睑结膜小乳头伴水肿，结膜呈现天鹅绒样外观。
- 晚期可形成有结膜瘢痕和睑球粘连。
- 角膜点状上皮病变，外周新生血管和角膜瘢痕（图1–14B）。
- 可能伴有圆锥角膜、白内障和视网膜脱离。

鉴别诊断

- 与春季角结膜炎不同，特应性角结膜炎发生于成年人，乳头小，无角巩缘的炎症，无Trantas结节，并且可有新生血管和瘢痕形成。

治疗

- 冷敷，人工泪液。
- 局部肥大细胞稳定剂（如色甘酸钠、洛度沙胺、派罗斯特），4次/日，或抗组胺药/肥大细胞稳定剂（如氮䓬斯汀、依匹斯汀、酮替芬、奈多罗米、奥洛他定、贝特斯汀、阿卡他定），1~2次/日。
- 病情严重者可短期局部使用糖皮质激素（氟米龙眼膏，2次/日；或0.2%~0.5%氯替泼诺，0.1%氟米龙，0.125%~1.0%泼尼松龙滴眼液，4次/日）。
- 2岁以上累及皮肤，可使用0.1%吡美莫司（如伊莱德尔）或0.03%他克莫司眼膏（如普特彼），2次/日，持续数周。这些药物与皮肤癌和淋巴瘤的发生有关。
- 口服抗组胺药可能有效（如苯海拉明25mg，3次/日；西替利嗪5~10mg，1次/日；非索非那定30~60mg，2次/日；氯雷他定5~10mg，1次/日）。
- 病情严重可使用环孢素滴眼液（如0.05%~2%环孢素，2~4次/日），以减少糖皮质激素的使用。

预后

- 一般较好，取决于病情严重程度。使用糖皮质激素者，即使仅在眼睑使用，也需定期监测眼压。

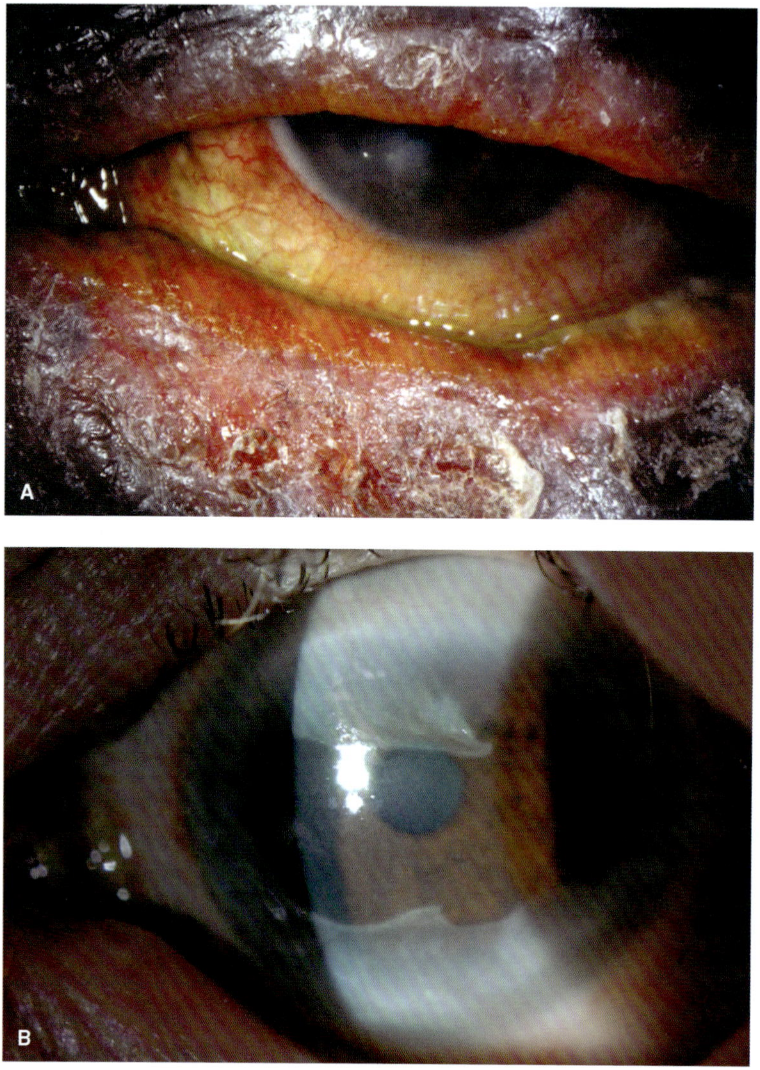

图1-14 特应性角结膜炎。(A)特应性角结膜炎患者,表现为眼睑红疹,睑缘增厚,眼睑鳞屑形成。皮肤呈皮革样改变,伴有睫毛脱落,结膜充血和陈旧性角膜瘢痕。(B)慢性特应性角结膜炎患者,角膜上下方严重瘢痕形成。

春季角结膜炎

春季角结膜炎(春季结膜炎)呈季节性反复发病,多为双眼,Ⅰ型超敏反应,通常发生于儿童,在青春期后逐渐消退。

病因学和流行病学

- 类似于特应性角结膜炎的Ⅰ型超敏反应,但是有季节性加重现象,少有眼睑和皮肤累及。
- 男性比女性多见。

症状

- 眼痒,流泪,异物感,烧灼感,分泌物。

体征

- 黏液脓性丝状分泌物。
- 乳白色假膜。
- 上睑结膜中等至巨大乳头,上睑下垂(图1-15A)。
- 部分患者可在角膜缘看到白色结节,内含嗜酸性粒细胞(Trantas斑)(图1-15B和C)。
- 角膜上方点状上皮病变,角膜溃疡(盾形溃疡)(图1-15D)。
- 轻度角膜上皮下瘢痕。

鉴别诊断

- 巨乳头性结膜炎:以上睑结膜小至中等大小的乳头为特点,多不严重。根据病因不同,呈现单眼或双眼发病。巨乳头性结膜炎是机体对沉积在接触镜上的蛋白质过敏引起的疾病,也可由义眼,或眼部术后未埋线引起。

治疗

- 若病情轻者,治疗同特应性角结膜炎。
- 使用抗组胺药/肥大细胞稳定剂效果好,尤其是在过敏季节之前,这些药物有减少糖皮质激素用量的作用。
- 若病情严重或有盾形溃疡,可短期局部使用糖皮质激素联合抗生素滴眼液或眼膏,4~6次/日。避免长期使用糖皮质激素,监测眼压,定期清洗镜片。少数情况下,对于顽固性盾形溃疡,可能需要放置羊膜。
- 盾形溃疡可能需要手术治疗。

预后

- 一般较好,取决于病情严重程度。

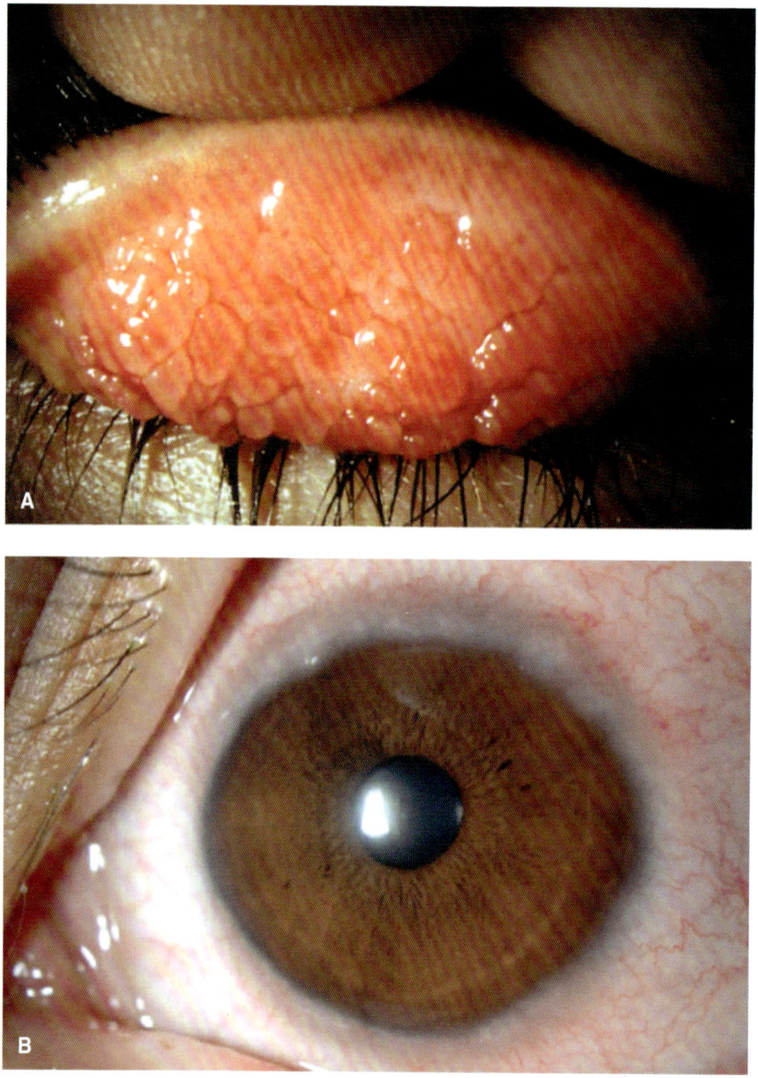

图1–15 **春季角结膜炎。**(A)上睑结膜可见较大的融合乳头，顶部平坦，外观呈鹅卵石样。(B)部分患者，尤其是在非洲，角膜缘处乳头比鼻侧结膜更加突出。这些患者为角膜缘型春季结膜炎，可见白色的斑点，称为Trantas斑。在这些患者中，上方可见角膜缘滤泡和Trantas斑，尤其是10点钟至3点钟位置。(待续)

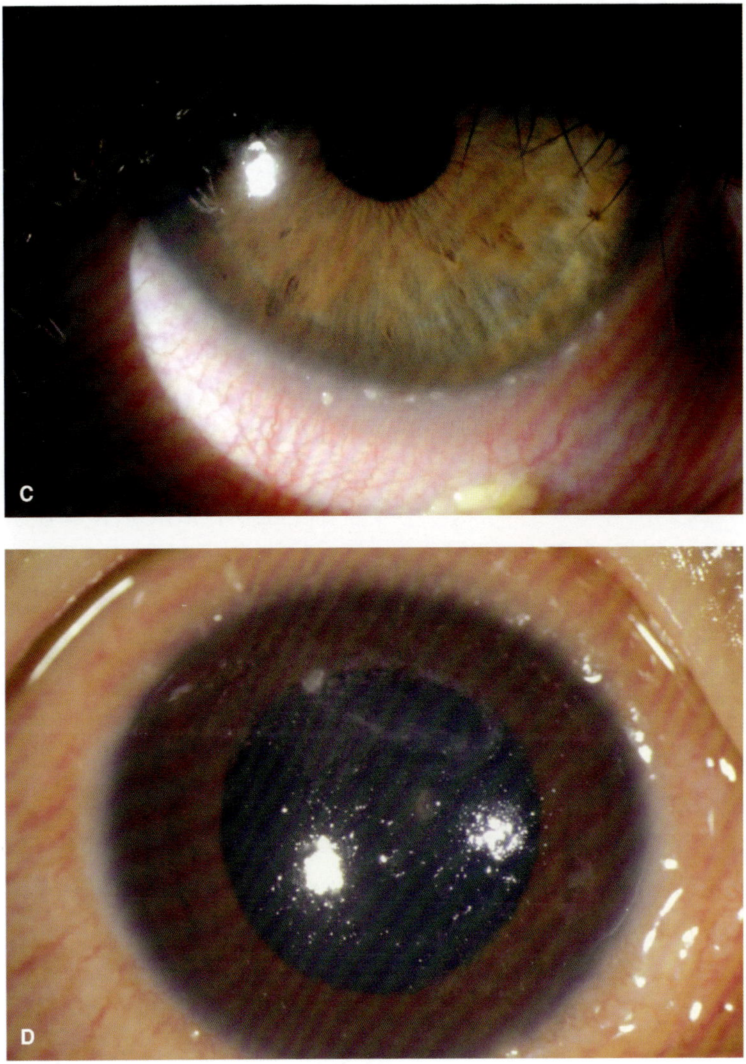

图1–15　(续)**春季角结膜炎**。(C)在下方角膜缘可见多处小的白色Trantas斑。(D)在角膜上方1/3处可见一卵圆形的上皮缺损(盾形溃疡),同时有中度周围点状角膜病变。注意到角膜光反射减弱。

上部角膜缘型角结膜炎

上部角膜缘型角结膜炎较少见，多为双眼发病，为慢性复发性炎症反应，常伴有甲状腺功能低下。好发于中年女性。

病因学

- 不明，可能与机械性外伤有关，多累及上方睑结膜和松散的球结膜。

症状

- 异物感，烧灼感，偶有眼红。

体征

- 上方球结膜充血、增厚、过多松弛（图1-16A）。
- 上方球结膜缺乏光泽，荧光素染色、丽丝胺绿染色、孟加拉玫红染色阳性。
- 上睑结膜细小天鹅绒样乳头。
- 上方角膜丝状物，点状病变，偶有血管翳。

治疗

- 不含防腐剂的人工泪液滴眼每2小时1次。考虑暂时或永久性泪小点栓塞。
- 0.05%~2%环孢素，2~4次/日，可能有一定疗效。
- 伴丝状角膜炎者可使用10%乙酰半胱氨酸滴眼液（如Mucomyst），4次/日。
- 局部抗组胺药/肥大细胞稳定剂（如氮䓬斯汀、依匹斯汀、酮替芬、奈多罗米、奥洛他定、贝特斯汀、阿卡他定），1~2次/日，可能有一定疗效。
- 上方球结膜和睑结膜使用0.5%硝酸银，使用15~30秒。
- 局部烧灼或手术切除上方球结膜（图1-16B）。

预后

- 症状能得到改善，但一般不会全部消退，很难治疗。

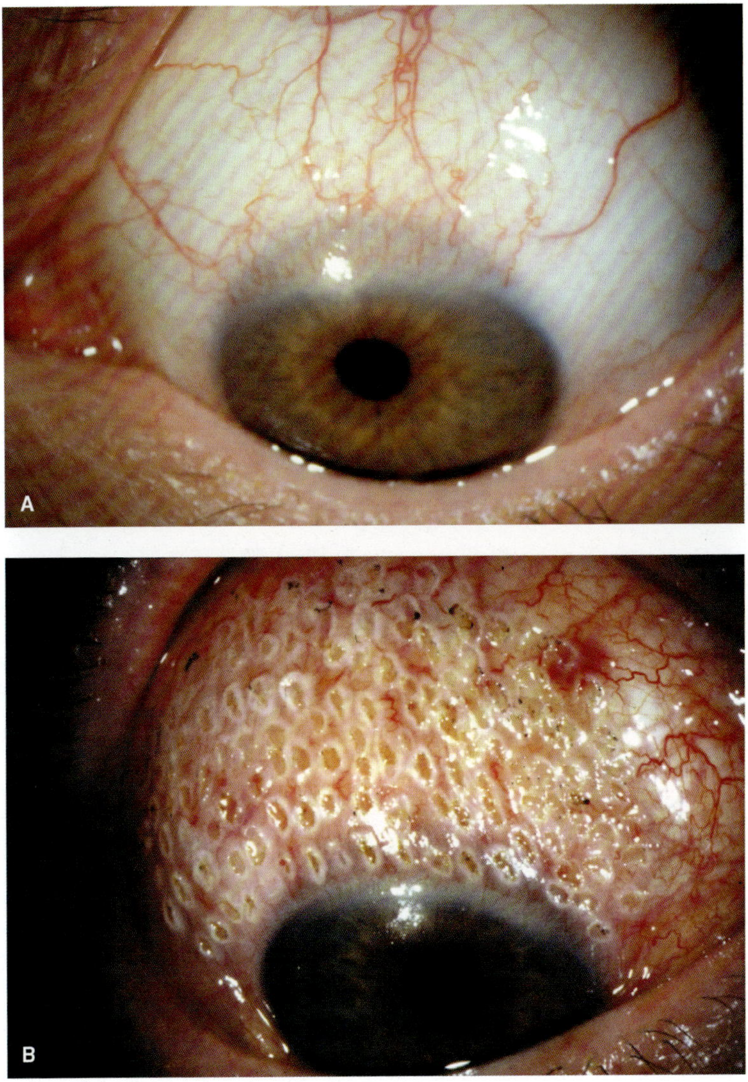

图1-16　上部角膜缘型角结膜炎。(A)上方球结膜充血，角膜缘血管翳和结膜增厚。(B)药物治疗失败。局部麻醉后行结膜烧灼术，通常能明显改善患者症状。

眼睑松弛综合征

眼睑松弛综合征是一种少见的疾病，由于睡眠时上眼睑自发外翻，使上睑结膜和角膜暴露，接触枕头和床上用品导致其外伤而引起。常见于有睡眠呼吸暂停史的肥胖男性。可伴有圆锥角膜。

病因学

- 松弛的上眼睑容易外翻，从而导致角膜暴露。

症状

- 慢性眼红，异物感，分泌物。常晨起较重。
- 症状常出现在患者睡眠侧。

体征

- 上睑易外翻，睑板松软且无力（图1-17A）。
- 上眼睑慢性乳头性结膜炎，浅表点状角膜病变（图1-17B）。
- 有时，眼睑非常松弛，以至于上眼睑盖过下眼睑，这种情况被称为眼睑覆盖综合征（图1-17C和D）。

治疗

- 睡眠时使用眼罩遮盖以保护眼睛。
- 使用人工泪液或抗生素眼膏湿润眼睛，尤其是在睡前。
- 上睑成形术可长期改善症状。
- 考虑评估睡眠呼吸暂停。

预后

- 水平眼睑收紧术预后良好。

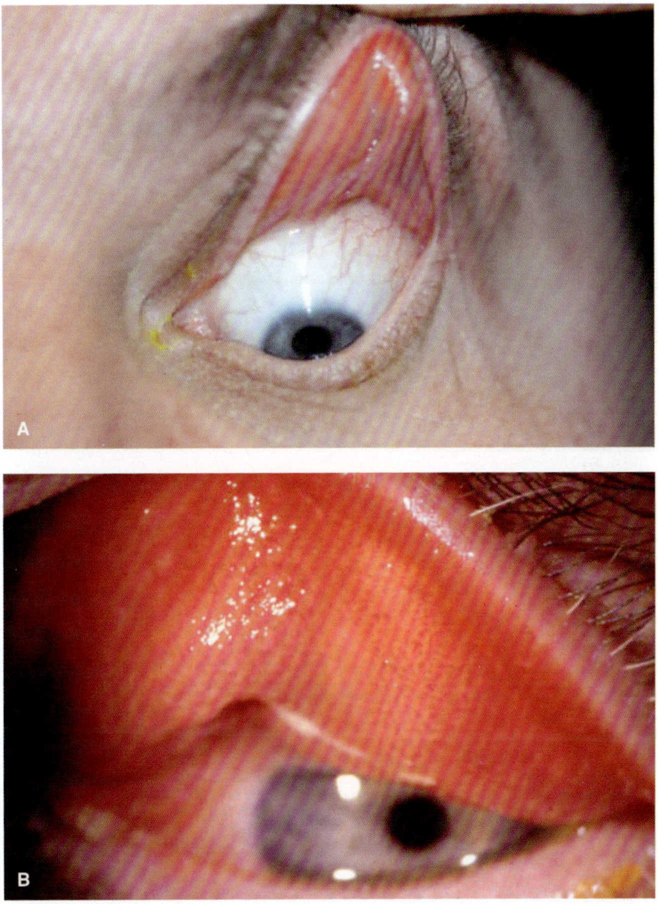

图1-17　眼睑松弛综合征。(A)对于眼睑松弛综合征患者,牵拉上眼睑可见眼睑严重松弛。(B)上眼睑极其松弛,推动上睑缘易外翻,上睑结膜有乳头增生。(待续)

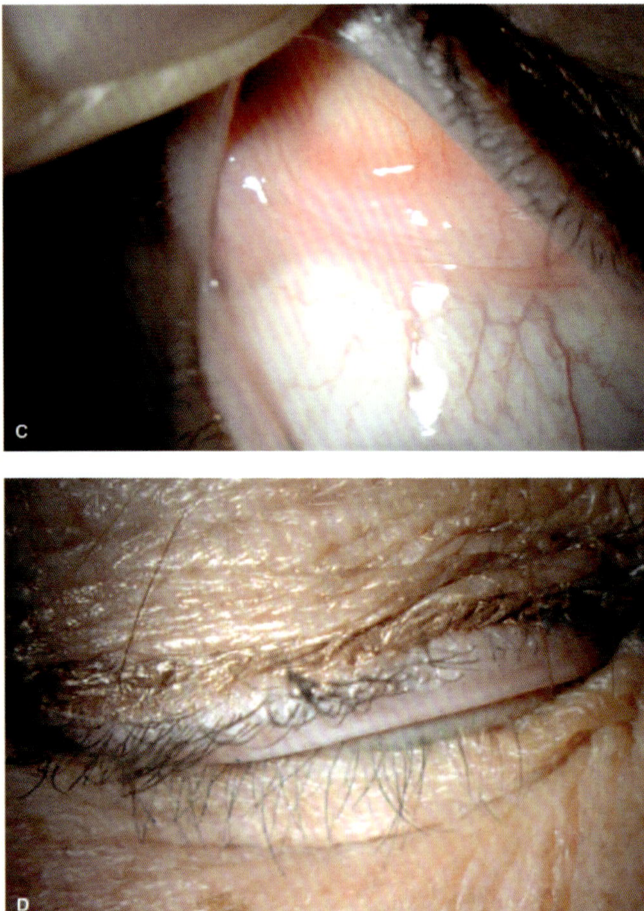

图1–17 (续)**眼睑松弛综合征**。(C)严重的眼睑松弛综合征,右上眼睑容易外翻,只需向上拉眼睑即可。(D)右上眼睑松弛,覆盖了右下眼睑,导致眼睑重叠综合征。

毒性/人为性角结膜炎（药物性角膜炎）

由于病因不同，慢性毒性结膜炎可能为单眼或双眼发病。人为性结膜炎是由于使用药物而导致的眼红。

病因学

- 氨基糖苷类抗生素，尤其是强化药物治疗。
- 抗病毒药物。
- 抗青光眼药物，尤其是肾上腺素、溴莫尼定、毛果芸香碱、碳酸酐酶抑制剂。
- 局部非甾体抗炎药。
- 局部麻醉剂。
- 任何含有防腐剂的滴眼液。
- 因失业或辍学引起自残行为而导致的二次伤害(极少数的情况下,护理者造成的伤害)。

鉴别诊断

- 黏液垂钓综合征:极少见,单眼或双眼发病,试图去除结膜黏液时,对结膜造成的反复伤害。外伤引起更多的黏液产生，常为恶性循环。患者常常不承认这种自残行为。

症状

- 慢性眼红,眼痒,异物感,少量分泌物。

体征

- 早期有结膜乳头增生，后有滤泡形成,主要累及下穹隆部(图1–18A)。
- 偶尔会出现眼睑水肿和红斑。
- 下方角膜点状上皮病变。
- 下方结膜糜烂，严重者可以发生结膜坏死。
- 如果累及角膜较严重，可能导致无菌性环状基质浸润,有时候被误诊为感染性角膜炎,尤其是麻醉剂滥用时(图1–18B)。
- 可以发生无菌角膜、结膜或巩膜溶解,但很少见(图1–18C)。

诊断

- 最重要的是详细采集病史。

治疗

- 停用相关药物或停止自残行为。
- 不含防腐剂的人工泪液频繁滴眼,4~8次/日。
- 如果有严重上皮病变，可使用温和的抗生素眼膏(如红霉素)。
- 考虑佩戴压力性眼罩(做好标记,确保眼罩没有移动)1~2天,阻止任何东西进入眼内。
- 对于上述治疗无效的患者，有时需要住院治疗以确保他们没有继续使用药物或伤害眼睛,尤其是滥用麻醉剂。极少数需要做短期眼睑缝合术来阻止恶性循环。

预后

- 如果在严重的角膜损伤发生之前停用药物或停止自残行为，预后很好。

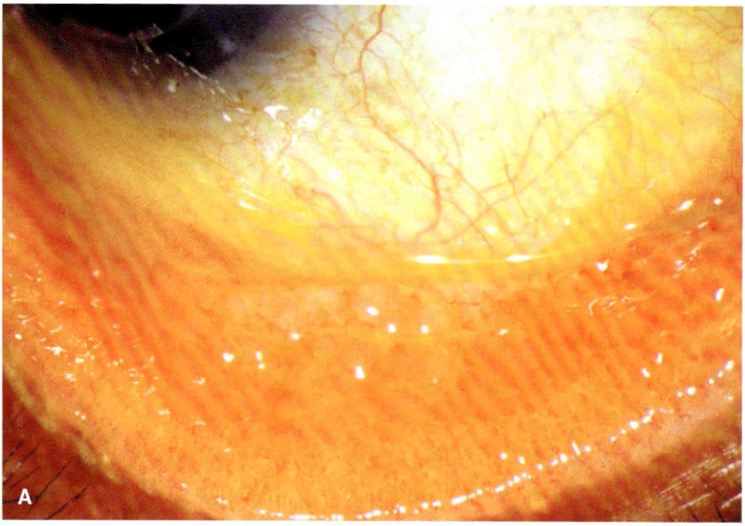

图1-18 **毒性/过敏性结膜炎**。(A)图为慢性滤泡性结膜炎，继发于局部使用阿可乐定后的过敏反应。停止使用药物后数周消退。(待续)

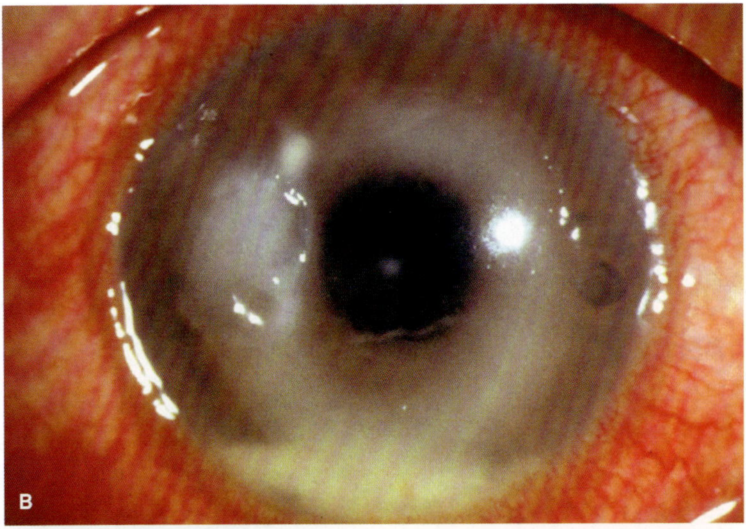

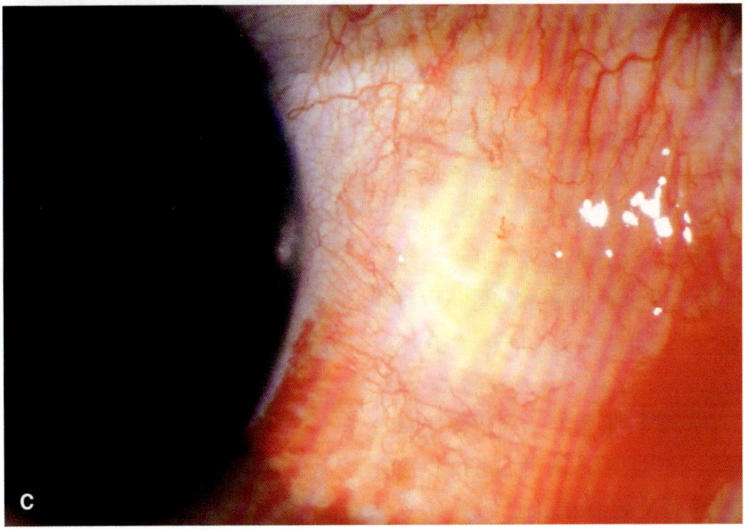

图1–18　(续)**局部麻醉剂的滥用。**(B)患者正在治疗9点钟到11点钟位置的真菌性溃疡。在其从医生办公室偷了丙美卡因自行滴眼后,发展成为大块角膜浸润和前房积脓,溃疡消退很慢,与局部滥用麻醉剂一致。**毒性/人为性角结膜炎。**(C)图为患眼有结膜擦伤和充血,并伴有结膜下出血。全身体格检查均为阴性,在使用多个治疗方案无效后,得知患者为了逃避工作,使用针刺伤自己的眼睛。该患者应做一个心理学评估。

眼酒糟鼻

酒糟鼻是一种常见的累及眼部症状的皮肤病，病因不明，通常发生于中年人，伴有干眼症状。

病因学

- 酒糟鼻是原发性皮肤病，累及面部和眼睑皮肤的毛囊皮脂腺。

症状

- 慢性发病，双眼刺痛，眼红，烧灼感，流泪，眼睑部鳞屑。

体征

- 皮肤：慢性充血，毛细血管扩张，丘疹，鼻、前额、面颊部有脓包，晚期有鼻赘，尤其是男性患者(图 1-19A)。
- 眼：眼睑炎，睑板腺炎，眼睑边缘增厚和睑缘毛细血管扩张，复发性睑板腺囊肿，结膜或表层巩膜充血(图 1-19B)。
- 浅表点状角膜病变，周边角膜新生血管形成，边缘无菌性浸润，小水疱，周边角膜瘢痕形成，血管翳，角膜变薄，偶尔会有角膜溶解或穿孔(图 1-19C)。

治疗

- 热敷5~10分钟，2次/日，伴有眼睑炎/睑板腺炎的患者需注意眼睑卫生。
- 干眼患者需使用防腐剂含量极低或不含防腐剂的人工泪液。
- 无菌性角膜炎患者需局部慎用糖皮质激素。当怀疑是无菌性角膜炎时，按照治疗感染性角膜炎的方法来治疗角膜浸润。
- 每晚睡前局部使用阿奇霉素滴眼液，或四环素、杆菌肽、红霉素眼膏，2次/日或每晚1次。
- 口服四环素或红霉素250mg，2~4次/日；或多西环素100mg，1~2次/日，持续1周，随后4~6周剂量减半。可逐渐减量至小剂量长期维持治疗(如多西环素或米诺环素20mg，2次/日或50mg，1次/日)。口服红霉素250mg，每天2~4次。或者也可以使用阿奇霉素，每天250~500mg。这些口服药物通常持续几周到几个月，然后通常逐渐减少并停止服用。
- 如果皮肤累及严重，可考虑去皮肤科会诊。

预后

- 症状得到很好改善，但不会全部消退。患者必须意识到，酒糟鼻是一种慢性疾病，多数可以得到有效的治疗，但很难治愈。

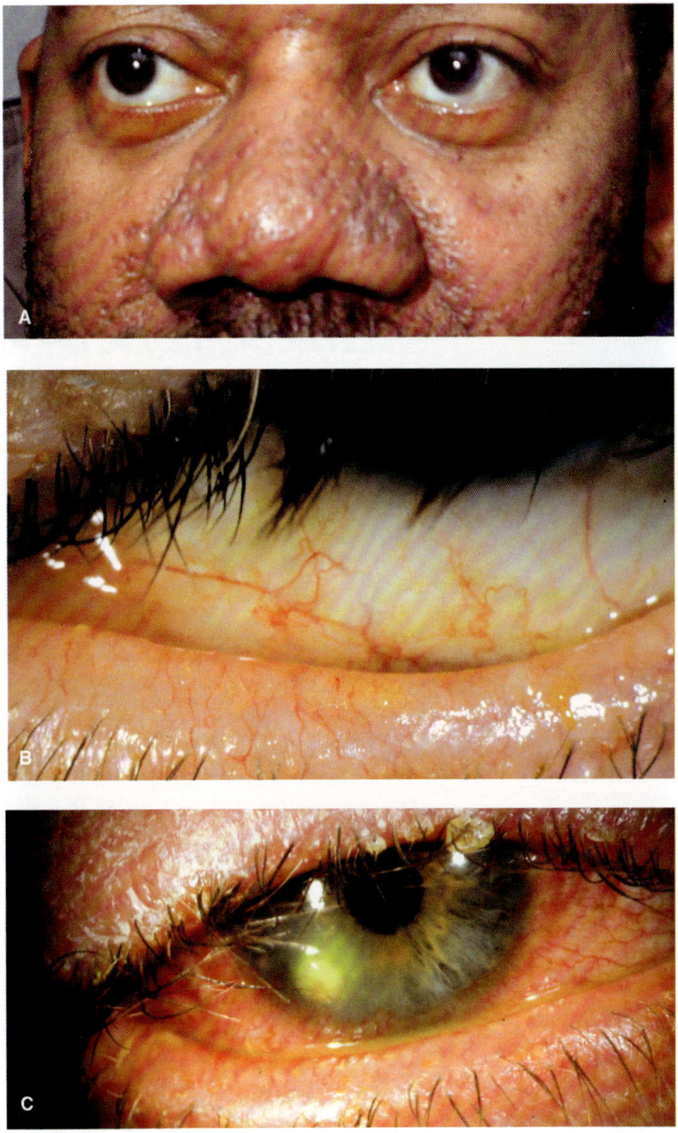

图1–19　**眼酒糟鼻**。(A)严重的丘疹,面颊、鼻部、眉毛区域脓疱。注意到,在颞下方,以及先前角膜浸润和溶解处的左侧,有周边角膜瘢痕形成。(B)睑缘严重的毛细血管扩张,可见到睑缘肥厚。未发现明显睑板腺开口。(C)此患者有严重的眼酒糟鼻,可见到睑缘毛细血管扩张和肥厚,并伴有睫毛脱落。散在的结膜充血,在7点钟位置有密集的角膜瘢痕,与之前酒糟鼻导致的溃疡有关。

第2章 结膜变性及肿块

睑裂斑和翼状胬肉

睑裂斑和翼状胬肉是极其普遍的角结膜变性，好发于生活在赤道地区和经常暴露在阳光下的患者。

病因学

- 暴露于紫外线下。
- 长期生活在干热或粉尘较多的环境。
- 这些因素导致结膜固有层弹力纤维的变性，从而使上皮下的纤维血管组织增生，最初在结膜，后累及角膜。

症状

- 刺激症状，鼻侧和（或）颞侧发红，流泪，偶尔伴有视力下降。
- 偶尔表现为接触镜的不耐受。
- 如果有炎症，则会疼痛，但十分少见。

体征

- 睑裂斑：黄白色，一般呈三角形，轻度隆起，位于鼻侧或者颞侧角膜缘的结膜病灶（图2-1A）。可能会伴有轻度到中度的炎症（图2-1B）。
- 翼状胬肉：三角形、翼状的纤维血管组织向角膜3点钟或9点钟位置侵袭（图2-1C）。从翼状胬肉头部到中心的角膜上皮可能会出现铁沉积线（Stocker线）。
- 邻近隆起病灶处的角膜区域可能因为干燥而变薄。
- 较大或者反复发作的翼状胬肉可能会引起睑球粘连，甚至限制眼球运动（图2-1D）。

鉴别诊断

- 假性翼状胬肉：由于角膜损伤而引起结膜在角膜表面上的一种粘连（图2-1E）。不像真性翼状胬肉，这种粘连只存在头部，而不累及颈体部表面上。一般都是单眼，常不在3点钟和9点钟位置。

- Fuchs边缘性角膜炎：与轻微到严重的周边角膜变薄有关(图2-1F)。
- 结膜乳头状瘤、色素痣、上皮内瘤变，或者鳞状细胞癌：如果不是典型的睑裂斑或者翼状胬肉，考虑做结膜组织切片检查。

诊断

- 裂隙灯检查寻找其他诊断的可疑指征。睑裂斑和翼状胬肉有典型的体征。
- 如果怀疑恶性肿瘤，应做切除组织检查。

治疗

- 避免过度阳光暴露，戴高质量防紫外线的太阳镜。
- 人工泪液预防干眼。
- 局部抗组胺药(如依美斯汀、左卡巴斯汀、安他唑啉)，非甾体类抗炎剂(如酮咯酸、溴芬酸、奈帕芬胺)，或者少数情况下用激素(如0.2%氯替泼诺，0.1%氟米龙)，1次/日到4次/日以减少红肿炎症。
- 如果有严重的刺激症状，佩戴角膜接触镜困难，有外观要求，或者胬肉累及视轴，则有手术切除指征。当胬肉切除结合结膜自体移植时，复发率将大大减低。如果有用的结膜组织不够，可以通过羊膜移植来覆盖暴露的巩膜。
- 术中应用丝裂霉素C，术后用β辐射可能会减少复发率，但是两者会增加角巩膜缘坏死的风险，而且如果已行自体结膜移植术，则通常没有必要再应用。

预后

- 预后较好或很好，这取决于严重程度。
- 有10%~15%患者的翼状胬肉会复发，有时比原发翼状胬肉还严重。

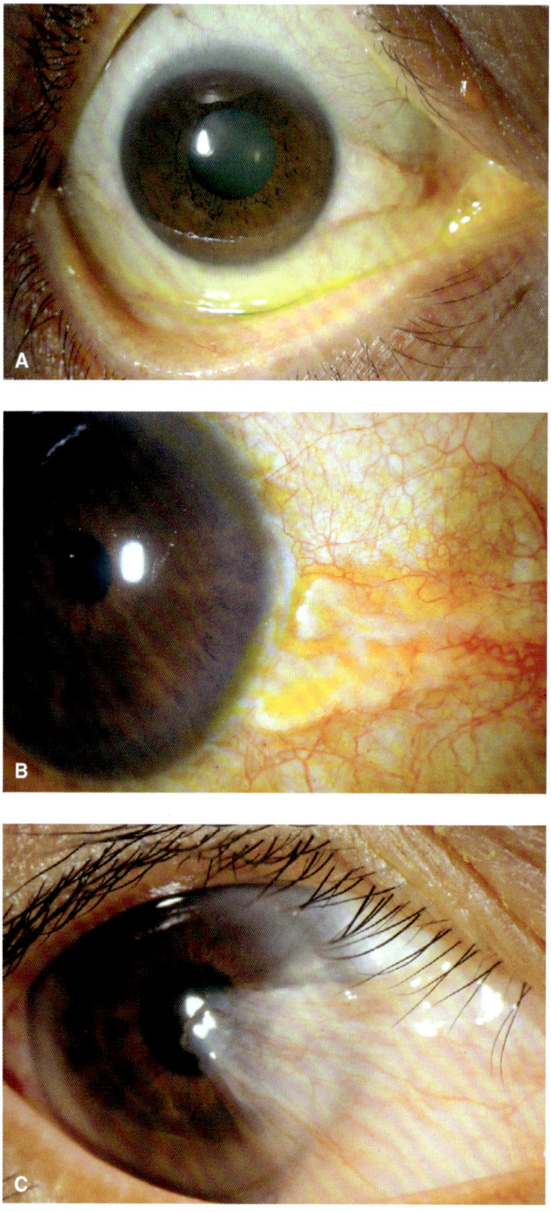

图2-1 **睑裂斑**。(A)在鼻侧3点钟到4点半钟位置可见呈三角形、乳白色隆起的结膜斑块。(B)睑裂斑,也位于3点钟到4点半钟位置,周围结膜轻度的充血表明存在少许炎症。**翼状胬肉**。(C)该患者右眼鼻侧有着典型翼状胬肉,已经到达视轴。(待续)

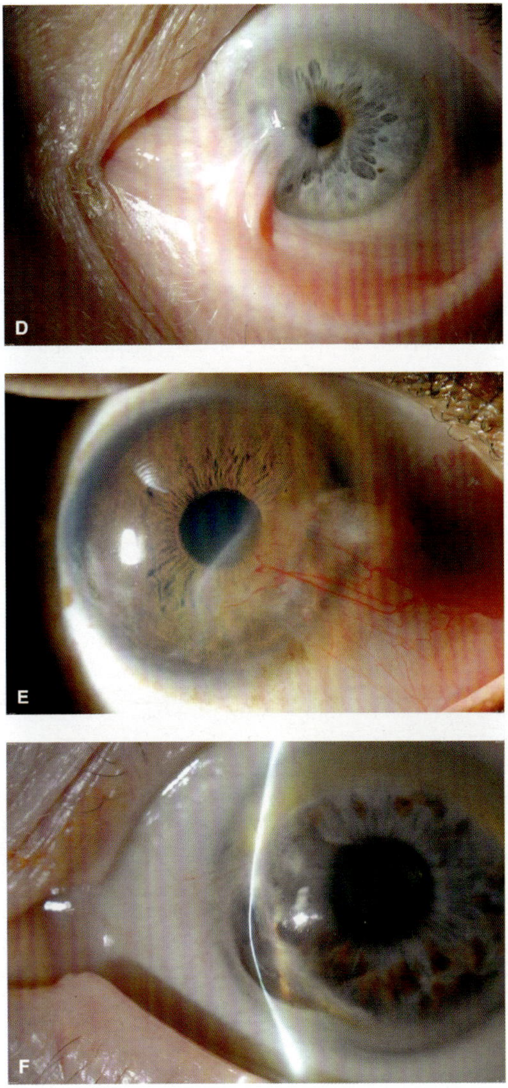

图2-1　(续)**翼状胬肉**。(D)这个较大复发鼻侧翼状胬肉会导致严重的睑球粘连和限制眼球运动。**假性翼状胬肉**。(E)这个鼻侧假性翼状胬肉是发生于周边溃疡性角膜炎之后，在愈合过程中形成的。可以在颞下方看见一些剩余的瘢痕。**Fuchs边缘性角膜炎**。(F)由于Fuchs边缘性角膜炎，这只眼有单侧慢性鼻侧周边角膜的炎症、变薄和新生血管形成的病史。6年之前，它发展为一个小的Seidel阳性的泄漏，并通过专业治疗解决。现在该眼在局部低剂量类固醇的作用下，病情保持平稳。注意鼻下方角膜严重变薄。

其他结膜变性

淀粉样变性

• 淀粉样变性是一种变性病变,由非胶原淀粉样蛋白在结膜上沉积形成,这可能与结膜下出血有关(图2-2A和B)。

• 它可能是原发的,或者是继发的。

• 它可能局限于结膜上,或者与一种系统紊乱有关,比如淀粉样变性、浆细胞病,或者极少淋巴瘤。

• 原发局限性淀粉样变性最常见。原发系统性淀粉样变性包含累及眼球和眼睑的淀粉样沉积物,同时也影响心脏和肾脏。

• 排除系统性淀粉样变性。

钙结石

• 钙结石是黄白色的钙化沉积物嵌入在上和(或)下睑结膜。

• 它们一般位于结膜表面下,并且不会引起任何症状。极少数情况下,结石侵入结膜表面,可被荧光剂染色,并引起异物感(图2-2C)。

• 如果症状轻微,可以用局部润滑治疗;如果症状严重,可以取出结石,但是会经常复发。

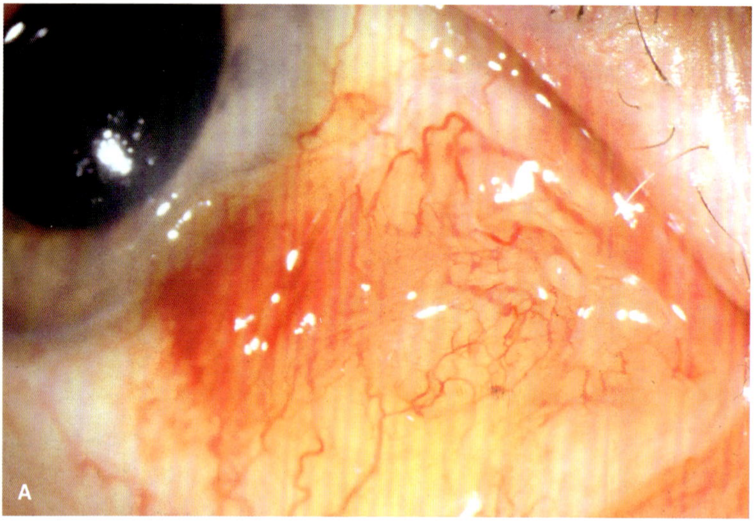

图2-2 **结膜淀粉样变性。**(A)这位高龄患者有一个隆起的黄色结膜斑块。在巩膜上移动,没有翼状胬肉的典型表现或者鳞状细胞瘤的乳头状瘤的外观。结膜组织切片检查显示淀粉样变性。该患者经常会发生结膜下出血。(待续)

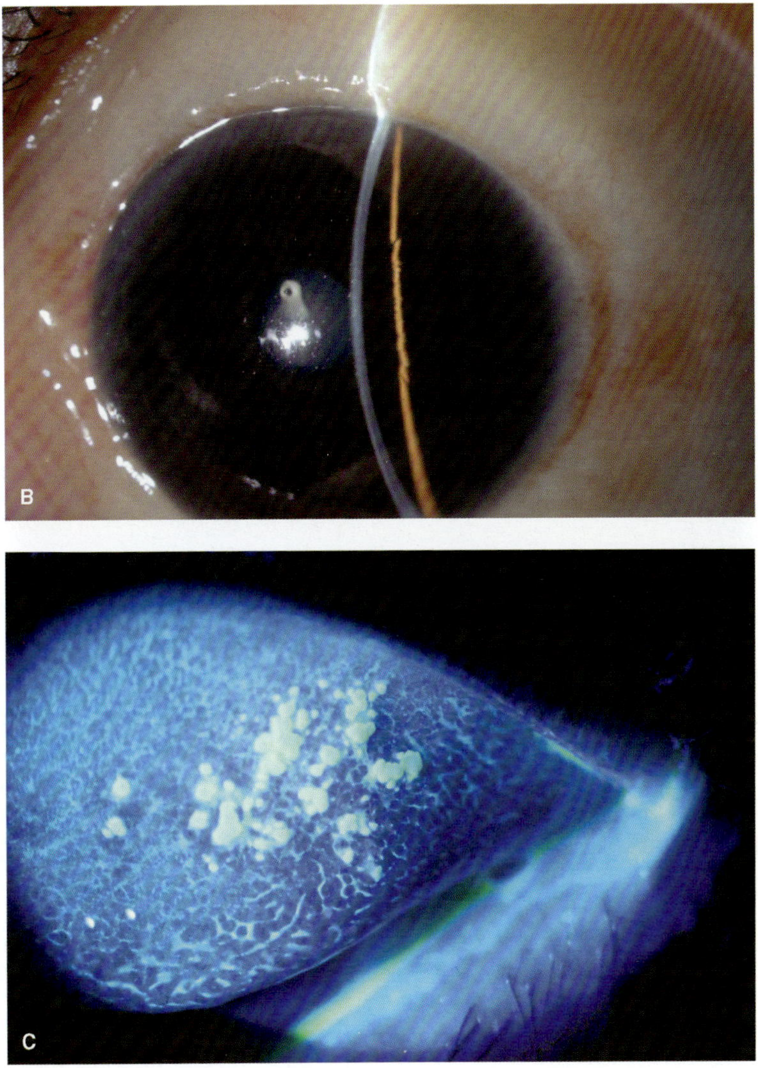

图2–2　(续)**结膜淀粉样变性**。(B)在左眼,可以看到乳白色、胶状结膜病变覆盖在上方和鼻侧球结膜上。结膜组织切片检查显示淀粉样变性。**结膜钙结石**。(C)许多白色钙结石侵入上眼睑的结膜上皮表面,且在荧光染色情况下,可以在外翻的眼睑上看到。这些显示结石会引起慢性异物感,需要取出结石。

黑色素细胞性结膜病变

结膜上皮黑色素沉着病（种族性黑色素沉着病）

- 普遍发生在有色种族，通常是双侧的，但可能会有不对称的眼部受累。
- 青春期更显著。
- 扁平的、不完整的、褐色色素沉着分布在结膜上，但常累及角膜缘部位（图2-3A）。
- 在巩膜上移动。
- 没有恶变可能。

眼部皮肤黑色素沉着病（太田痣）

- 先天性疾病，特点是蓝灰色的色素过度沉着在第Ⅴ脑神经分布的皮肤和黏膜上。
- 几乎经常发生在单侧。
- 三种表现形式：皮肤型，眼型，眼-皮肤型。
- 累及皮肤的真皮和眼球的巩膜外层，不能在巩膜上移动。
- 可能会累及同侧眼色素层的组织、眼眶和中枢神经系统。
- 可能会恶变，发展为葡萄膜黑色素瘤、青光眼，所以该类患者需要定期随访。

结膜色素痣

- 在青春期和成年早期发展。
- 大多数是上皮下的痣或者复合痣。
- 多呈边界清楚、扁平，或者稍隆起的病变，通常在睑裂部结膜位置。一般单个，好发于角膜缘、皱襞、泪阜、睑缘。色素痣一般有囊性空腔，这也是诊断的关键。色素沉着的程度不同，在青春期可增加（图2-3B）。
- 痣体可能会增大，其可能是恶变的征象。痣若涉及角膜、睑板，或者结膜穹隆，则是非常罕见的，应切除以组织病理学评估。
- 定期拍照记录病变情况可能会对随访有好处。

原发性获得性黑色素沉着病

- 这是少见的、发生于单侧的、癌前病变的状态，经常发生于中年至老年的白人患者。
- 单个或者多发的扁平斑块，边界不清，可能会包含结膜的任意一部分，无囊性空腔（图2-3C）。
- 每6~12个月做好临床随访资料（如裂隙灯照相）。如果斑块成结节性，应该怀疑恶性病变。
- 如果有可疑病变，可以进行局部大范围的切除配合冷冻疗法。术后局部化学疗法（应用丝裂霉素C）可能有效。不完全切除和（或）复发比较常见，其需要更多的积极治疗(如局部射线疗法或者局部化学疗法)。局部丝裂霉素C也已被成功用于治疗原发性获得性黑色素沉着病,而不用大范围的切除。

继发性获得性黑色素沉着病

- 病因包括:
  - 肾上腺色素沉积物。睑板或结膜穹隆散在块状黑色素,这与长期局部应用肾上腺素有关,但罕见。
  - 黑酸尿症。睑裂间、结膜、巩膜外层、巩膜和横向腹直肌的肌腱上有蓝灰色或者黑色的色素沉着,这是由于尿黑酸的累积导致。
  - 睫毛膏沉积物。
  - 年龄相关性。
  - 原发性慢性肾上腺皮质功能减退症。
  - 血色沉着病。
  - 银质沉着病。由于长期应用含银滴剂,较罕见。
  - 深暗色异物。

结膜恶性黑色素瘤

- 恶性黑色素瘤是一种少见的恶性肿瘤,有色素的或者无色素的。它可能从早就存在的原发性获得性黑色素沉着病或者色素痣转变而来。
- 表现为隆起性结节,可累及结膜的任意部分,但好发于角膜缘,并可能会延伸至角膜。可以看见滋养血管(图2-3D和E)。晚期黑色素瘤可能侵袭眼睑和眼眶。
- 治疗方案:局部切除配合冷冻疗法。局部射线疗法可能也有效。如眼眶受损,则需手术取出眼眶内容物。如果存在转移(淋巴结、中枢神经系统、肝脏),可应用化学治疗缓解。

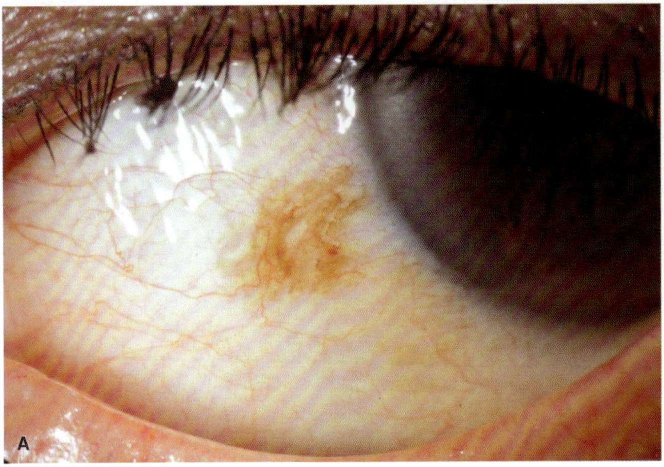

图2-3　结膜上皮(种族性)黑色素沉着病。(A)非洲裔美国人结膜上一边界不清的病灶,该病灶极少或不会发生恶变。(待续)

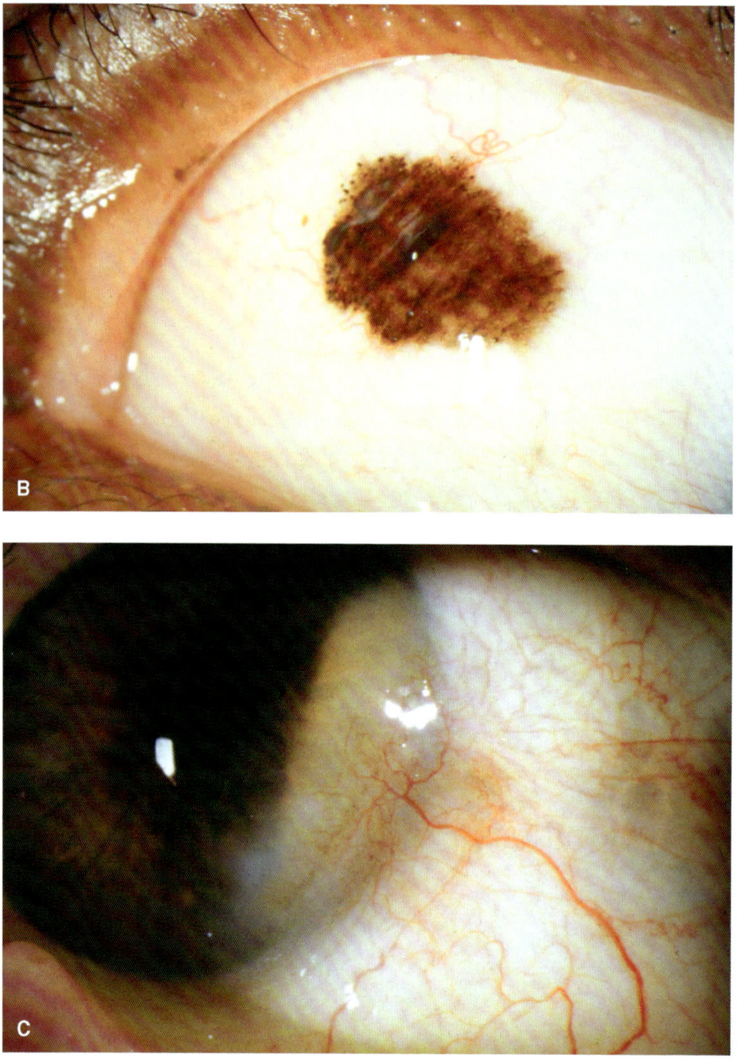

图2-3 （续）**结膜色素痣**。(B)在这位非洲裔美国女性的结膜上方可以看见一个色素斑点。边界清楚，形状没有改变，有许多微囊，所有这些都符合色素痣的诊断。**原发性获得性黑色素沉着病**。(C)在角膜缘3点钟至5点钟位置可以看见扁平的结膜色素沉着。轻度血管增生。这些病变有恶变可能。（待续）

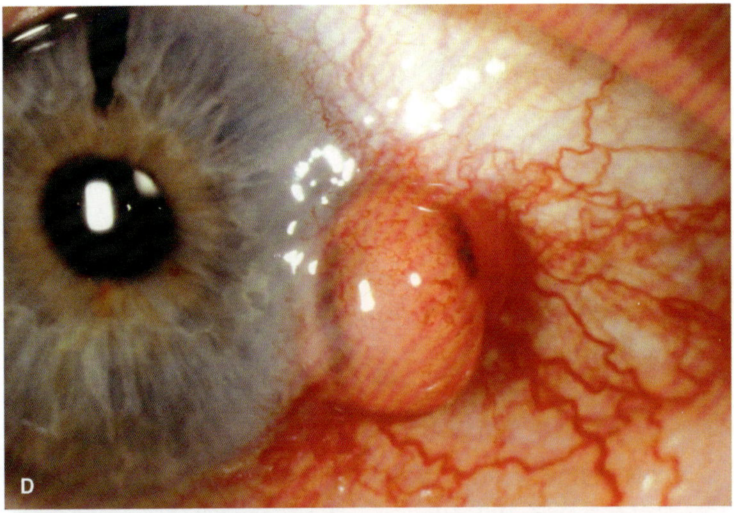

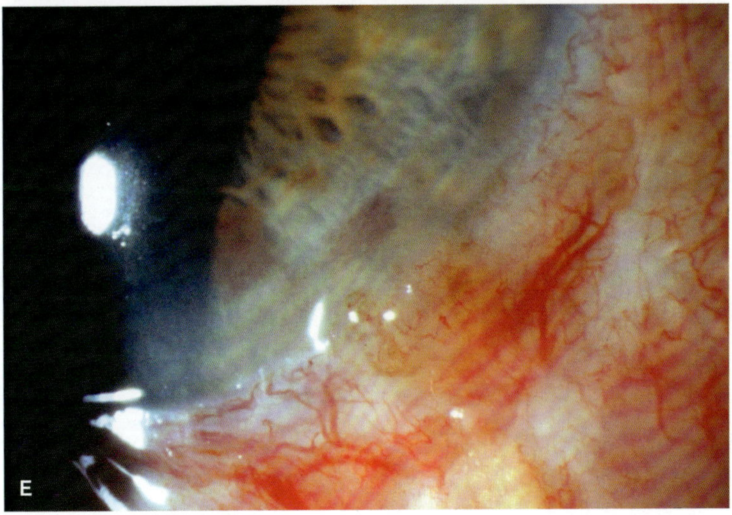

图2–3　(续)**结膜恶性黑色素瘤**。(D)这个巨大实质结膜肿块的活组织切片检查显示恶性黑色素瘤。它是相对无色素的，但是可以在病变的3点钟和9点钟位置看见色素沉着的区域。同时周围见明显新生血管，表明其侵入性生长。(E)手术切除后可以在角膜缘5点钟位置看见一个小的复发的结膜恶性黑色素瘤。它可以再切除或贴附放射治疗。

良性无黑色素细胞性结膜病变

肉芽肿

- 睑板腺囊肿：在睑结膜上的单发性结节（图1–2A和B）。
- 化脓性肉芽肿：球结膜或睑结膜血管化的结节。常在结膜受损后发生，如手术或睑板腺囊肿（图2–4A）。其和异物有关，如泪小点堵塞（图2–4B）。
- 肉样瘤病：多个黄色结节，可累及睑结膜或者穹隆结膜（图2–4C）。组织切片检查可以确诊肉样瘤病。
- 鼻孢子虫病：非常罕见的真菌感染，可能会引起结膜肉芽肿。
- 血管炎病（如多动脉炎、变应性肉芽肿血管炎）：病灶具有脆性。

眼表皮样瘤

- 眼表皮样瘤是少见的先天性病变，可能跟其他眼部或全身畸变有关或者无关。可能是单侧或者双侧。
- 坚固、光滑、圆形的白色肿块，典型位于颞下侧角膜缘处，但可以在其他地方，甚至角膜中央。病变可能会侵犯到角膜，引起散光。可能会有毛囊（图2–4D和E，图2–4H）。
- 手术切除可能会引起角巩膜变薄，需要联合角膜板层移植，少数情况下行穿透性移植（图2–4F和G）。B超检查可能会对确定术前病灶的深度有帮助。
- 眼部相关：眼睑缺损和眼球缺如。
- 全身系统相关：Goldenhar综合征最常见，经常双侧皮样囊肿；Treacher Collins综合征；Franceschetti综合征。

皮脂瘤

- 皮脂瘤是少见的疾病，经常发生双侧，多见于成年人。
- 较大、黄色、软、不固定的结膜下病变，包括脂肪和皮部组织，常位于颞上方。在表面可以看见毛囊。病灶可以延伸至上方穹隆，从而肉眼看不到它们的后界。不需要完全性手术切除肿瘤，以免损伤到眼直肌、泪腺和提上睑肌。

遗传性良性上皮内角化不良

- 遗传性良性上皮内角化不良（HBID）是一种罕见的疾病，其特点是结膜和巩膜外层血管充血，覆盖含棘细胞和良性角化不良上皮细胞的白色斑块（图2–4I）。
- 主要位于鼻侧和颞侧睑裂区域。
- 在北卡罗来纳州的印第安人最常见。
- 少数情况下需要做结膜组织切片检查，以排除结膜肿瘤，但现阶段没有很好的治疗方案。

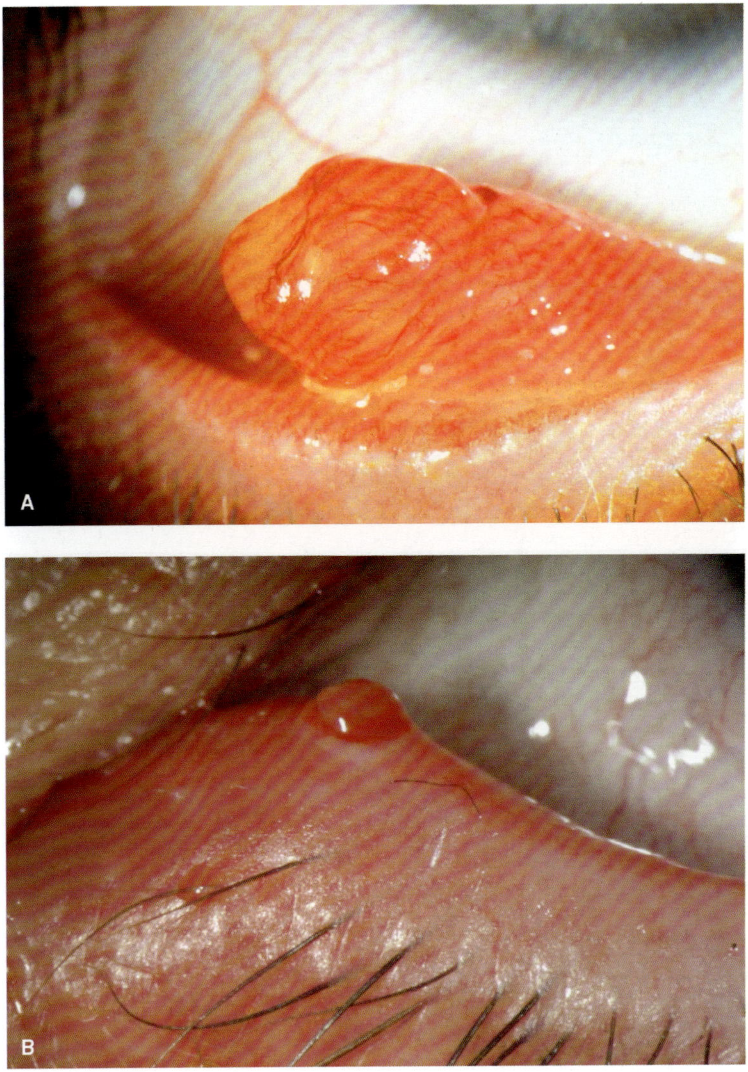

图2–4　**化脓性肉芽肿**。(A)这个较大的肉芽组织聚合物在下睑睑板腺囊肿好转后以炎症反应的形式发生。(B)这个小的化脓性肉芽肿发生在泪小点上，和硅胶泪点塞有关。只要泪点塞移除就可以解决。(待续)

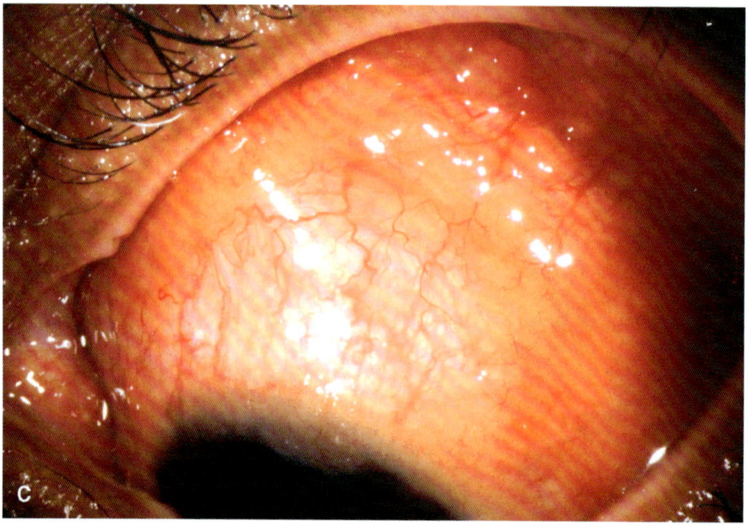

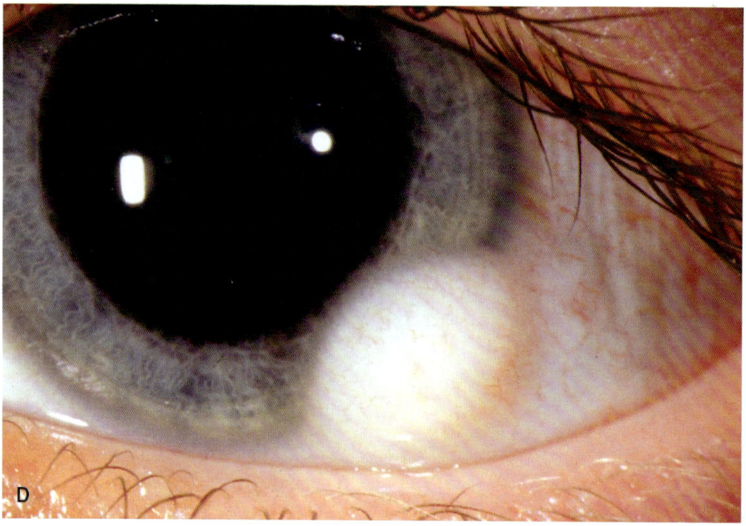

图2-4 （续）**肉样瘤病肉芽肿**。(C)患有肉样瘤病患者的上方球结膜可以看到多个黄色结节。如果怀疑患者肉样瘤病，且有结膜结节，那么简单的结膜组织切片检查可以确诊肉样瘤病。**眼表皮样瘤**。(D)这位7岁的女孩存在鼻下方的皮样囊肿。虽然她的裸眼视力有20/20，但是她和其父母都不喜欢它，因为其影响容貌。（待续）

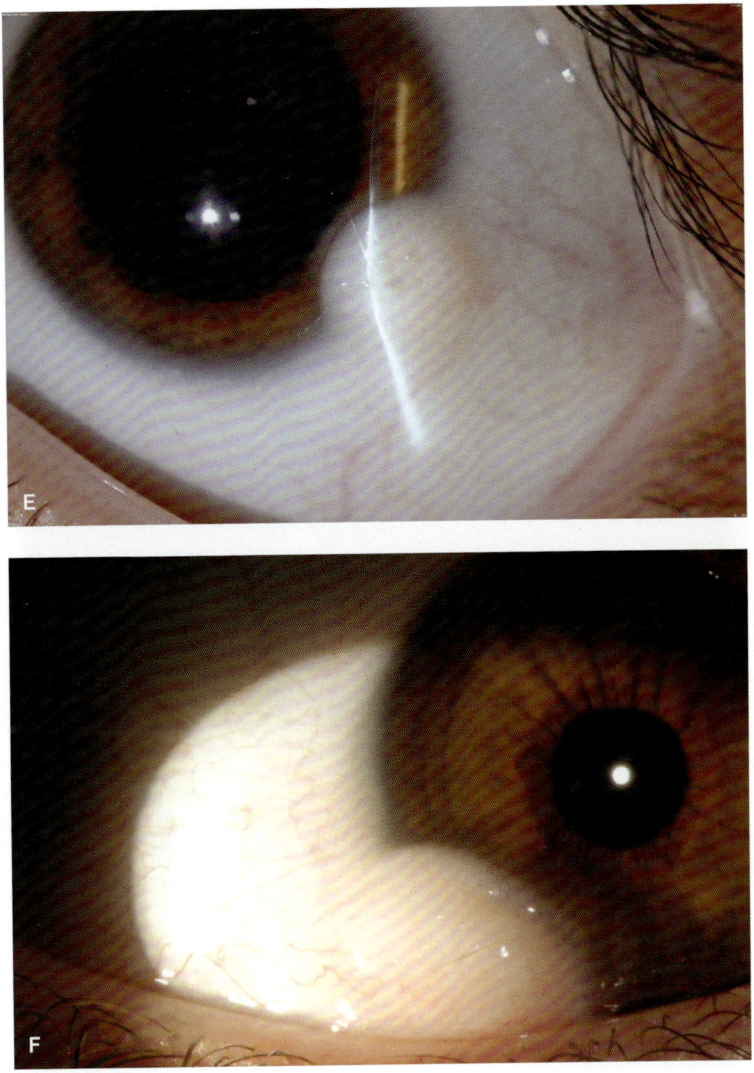

图2-4　(续)**眼表皮样瘤**。(E)这位6岁男孩的颞下方的皮样囊肿基本无症状。中央突出少许中等大的纤毛。(F)这位12岁女孩的皮样囊肿影响其容貌,所以进行切除治疗。(待续)

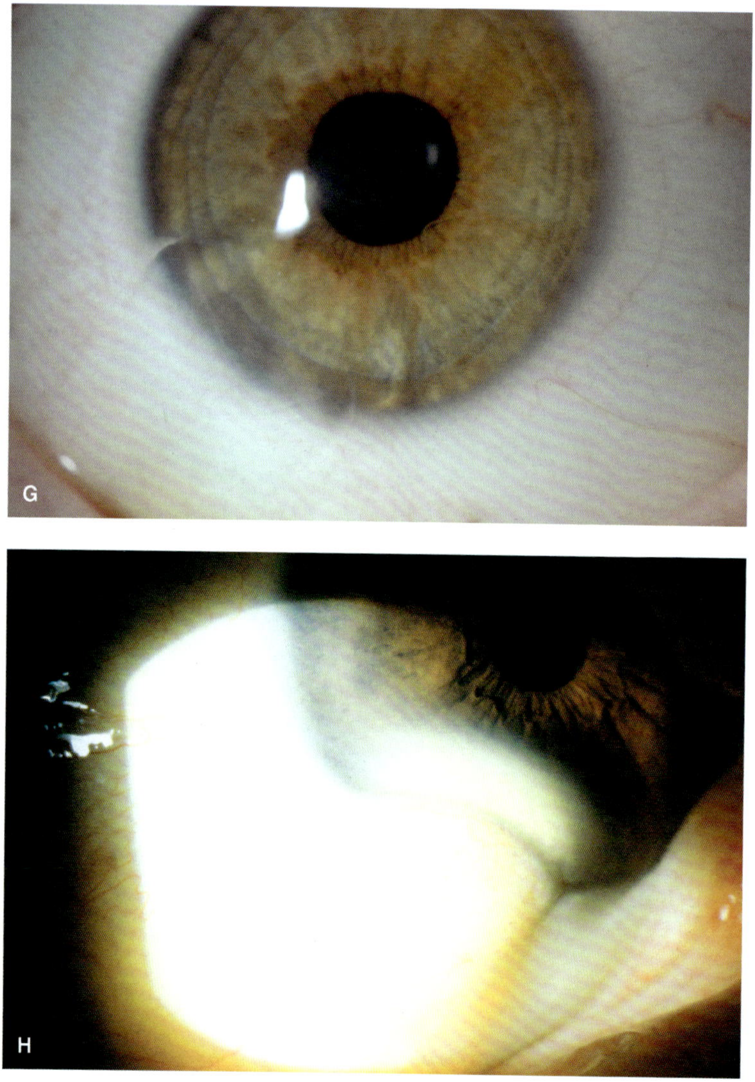

图2–4 (续)**眼表皮样瘤**。(G)板层角膜移植术切除这个皮样囊肿后2年,图F中的患者现已经有了很好的美容效果。(H)颞下方的皮样囊肿侵犯角膜,引起继发性的角膜瘢痕。(待续)

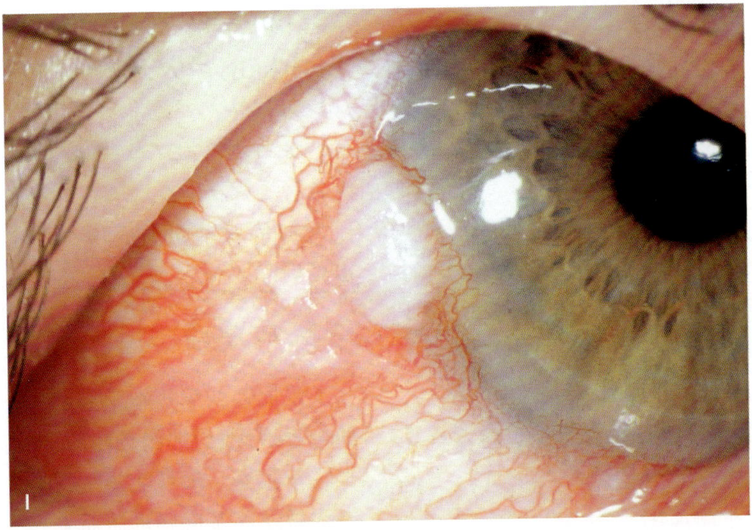

图2–4 (续)**遗传性良性上皮内角化不良(HBID)**。(I)在患有HBID的患者右眼上,可以暂时地看到隆起的白色斑块覆盖在充血的结膜和巩膜外层。这位患者非常畏光。

潜在恶性无黑色素细胞性结膜病变

鳞状上皮乳头状瘤

- 有蒂鳞状上皮乳头状瘤是一种少见的良性肿瘤，由人乳头状瘤病毒引起。多发生于儿童和青年。
- 乳头状瘤呈指状突出，位于睑结膜、穹隆，或者泪阜上（图2–5A）。多发性，并双侧发作。
- 乳头状瘤可自行消失。当肿瘤变大或成慢性时，可以切除，但可能会复发，少数情况下比原始病灶更严重。切除后在病灶底部应用冰冻疗法可能会减少复发的风险。口服西咪替丁已被报告称治疗有效。
- 非病毒性和无蒂鳞状上皮乳头状瘤发生于中老年，累及角膜缘处的结膜，应该考虑癌性前期或癌变，需要切除肿瘤周边大范围，配合冷冻疗法，并且送至病理组织学评价。代替疗法包括局部或结膜下应用干扰素–α2b，但一般在组织切片检查确诊之后。

结膜上皮内瘤变

- 结膜上皮内瘤变是一种单侧发生，癌前病变的状态，见于白种老年人。
- 病灶通常位于角膜缘，可能包括相邻的角膜（图2–5B~D）。三种临床型：①肉质的胶状病变伴有多变的角质化；②白色斑块（黏膜白斑病类型）；③乳头状。
- 最普遍的治疗是彻底的手术切除配合冷冻疗法。
- 局部或结膜下应用干扰素–α2b也可治疗。

鳞状细胞癌

- 浸润性的鳞状细胞癌是一种少见的生长缓慢、局部侵袭性的肿瘤，多发生在角膜缘。最可能是结膜上皮内瘤变突破结膜基底膜进展而来。
- 呈乳头状或胶状。常有滋养血管（图2–5E）。
- 最普遍的治疗是彻底的手术切除配合冷冻疗法。当肿瘤附着在巩膜上时，可能需要板层巩膜切除术来彻底切除病灶。
- 局部或结膜下应用干扰素–α2b
- 可能侵袭免疫功能不全的患者。

其他癌症

- 黏液表皮样癌和梭细胞癌与鳞状细胞癌相似，但更具有侵袭性，它们可能出现在结膜的任意位置。
- 皮脂腺癌是一种少见的具有侵袭性的肿瘤，好发于老年患者的上眼睑，但是可能很少呈乳头状或斑块状的病变在睑结膜出现（图2–5F）。可能伪装成慢性单侧结膜炎或复发的睑板腺囊肿。可能需要多次组织切片检查。可能在跳跃区域有变形性骨炎样扩散。

反应性淋巴样组织增生和非霍奇金淋巴瘤

- 这两种情况的表现是相似的。
- 呈光滑的肉质的结膜下肿块，可能累及较大的范围(图2-5G~I)。病变可能是单发或者多发的，20%的患者双眼发病。较小的病变部位称为“粉黄色斑”，常发生在球结膜或穹隆结膜。
- 需要切除行组织检查，且送至免疫组织化学研究(可能不是固定的组织)。
- 内科医生或外科医生对患者做全身评估。

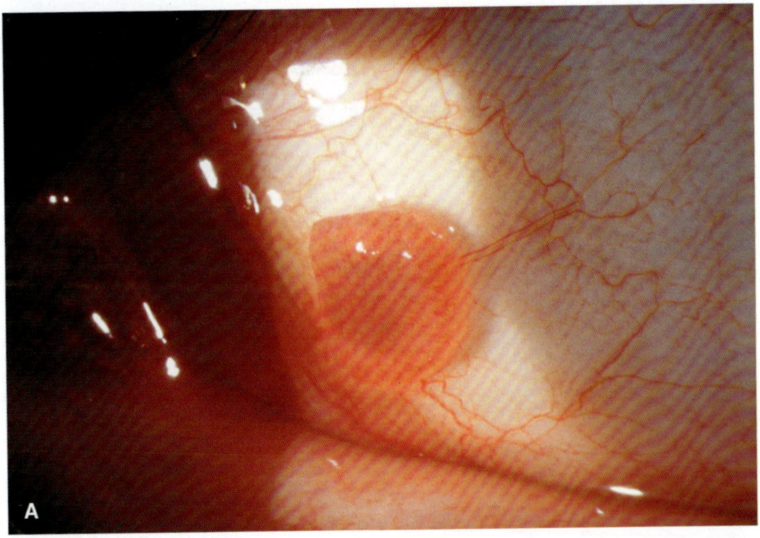

图2-5　**结膜乳头状瘤。**(A)这位小儿患者的鳞状上皮乳头状瘤有可能源于病毒感染。有很多乳头状血管叶状体附着在蒂上。(待续)

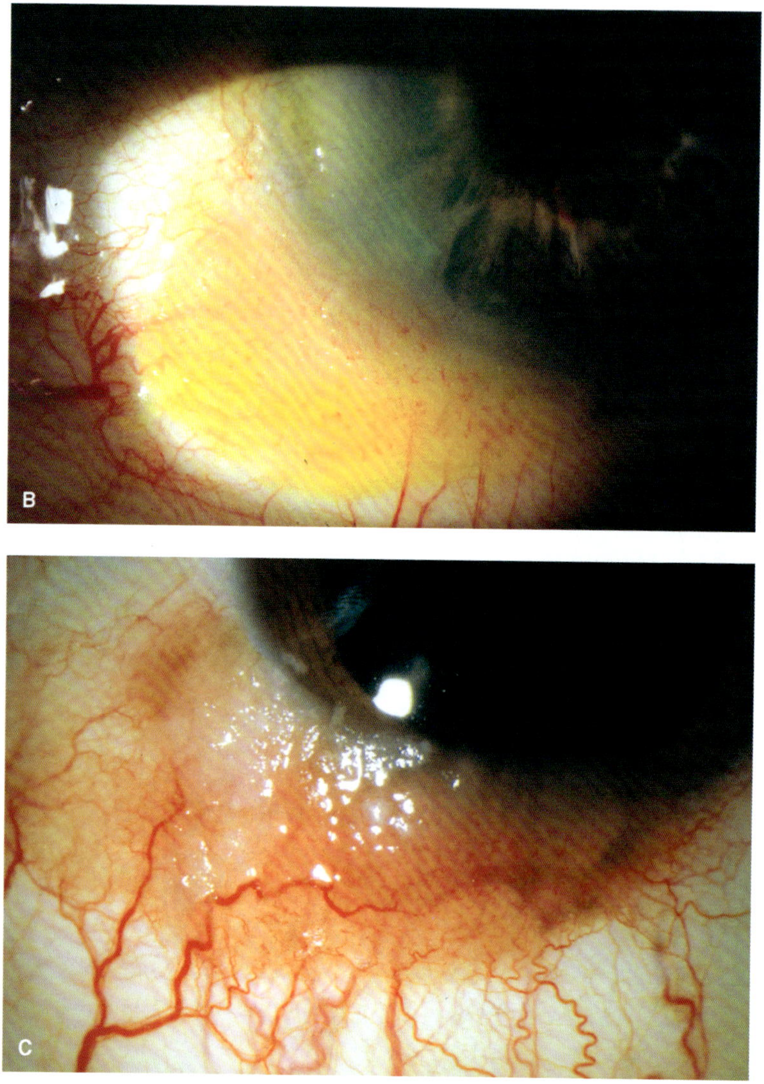

图2–5 （续）**结膜上皮内瘤变**。(B)这个较大的边界清楚无蒂的乳头状瘤病灶与角膜缘6点至8点钟位置相邻。切除组织检查显示结膜上皮内瘤变。(C)这个肉质的无蒂的轻度隆起的病灶有角质化黏膜白斑的成分。切除组织检查显示结膜上皮内瘤变。(待续)

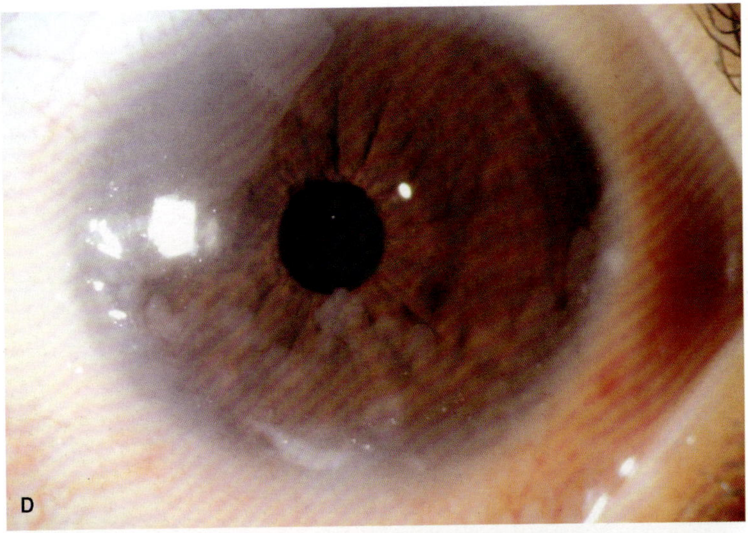

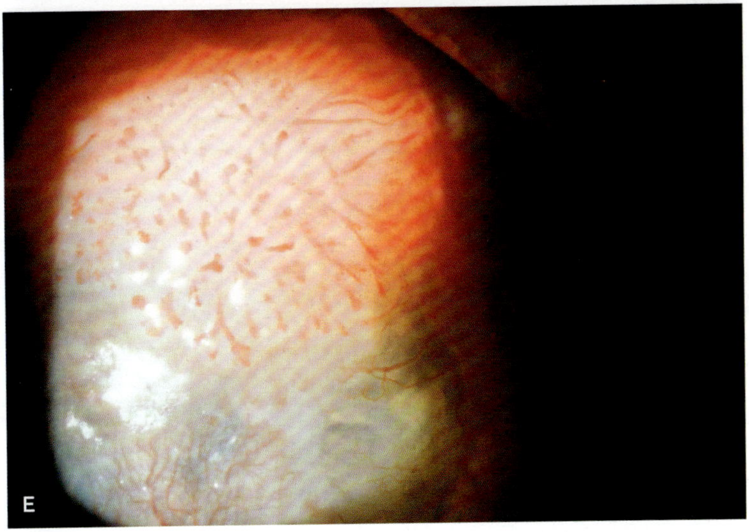

图2–5　(续)**结膜上皮内瘤变**。(D)这例艾滋阳性的患者有一个小的边缘性的结膜下病变。增厚的灰白色叶状体和几处不规则的上皮组织表明在3点钟至12点钟位置有广泛角膜入侵。**鳞状细胞癌**。(E)在上方角膜缘可以看见较大的隆起的结膜肿块。这个肿块有血管化的乳头状叶状体。病变累及大部分的角膜。结膜活组织检查显示鳞状细胞癌。(待续)

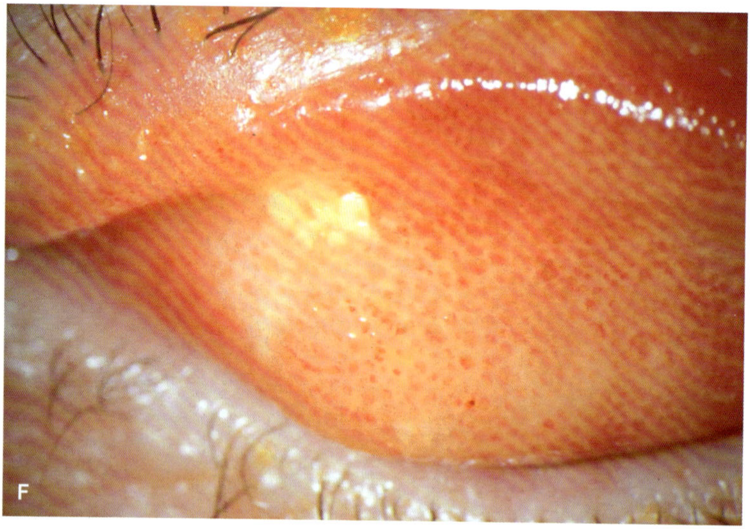

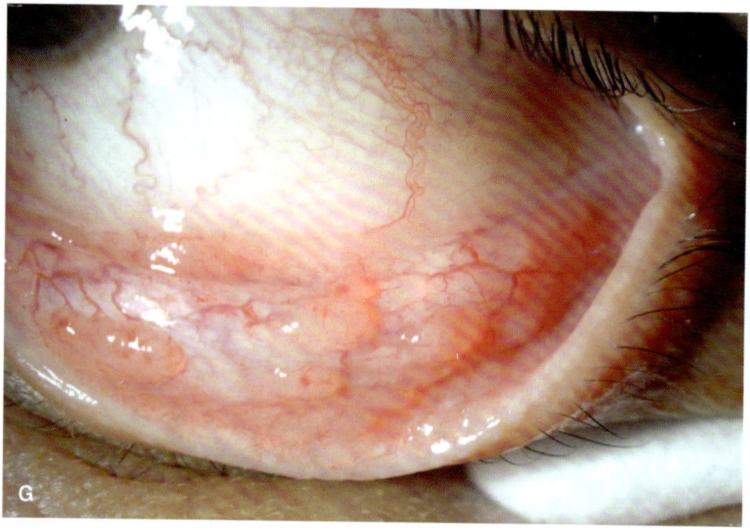

图2–5 （续）**皮脂腺癌**。(F)老年患者右上睑有慢性睑结膜炎。翻转上睑后，睑结膜表现为弥漫性增厚的乳头状瘤样外观。眼睑活检示皮脂腺癌。**结膜淋巴瘤**。(G)多个突起的粉红色结节出现在左眼下睑结膜。类似的结节在右眼也可看到。活组织检查显示结膜淋巴瘤。（待续）

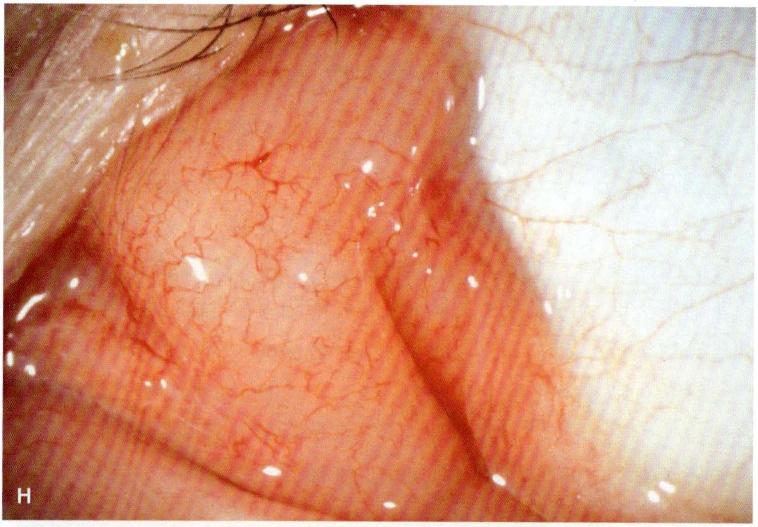

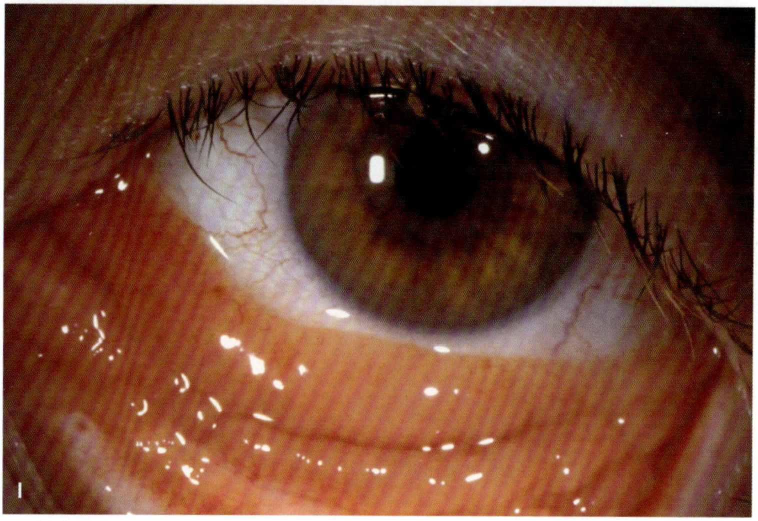

图2–5　(续)**结膜淋巴瘤**。(H)这个相邻于泪阜肉质的橙红色的肿块是结膜淋巴瘤。可以手术切除并行局部射线疗法,检查并没有显示系统紊乱的证据。(I)可以看见一个较大的肉质的边界清楚并轻度结节状的结膜肿块占据着左眼整个结膜穹隆下;活组织检查显示淋巴瘤阳性。

囊性病变

原发性结膜囊肿

- 发生于球结膜上的常见半透明囊肿，包含清澈的液体。可能附着在结膜或者在结膜下活动(图2-6A~C)。可能会引起异物感。
- 鉴别诊断有结膜淋巴瘤，后者经常更加弯曲。
- 一般不必治疗。如果有症状，那么需要彻底剥除结膜下囊肿。针刺穿孔囊肿或者切除不彻底会造成复发。

医源性囊肿

- 有以下几种：
  - 由手术或者外伤引起的继发性植入囊肿。
  - 小梁切除术后的滤过气泡，或可能扁平弥漫性的气泡，或白内障术后形成的气泡(图2-6D)。
  - Tenon气泡和滤过泡相关，其特点是隆起的囊肿腔，并有充盈的表层血管。

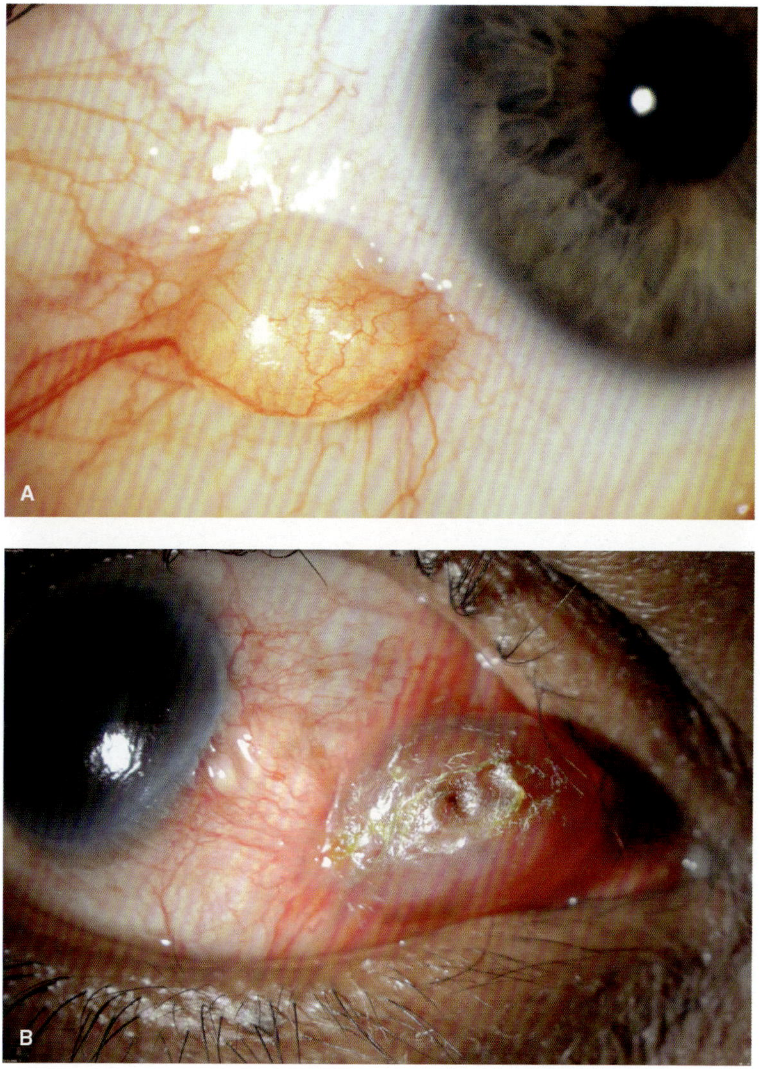

图2–6　**结膜囊肿**。(A)在角膜缘处可见较大的可移动的结膜囊肿。这个囊肿足以引起长期的刺激症状。如果仔细的切离结膜和轻微的剥除囊肿，它们可以全部移除。(B)在这只右眼中，一个较大的可移动的鼻侧结膜囊肿覆盖在鼻侧泪阜。(待续)

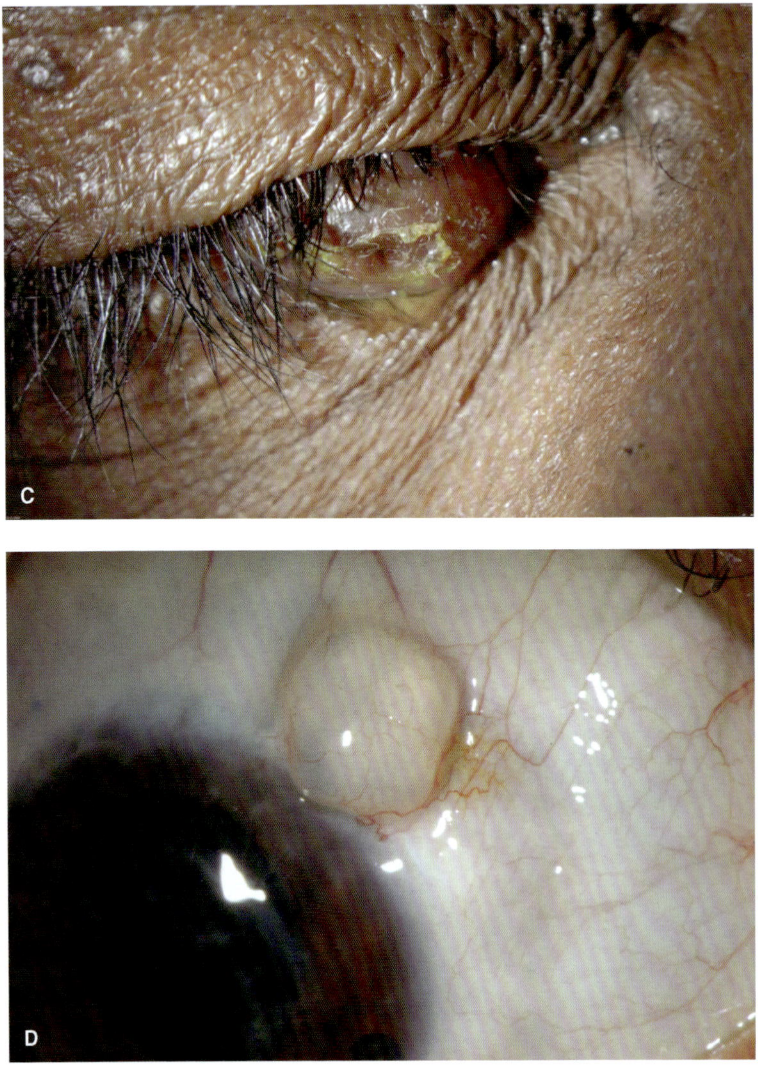

图2-6 (续)结膜囊肿。(C)与图B中同样的囊肿,当这只眼闭合时,可以从睑裂中突出。这会引起囊肿表面干燥和角质化。整个囊肿和它角质化的表面可以被切除，且不会复发。(D)这个固定的结膜囊肿可能和良好的角膜缘手术有关。在囊肿的底部可以看到尼龙缝线。

血管性疾病

毛细血管扩张症

- 以下代谢障碍可能会导致球结膜上血管扩张、弯曲。
  - 糖尿病。
  - Fabry病：很大程度上与小动脉瘤形成有关。
  - 其他代谢障碍（如岩藻糖代谢病、神经节苷脂沉积症）。
  - 多发性内分泌瘤病Ⅱb：显著的角膜缘神经束。

血液系统疾病

- 以下血液系统疾病可能和血液的淤积有关。
  - 蛋白异常血症（如多发性骨髓瘤）。
  - 镰状细胞性贫血：孤立的、螺旋样或逗点状血管。
  - 真性红细胞增多症。

出血性淋巴管扩张症

- 出血性淋巴管扩张症是一种少见的疾病，可能发生在轻度炎症和外伤后。也可能与眼睑和腮腺的血管畸形有关。
- 如果扩大、弯曲的眼球淋巴血管与结膜静脉相通，可能会充满血液。

毛细血管瘤

- 毛细血管瘤是一种不常见的肿瘤，可能和眼睑眼眶的血管瘤有关。
- 鲜红色病灶，压之可稍褪色。它可能会自发性的出血或者在轻微的创伤后出血。

淋巴管瘤

- 淋巴管瘤是一种少见的肿瘤，可能和眼眶、颜面部、鼻窦、口咽的类似病变有关。
- 鲜红色病灶与血管瘤相似，但可能其瘤体更大。

卡波西肉瘤

- 卡波西肉瘤好发于皮肤上，包括眼睑，偶见于结膜上，常见于艾滋病患者。
- 微红的血管性结膜病变呈弥漫性或结节状（见图7-20B）。如不仔细检查，可以看出弥漫性肿瘤可能像一种结膜下的出血。
- 不需要特殊治疗，如果病变严重，且艾滋病治疗方案和化学治疗已达最大限度，可行局部切除、冷冻疗法或射线疗法。

Sturge-Weber综合征（脑三叉神经血管瘤病）

- 局部毛细血管扩张，可能和巩膜

外层血管瘤有关(图2–7A)。

- 与青光眼、虹膜着色过度、弥漫性脉络膜血管瘤有关。

颈内动脉海绵窦瘘和硬脑膜海绵窦瘘

- 这是影响眼睛的两种动静脉瘘。彩色多普勒检查中看到眼上静脉产生逆向血流。计算机断层扫描和磁共振成像看到眼上静脉扩张。
- 颈内动脉海绵窦瘘是颈内动脉和海绵窦的高流量血液的相通。最常见于外伤或手术后，但也会自发出现。其会造成严重的结膜血管充血、球结膜水肿、眼睑肿胀、搏动性眼球突出、高眼压和眼眶杂音。
- 硬脑膜海绵窦瘘是颈动脉的脑膜分支和海绵窦的低流量血液的相通。自发性产生，常见于中年和老年女性。虽然眼压很高，但临床表现程度比颈动脉海绵窦瘘轻微。长期的红眼经常被误诊为慢性结膜炎(图2–7B和C)。
- 两者均可引起结膜血管的动脉化，从而造成典型的螺旋形形态。
- 虽然硬脑膜海绵窦瘘可能会自发性的或者在血管造影术后封闭，但治疗方法是动脉内球囊栓塞来封闭瘘管或者手术封闭瘘管。必须处理增高的眼压。

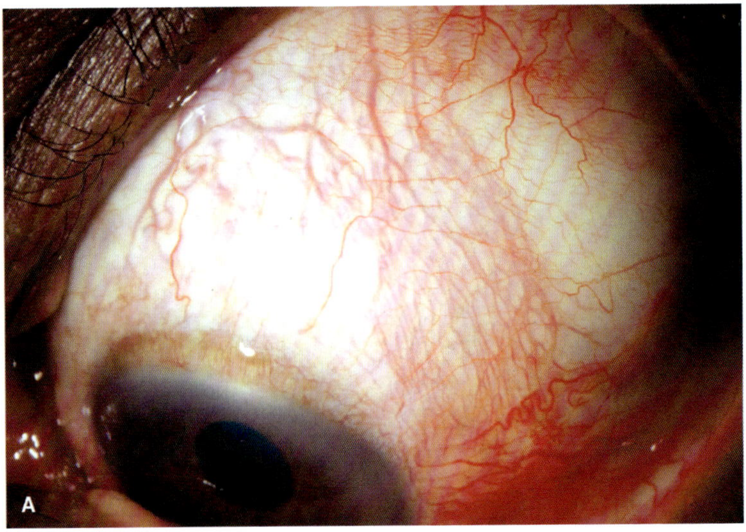

图2–7 Sturge-Weber综合征。(A)在这例患有Sturge-Weber综合征的患者中，可以明显地看到巩膜外层血管。增高的巩膜外层静脉压可以引起青光眼。(待续)

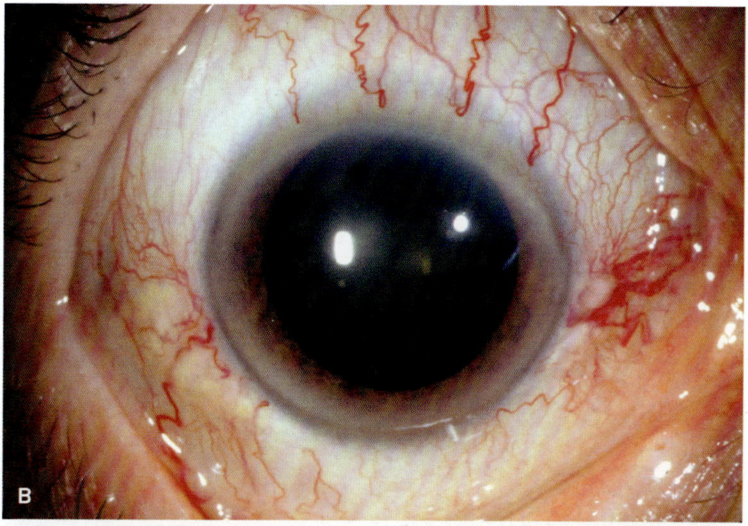

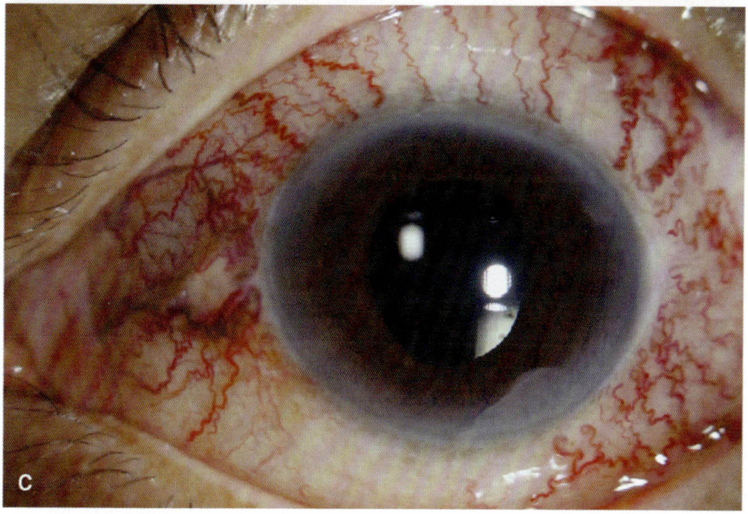

图2–7　(续)**海绵窦瘘**。(B)这例患者有低流量的硬脑膜海绵窦瘘。注意这些充血曲张的巩膜外层血管。眼压有中度的增高。(C)在患有低流量的硬脑膜海绵窦瘘患者眼中可以看到多条明显扩张扭曲的巩膜血管。(Courtesy of Wee-Jin Heng, MD.)

第3章

眼前节发育异常

角膜大小和形状的异常

小角膜

小角膜是一种不常见的先天异常，累及单眼或双眼。常染色体显性或隐性遗传。

体征

- 婴儿角膜横径小于10mm；成人小于11mm（图3-1）。
- 浅前房，闭角或开角型青光眼，角膜扁平，远视。
- 可能伴真性小眼球（表3-1）。
- 其他眼球径测量正常。

治疗

- 矫正屈光不正，检查有无伴发的眼部和全身异常。

预后

- 根据眼部和全身相关疾病，有不同的预后。

表3-1 与小角膜相关的疾病

眼部	全身系统综合征
• 眼前节发育不全	• Cornelia de Lange 综合征
	• Ehlers-Danlos综合征
• 先天性白内障	• Nance-Horan综合征
• 先天性青光眼	• 13,18,21 三体综合征
• 角膜白斑	• Turner综合征
• 扁平角膜	• Waardenburg综合征
• 远视	• Weill-Marchesani 综合征
• 小晶状体	
• 脉络膜缺损	

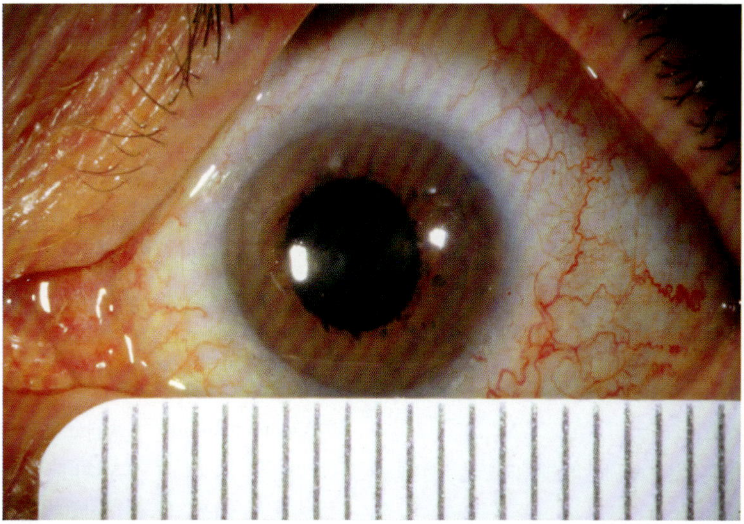

图3–1　**小角膜**。角膜直径8.5~9.0mm。除此之外，眼球基本正常。

大角膜

大角膜是一种不常见的先天性双侧病变,通常是X性连锁隐性遗传,因此多见于男性。

体征

- 角膜透明,新生儿横径大于12mm,成人大于13mm(图3-2)。
- 前房很深。
- 眼压正常。
- 角膜变陡,高度近视和散光,但视力好。
- 由于晶状体悬韧带的延伸,可引起晶状体半脱位。
- 由于房角异常,可能发展成青光眼。

治疗

- 矫正屈光不正,检查有无伴发的眼部和全身异常,特别是青光眼和晶状体异常。

预后

- 一般较好,但与相关的眼部和全身系统异常有关(表3-2)。

表 3-2 与大角膜相关的疾病

眼部	全身系统综合征
• 散光	• 白化病
• Axenfeld-Rieger 异常	• Alport 综合征
	• Apert 综合征
• 白内障	• 颅缝早闭
• 先天性青光眼	• 唐氏综合征
• 晶状体异位	• Ehlers-Danlos 综合征
• 近视	• Marfan 综合征
	• 成骨不全
	• 进行性半侧颜面萎缩

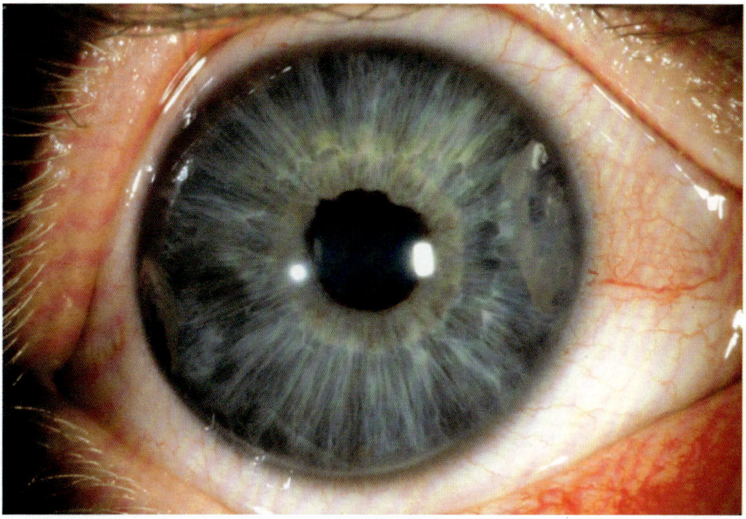

图3–2　**大角膜**。角膜直径为14mm。角膜基本透明,除外鼻侧和颞侧有一些钙化变性灶。

真性小眼球

真性小眼球是一种不常见的先天性双侧病变,除了眼球体积变小外,其他大致正常。

体征

- 极高度远视(如+12D~+15D)。
- 成人角膜直径小,但晶状体大小正常。
- 眼轴短(如16~18mm)。
- 浅前房。
- 厚巩膜。
- 眼底可示视盘拥挤,血管扭曲,黄斑发育不良。

相关疾病

- 闭角型青光眼。
- 脉络膜渗漏。
- 视网膜脱离。
- 不耐受眼内手术。

小眼球

小眼球是一种不常见的单眼或双眼疾病。眼轴短,眼球发育也异常(图3-3)。视力取决于疾病的严重程度及有无相关的其他异常体征。分两种类型:非组织缺损性和组织缺损性(表3-3)。

表 3-3 小眼球的分类

非组织缺损性	组织缺损性
孤立的 • 散发性 • 遗传性(显性、隐性、X 性连锁隐性)	孤立的 • 散发性 • 遗传性(显性)
伴前部永存原始玻璃体增生症	伴发全身系统综合征: • Patau 综合征(13 三体) • Edward 综合征(18 三体) • 猫眼综合征(部分的 22 三体)
宫内感染(风疹、弓形体、巨细胞病毒、水痘病毒)	• CHARGE 综合征 • Meckel 综合征 • Lenz 小眼球

CHARGE 综合征包括缺损、心脏异常、先天性鼻后孔闭锁、智力迟钝和生殖器或耳部异常。

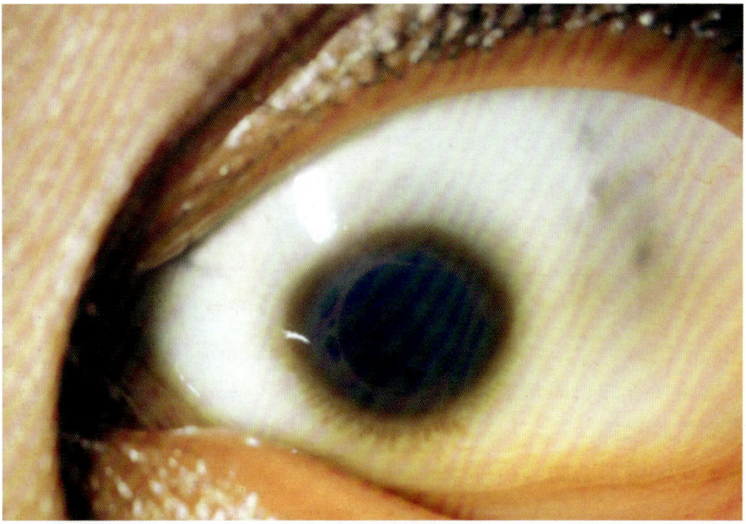

图3–3　**小眼球**。小角膜，虹膜异常，整个眼球径均小。(Courtesy of Peter Laibson, MD.)

牛眼

牛眼是一种不常见的疾病，通常双眼发病。一般发生于出生前或3岁以内婴幼儿，其过程为：由于眼压的增高而导致角膜和巩膜的扩张，从而致眼球体积增大。

体征

- 大角膜伴各种角膜瘢痕；后期可能发展成角膜水肿。
- 水平或曲线形的角膜后弹力膜破裂(Haab线)(图3-4)。
- 前房很深。
- 房角异常。
- 近视。
- 视盘凹陷扩大。

与婴幼儿型青光眼相关的疾病

- 眼部
  - 无虹膜。
  - 眼前节发育不全。
  - 先天性眼球血管膜外翻。
- 全身
  - 唐氏综合征。
  - Lowe综合征。
  - 黏多糖贮积病。
  - 多发性神经纤维瘤病Ⅰ型。
  - 太田痣。
  - Patau综合征(13三体)。
  - Pierre Robin综合征。
  - Rieger综合征。
  - Sturge-Weber综合征。

治疗

- 由青光眼专科医师治疗青光眼。

预后

- 密切观察，预后取决于确诊前视神经损伤程度、治疗疗效，以及相关的眼部和全身疾病。角膜Haab线一般不会影响视力。

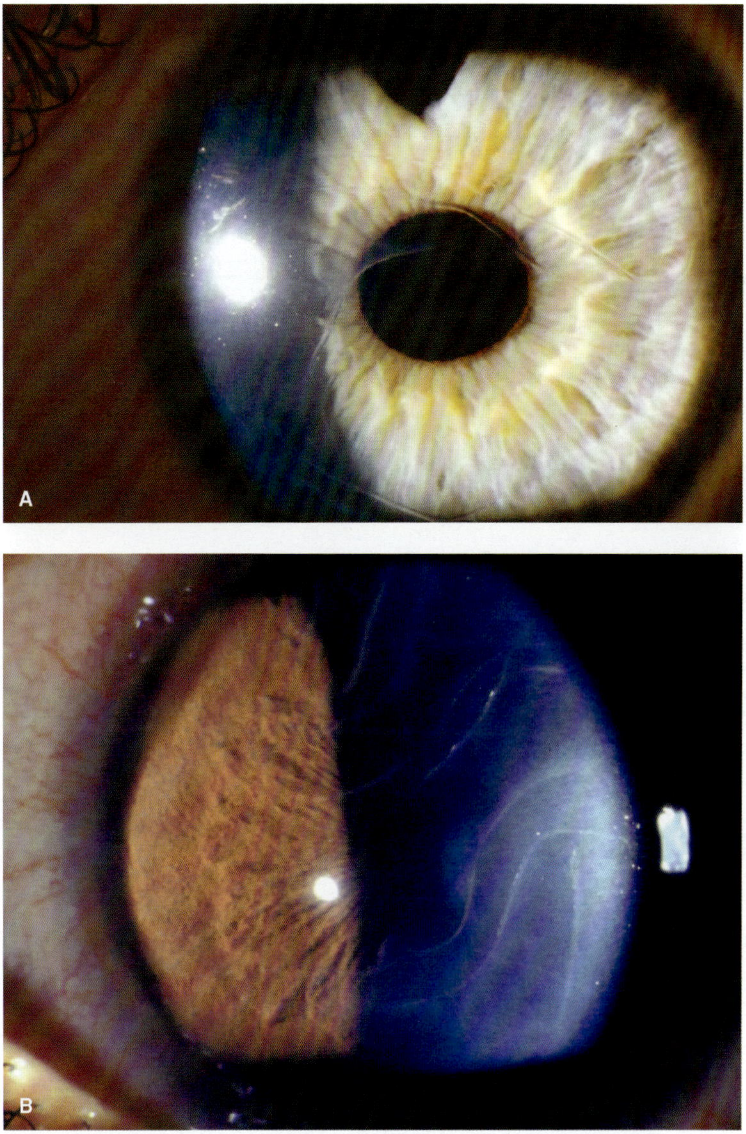

图3–4 Haab线。(A)由先天性青光眼而致角膜后弹力膜破裂。注意,这些平行弯曲的线条是后弹力膜的卷边。(B)该先天性青光眼患者的眼中可以明显地看到多条平行弯曲线。

先天性前葡萄肿/角膜膨出

先天性前葡萄肿/角膜膨出是极少见的先天异常，通常单眼发病，可造成严重的角膜前突，有时引起角膜穿孔（图3-5）。

病因学

- 可能因宫内角膜炎引起。

体征

- 严重的角膜混浊和角膜组织突出可到眼睑平面外。
- 角膜内皮层、后弹力膜和后部角膜组织缺如。
- 角膜后可能附着有色素膜组织。

治疗

- 双眼发作的患者，可以试行穿透性角膜移植或眼前节移植术，但是成功率很低。大部分患眼需行摘除手术。

预后

- 差。

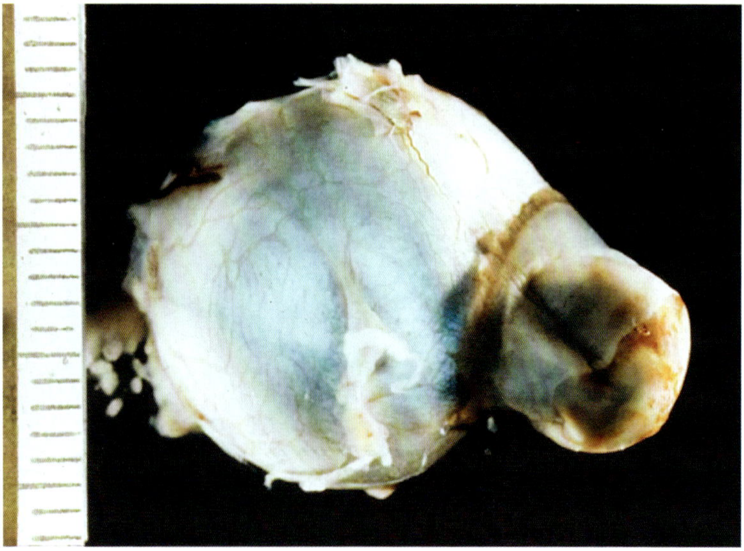

图3-5 角膜膨出。摘下眼球的巨体标本示大角膜葡萄肿，疑为宫内感染所致。注意角膜缘前的巨大突起。(Courtesy of Peter Laibson, MD.)

硬化性角膜

之前硬化性角膜被认为是一种单独的诊断，但最近已经确定这是Axenfeld-Rieger综合征和Peter异常等多种先天性异常的一种严重表现。硬化性角膜是一种少见的先天异常，通常累及双眼，为非对称性、非进行性、非感染性疾病。角膜表现为部分或全部巩膜化。

病因学

- 不明，但大多由先天异常导致。

体征

- 周边角膜或整个角膜混浊、血管化。如仅周边部累及，巩膜化的角膜看起来小于正常角膜（图3-6）。
- 常伴扁平角膜。
- 可能有青光眼。

眼部相关病变

- 眼前节发育不全，包括Axenfeld-Rieger综合征和Peter异常。
- 蓝巩膜。
- 先天性白内障。
- 扁平角膜。
- 青光眼。
- 虹膜异常（如无虹膜、虹膜缺损）。
- 小眼球。

治疗

- 如果单眼发作，最好随访。如双眼发作，则考虑选择穿透性角膜移植或人工角膜。

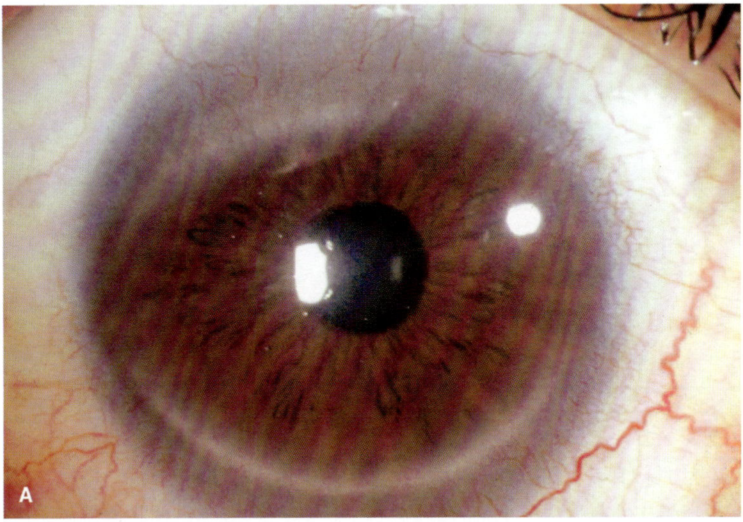

图3-6　周边部硬化性角膜。（A）整个周边角膜巩膜化，尤其上下方。（待续）

预后

- 硬化性角膜行穿透性角膜移植术效果不佳。婴幼儿的人工角膜手术是近期发展的手术，并且预后较好。

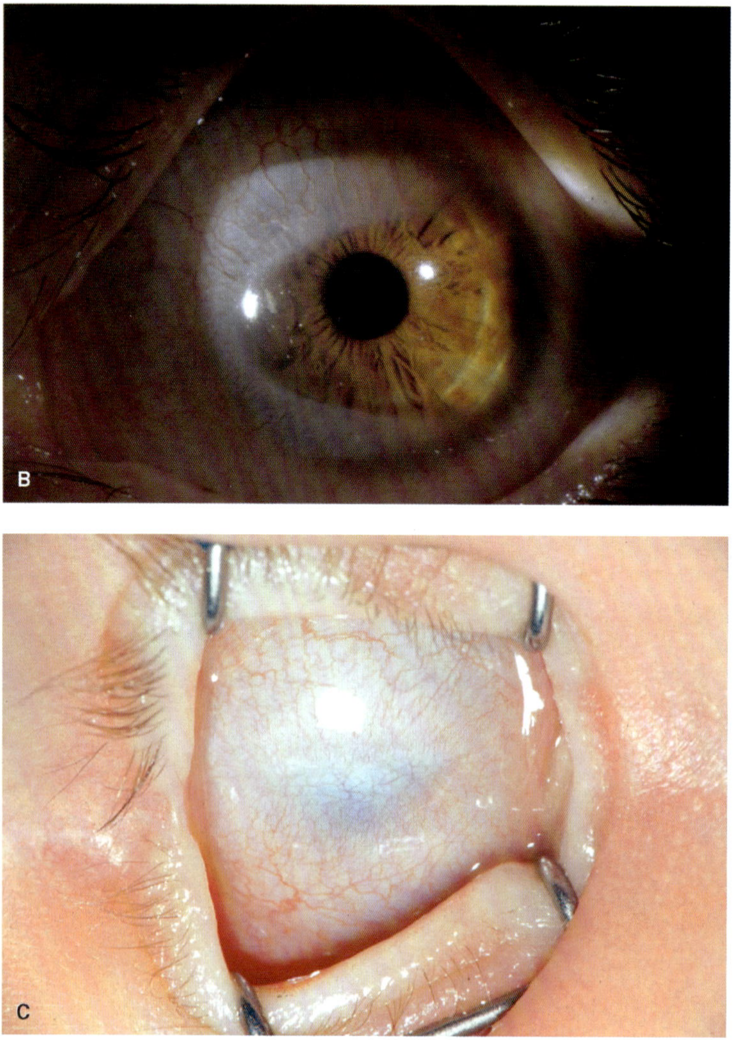

图3–6 （续）**周边部硬化性角膜**。(B)此眼上下方及鼻侧角膜血管化，伴广泛的周边角膜硬化。**全部硬化性角膜**。(C)整个角膜巩膜化。中央混浊略轻，此将成为穿透性角膜移植术的中心。

扁平角膜

扁平角膜是一种少见的先天性疾病，双眼发病。许多内科医师认为这是一种轻型的硬化性角膜。

病因学

- 不明。

症状

- 无症状或视力差。

体征

- 远视。
- 角膜曲率明显降低，角膜和巩膜的曲率相同(图3-7)。
- 浅前房。
- 青光眼。

眼部相关病变

- 眼前节发育异常。
- 无虹膜。
- 小角膜。
- 小眼球。
- 硬化性角膜。

治疗

- 矫正屈光不正。
- 由于角膜扁平，角膜和巩膜之间的曲率没有变化，戴角膜接触镜困难。巩膜镜片可能有效。

预后

- 好。

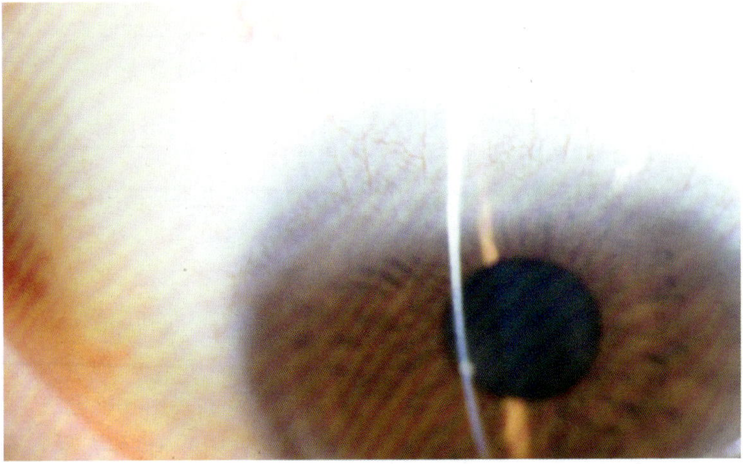

图3-7　周边硬化性角膜/扁平角膜。图 3-6A 的裂隙灯观察，角膜和巩膜间的曲率无改变。角膜平坦，远视。

眼前节发育不全

后胚胎环

• 后胚胎环是位于角膜周边部、前移增厚的Schwalbe线，呈乳白色，在鼻侧和颞侧更显著（图3-8A）。

• 通常双眼发病，大约15%的正常人有不同程度的后胚胎环。所有患Axenfeld-Rieger综合征的患者都有后胚胎环。

Axenfeld-Rieger综合征

• 之前分为Axenfeld异常和Rieger异常，然而，鉴于这两种疾病的特征显著重叠，现在将其合并称为Axenfeld-Rieger综合征。

• 这是一种罕见的双侧性病变，常染色体显性遗传或散发。其特点是虹膜表面条束跨越房角并附着在后胚胎环上（图3-8B）。

• 更严重的病例显示虹膜基质发育不良（图3-8C）和角膜混浊（图3-8D和E）。

• 还可能出现假多瞳症、瞳孔异位、眼球血管膜外翻，罕见情况下出现硬化性角膜。

• 50%的患者会发展为青光眼。

• 患者可能出现牙齿畸形（牙发育不全、小齿）或面部畸形（上颌骨发育不全、内眦距过宽和眶距增宽症）。

Peter异常

• 遗传方式为散发，虽有常染色体显性和隐性遗传的报道。

• 80%双眼不对称发作。

• 角膜中央混浊，后弹力膜或后基质层缺损，常有虹膜角膜粘连，可能有晶状体角膜粘连和浅前房（图3-8F和G）。

• 可能伴有晶状体脱位和白内障（图3-8H）。

• 50%的患者会发展为青光眼。

• 可伴有全身系统其他异常（如骨骼畸形、牙齿畸形）。

局限性后圆锥角膜

• 极少见，散发性，通常为单眼发育异常，出生时即有。

• 在角膜后表面中央非进行性突起（图3-8I）。

• 角膜可有轻微的瘢痕。

• 可伴近视性散光。

眼前节发育不全的诊断

• 询问有无类似的家族病史和相关的全身疾病史。

• 如在诊室内不能做全面检查，需在麻醉下检查，包括裂隙灯检查、角膜直径测量、眼压测量、前房角镜检查、眼底镜检查和视网膜检影法。超声生物显微镜（图3-8J）和光学相干断层扫描在眼前节成像方面很有价值。为监测青光眼，A超对眼轴的测量很有帮助。必要时,用B超来检查眼后节。

眼前节发育不全的治疗

- 视力恢复:矫正屈光不正,治疗弱视,药物或手术控制青光眼,必要时行白内障摘除术和角膜移植术。可能需要角膜、青光眼、视网膜和小儿眼科等专科医师的共同努力。
- 儿科会诊治疗全身病变。
- 染色体分析及遗传咨询。

眼前节发育不全的预后

- 后胚胎环和局限性后圆锥角膜的预后很好;Axenfeld 和 Rieger异常的预后由一般到好;Peter异常的预后不乐观。预后很大程度上取决于青光眼的严重程度。Peter异常行角膜移植效果好, 但如果累及晶状体或伴有严重的青光眼,则效果差。

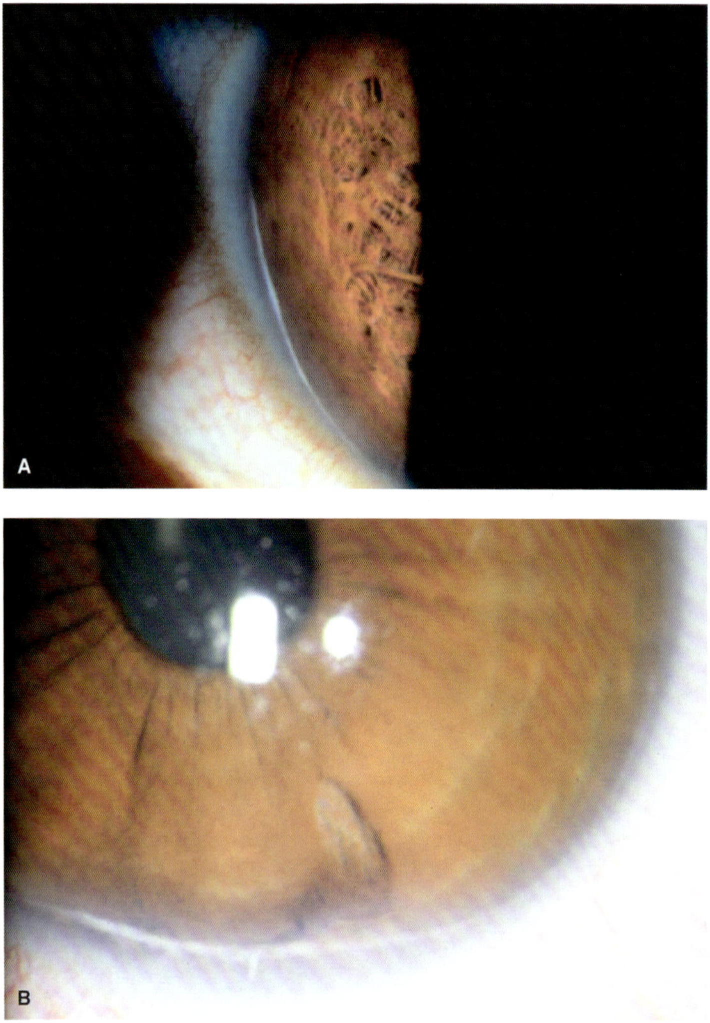

图3-8 后胚胎环。(A)7~9点钟位置有明显的Schwalbe线。(Courtesy of Irving Raber, MD.)Axenfeld-Rieger综合征。(B) 下方见粗大的Schwalbe环伴虹膜粘连。(Courtesy of Elisabeth Cohen, MD.)(待续)

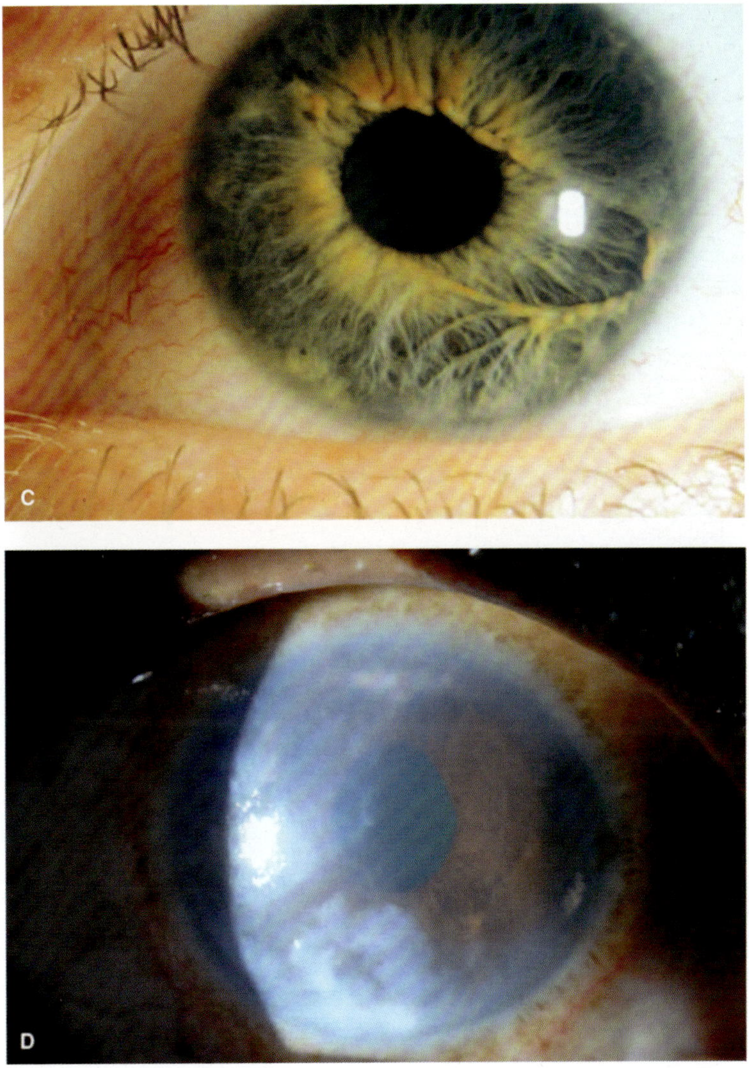

图3–8　(续)Axenfeld-Rieger综合征。(C)鼻侧和颞侧可见明显的Schwalbe环，虹膜萎缩，瞳孔向颞侧轻度移位。(Courtesy of Peter Laibson，MD.)(D)Axenfeld-Rieger综合征患者的右眼，有明显的角膜异常，周围虹膜粘连和轻微的瞳孔不规则。(待续)

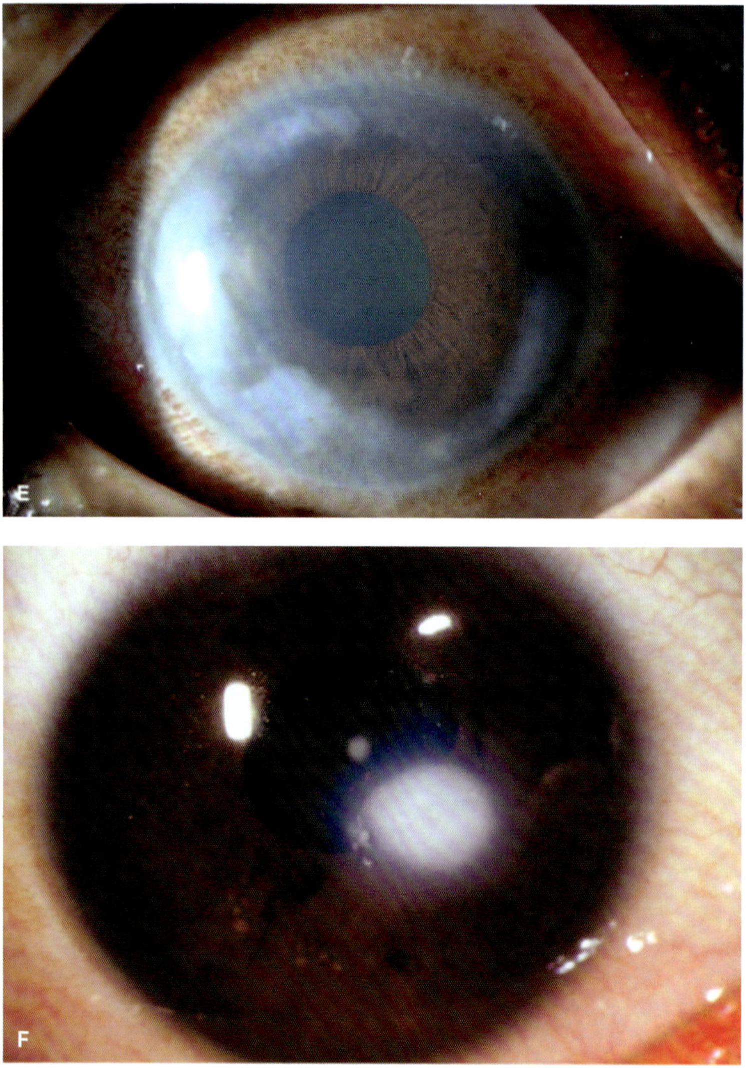

图3–8 （续）Axenfeld-Rieger综合征。（E）图D中Axenfeld-Rieger综合征患者的左眼，中央角膜透明，但周围角膜有明显的混浊和虹膜不规则。Peter异常。（F）致密的角膜旁中央白斑。角膜瞳孔缘3点钟位置有虹膜条束粘连到角膜白斑。（待续）

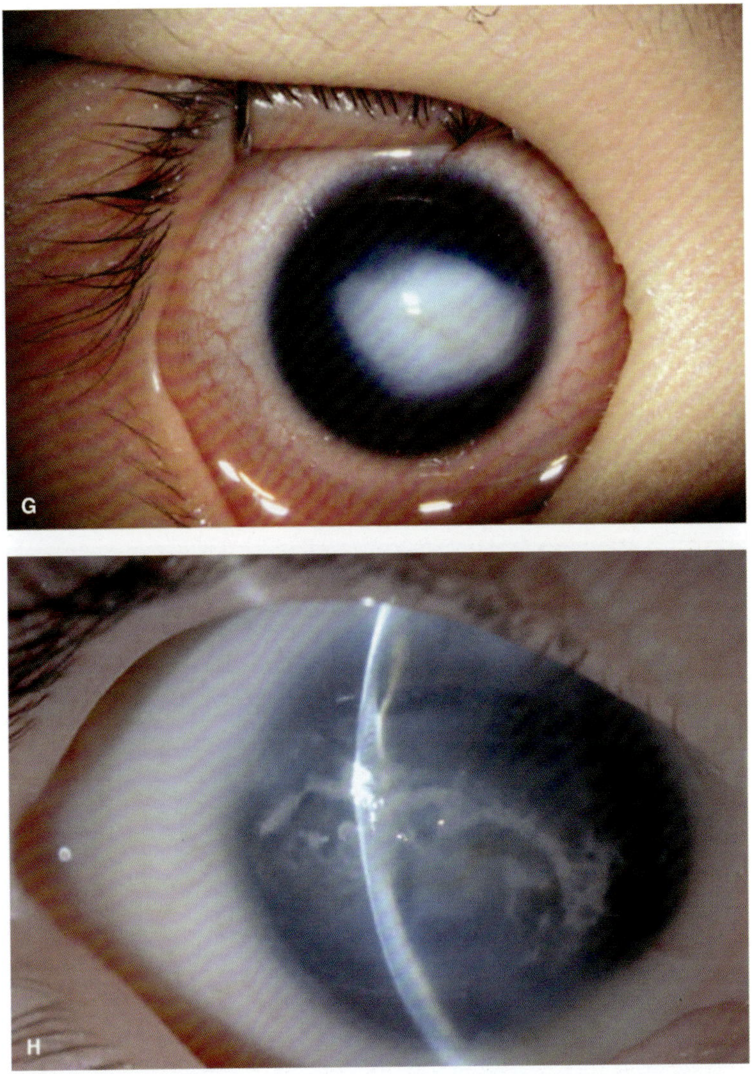

图3-8　(续)Peter异常。(G)出生在中国的4岁女孩患Peter异常,角膜中央有一致密白斑,虹膜从瞳孔缘粘连到角膜白斑后面。另一只眼有相同的病变,双眼都需要角膜移植。(H)患有Peter异常的右眼,中央角膜混浊,虹膜角膜粘连,并且后角膜有白内障附着。(待续)

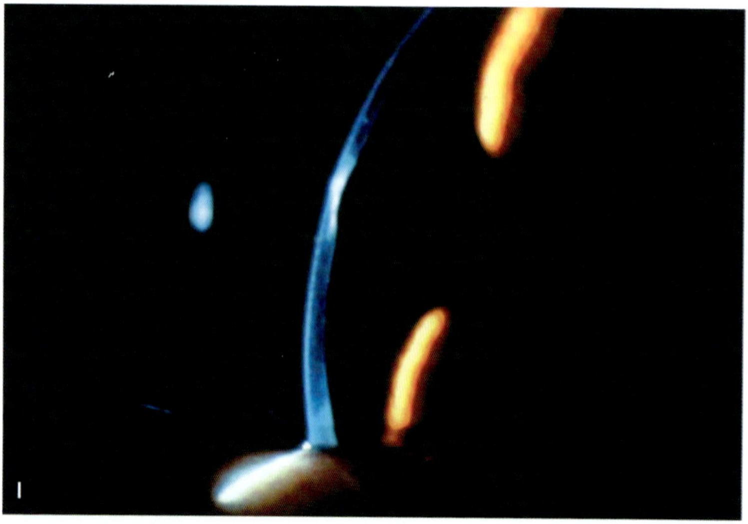

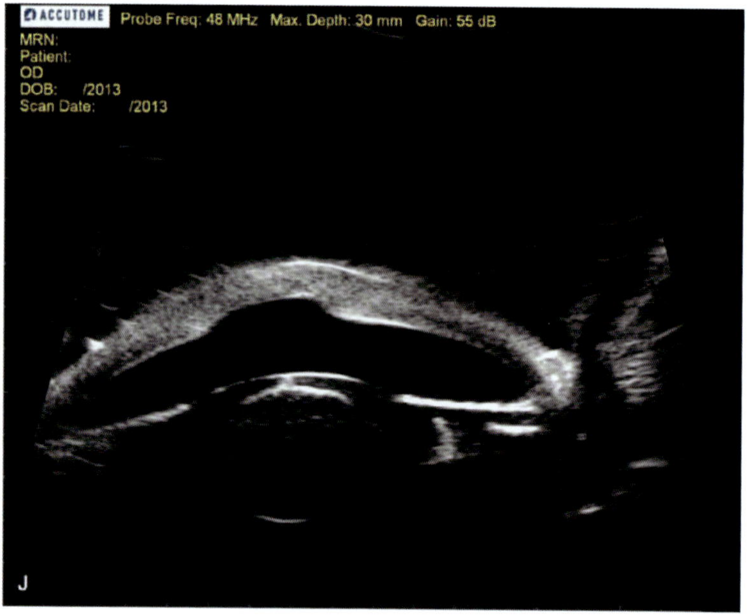

图3-8 （续）**后圆锥角膜。**(I)后圆锥角膜的特点在于角膜后面中央部凹陷，有轻度角膜混浊。角膜前表面几乎无变化，可能有散光。**Peter异常的超声生物显微镜检查。**(J)超声生物显微镜检查显示，在这只眼中，后弹力层和后基质层中心的缺损与Peter异常有关。

无虹膜

无虹膜是一种少见的双侧性病变,75%的患者伴青光眼。2/3的患者为常染色体显性遗传，不伴Wilms肿瘤。大约1/3的患者为散发;25%的散发病例会伴发Wilms肿瘤。

体征

- 虹膜部分或基本完全缺如。
- 75%的患者由于残留虹膜组织粘连造成闭角型青光眼。
- 伴发眼部及全身其他疾病。

分型

- 1型,常染色体显性,无系统性疾病。中心凹发育不全导致视力正常到差。
- 2型,散发,缺失11p13(PAX6基因)。WAGR综合征:Wilms肿瘤、无虹膜、泌尿生殖系统异常、智力障碍。
- 3型，常染色体隐性遗传。Gillespie综合征:精神障碍、小脑共济失调。

眼部相关病变

- 青光眼。
- 角膜病变:角膜缘干细胞缺乏常见,血管翳,混浊(图3-9A~C),角膜晶状体粘连,小角膜,硬化性角膜。
- 晶状体和虹膜改变:先天性无晶状体,前极性后囊下白内障,晶状体半脱位或晶状体异位,永存瞳孔膜。
- 眼底病变:视网膜中央凹发育不全常见，视盘发育不全,视盘缺损。
- 上睑下垂。
- 眼球震颤。

诊断

- 询问有无类似的家族病史和相关的全身疾病史。
- 如在诊室内不能做全面检查,需在麻醉下检查,包括裂隙灯检查、角膜直径测量、眼压测量、前房角镜检查、眼底镜检查和检影镜检查。

治疗

- 视力恢复:矫正屈光不正,治疗弱视,药物或手术控制青光眼,必要时行白内障摘除术和角膜移植术/虹膜植入/角膜缘干细胞移植/人工角膜(图3-9D)。
- 染色体分析及遗传咨询。
- 由儿科或小儿科肿瘤专家做肾脏检查以监测有无Wilms肿瘤。

预后

- 一般，与青光眼及角膜异常的严重程度有关。角膜缘干细胞异常常导致角膜呈雾状水肿和角膜瘢痕。角膜移植常因角膜缘干细胞缺乏而失败。角膜缘干细胞移植联合长期全身使用免疫抑制剂,预后良好。对成人而言,人工角膜手术同样有良好的预后。

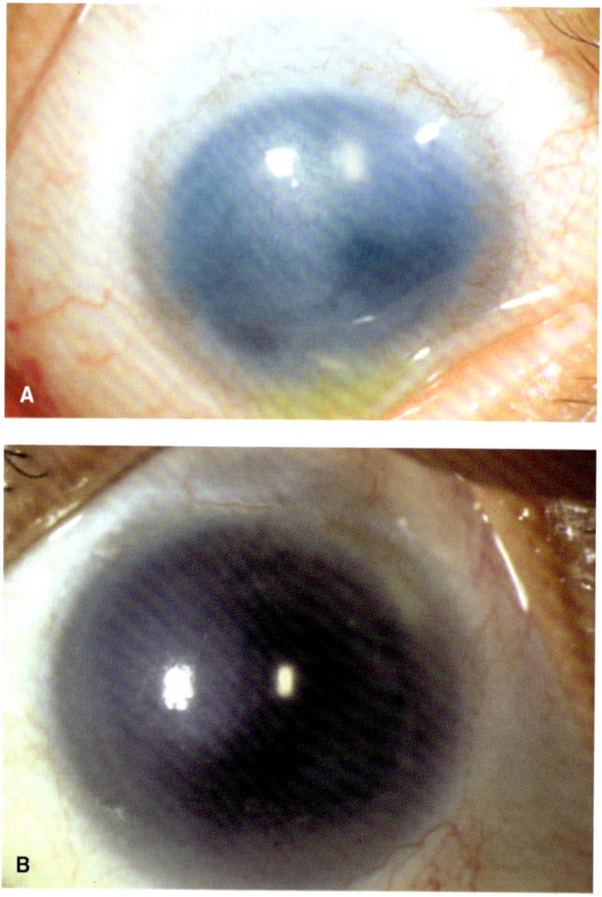

图3–9 无虹膜。(A)表现为角膜血管翳及严重角膜瘢痕。虽看不清，裂隙灯下仍隐约可见无虹膜。(B)可以看到标志性的周边部角膜血管翳和弥漫性片状前角膜基质雾状水肿改变伴无虹膜。(待续)

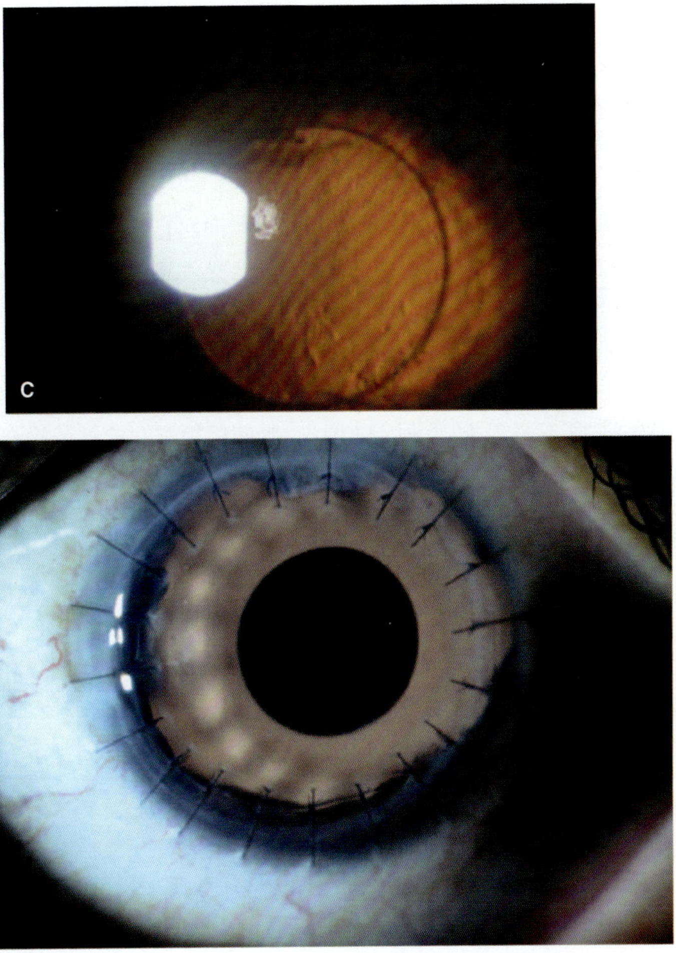

图3-9 (续)**无虹膜**。(C)图B中病例通过后照法可以看到后房人工晶状体植入,正位,并可见边缘一部分的虹膜组织。(D)无虹膜患者,穿透性角膜移植和虹膜植入术后1年。在周边可以看到患者自己的残余虹膜。

虹膜缺损

虹膜缺损是不常见的，单侧或双侧性病变，由于胚胎裂缝闭合不全所致，通常发生于鼻下方。孤立的虹膜缺损可以散发或显性遗传。

体征

- 完全的缺损是虹膜从瞳孔至根部的节段性缺失，形成钥匙孔状瞳孔。
- 部分缺损不累及虹膜根部(图3-10)。

眼部相关病变

- 睫状体、晶状体、视网膜、脉络膜和视神经的缺损。
- 小眼球。

全身系统相关病变

- 猫眼综合征(部分22三体)。
- CHARGE综合征(眼组织缺损、心脏异常、后鼻孔闭锁、智力迟钝、生殖器与耳异常)。
- Edward综合征(18三体)。
- Patau综合征(13三体)。
- Rubinstein-Taybi综合征。

诊断

- 询问有无类似的家族病史和相关的全身疾病史。
- 如在诊室内不能做全面检查，需在麻醉下检查，包括裂隙灯检查、角膜直径测量、眼压测量、前房角镜检查、眼底镜检查和检影镜检查。超声生物显微镜和光学相干断层扫描在眼前节成像方面有用。必要时，用B超来检查眼后节。

治疗

- 矫正屈光不正，检查有无其他眼前、后节异常。
- 染色体分析及遗传咨询。

预后

- 预后取决于眼组织缺损的严重程度和其他眼部及全身病变的程度。

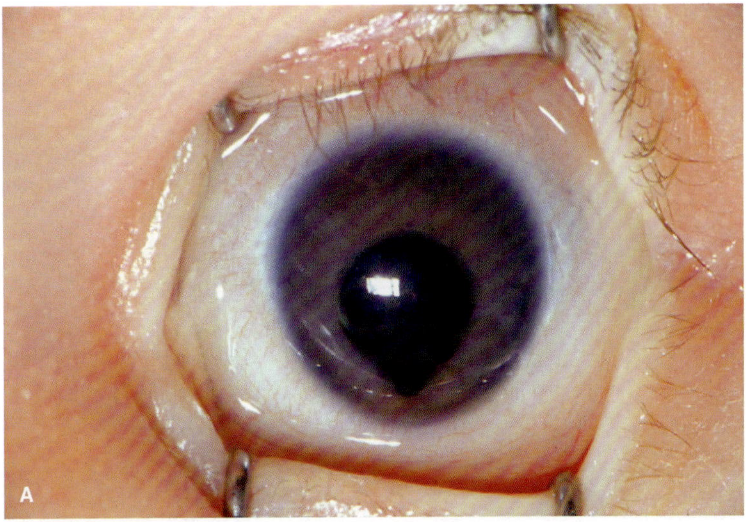

图3–10　虹膜缺损。(A)新生儿有下方的虹膜缺损并伴有许多全身病变。下方有细的虹膜条索。另一眼有严重的硬化性角膜，见图3–6C。(待续)

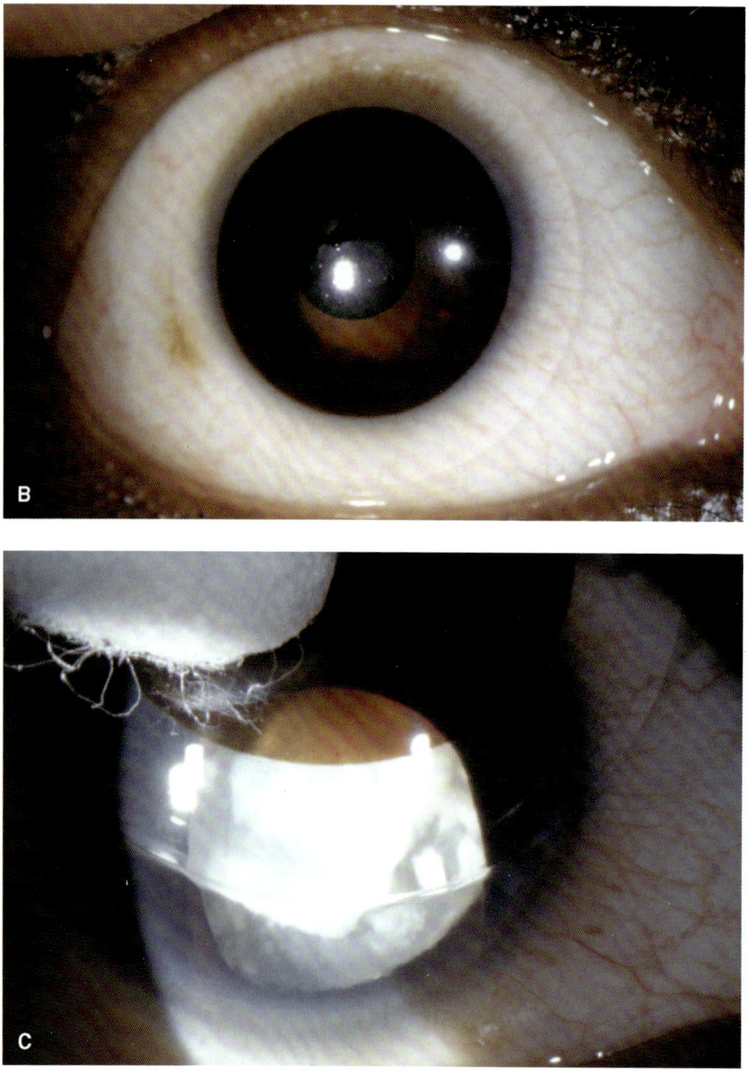

图3-10 (续)**虹膜缺损**。(B)佩戴有色软性角膜接触镜可以覆盖下方巨大的虹膜缺损。(C)可以用棉签移动B图中的角膜接触镜至上方，以显露下方巨大的虹膜缺损。还可见皮质性白内障。

第 4 章

角膜扩张

圆锥角膜

圆锥角膜是一种以角膜变薄、突出和不规则为主要特点的常见角膜疾病。通常是双眼发病，但双眼发病程度常常不一致。

病因学

- 散发或不完全的常染色体显性遗传。

症状

- 视力逐渐下降，通常从青春期开始，进展到成年期。
- 患者常有虽多次更换眼镜或软性角膜接触镜但仍不能达到较好矫正视力的病史。
- 可能有眼睛擦伤的病史。
- 严重病变时因角膜水肿而导致疼痛和视力急剧下降。

体征

- 早期
  - 进行性近视和散光。
  - 视网膜检影见剪动反射。
  - 角膜曲率计检查见图像不规则。
  - 角膜地形图（图4-1A）和断层扫描（图4-1B和C）示下方角膜陡峭。“向下突出的锥形”角膜表现为螃蟹爪子样形状（图4-1D），与角膜边缘透明样变性的图案类似。
  - 角膜中央或旁中央基质变薄，变薄区顶部向外突出（图4-1E）。
  - Fleischer环：锥底部的角膜上皮铁质沉着（图4-1F）。
  - 可见明显的角膜神经（图4-1G）。
- 晚期
  - Vogt条纹：位于角膜深基质层的细小垂直张力线，手指在角膜缘施压后，Vogt条纹暂时消失（图4-1H）。
  - 异常的“油滴”样红色反射。

- Rizutti征：当光线从颞侧照向角膜时，鼻侧角膜缘可见圆锥形反光。
- 根据病变的严重程度，角膜形成各种瘢痕（图4-1I~N）。可能会进展成凸起的顶端结节（图4-1O）。
- Munson征：向下注视时，下睑膨隆。
- 角膜急性水肿：后弹力层破裂造成严重的角膜水肿（图4-1P~T）。

圆锥角膜的相关病变

- 眼部：春季结膜病变，蓝色巩膜，视网膜色素变性，Leber先天性黑蒙症，眼睑松弛综合征。
- 全身：唐氏综合征，睡眠呼吸暂停，Ehlers-Danlos综合征，Apert综合征，眼部过敏，成骨不全。

鉴别诊断

- 角膜边缘透明变性：下方周边角膜变薄，最薄区上方角膜突出。

治疗

- 轻度患者：框架眼镜或软性角膜接触镜。
- 中度患者：透气的硬性角膜接触镜（RGPCL）、混合透镜或巩膜镜。
- 重度患者和不能耐受角膜接触镜者：
  - 层状角膜切除手术或准分子激光切除前部结节。
  - 角膜内植入环段。
  - 深板层角膜移植术。
  - 穿透性角膜移植术。
  - 很少采用表层角膜成形术和角膜热成形术。
  - 圆锥角膜患者行屈光手术预测性差，一般不推荐。
- 急性水肿：一般在数周或数月内自行恢复。
  - 5%氯化钠滴剂，4次/日，和（或）氯化钠5%软膏，1~4次/日。
  - 睫状肌麻痹（如1%环戊通，3次/日）也许有利于畏光症状。
  - 如果眼压稍有升高，则考虑使用房水抑制剂（如0.1%溴莫尼定，2~3次/日）。
  - 与药物治疗相比，腔内空气或非扩张性SF_6或C_3F_8浓度可能有助于更快地解决水肿。
- 角膜胶原交联术：适用于角膜厚度足够的进展性疾病，目标是阻止疾病进展，使得角膜瘢痕没有或最小化。一般通过将核黄素滴在角膜上，然后用紫外线治疗角膜以“加强”角膜，来防止圆锥角膜加重。最近，其被FDA批准用于治疗进行性圆锥角膜和屈光手术后扩张症。短期和中期结果有望阻止进展。圆锥角膜早期进行治疗效果最好。

预后

- 大部分患者佩戴RGP或混合透镜后效果好。角膜胶原交联术在预防进展方面通常是成功的。角膜移植术治疗圆锥角膜的成功率很高。

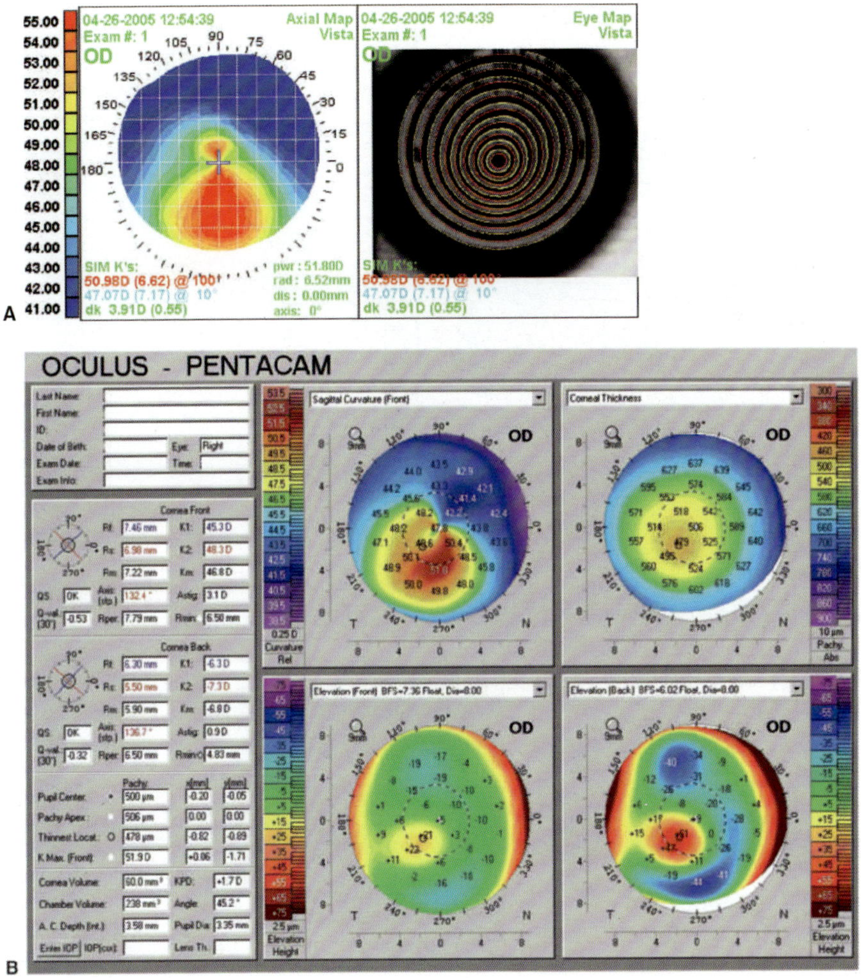

图4–1　**圆锥角膜的角膜地形图。**(A)用计算机角膜地形图分析一中度圆锥角膜患者,显示下方角膜严重不规则陡峭。左图的彩色标尺上,红色代表角膜陡峭,蓝色代表角膜平坦。右边数据显示Placido环。这张图像对明确角膜的特性和光轴性很重要。(B)圆锥角膜患者右眼的Pantacam角膜断层地形图。图像包括前表面曲率图、角膜厚度和前后高度图。注意,前曲率图上不规则的下方变陡,角膜厚度图上最薄的角膜异常薄且稍向下移位,并且前后高度异常,均与圆锥角膜一致。(待续)

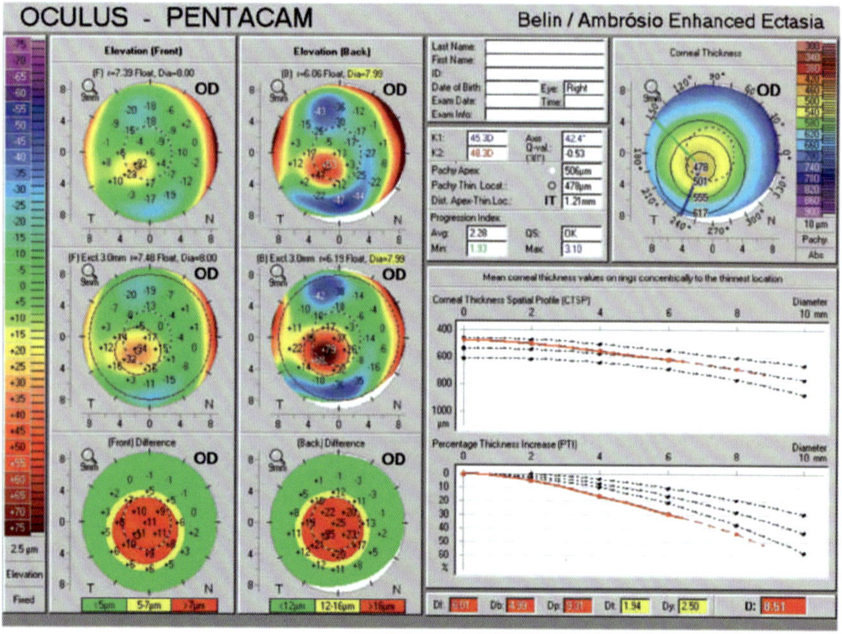

C

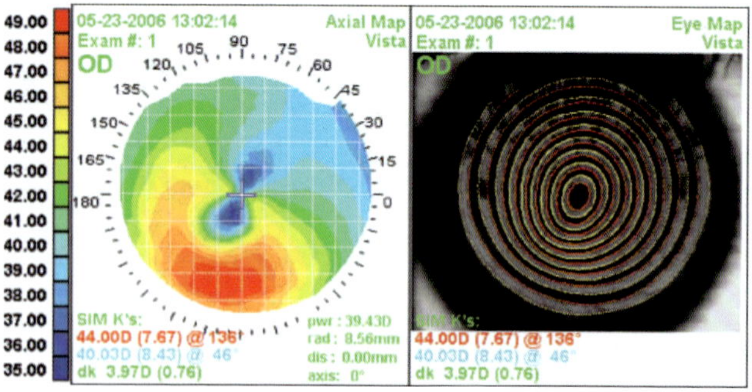

D

图4–1 (续)圆锥角膜的角膜地形图。(C)对图B中受检眼进行BAD扩张分析，可见明显的前后高度异常，高度提示圆锥角膜。图像的右下方显示“D值”是8.51，D值大于2为异常。(D)用计算机角膜地形图分析显示该圆锥角膜患者下方角膜不规则陡峭，呈“螃蟹爪”样，与角膜边缘透明样变性类似。“向下突出的锥形”角膜的角膜地形图就是如图样式。(待续)

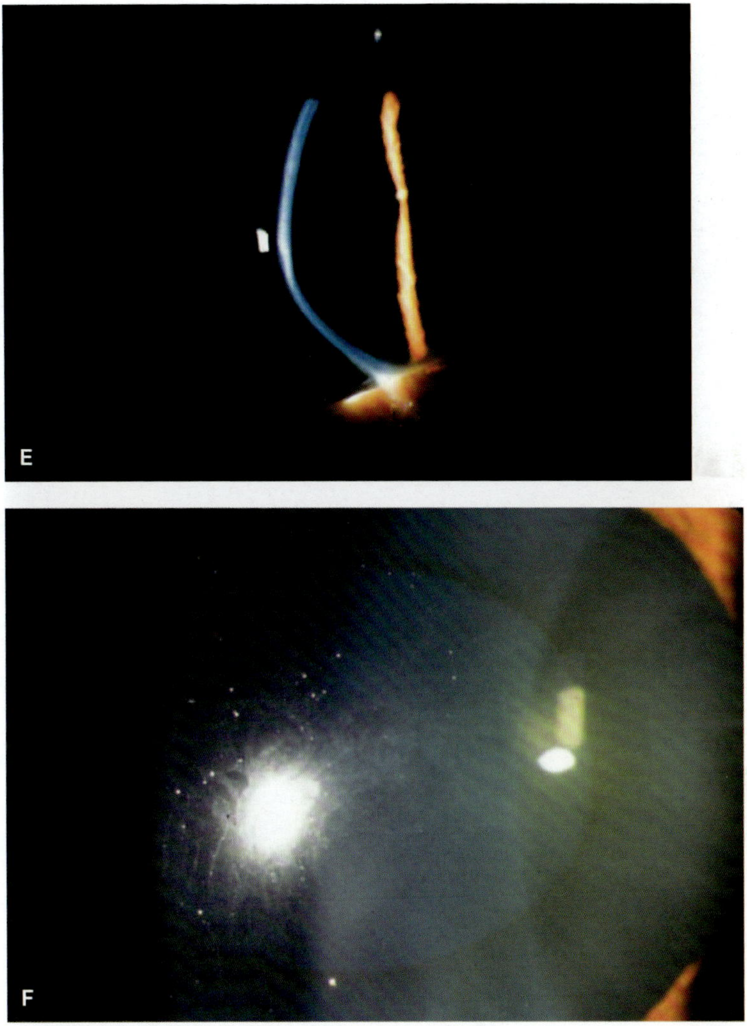

图4–1　(续)**圆锥角膜**。(E)裂隙灯下检查明显的圆锥角膜，显示中央偏下角膜变薄变陡。最薄与最突出的区域是相一致的。(F)该圆锥角膜患者有明显的Fleischer环，此环是因铁质沉积在圆锥的基底部形成的。(待续)

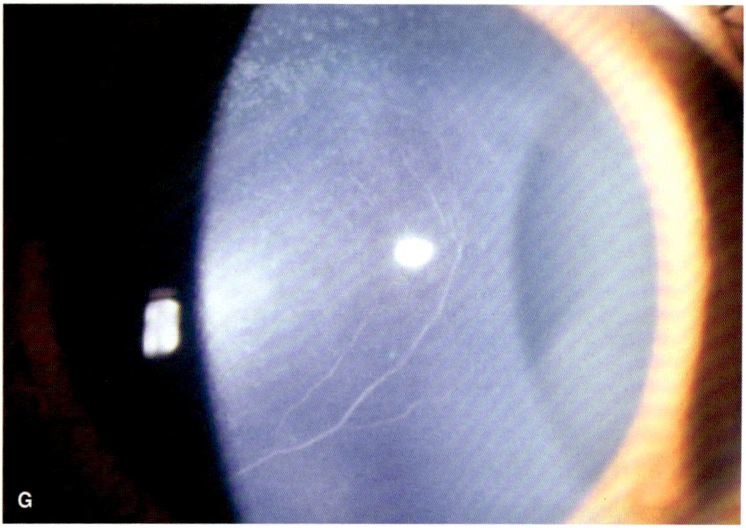

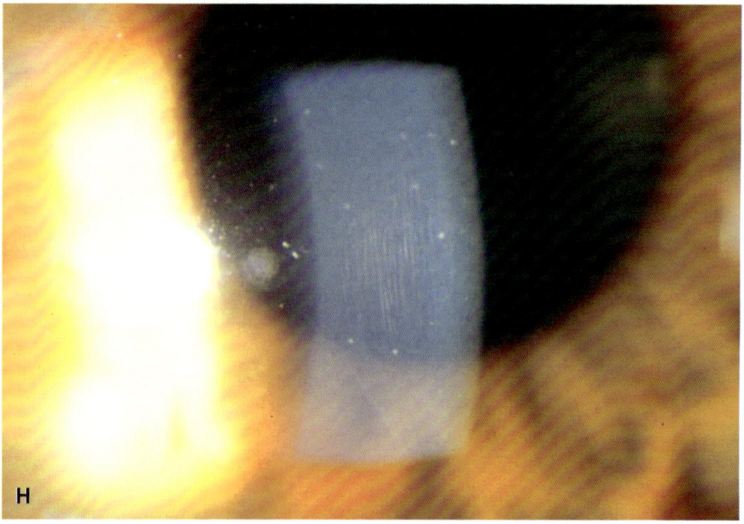

图4-1　(续)**圆锥角膜**。(G)该圆锥角膜可见明显的角膜神经。角膜"鬼影"血管有血管腔，表现为两条平行的线，借此可以与角膜神经区别开来。(H)锥顶部可见明显模糊的角膜深基质层的细小垂直张力线(Vogt条纹)。轻压角膜缘能使这些条纹改变方向或消失。(待续)

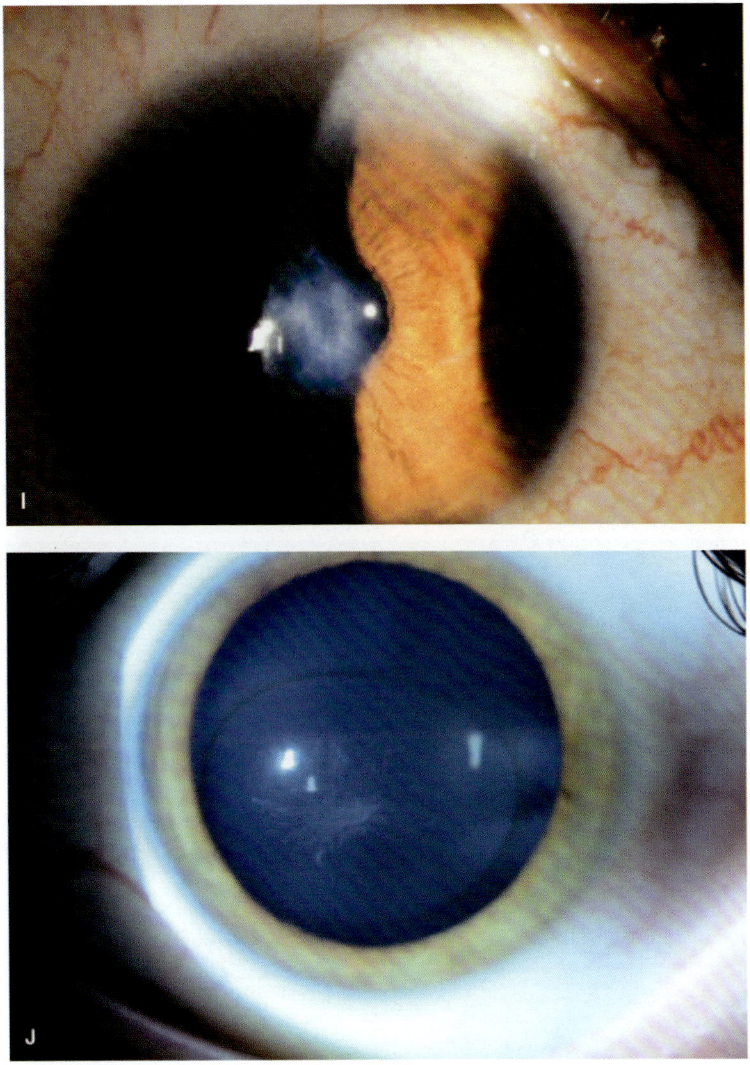

图4–1　(续)**圆锥角膜**。(I)此重度圆锥角膜患者可见明显中央角膜基质瘢痕。(J)该圆锥角膜患者左眼可见中央角膜瘢痕和一个突出的Fleischer环。(待续)

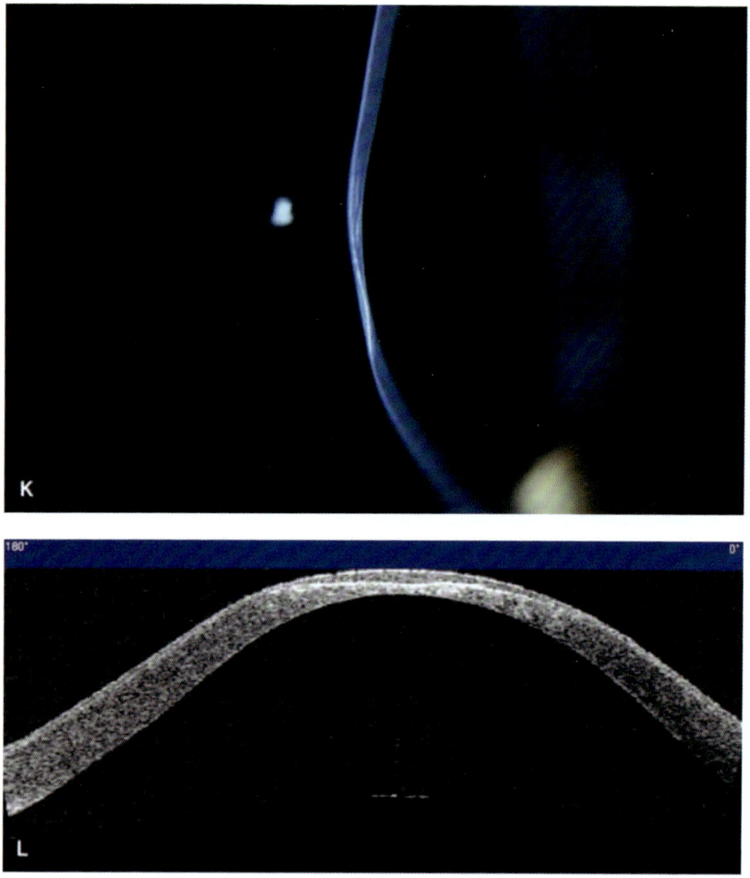

图4-1　(续)**圆锥角膜**。(K)图J中患眼的角膜基质明显变薄。(L)该圆锥角膜患者的前段OCT检查可见中央角膜基质严重变薄。上皮显著增厚,称为代偿性上皮增生。(待续)

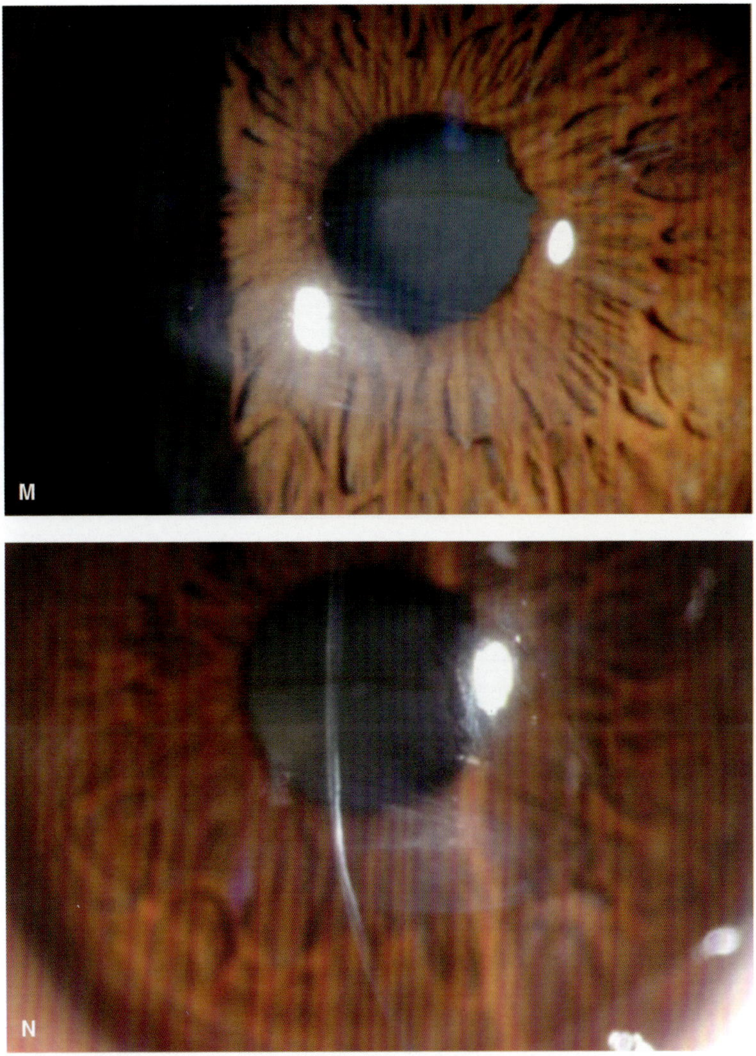

图4-1　(续)**圆锥角膜**。(M)角膜抗水肿治疗后可见中度角膜中央下瘢痕，在瘢痕边缘可见铁质沉着线。(N)裂隙灯检查见瘢痕区角膜明显变薄。(待续)

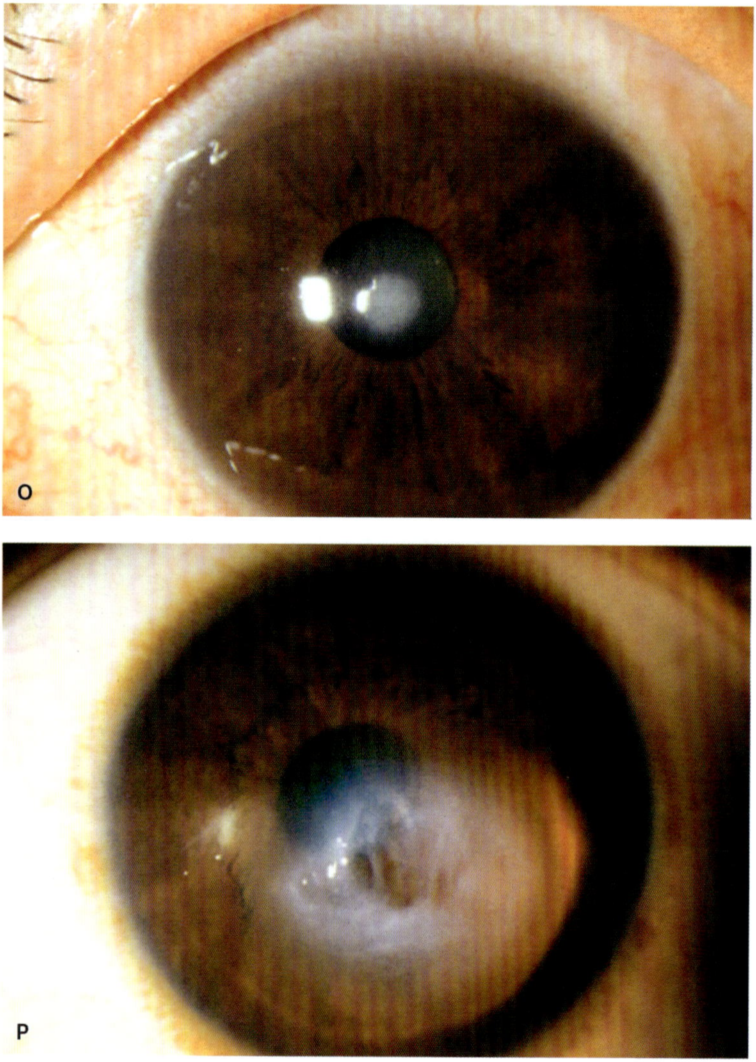

图4-1 （续）**圆锥角膜**。(O)圆锥顶端可见肥大的结节。结节可能是原发的或由佩戴硬性角膜接触镜所致。结节可影响视力及佩戴接触镜的舒适度。可行表层角膜切除术或准分子激光行治疗性角膜切削术（PTK）治疗。(P)角膜极度扩张致使后弹力层破裂，房水进入角膜基质，引起角膜急性水肿。角膜厚度可增加5倍以上。急性角膜水肿致视力突然下降，疼痛加剧。（待续）

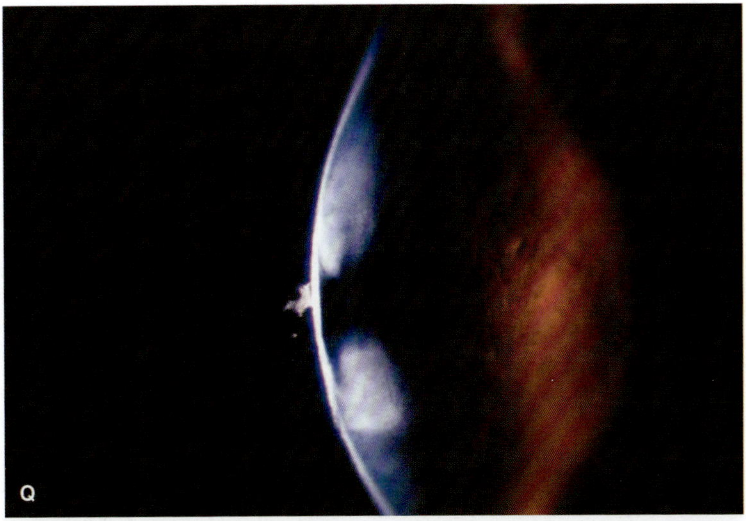

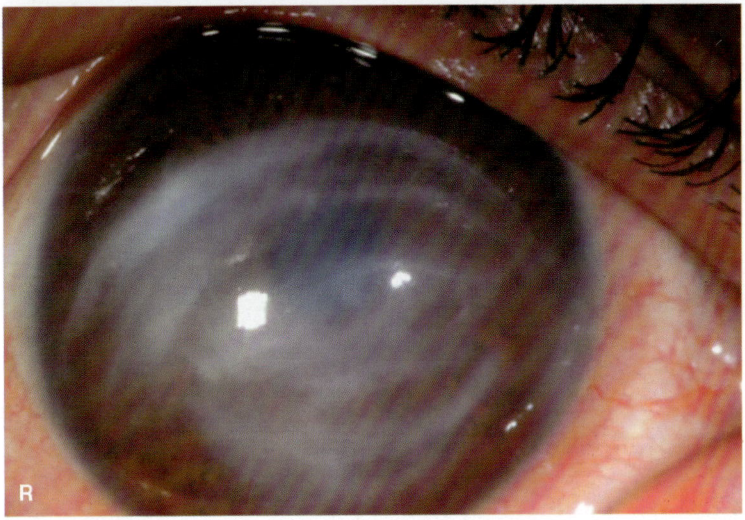

图4-1　(续)**圆锥角膜**。(Q)裂隙灯显示图K的角膜。注意角膜显著增厚,中央有一明显裂缝,此处角膜板层被大量房水分开。(R)急性角膜水肿后角膜重度变白,对侧眼因之前角膜水肿而瘢痕化(对照图4-1M和N)。

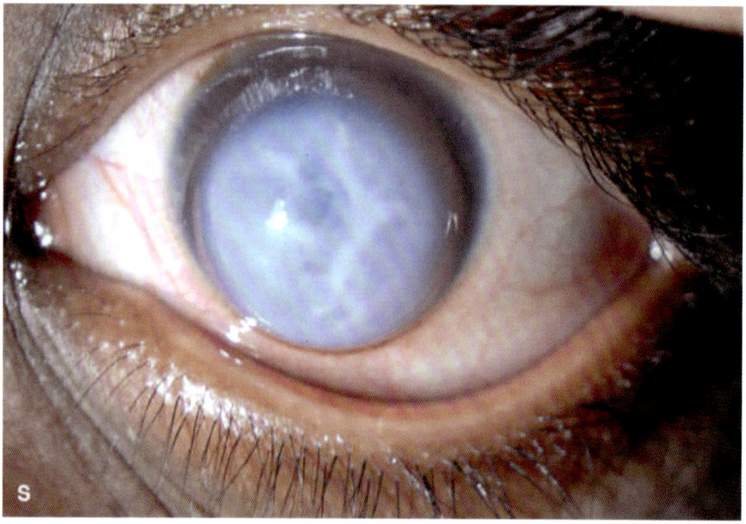

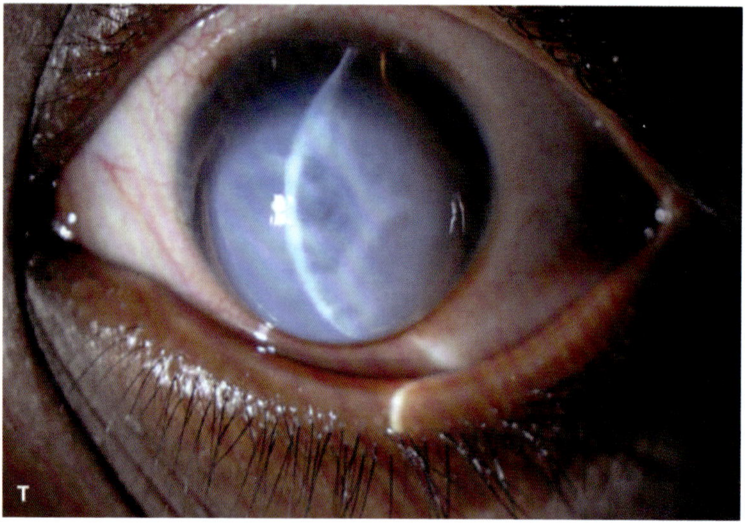

图4-1 (续)**圆锥角膜**。(S)该圆锥角膜患者由于急性水肿而有严重的角膜水肿。(T)该圆锥角膜患者的裂隙灯显示由急性水肿引起的广泛突出和大量的角膜水肿/增厚。

角膜边缘透明变性

角膜边缘透明变性是不常见的双眼性病变，表现为下方角膜变薄、隆起及不规则。常常于青年期发病。

病因学

- 散发。

症状

- 青年期开始视力逐渐下降，晚期因角膜水肿，导致视力急剧下降及疼痛。

体征

- 高度不规则逆规散光(90°方向平坦，180°方向陡峭)。
- 角膜地形图中表现为“螃蟹爪”样不规则散光(图4-2A)，圆锥角膜患者中“向下突出的锥形”患者能发现类似表现。
- 下方半月形带状周边角膜变薄，变薄区宽1~2mm，从4点钟方向延伸至8点钟方向，变薄区与角膜缘有正常角膜分隔(图4-2B)。
- 变薄区域上方角膜突出(图4-2C和D)。
- 无Fleischer环和Vogt条纹。
- 极少发生角膜水肿。

鉴别诊断

- 圆锥角膜：中央偏下方角膜变薄，最薄区角膜突出，可有Fleischer环和Vogt条纹。

治疗

- 轻、中度患者：佩戴RGP、混合透镜或巩膜镜。
- 重度和不能耐受角膜接触镜的患者：
  - 深板层角膜移植术。
  - 大直径偏下方的穿透性角膜移植术。
  - 下方角膜半月形楔状切除。
  - 偶尔行半月形穿透性角膜移植术(有时在中央穿透性角膜移植术之后)或角膜内植入固定环。
  - 可以考虑角膜胶原交联术，但疗效通常不如圆锥角膜。
  - 角膜边缘透明变性患者行屈光手术后，治疗效果难预测，一般不推荐。
- 急性水肿：参照“圆锥角膜”。

预后

- 尽管较圆锥角膜患者难适应，大部分患者在佩戴RGP之后有效。角膜边缘透明变性患者行角膜移植的成功率高，但不及圆锥角膜，因其病变更近周边。

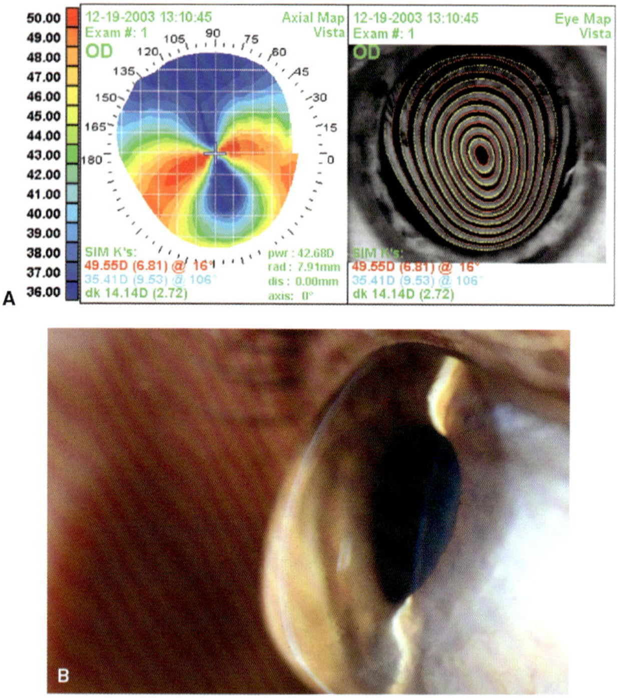

图4-2 **角膜边缘透明变性的角膜地形图。**(A)中度角膜边缘透明变性患者的角膜地形图显示,鼻侧和颞侧角膜明显不规则、变陡。典型病例的陡峭部位在下方围绕病变区域。左图的彩色标尺上,红色代表角膜陡峭,蓝色代表角膜平坦。右边数据显示Placido环;此图像对于证实角膜的特性和光轴性很重要。注意,此患者的Placido环严重变形,且边缘透明变性。(B)侧面观察显示角膜下方突出,近角膜缘处明显陡峭。(待续)

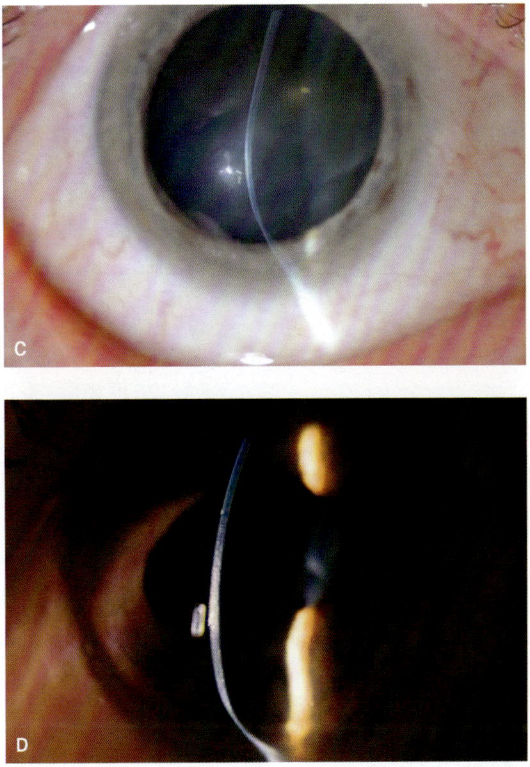

图4–2　(续)**角膜边缘透明变性**。(C)裂隙灯显示下方距离角膜缘大约2mm处角膜变薄，在最突出的下方。(D)裂隙灯下观察重度角膜边缘透明变性患者，也显示距离下方角膜缘大约2mm处角膜变薄。下方角膜变陡峭对于本病是有意义的。注意最突出的部位在最薄处的上方。

球形角膜

球形角膜是种非常罕见的双眼发病的病变,表现为周边角膜高度均匀变薄。通常在出生时或出生后不久出现。

病因学

- 病因不明。

症状

- 视力差,偶尔因角膜水肿而疼痛。

体征

- 全角膜变薄,中周部最薄,导致全角膜突出(图4–3)。
- 角膜可以变非常薄。
- 角膜直径正常,前房深。
- 晚期可发生急性角膜水肿。
- 因角膜很薄,轻微创伤就有可能使角膜穿孔。

全身相关性病变

- 蓝色巩膜,关节过度伸展,牙齿和听力异常综合征。
- 甲状腺功能亢进症。
- Rubinstein-Taybi综合征。

治疗

- 轻、中度患者:框架眼镜可以提高视力和保护眼球避免外伤。
- 重度患者:部分患者予巩膜接触镜治疗有效。
- 手术治疗效果不确定。一个选择是先行大直径构筑基底的板层移植手术,数月后再行小直径的穿透性角膜移植。

预后

- 一般。手术治疗的成功率低。

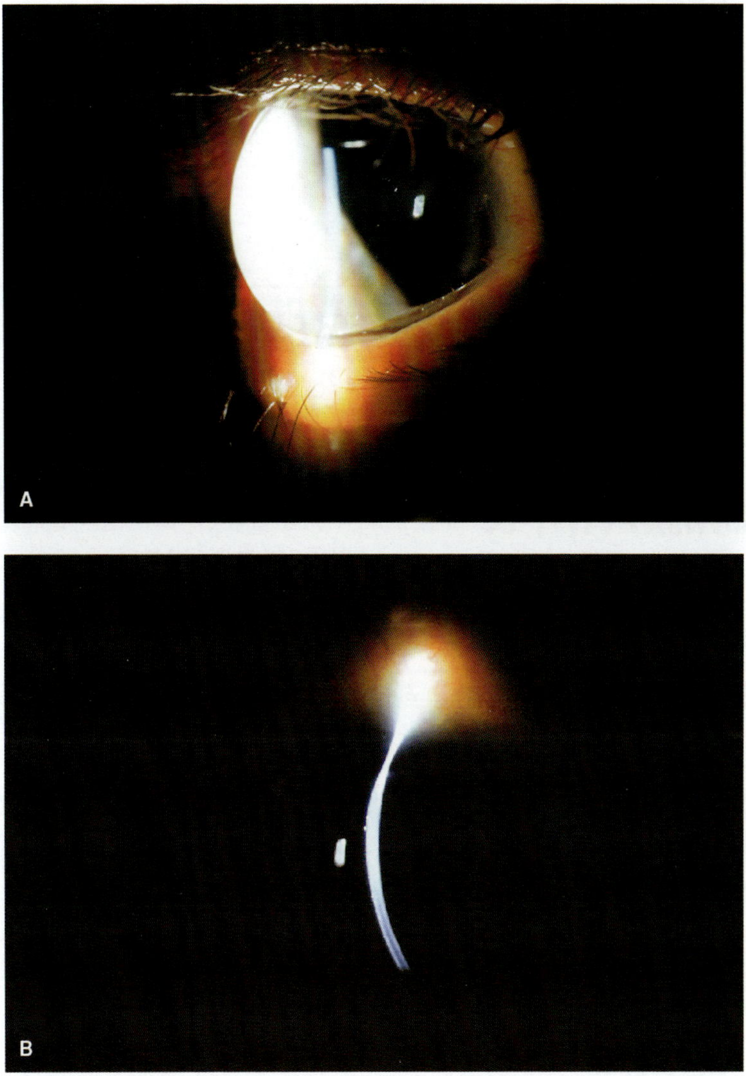

图4–3　球形角膜。(A)球形角膜明显变薄、膨隆。(B)裂隙灯下观察图A球形角膜，显示角膜最薄部分在角膜周边部。

第5章

角膜营养不良

前部角膜营养不良

上皮基底膜营养不良（前基底膜营养不良，地图–点状–指纹印营养不良，COGAN微囊样营养不良）

角膜上皮基底膜（EBM）营养不良是一种常见的上皮营养不良，其可引起反复发作的角膜疼痛、糜烂和（或）视力下降。

病因学和病理学

- 角膜上皮基底膜营养不良是因上皮基底膜生成异常，向上皮内扩展，从而导致角膜上皮组织内有多处基底膜而形成的。被基底膜包围的上皮细胞可形成"Cogan微囊"。
- 典型的退行性变，可能是常染色体显性遗传（染色体5q31上转化生长因子β相关TGFBI基因）。

症状

- 多数情况下无症状。
- 复发性糜烂综合征：反复发作的单眼或双眼疼痛，常半夜或醒来后睁眼时发生。也可在被锐器（如手指甲、树枝或纸的边缘）划伤后发生。
- 当中央角膜受累时可能会出现无痛性视物变形，包括单眼视觉阴影或多个图像。

体征

- 裂隙灯检查下可以观察到地图状线条、微囊和（或）指纹样上皮病变，这些体征可以单独存在或有不同组合（图5–1）。用后部照明法和角膜缘分光照明法观察上述病变更清楚。荧光素染色可以在上皮轻微隆起处呈阴性染色。

• 反复发作的上皮糜烂临床体征少，角膜上皮局部松弛，或明显的上皮缺损。

鉴别诊断

• 其他的前部角膜营养不良，如Meesmann角膜营养不良和Reis-Bücklers角膜营养不良和Thiel-Behnke角膜营养不良。

治疗

• 如果因中央角膜受累而致视力下降，可将不规则的上皮组织清除掉，用或不用电动金刚钻打磨器抛光或准分子激光治疗性角膜切削术(PTK)。

• 痛性上皮糜烂可以用润滑剂、高渗滴眼液和眼膏(5%氯化钠液)，加压包扎，局部激素和口服多西环素，清除不规则上皮组织，戴绷带型软性角膜接触镜，前部房基质穿刺术，电动金刚钻打磨器抛光前弹力膜，或准分子激光PTK等治疗。

预后

• 尽管部分患者有难治的复发性角膜糜烂，但如治疗恰当，预后很好。

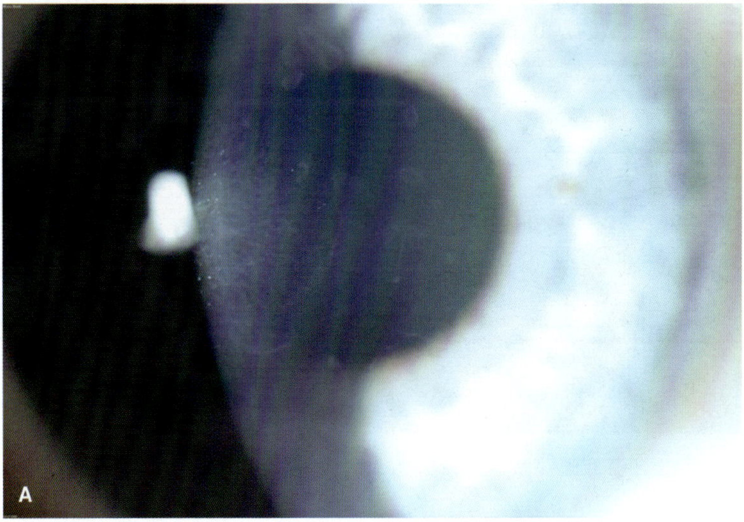

图5-1　上皮基底膜营养不良。(A)复发性上皮基底膜营养不良引起的角膜中央地图样改变。(待续)

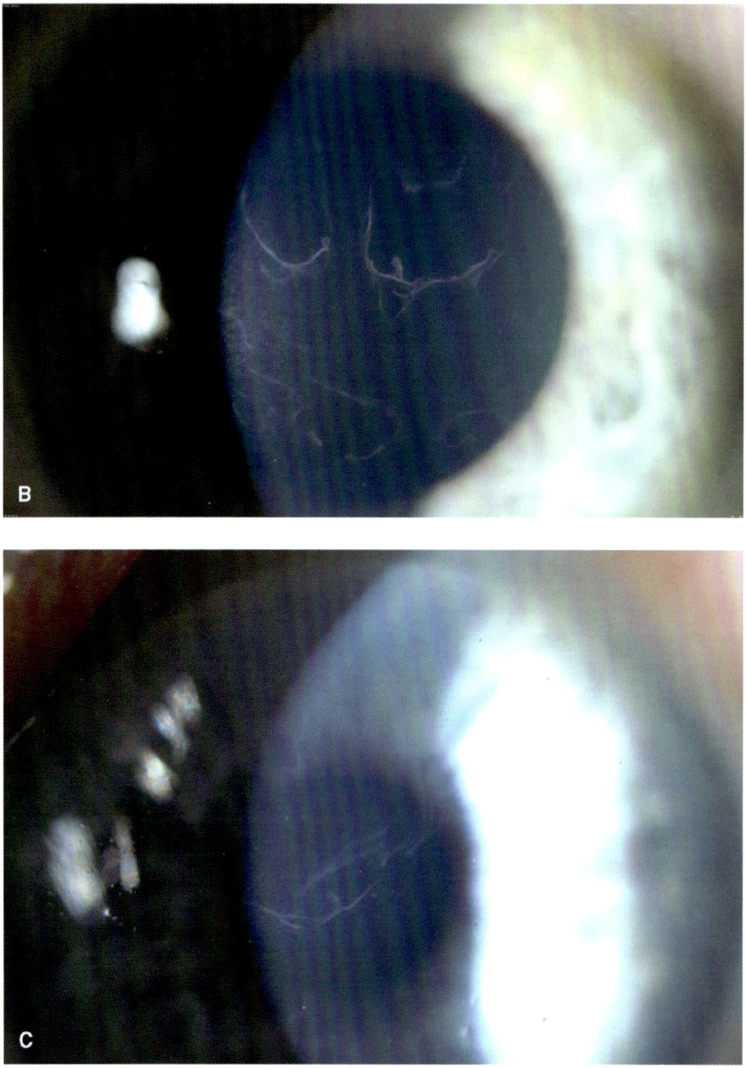

图5-1 (续)**上皮基底膜营养不良**。(B)大片的地图样混浊贯穿角膜中央区,引起单眼复视,更形象的描述为“暗影幻觉”。(C)角膜中央地图样混浊融合在一起,造成视物变形。(待续)

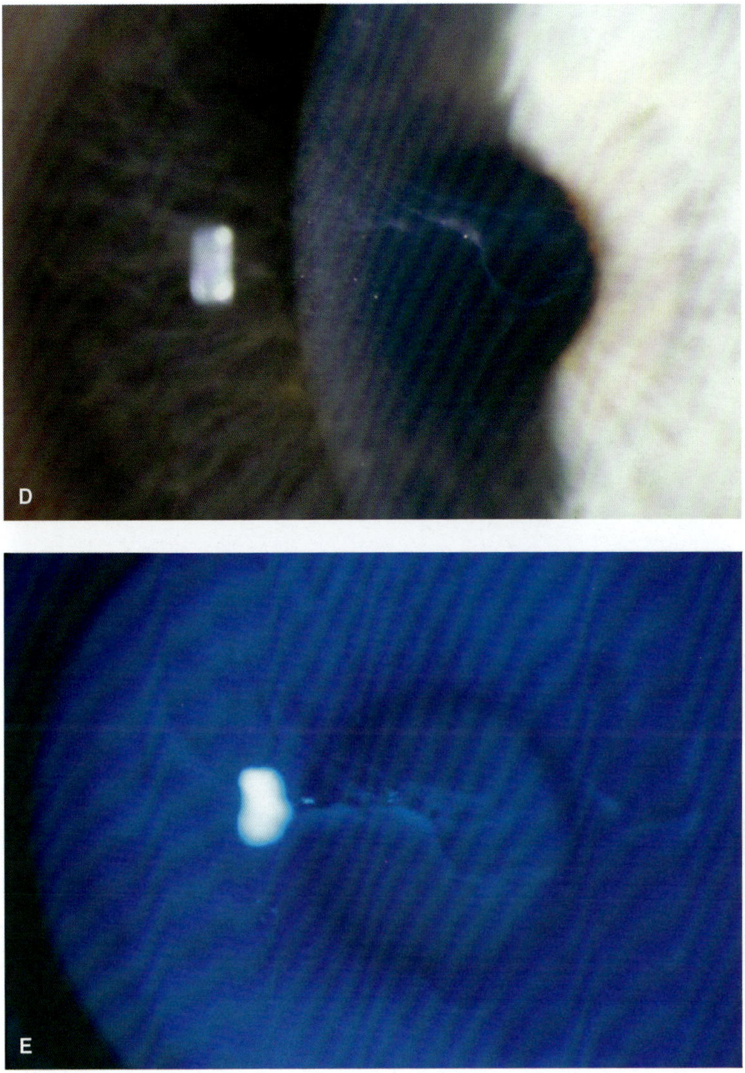

图5-1　(续)**上皮基底膜营养不良**。(D)像马尾云样的地图状改变。(E)图D中的角膜用荧光素染色及在钴蓝光下观察,因角膜上皮凸起而显示染色阴性,这些凸起区会引起异物感和(或)视力下降。(待续)

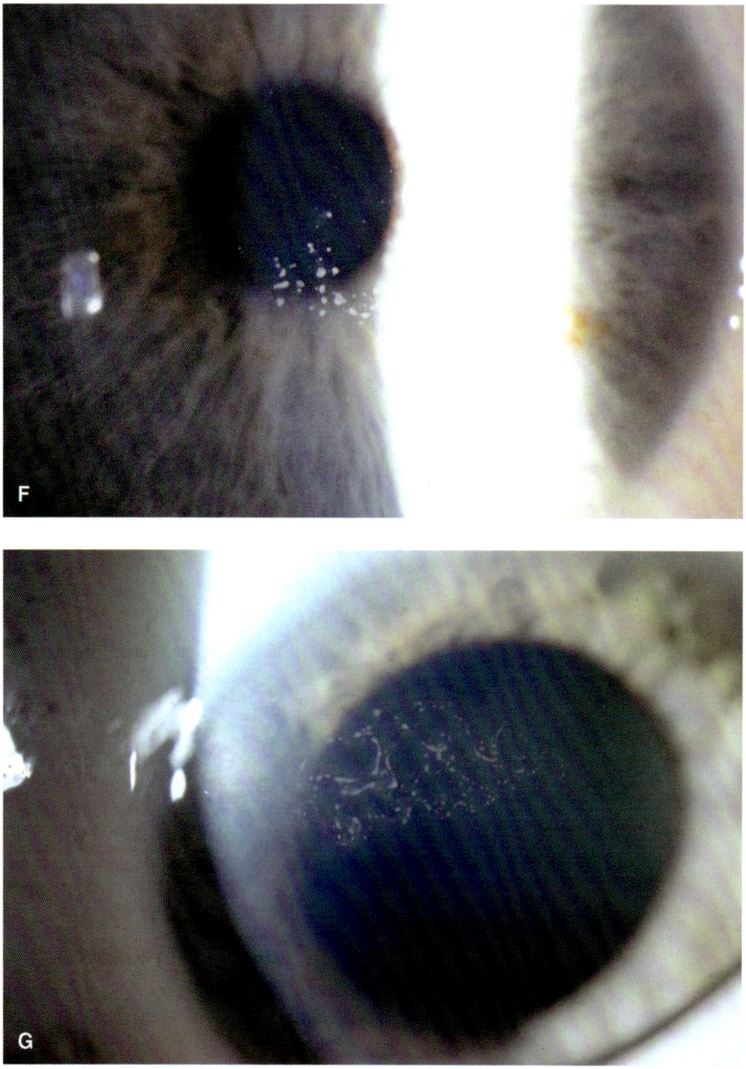

图5-1 （续）**上皮基底膜营养不良**。(F)上皮基底膜营养不良的点状改变，这些乳白色Cogan微囊是表面上皮细胞在非正常上皮基底膜下面堆积而成。(G)可见大片明显的上皮微囊。（待续）

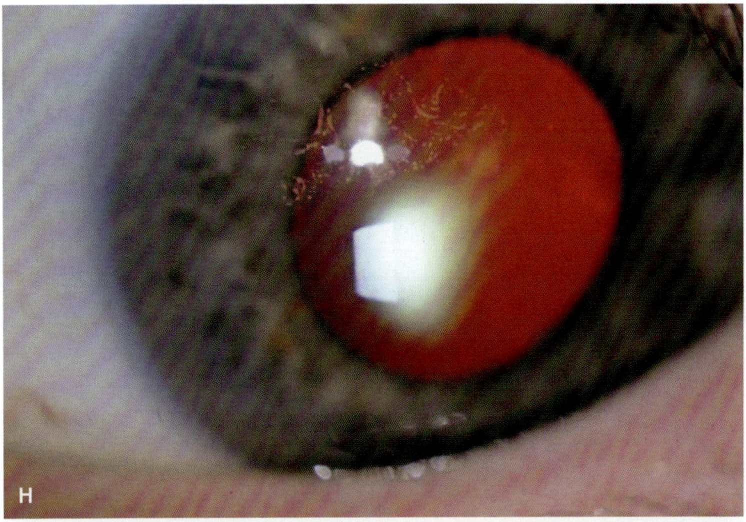

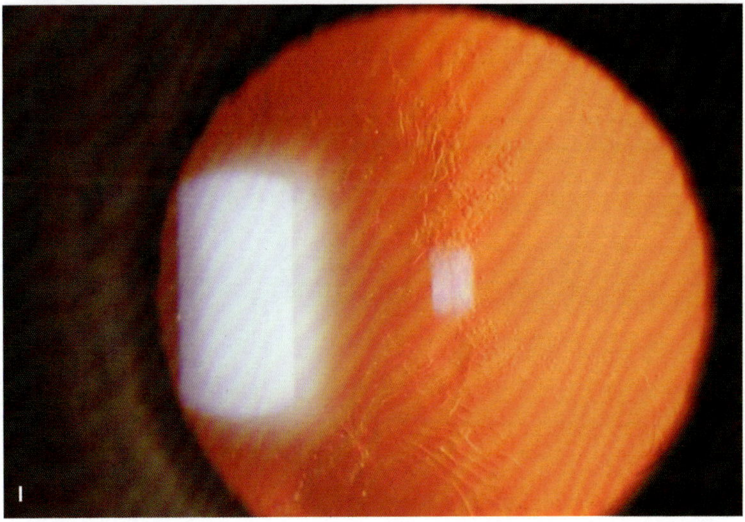

图5–1　(续)**上皮基底膜营养不良**。(H)同一只眼睛用后部照明法观察到高亮的上皮微囊。(I)后部照明下观察到上皮基底膜营养不良的指纹样改变,这些平行线样和水泡样改变是上皮基底膜细胞排列不规则的结果,能引起不规则散光及视力下降。(待续)

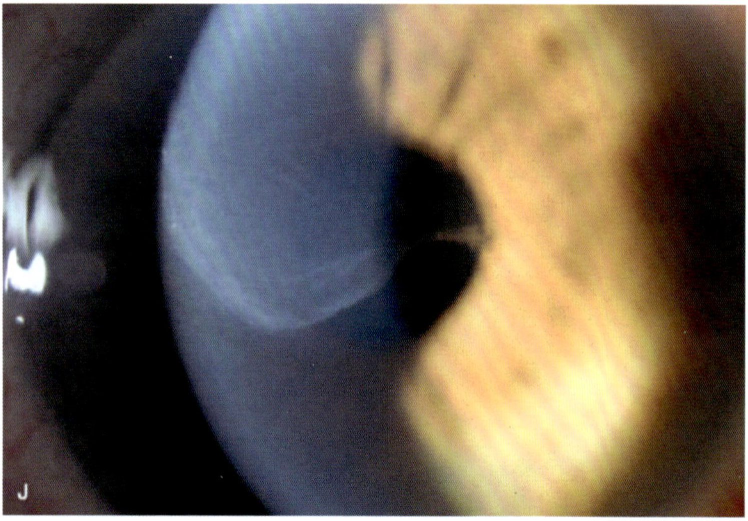

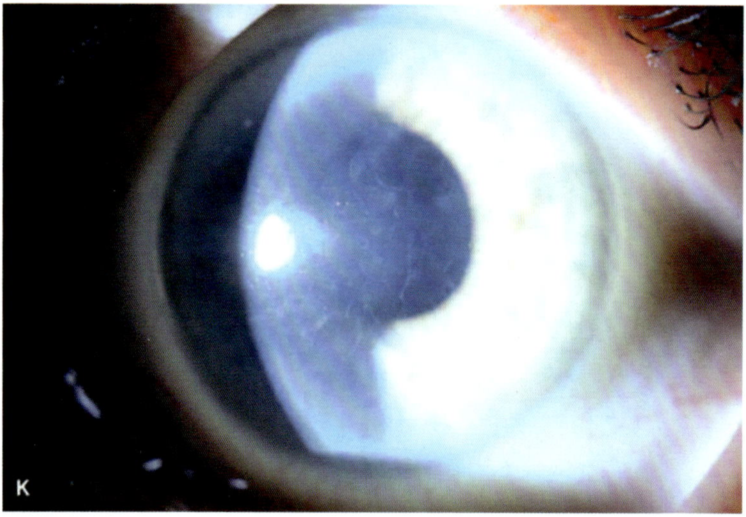

图5-1 (续)**上皮基底膜营养不良。**(J)在角膜中央的马尾样地图状改变中可见指纹样线状改变。(K)在该上皮基底膜营养不良眼中,慢性、严重的地图样改变造成了潜在的前部基质瘢痕形成,导致视力下降。由于存在前部基质瘢痕,这只眼应用准分子激光PTK治疗,而不是应用电动金刚钻打磨器抛光方法。(待续)

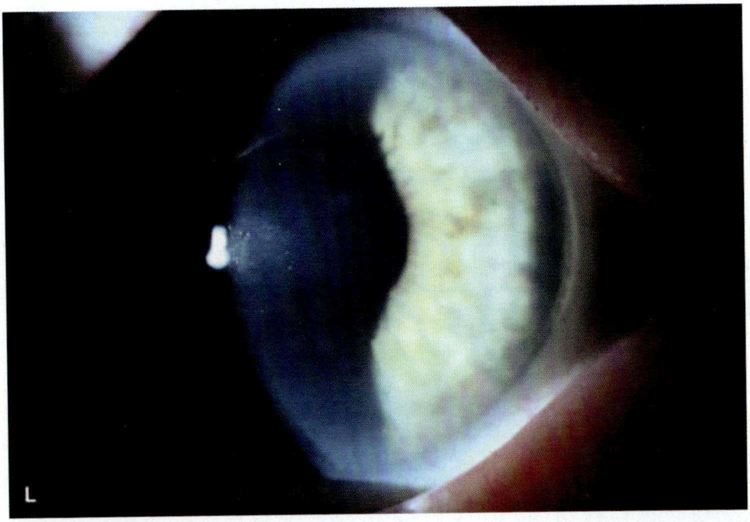

图5–1　(续)**上皮基底膜营养不良。(L)**图K中的患者在行准分子激光治疗性角膜切削术后7周，地图样改变和大部分前部基质瘢痕已经消失，患者视力得到了显著改善。

Meesmann角膜营养不良（青少年遗传性上皮营养不良）

Meesmann角膜营养不良是一种少见的双眼发病的角膜上皮病变。可引起眼的刺激症状和畏光。

病因学和病理学

- Meesmann角膜营养不良是常染色体显性遗传(染色体12q13上角蛋白K3基因，染色体17q12上角蛋白K12基因)，在上皮内有大量含PAS阳性的“特征性物质”的小泡。

症状

- 患者通常无症状，可能会有刺激感、眩光和畏光。对于患有复发性角膜糜烂的患者，会有轻度的疼痛。

体征

- 后部照明法可以观察到大量微小的、半透明的上皮囊泡，一直到达角膜缘，在睑裂区最多。在直接照明下囊泡显示灰色或无色(图5-2)。

治疗

- 大部分患者不需要治疗。对于有轻微症状的患者可以考虑予以润滑剂和佩戴太阳镜。极少数的重度患者，佩戴绷带型软性角膜接触镜或表层角膜切除术，但有复发的可能。

预后

- 预后好，有一部分患者会发展为慢性病征。

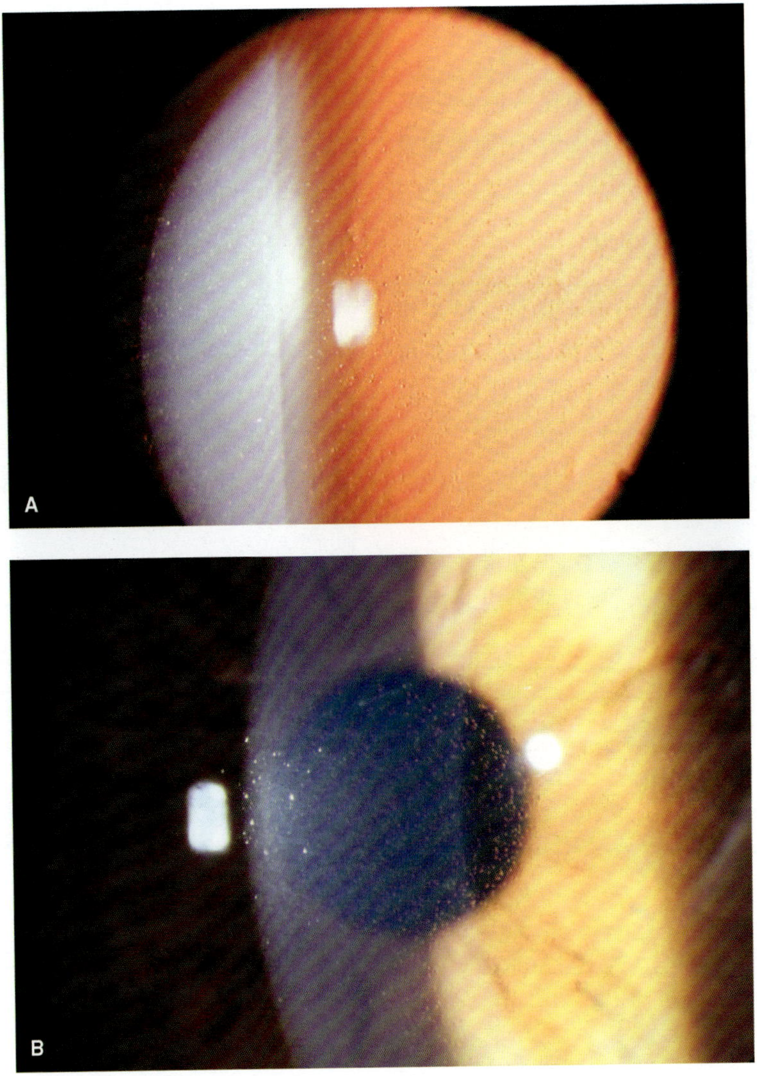

图5–2　Meesmann角膜营养不良。(A)在后部照明下可见大量微小的半透明上皮囊泡，在睑裂区更明显。(B)在直接照明下，微囊呈灰色且不易看到，通过照射虹膜反光，可见瞳孔缘3点钟方向大量的微囊。

Lisch 角膜营养不良

Lisch 角膜营养不良是一种少见的、典型的双侧角膜上皮病变，如果累及视轴会导致视力下降。

病因学和病理学

- Lisch 角膜营养不良是一种 X 连锁显性遗传病（染色体 Xp22.3），在角膜上皮中可发现 PAS 阳性的空泡细胞。

症状

- 患者通常无症状，但如果异常细胞位于角膜中央，则可能会引起视力下降。

体征

- 灰白色上皮混浊，呈漩涡状、火焰状或羽毛状。随着时间推移，混浊可能会进展和改变形状（图 5-3）。

治疗

- 大部分患者不需要治疗。对于有轻微症状的患者，可以考虑使用润滑剂和佩戴太阳镜。对极少数的重症患者，可实施表层角膜切除术，但有复发可能。

预后

- 预后好，有极少部分患者会发展为慢性病征。

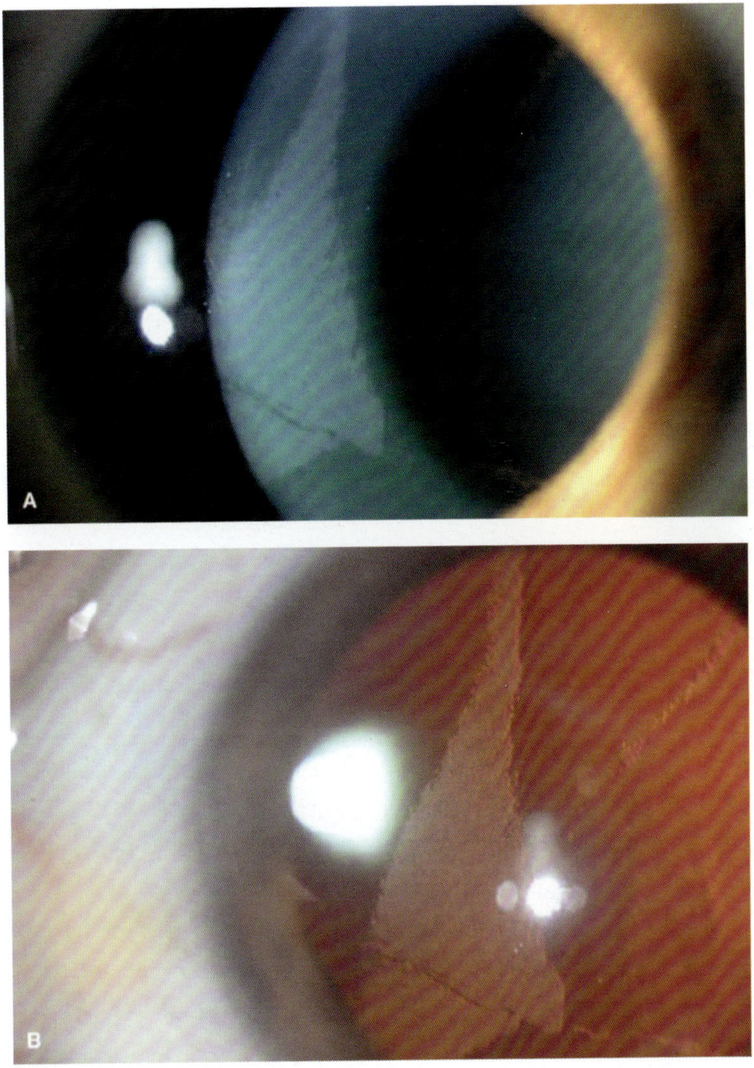

图5–3　Lisch角膜营养不良。(A)在一例60岁的Lisch角膜营养不良患者的左眼中，可观察到角膜旁中央区大面积的灰白色火焰状上皮混浊。(B)通过后照法显示图A中的混浊区域。

Reis-Bücklers和Thiel-behnke角膜营养不良

Reis-Bücklers角膜营养不良〔1型前弹力层角膜营养不良（CDB 1）〕和Thiel-behnke角膜营养不良〔2型前弹力层角膜营养不良(CDB 2)〕是不常见、双眼对称发病的非常相似的前弹力层营养不良性疾病，在早期即可引起疼痛和视力下降。

病因学

- Reis-Bücklers和Thiel-behnke角膜营养不良是常染色体显性遗传(染色体5q31上TGFBI基因)，引起前弹力层和浅基质的损害及瘢痕化。

症状

- 发病年龄小，甚至出生后就反复发作严重的角膜糜烂，Reis-Bücklers角膜营养不良可能较Thiel-behnke角膜营养不良更严重。
- 患者的视力在20~30岁间进行性减退，一些严重的患者在10岁前就出现了视力减退。

体征

- 因上皮下渔网状、环形混浊而呈现蜂窝状外观，病变在角膜中央最密集，但可累及全部角膜。随着年龄增大，病变向深部进展累及角膜基质(图5-4 A~G)。
- 尽管临床上两者难以鉴别，Reis-Bücklers更多表现为具有明显边界的不规则的弥漫性混浊，而Thiel-behnke表现为多个网状斑点。
- 电子显微镜下，Reis-Bücklers显示出上皮下电子高密度，呈杆状或梯形状，而Thiel-behnke则显示出卷曲的纤维。

鉴别诊断

- 其他的前部或基质角膜营养不良(如上皮基底膜营养不良、颗粒状角膜营养不良、斑点状角膜营养不良)。

治疗

- 病变轻时予润滑剂治疗。
- 病变重时予佩戴绷带型软性角膜接触镜、表层角膜切除术、准分子激光治疗性角膜切除术、板层或深板层角膜移植术，或必要时行穿透性角膜移植术。

预后

- 对于大部分患者，准分子激光治疗性角膜切除术可以有效地提高视力和减少疼痛发作。对于晚期患者，要行角膜移植术。无论是角膜移植还是PTK均有复发的可能(图5-4H和I)。但PTK可反复进行，移植术后复发的病例亦可采用这一治疗(图5-4J和K)。

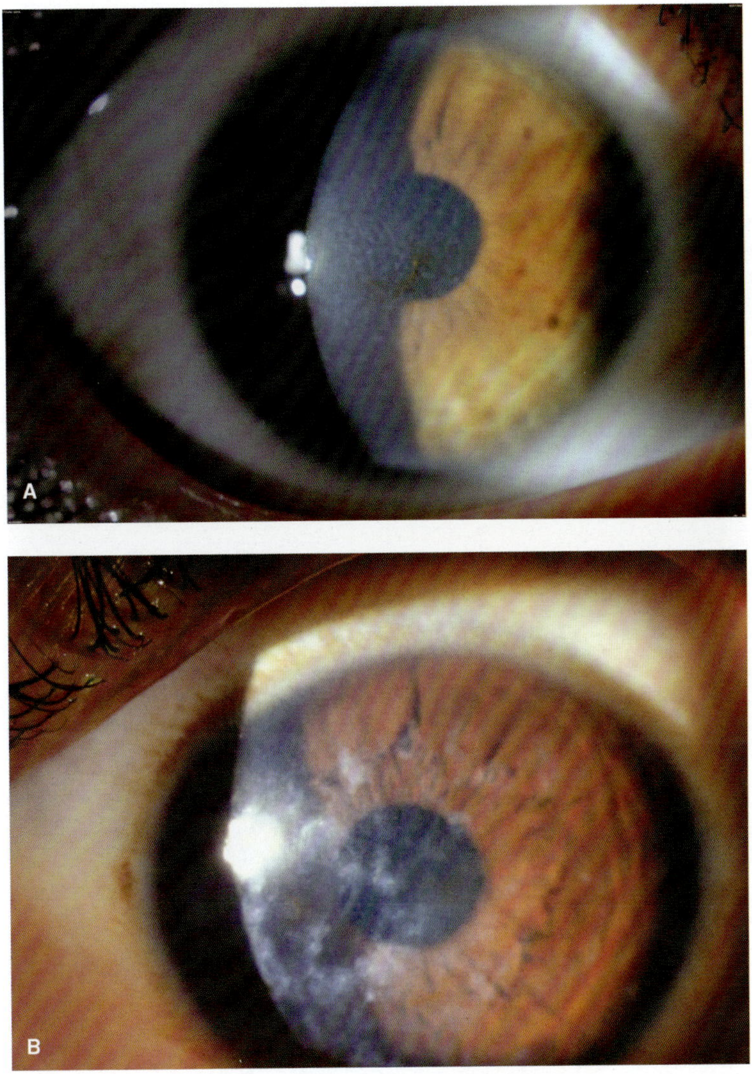

图5-4　Reis-Bücklers角膜营养不良。(A)在病变相对较轻的Reis-Bücklers角膜营养不良中可见角膜中央轻度网格状改变。(B)对于中度Reis-Bücklers角膜营养不良改变,其病变主要在角膜中央,但下方接近角膜缘。(待续)

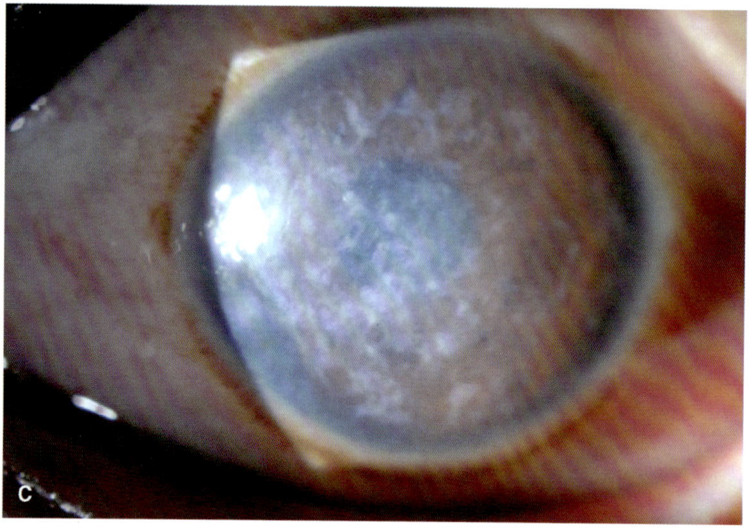

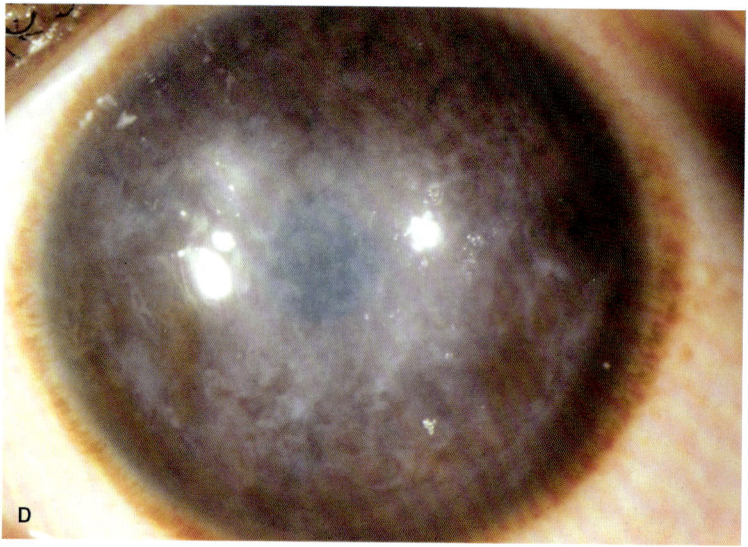

图5-4 (续)Reis-Bücklers角膜营养不良。(C)这只眼是重度Reis-Bücklers角膜营养不良,可见弥漫性网格状、全角膜上皮下及前基质层混浊,角膜几乎没有透明区。(D)这只眼也是重度Reis-Bücklers角膜营养不良,幸运的是,通过准分子激光行治疗性角膜切除术后视力有明显改善。(待续)

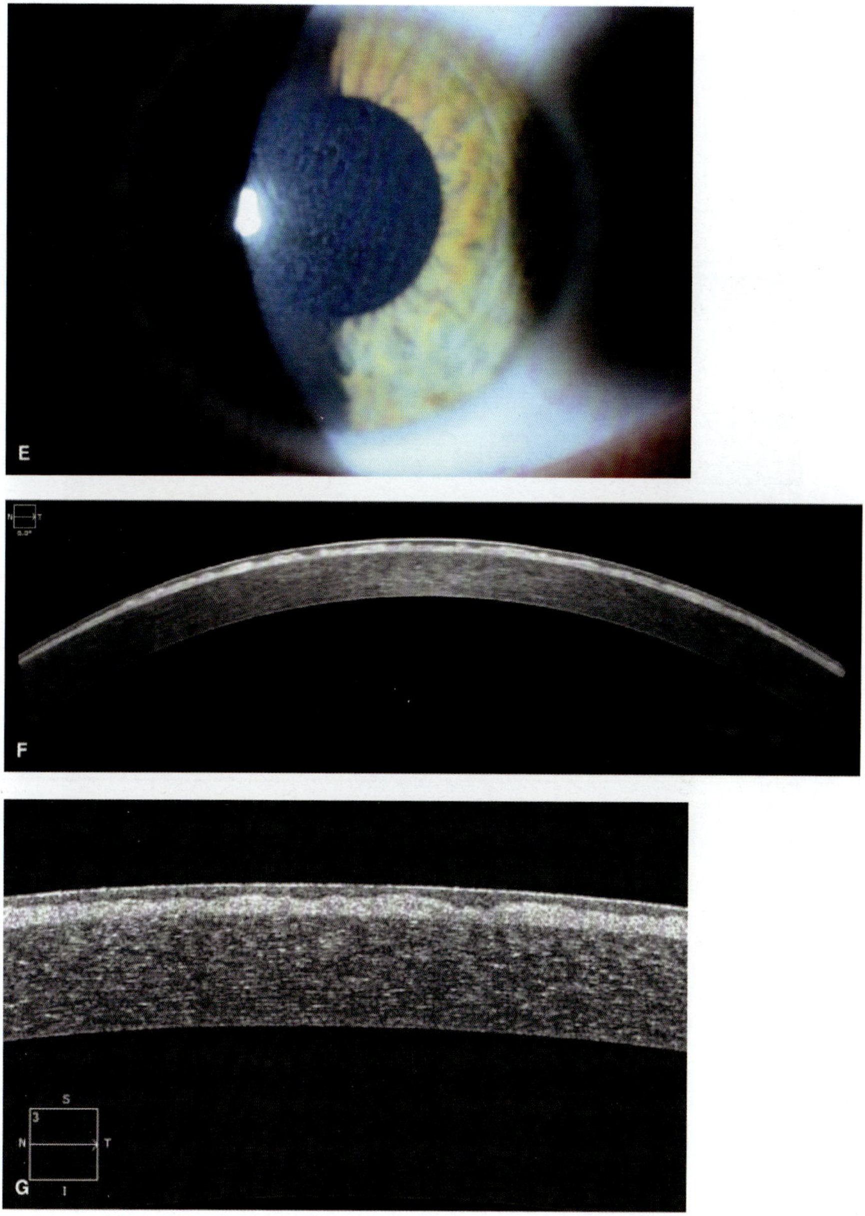

图5-4 （续）**Reis-Bücklers角膜营养不良。**(E)在这例22岁的Reis-Bücklers角膜营养不良患者的左眼中，可见角膜中央网状、蜂窝状混浊。(F)图E中患眼的眼前段OCT显示角膜前弹力层显著混浊。(G)高分辨率眼前段OCT显示图E及图F中患眼的角膜前弹力层混浊。(待续)

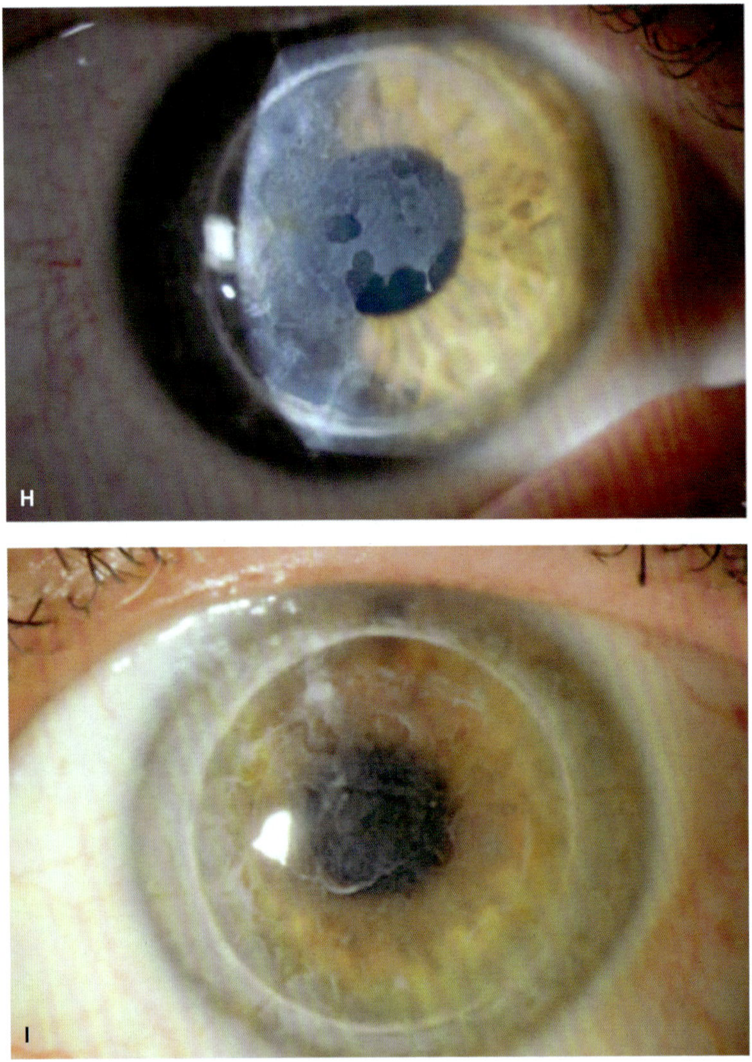

图5-4 （续）Reis-Bücklers角膜营养不良。(H)穿透性角膜移植术后数年，Reis-Bücklers角膜营养不良复发，不幸的是，角膜移植术后短时间内再次发作。(I)这只眼也是穿透性角膜移植术后若干年Reis-Bücklers角膜营养不良复发，可见中央角膜蜂窝状混浊及整个周边部角膜缘受累。（待续）

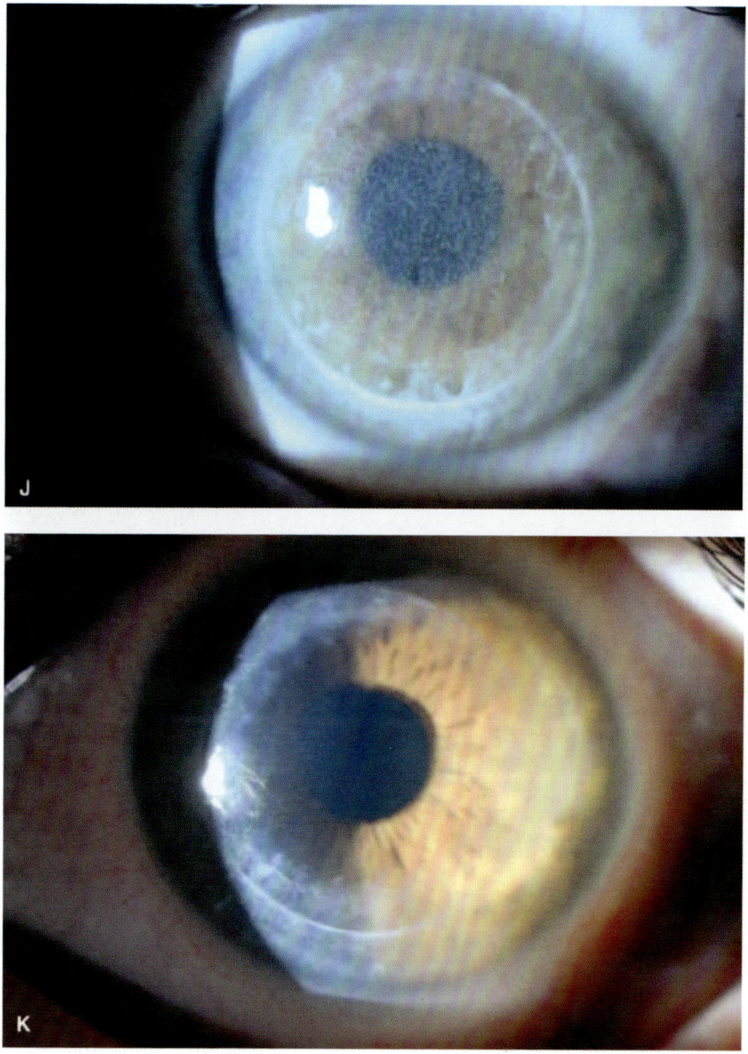

图5-4　(续)Reis-Bücklers角膜营养不良。(J)44岁的Reis-Bücklers角膜营养不良患者在角膜移植术数年后，可见严重的角膜营养不良复发。这例患者随后接受了准分子激光PTK。(K)图J中的患者在实施准分子激光PTK后一个月，可见角膜明显透明，并且视力得到显著提高。

胶滴样角膜营养不良

胶滴样角膜营养不良是一种罕见的、幼年时期即有特征性症状的角膜营养不良。

病因学和病理学

- 胶滴样角膜营养不良是常染色体隐性遗传(染色体1p32上肿瘤相关钙信号转导2基因)。
- 组织病理学:上皮下和基质淀粉样物质沉积。

症状

- 20岁前有视力严重降低、眼痛、眼红、畏光及流泪等症状。

体征

- 有多种表现,包括相对平坦的上皮下混浊,与带状角膜病变类似;成群的凸起小结节("桑葚样")(图5-5A),大结节样损害(金橘样)。
- 可形成浅表和深层新生血管。
- 可发生浅表和深基质层混浊。

鉴别诊断

- 其他的前部或基质营养不良(斑状角膜营养不良、Reis-Bücklers角膜营养不良、颗粒状角膜营养不良)。

治疗

- 症状轻者予润滑剂。
- 症状重者予佩戴绷带型角膜接触镜、表层角膜切除术、准分子激光行治疗性角膜切除术、板层或深板层角膜移植术,或必要时行穿透性角膜移植术。

预后

- 因几年内常复发,预后差(图5-5B)。极少情况下,如果视神经和黄斑区功能良好,则考虑人工角膜移植。

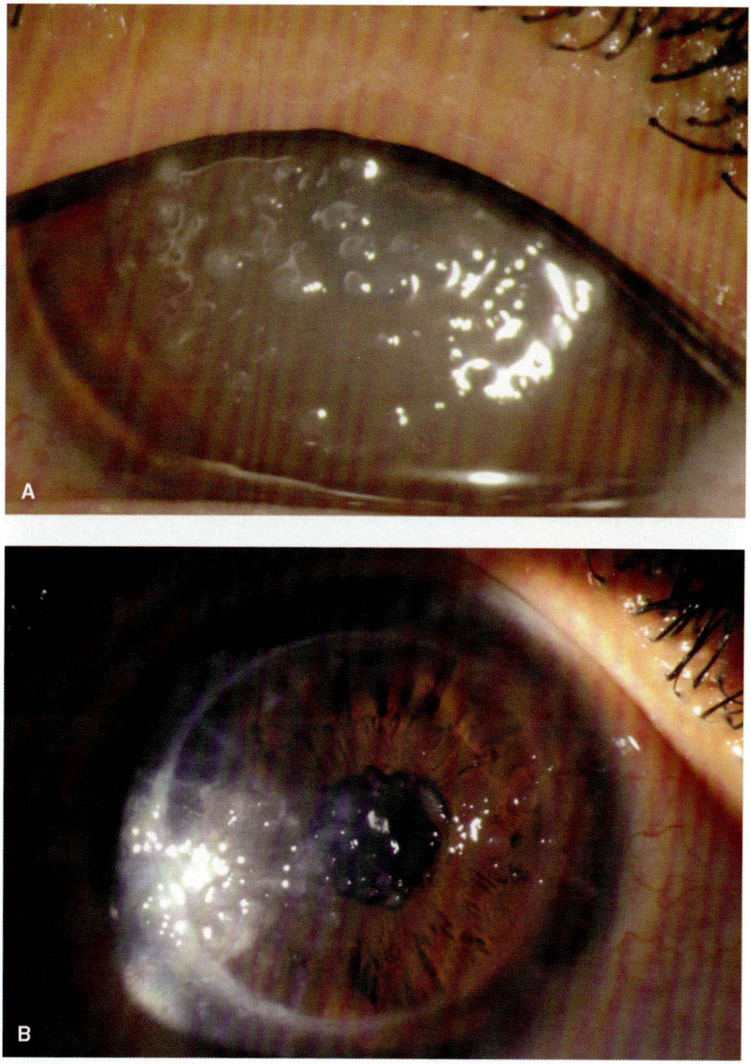

图5–5　胶滴样角膜营养不良。(A)图为患有胶滴样角膜营养不良的男性患者，可见中央角膜融合的、严重的“桑葚样”凸起病变，因患者严重畏光而很难配合照相。(B)这例患者是图A患者的妹妹，行角膜移植术后近2年复发的胶滴样角膜营养不良，可见明显的角膜表面结节。

角膜基质营养不良

颗粒状角膜营养不良Ⅰ型

颗粒状角膜营养不良Ⅰ型(传统型颗粒状角膜营养不良)是一种少见的、可引起年轻患者视力减退和反复发作疼痛性角膜糜烂的疾病。

病因学和病理学

- 常染色体显性遗传(染色体5q31上TGFBI 基因),10~20岁发病。
- 组织病理学:角膜颗粒为玻璃样沉着物,用Masson三重染色呈鲜红色。

症状

- 反复发作痛性角膜糜烂比较少见,但可以发生在视力明显受累之前。
- 视力减退常发生在青年和中年时,此时的角膜混浊灶融合。

体征

- 角膜前部基质可见小的、散在的、白色颗粒状混浊(如碎面包屑),病灶之间为正常透明角膜。随着时间推移,病变逐步向角膜基质深层发展,病灶变大,数量增多。最终表面病灶逐渐融合累及瞳孔区,严重影响视力。周边角膜缘不受累及(图5-6)。

鉴别诊断

- 其他角膜前部或基质营养不良(Reis-Bücklers角膜营养不良、Thiel-Behnke角膜营养不良、斑状角膜营养不良)。

治疗

- 症状轻者予润滑剂。
- 症状重者予佩戴绷带型角膜接触镜、表层角膜切除术、准分子激光治疗性角膜切除术、板层或深板层角膜移植术,或必要时行穿透性角膜移植术。

预后

- 对于大部分患者,PTK可以有效地提高视力和减少疼痛发作。对于晚期的患者,需要行板层或穿透性角膜移植术。无论是角膜移植还是PTK,患者术后都有复发可能,但比Reis-Bücklers角膜营养不良和Thiel-Behnke角膜营养不良术后复发时间晚。但PTK可多次进行,移植术后复发的病例亦可采用这一治疗。

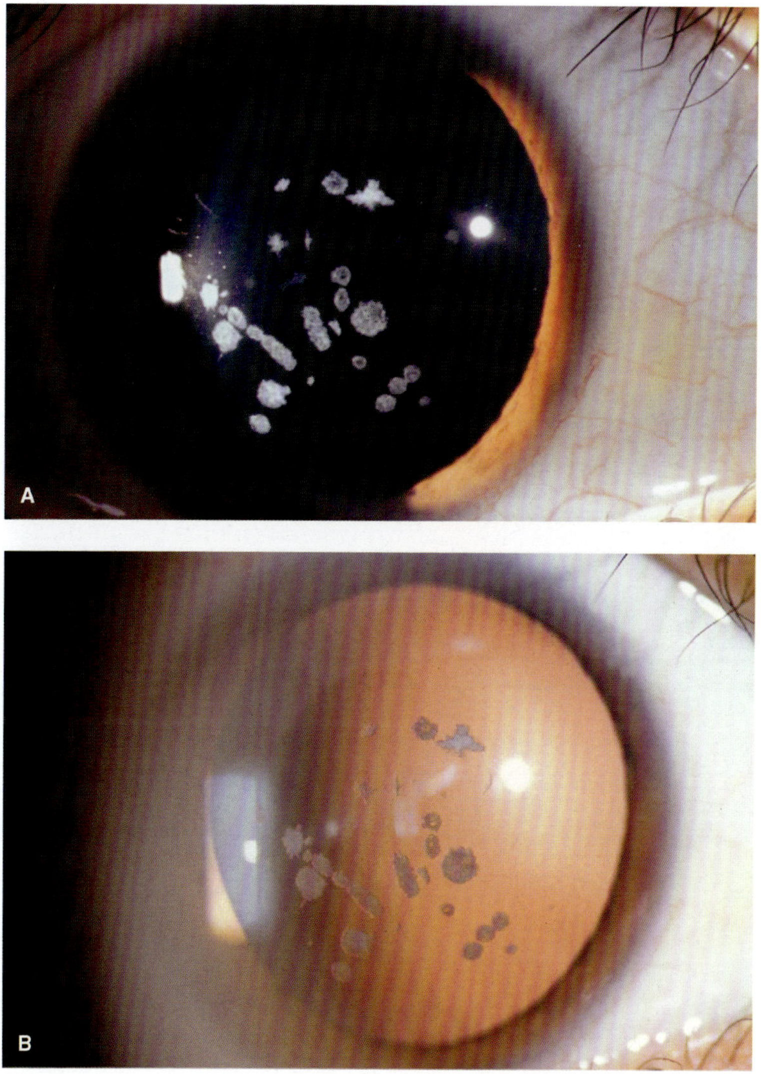

图5-6　颗粒状角膜营养不良。(A)轻度颗粒状角膜营养不良，可见轻微角膜混浊，视力仍然良好。角膜中央有大量分散的白色“面包屑样”混浊，病灶之间角膜透明。(B)同一只眼视网膜反光后部照明下，显示高亮颗粒。(待续)

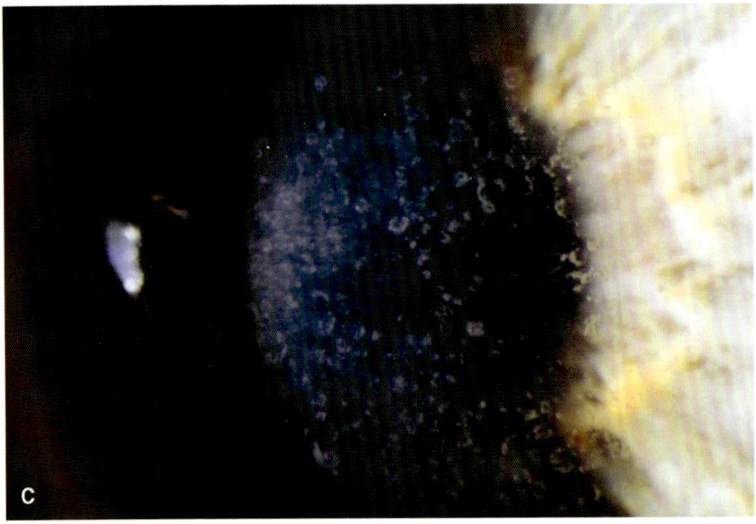

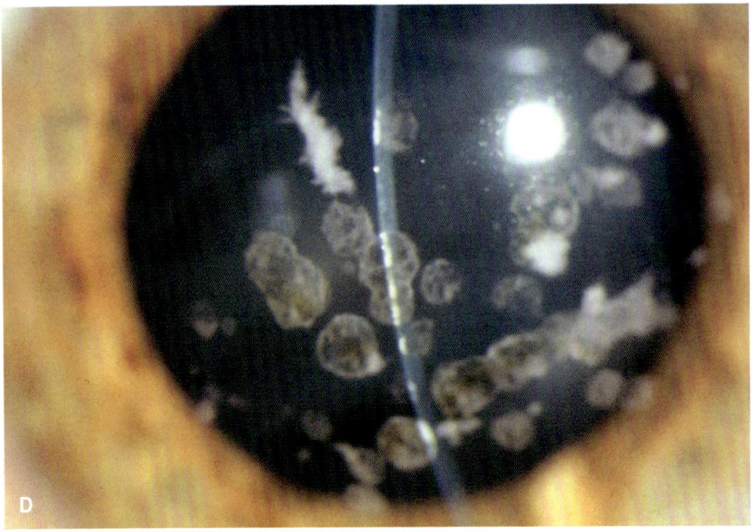

图5-6 （续）**颗粒状角膜营养不良**。(C)尽管这些颗粒比较小且不很密集，但颗粒已经出现融合。(D)通过裂隙灯观察显示，部分颗粒混浊相当表浅。（待续）

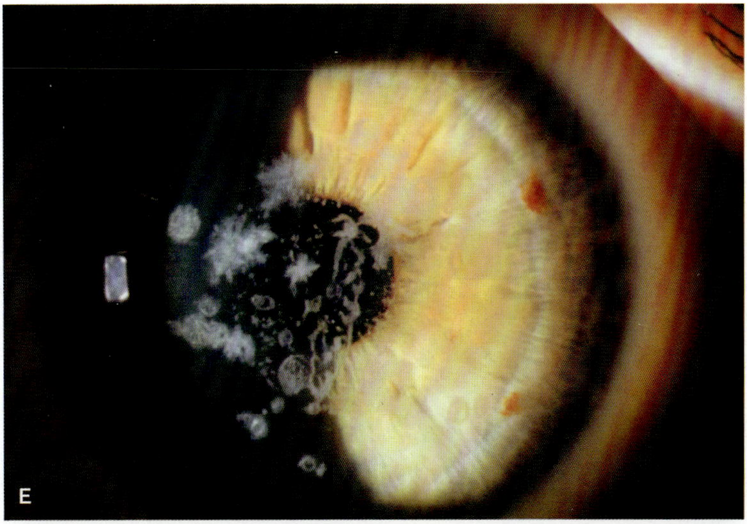

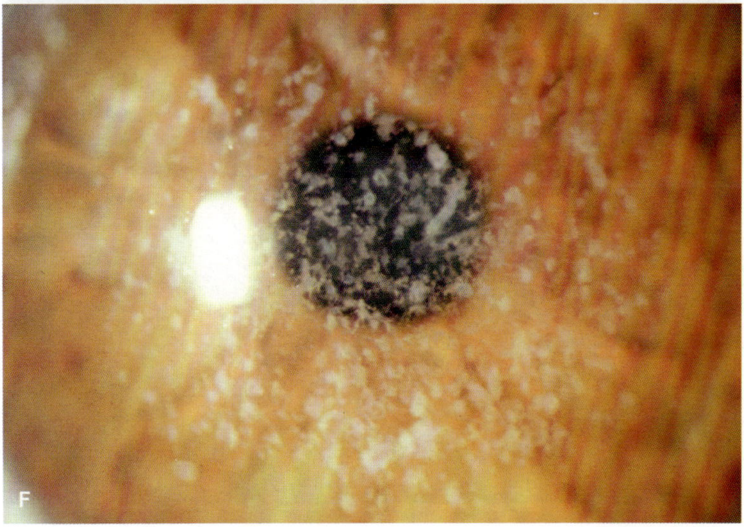

图5-6　(续)**颗粒状角膜营养不良。**(E)扁平的“面包屑样”混浊与更立体致密的白色星状混浊的组合,混浊间隔区仍保持透明。(F)更大、更密集、更深层的颗粒被融合的前部基质混浊隐藏。该患者视力差,但准分子激光PTK可治疗融合的前部混浊。(待续)

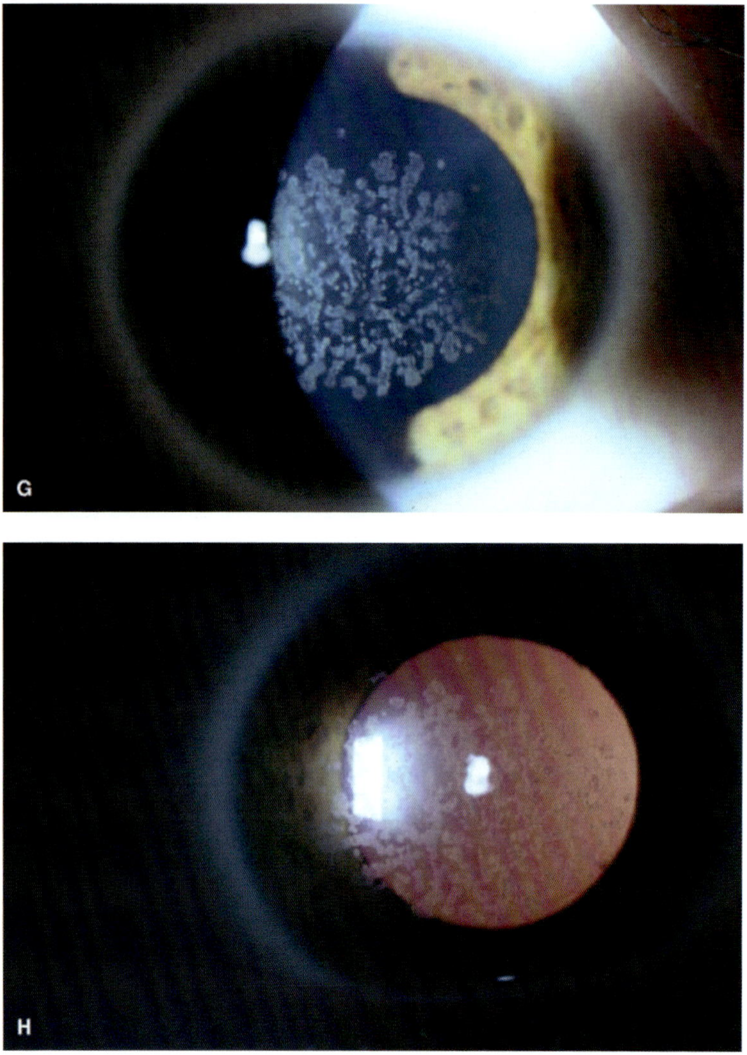

图5–6 （续）**颗粒状角膜营养不良**。(G)在这例15岁颗粒状角膜营养不良患者的右眼中，可见角膜中央大量的、明显的灰白色“面包屑样”混浊。(H)视网膜反光后部照明法显示的角膜混浊区域(与图G为同一只眼)。

格子状角膜营养不良

格子状角膜营养不良是种少见的疾病，其典型症状是引起青少年反复发作痛性角膜糜烂，之后视力减退。

病因学和病理学

- 格子状角膜营养不良可以再分为以下几种类型。
  - Ⅰ型：常染色体显性遗传（染色体5q31上TGFBI 基因），在前部或中部角膜基质中呈分支样、折光细线，角膜缘未累及。目前为止这种类型最常见。
  - Ⅱ型（Meretoja综合征）：常染色体显性遗传（染色体9q34上凝溶胶蛋白基因），伴全身淀粉样变性。格子样线条混浊比类型Ⅰ更密集，但数量较少；线条从周边部逐渐向中间区进展。视力通常较好，复发性角膜糜烂轻。
  - Ⅲ和Ⅳ型：常染色体显性遗传（染色体5q31上TGFBI基因），格子样线条混浊比类型I更粗厚，由一侧角膜缘走行向另一侧角膜缘。病变可能不会复发角膜糜烂。
- 组织病理学：淀粉样沉淀物能被刚果红染料染成粉红色，用结晶紫染色为异染性的，在偏振光下观察显示苹果绿样双折射。

症状

- 儿童期或青少年发病，常为复发性痛性角膜糜烂，通常中年出现视力减退。

体征

- 疾病早期可见浅表的或深的、中央的、分支状折射线（后部照明法观察），上皮下白点和弥漫性前部基质混浊。疾病晚期可见上皮下明显纤维化和瘢痕形成（图5–7）。

鉴别诊断

- 多态淀粉样变性（PAD）：多见于老年人，无痛性角膜糜烂，视力正常，没有家族遗传史。在角膜基质中或多或少可以看到闪光点状或线状淀粉样物质，通常在角膜中央区（参考第6章图6–1E~H）。

治疗

- 症状轻者予润滑剂。
- 症状重者予佩戴绷带型角膜接触镜、表层角膜切除术、准分子激光治疗性角膜切除术、板层或深板层角膜移植术，或必要时行穿透性角膜移植术。

预后

- 对于部分患者，PTK可以有效地提高视力和减少疼痛发作。另一些患者可能需要行板层或穿透性角膜移植术。无论是角膜移植还是PTK都有复发可能，但比Reis-Bücklers角膜营养不良和Thiel-Behnke角膜营养不良术后复发要晚。PTK可多次进行，移植术后复发的病例亦可采用这一治疗。

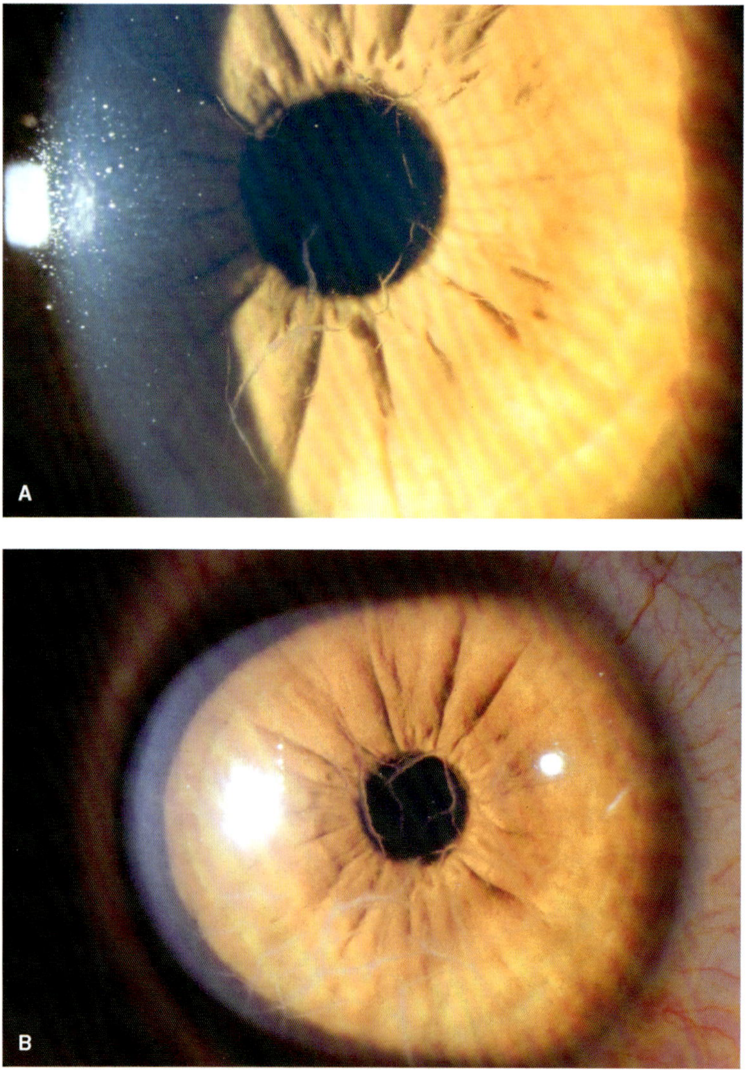

图5–7 **格子状角膜营养不良。**(A)轻度Ⅰ型格子状角膜营养不良，分枝状细线在直接照射法下呈现灰白色，在虹膜反射的后照法下可见折光。(B)中重度Ⅰ型格子状角膜营养不良，角膜中央及中周部见大量、相对较粗的格子状线条。(待续)

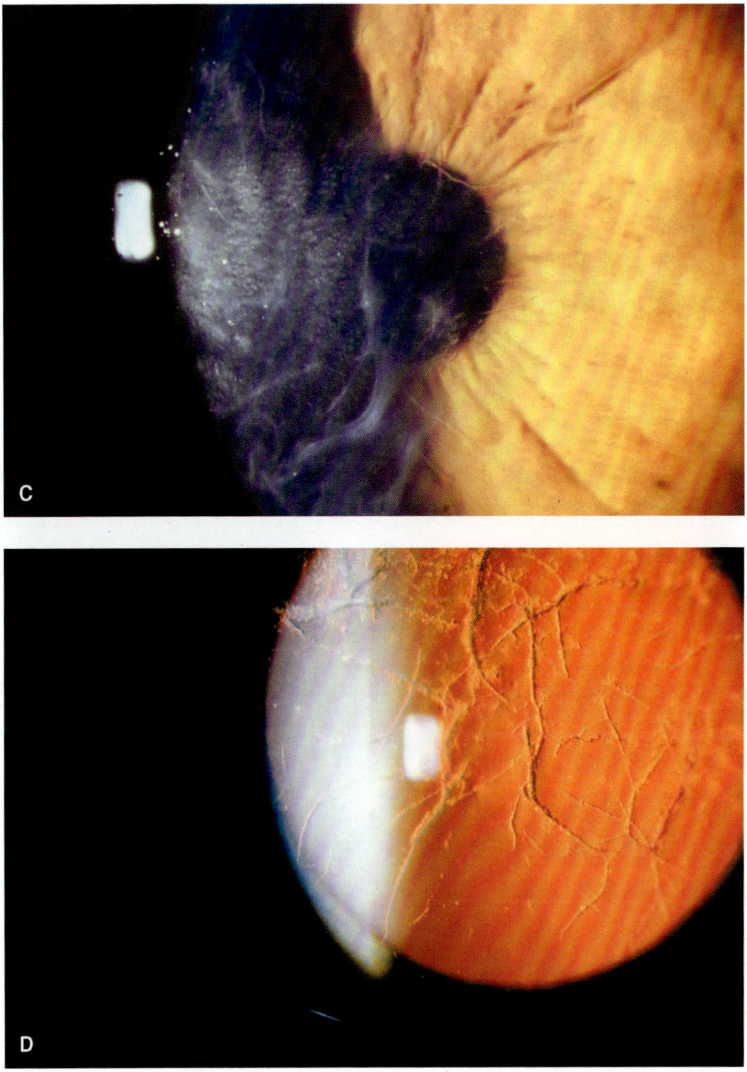

图5-7　(续)**格子状角膜营养不良。**(C) Ⅰ型格子状角膜营养不良因多次反复发作上皮糜烂而导致中央角膜前基质层混浊,有上皮下纤维化。这些瘢痕常可以减少复发次数,但会严重影响视力。有折光的格子状线条仍能看到。(D)通过视网膜后照法,见格子状角膜营养不良的折光性角膜淀粉样沉积。

颗粒状角膜营养不良Ⅱ型

颗粒状角膜营养不良Ⅱ型(Avellino角膜营养不良,颗粒状–格子状混合型角膜营养不良)是一种颗粒状角膜营养不良的变异,具有典型的、类似于格子状角膜营养不良的淀粉样沉着物。该病的症状与颗粒状角膜营养不良相似。

病因学和病理学

- 颗粒状角膜营养不良Ⅱ型是一种常染色体显性遗传病(染色体5q31上的TGFBI基因),10岁前发病。
- 组织病理学:包括透明质样和淀粉样物质沉着。

症状

- 痛性复发性角膜上皮糜烂较颗粒状角膜营养不良常见。
- 中年出现视力减退,此时中央区角膜混浊灶区融合在一起。

体征

- 前部基质"碎面包屑"样混浊提示颗粒状角膜营养不良,更深基质层折光线条样混浊类似于格子状角膜营养不良(图5–8)。

鉴别诊断

- 其他角膜前部或基质营养不良(Reis-Bücklers角膜营养不良和Thiel-Behnke角膜营养不良、颗粒状角膜营养不良Ⅰ型、格子状角膜营养不良)。

治疗

- 症状轻者予润滑剂。
- 症状重者予佩戴绷带型角膜接触镜、表层角膜切除术、准分子激光治疗性角膜切除术、板层或深板层角膜移植术,或必要时行穿透性角膜移植术。

预后

- 对于大部分患者,准分子激光行治疗性角膜切除术可以有效地提高视力和减少疼痛发作。
- 对于晚期的患者,需行板层或穿透性角膜移植术。
- 无论是角膜移植还是PTK,供体角膜上都有复发可能,但比Reis-Bücklers角膜营养不良和Thiel-Behnke角膜营养不良术后复发要晚。PTK可多次进行治疗,也可用于治疗角膜移植术后的复发。

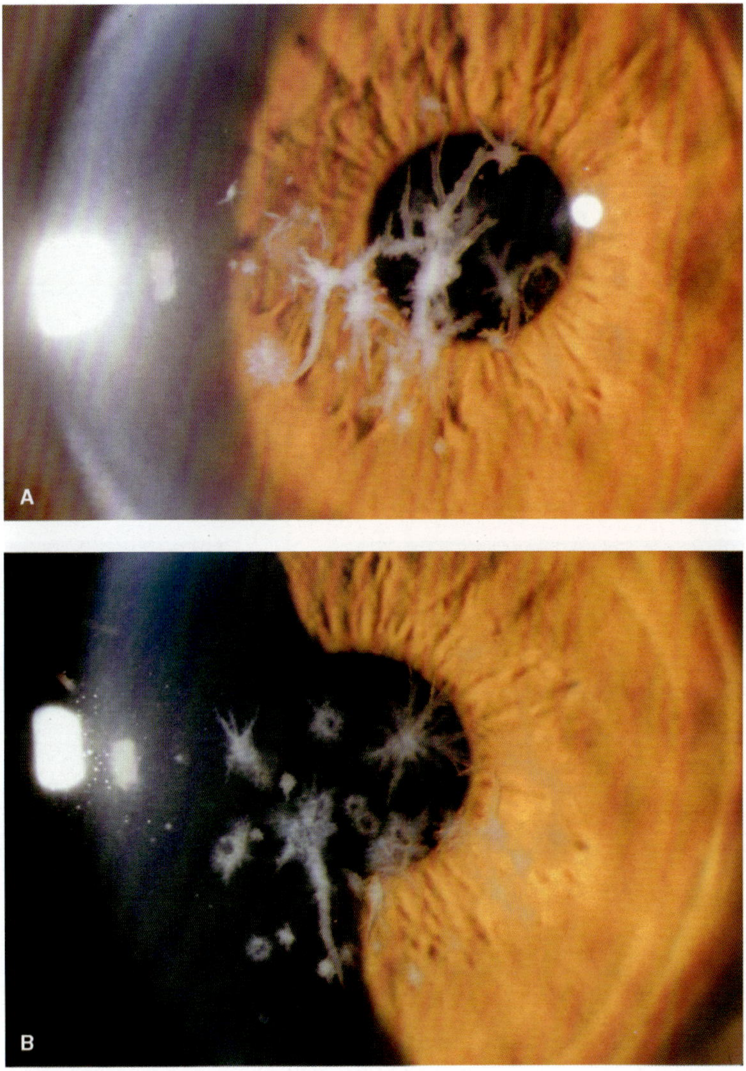

图5-8　颗粒状角膜营养不良Ⅱ型(Avellino角膜营养不良)。(A)右眼示颗粒状角膜营养不良和格子状角膜营养不良的特征性改变,有一些“碎面包屑”样混浊伴格子状角膜营养不良的折光条样混浊。(B)这例患者的左眼也有类似的表现。(待续)

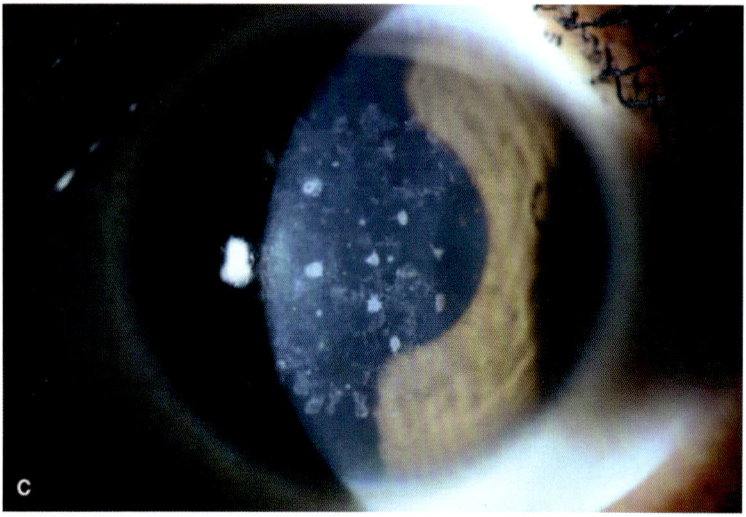

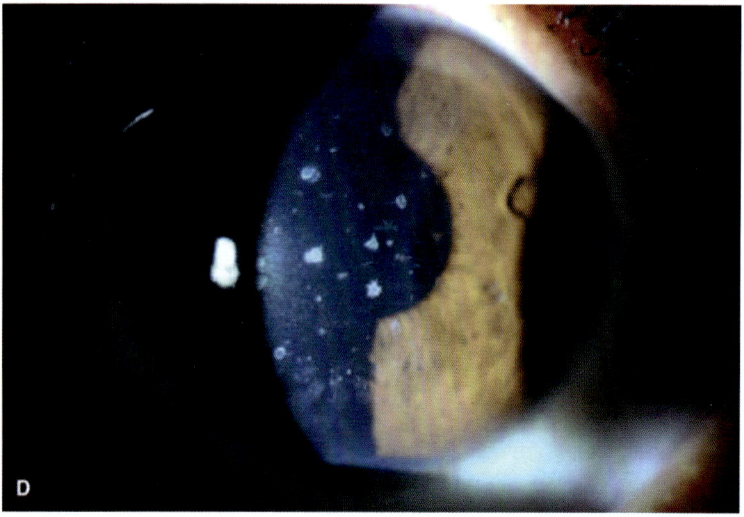

图5–8 (续)**颗粒状角膜营养不良Ⅱ型(Avellino角膜营养不良)**(C)这是一例22岁的颗粒状角膜营养不良Ⅱ型(Avellino角膜营养不良)患者的左眼,表现为颗粒状角膜营养不良的弥漫的、非常浅表的混浊和格子状角膜营养不良的更深、更密集的白色淀粉样混浊。这只眼接受了准分子激光PTK以尝试提高视力。(D)图C中的患眼行准分子激光PTK后3周,中央角膜较前更加透明,视力也较前提高。这例患者行准分子激光PTK去除了对视力造成主要影响的角膜前部混浊,没有对深部的混浊进行处理。

斑状角膜营养不良

斑状角膜营养不良相对罕见，其在青少年中常引起眩光和视力减退。

病因学和病理学

- 常染色体隐性遗传（染色体16q22上碳水化合物磺基转移酶6基因），根据血清学检验可分为两种类型。
  - Ⅰ型：儿童期发病，比较常见，角膜中缺乏硫酸角质素。
  - Ⅱ型：20岁前发病，角膜中硫酸角质素沉积。
- 组织病理学：酸性黏多糖（糖胺聚糖）在角膜内沉积，能被胶体铁和阿辛蓝（Alcian）染色。

症状

- 年轻时有眩光和视力减退。
- 可能会有痛性复发性角膜上皮糜烂的症状。

体征

- 角膜中央灰白色、边界不清的局限性混浊，病灶间基质弥漫性混浊（图5-9A~C）。
- 角膜通常变薄。
- 病变常从一侧角膜缘发展至对侧角膜缘，最终累及到全层基质。
- 中央的病变表浅，而周边的病变深（图5-9D），可能与角膜内皮异常和角膜滴状变性有关。

鉴别诊断

- 其他前部或基质角膜营养不良（Reis-Bücklers角膜营养不良、Thiel-Behnke角膜营养不良、颗粒状角膜营养不良）。

治疗

- 30岁前视力常常受损，需要做角膜移植。准分子激光治疗性角膜切除术可以切除角膜表面的混浊灶。

预后

- 角膜移植术后预后良好，复发不多见，时间较晚。

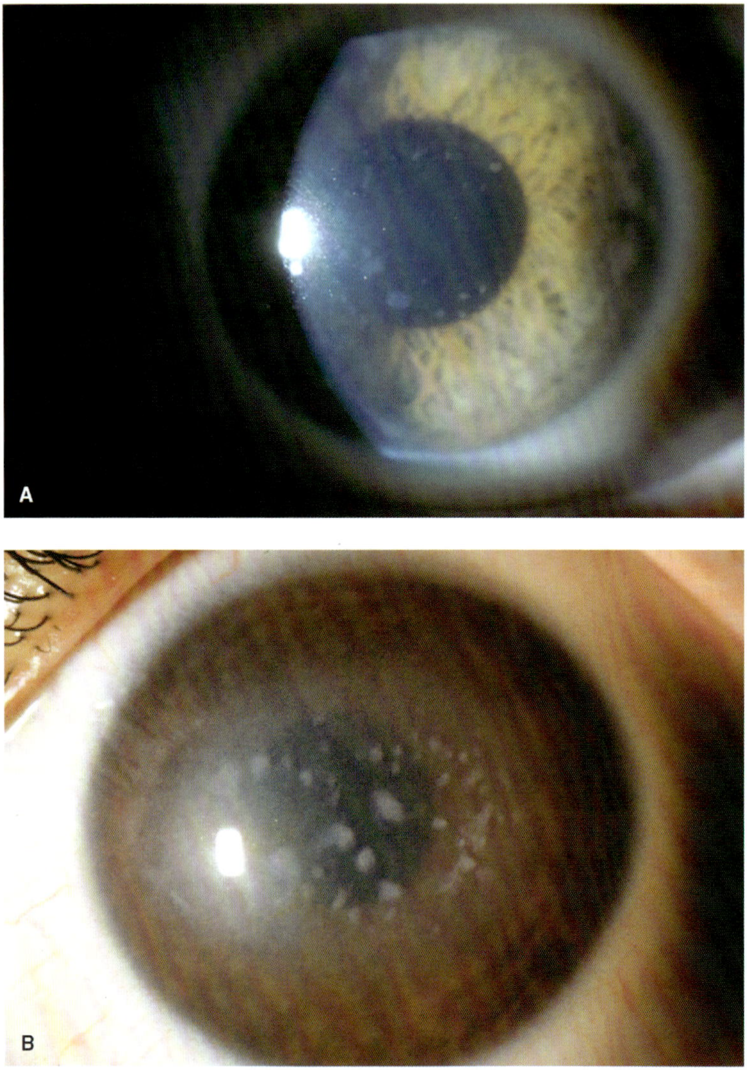

图5–9 **斑状角膜营养不良。**(A)轻度斑状角膜营养不良的角膜旁中心可见小的卵圆形乳白色混浊,注意全层角膜轻微雾状混浊。(B)角膜中央多种形状和大小不同的混浊灶,这些混浊不仅模糊不清,而且累及角膜周边。基质内融合的混浊灶累及整个中央部角膜,所以在密集的斑块间不见透明的区域。(待续)

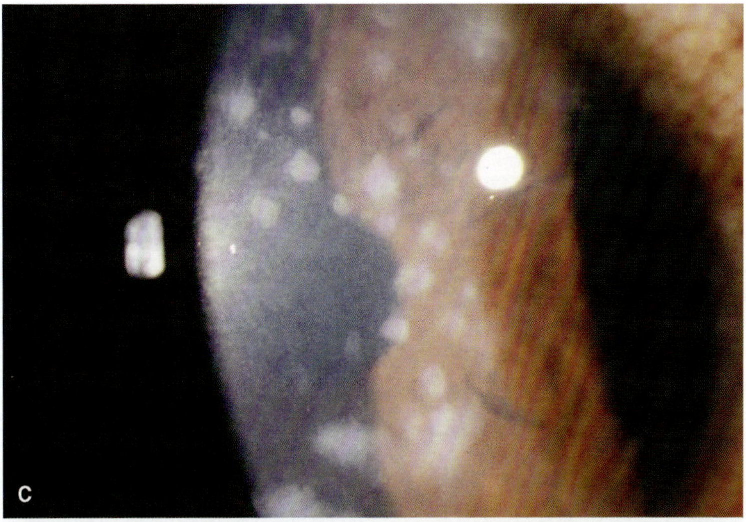

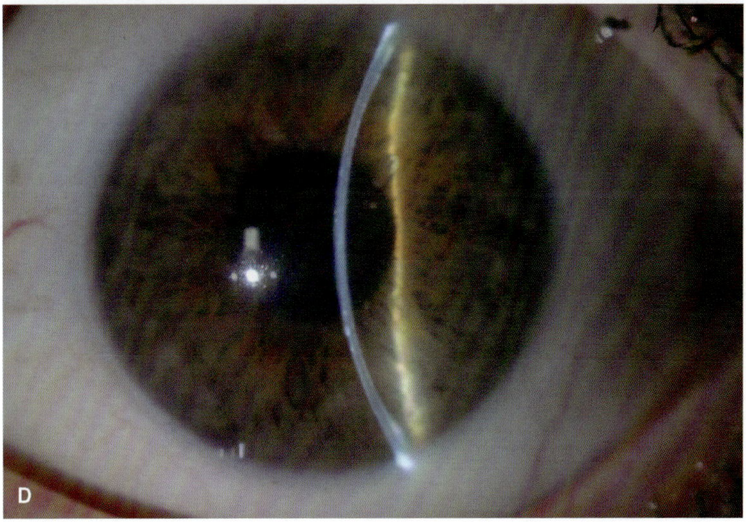

图5–9　(续)**斑状角膜营养不良**。(C)在这只眼中，可见中央和周边角膜混浊。弥漫性雾状混浊累及全层角膜。(D)裂隙灯下显示中央角膜混浊在前基质层，而周边角膜混浊在后基质层，这是斑状角膜营养不良的典型分布，亦可见全层厚角膜的混浊。

Schnyder角膜营养不良

Schnyder角膜营养不良是一种与角膜内胆固醇沉积有关的病变，尽管角膜胆固醇沉积在早期就能出现，但到生命后期才有眼部症状。

病因学

- 不常见的常染色体显性遗传病（染色体1p36上UBIAD1基因），与高胆固醇血症和高甘油三酯血症有关。
- 可与全身高脂血症或高胆固醇血症有关，也可与膝外翻和黄色瘤有关。

症状

- 成年人有眩光的表现，病变重的患者会出现视力减退。

体征

- 一半患者出现角膜中央前部基质黄白色细环状样胆固醇结晶沉积（图5-10A~D）。
- 常伴有明显的脂质角膜环。
- 晚期时，角膜中央全层厚基质混浊(图5-10E)。

鉴别诊断

- 其他引起角膜结晶样沉积的病变（如感染性结晶状角膜病变、胱氨酸病、痛风、多发性骨髓瘤、单克隆丙种球蛋白病）。

治疗

- 检测空腹胆固醇和甘油三酯水平。
- 对于晚期极少数角膜严重混浊的患者，需要准分子激光行治疗性角膜切除术或角膜移植术治疗。

预后

- 视力通常较好，不需要角膜移植术治疗。对于有严重眩光的患者，可以行PTK刮出角膜表面胆固醇结晶。准分子激光治疗性角膜切除术或角膜移植术后复发概率很小。

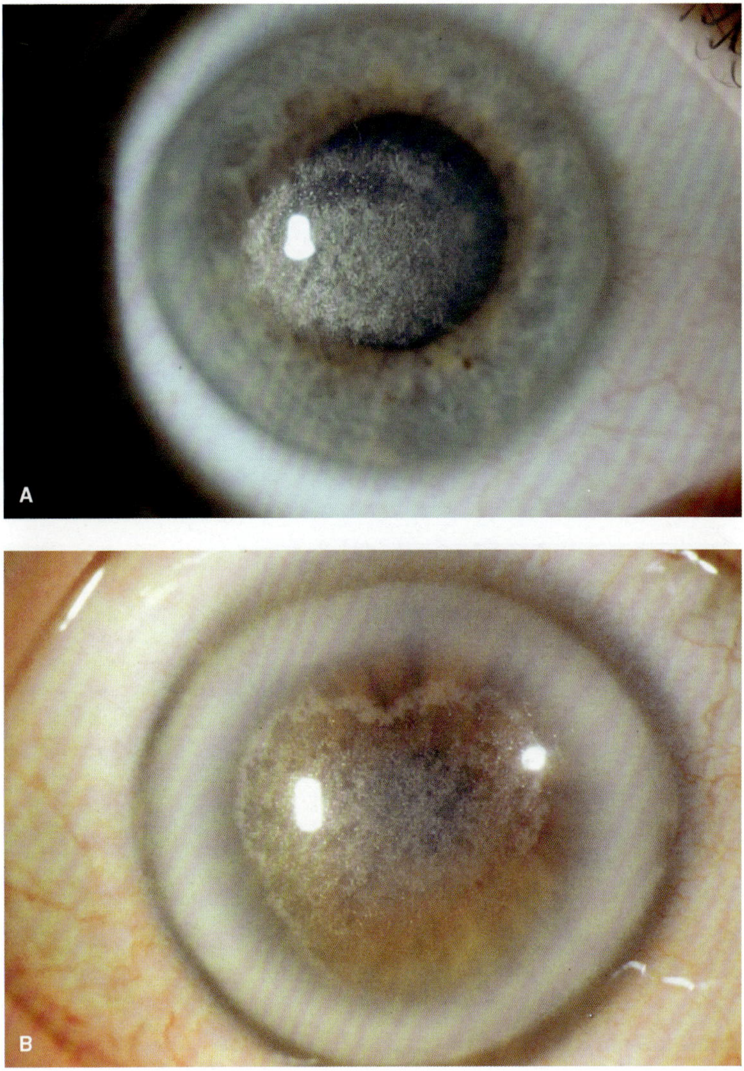

图5–10　Schnyder角膜营养不良。(A)一患有Schnyder角膜营养不良的年轻患者，其角膜中央表面结晶样改变，并见中央小范围局限性基质雾状混浊及脂质角膜环。(B)Schnyder角膜营养不良的三大特征性改变：中央、浅表的结晶样混浊，全层厚基质层混浊及周边致密的稠密脂质角膜环。中央结晶可呈致密的环形图案，如此例所示。(待续)

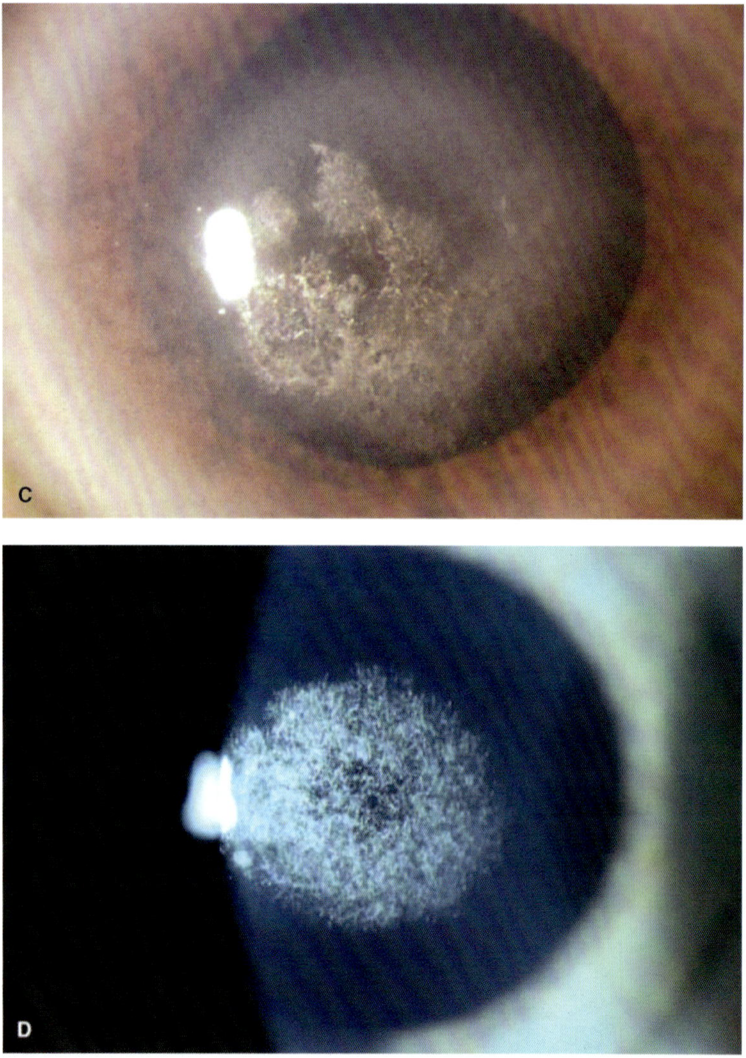

图5-10 (续)Schnyder角膜营养不良。(C)高倍率下观察,可见浅表的结晶及其下基质混浊,也可见周边脂质环。(D)一例28岁的Schnyder角膜营养不良患者的左眼,在高倍率下可观察到明显的角膜中央结晶状混浊。(待续)

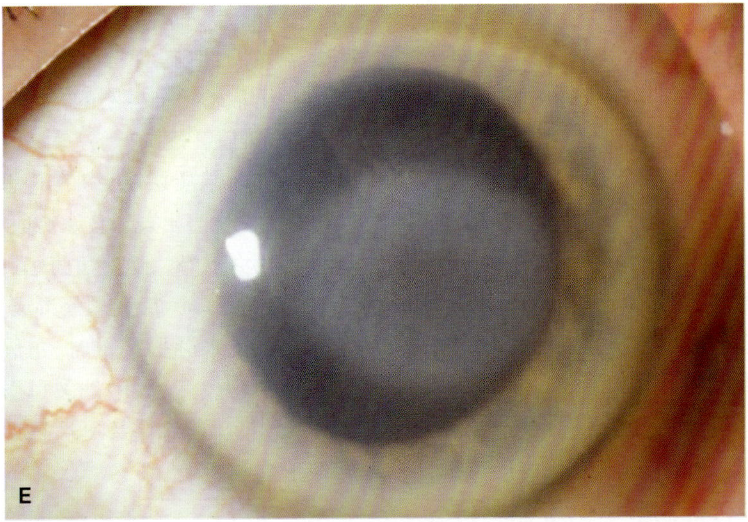

图5–10 (续)Schnyder角膜营养不良。(E)有Schnyder角膜营养不良的家族遗传史,属于无结晶样混浊的类型。可见中央全层角膜基质混浊及周边脂质环。约50%的Schnyder角膜营养不良患者没有结晶样表现。

角膜后营养不良

Fuchs角膜内皮营养不良

Fuchs角膜内皮营养不良相对常见，涉及一系列因角膜后弹力层异常而影响角膜内皮细胞的疾病。传统上，当表现为角膜小滴时称为角膜内皮营养不良，而当产生角膜水肿时称为Fuchs营养不良。但现在Fuchs角膜内皮营养不良(Fuchs营养不良）一词用于疾病的整个过程。

病因学、流行病学和病理学

- 角膜小滴是一种常见的病变，经过数年之后可进展而导致角膜水肿。
- Fuchs营养不良多发于50或60岁以后，女性多见。
- 通常为常染色体显性遗传，但也可能为隐性遗传。与多种不同染色体上的多种基因相关。
- 组织病理学：增厚的后弹力层中央有微小的赘生物，称为角膜小滴，内皮有色素沉着。
- 内皮显微镜检查：内皮细胞的大小(多聚体)和形态(多形性)改变，有大量暗区，内皮细胞数量减少。

症状

- 内皮营养不良通常无症状。中度内皮营养不良可出现视力轻度下降和视觉质量降低，随着角膜水肿进展而恶化。通常患者早晨刚醒来时视力较差，数小时后会逐渐好转。
- 随着后基质层水肿加剧，患者视力中度下降。当出现上皮水肿时，常有严重的视力下降。随着角膜水肿时间延长，前基质雾状混浊/瘢痕形成。
- 当上皮水肿更严重时，角膜上皮出现大泡样改变，大泡破裂可引起剧烈疼痛，并且容易导致更严重的角膜瘢痕形成和感染。

体征

- 后弹力层中央可见微小赘生物，称为角膜小滴。融合的病灶形成一种金属箔样外观(图5-11A和B)。
- 内皮面数量不等的色素沉着，后弹力层增厚呈灰白色外观(图5-11C)。
- 基质水肿，引起角膜增厚(Fuchs营养不良)(图5-11D和E)。
- 角膜上皮层水肿及大泡样改变(大泡性角膜病变)，大泡破裂引起刺激症状和疼痛(图5-11F)。长时间的大泡样改变会引起瘢痕及纤维化，伴眼痛症状减少但视力更差(图5-11G)。
- 远视、窄房角及青光眼的发生率增高。

鉴别诊断

- 白内障术后：无晶状体眼和人工晶状体眼的大泡性角膜病变。

- 后部多形性角膜营养不良：后弹力层线形、条带形、水泡样或聚集成边缘不规则的病灶。

治疗

- 早期治疗包括白天使用高渗盐水滴眼液和睡前使用高渗盐水眼膏、润滑剂，以及眼压升高时降低眼压。当出现角膜上皮轻度水肿时，每天早晨用吹风机在手臂长度的距离对眼睛吹暖风5~10分钟，能提高部分患者的上午视力。当视力严重受损时，需要内皮移植或穿透性角膜移植治疗。

预后

- 白内障手术可能导致轻度Fuchs营养不良患者出现角膜持续水肿。轻至中度的Fuchs营养不良可以不用手术就能很好地治疗，但如果需要角膜移植，则成功率很高。

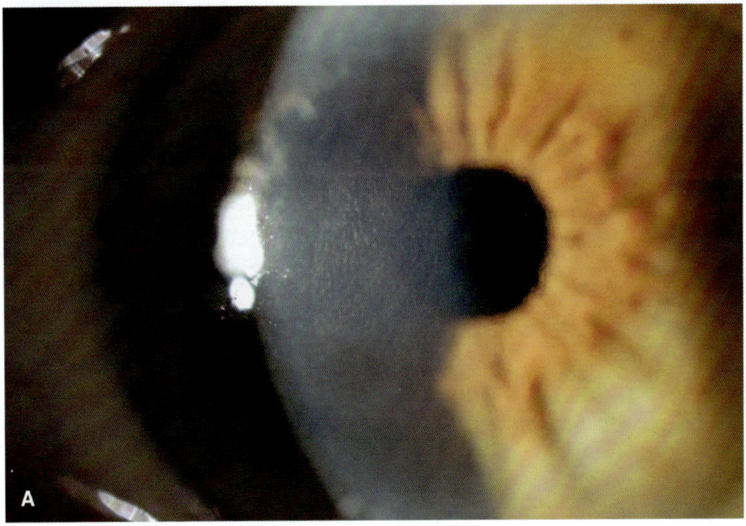

图5-11　Fuchs营养不良。(A)轻度Fuchs角膜营养不良后弹力层增厚及内皮皱褶或橘皮样改变。(待续)

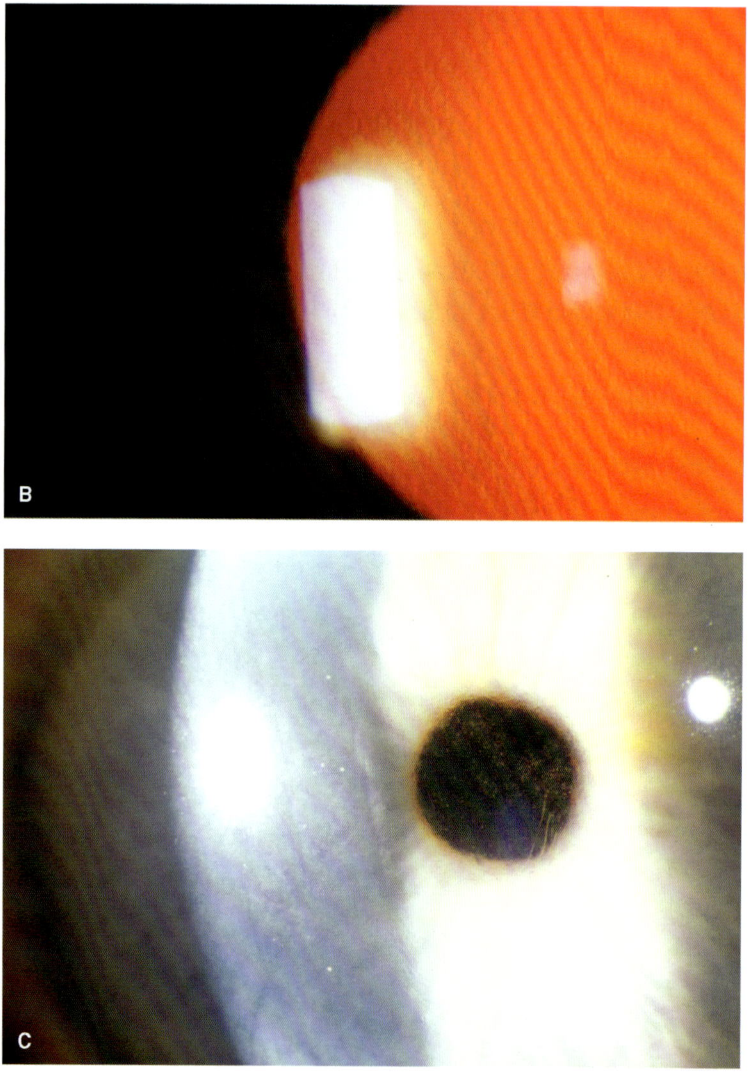

图5–11 （续）Fuchs营养不良。(B)视网膜后照法观察，易见“金属箔”样角膜小滴。(C)轻度Fuchs角膜营养不良表现为轻度角膜基质水肿及部分后弹力层皱褶，在瞳孔缘5点钟方向可见继发性上皮基底膜改变。角膜中央内皮面可见棕色色素沉着。（待续）

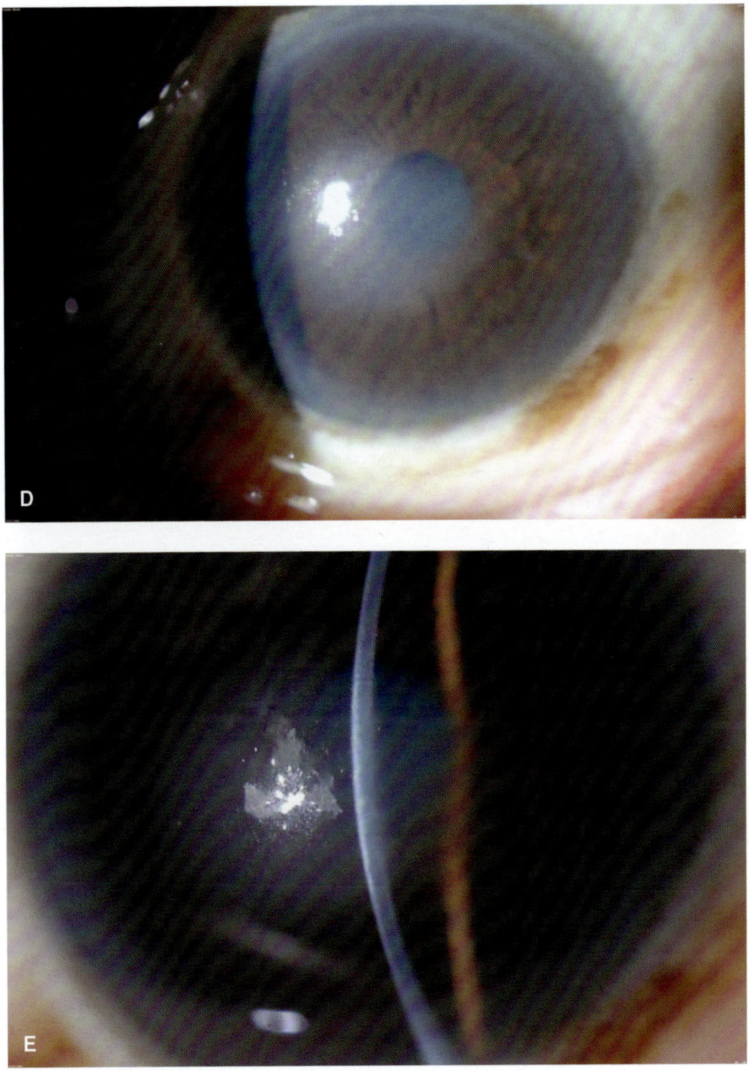

图5-11　(续)Fuchs营养不良。(D)中度Fuchs角膜营养不良患者的基质水肿引起中央角膜混浊及视力下降。(E)在裂隙灯下观察同一只眼显示中央角膜增厚,因轻度微囊水肿而出现光线不规则反射。(待续)

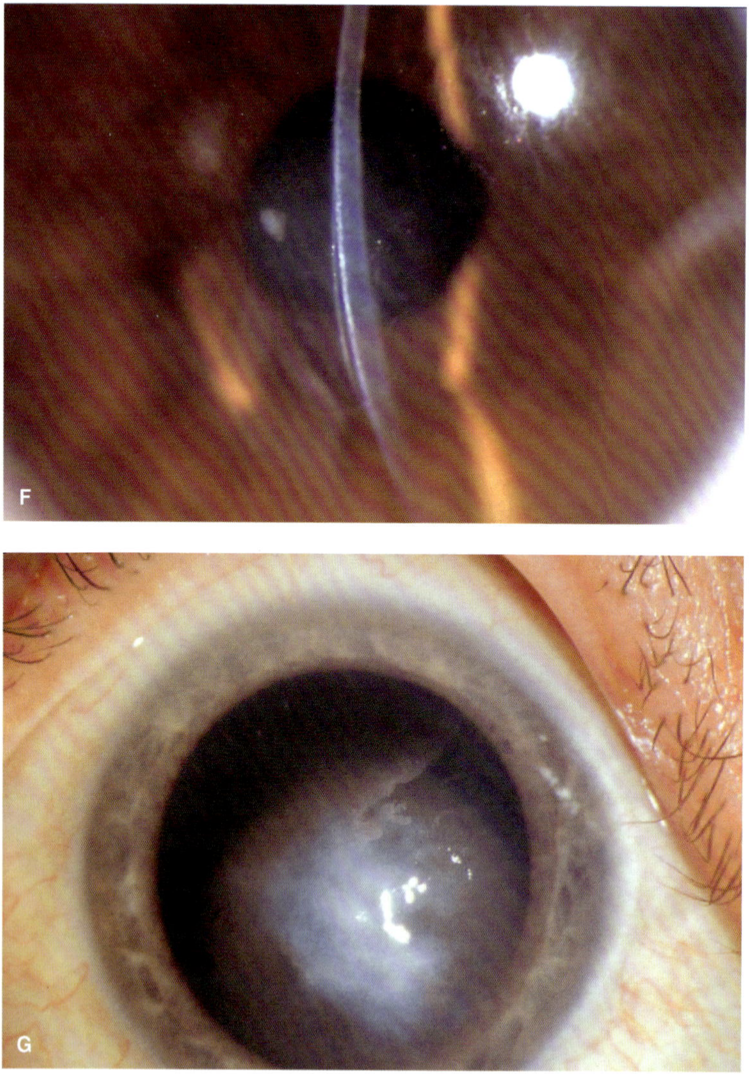

图5-11 （续）Fuchs营养不良。(F)裂隙灯示重度Fuchs角膜营养不良中央角膜基质水肿，且出现上皮大泡样变性。(G)重度Fuchs角膜营养不良患者的中央角膜基质几乎全层水肿，水肿区中央见大片上皮组织纤维化。

后部多形性角膜营养不良

后部多形性角膜营养不良(PPCD)是一种不常见的、以后弹力层和内皮层呈现多种形态异常为特征的病变。

病因学和病理学

- 这是一种不常见的常染色体显性遗传病,有着显著后弹力层和内皮层多样形态。在同一个家族内,症状和体征都有着明显的差异。
- 组织病理学:内皮细胞有似上皮细胞的微绒毛,角蛋白染色阳性。

症状

- 出生时就可能有症状,但多数患者是无症状的。
- 因角膜水肿而视力减退是其主要的症状,如果角膜大泡形成也可有疼痛。

体征

- 后弹力层线形、条带形、水泡样或聚集成边缘不规则的病灶。病变区经常是不对称的,晚期可有角膜水肿(图5-12)。
- 15%的患者伴发青光眼,可伴有虹膜前粘连及瞳孔异位。
- 可伴有Alport综合征(遗传性肾炎和感觉神经性耳聋)。

鉴别诊断

- 虹膜角膜内皮综合征:角膜和虹膜多种形态异常,为单眼发病,非遗传性。

治疗

- 绝大部分患者不需要治疗,但需要监测眼压以预防青光眼。
- 如果出现角膜水肿,其治疗与Fuchs营养不良类同。当视力严重受损时,行内皮或穿透性角膜移植术。

预后

- 视力良好。当虹膜出现病变时,青光眼的发病率随之增加。后部多形性角膜营养不良很少需要角膜移植治疗,如行角膜移植,则成功率很高。

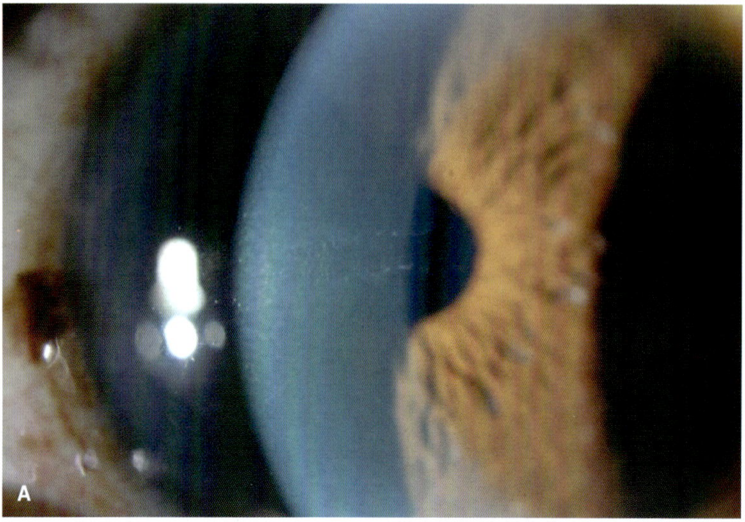

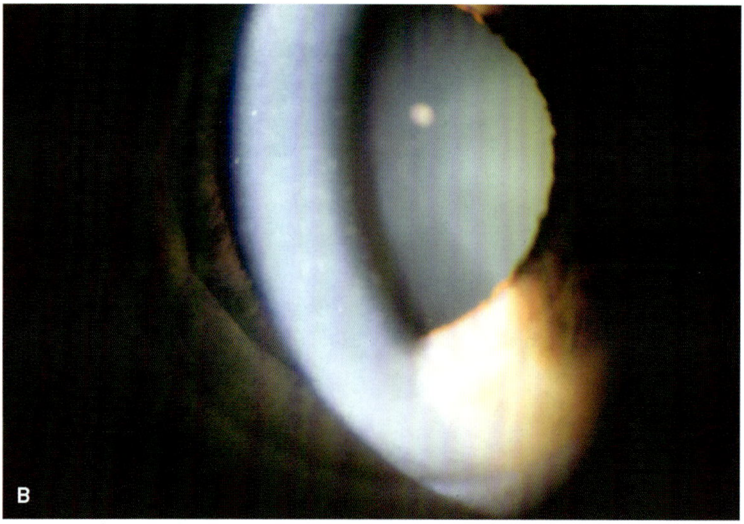

图5–12 **后部多形性角膜营养不良。**(A)后部多形性角膜营养不良患者的角膜中央可见大片水平扇形带状病灶。(B)后部多形性角膜营养不良患者的角膜内皮表面可见多发细小的灰色区病灶。(待续)

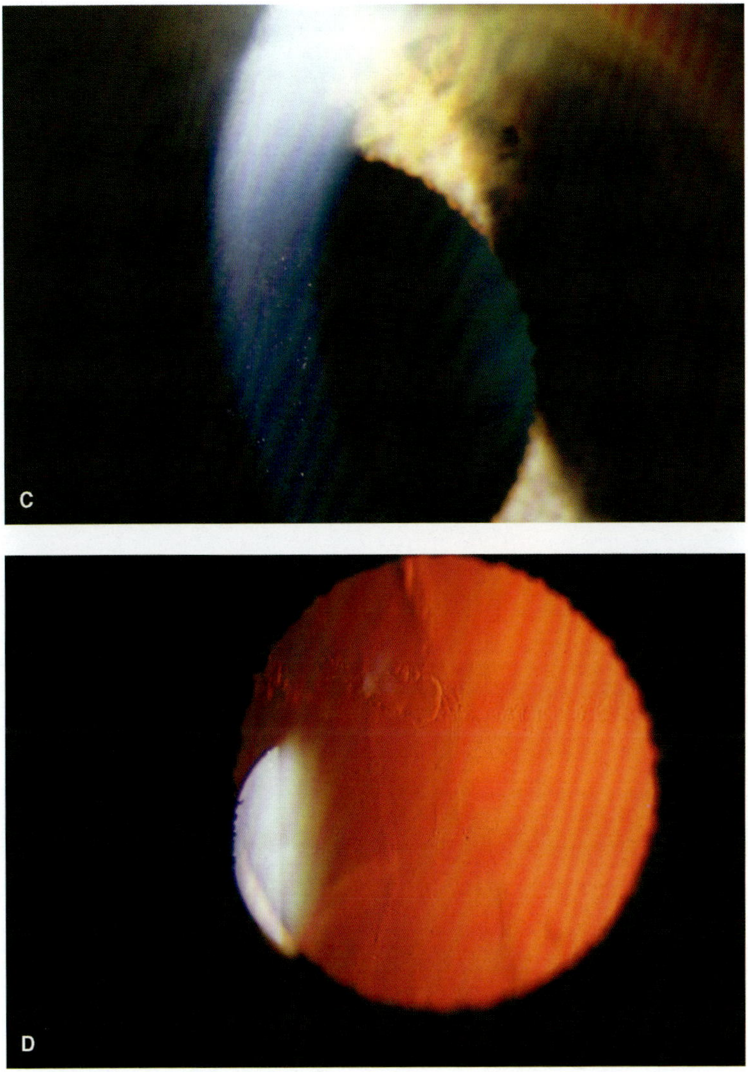

图5-12　(续)后部多形性角膜营养不良。(C)直接照明观察下,可见视轴正上方的内皮细胞层存在扇形带状病灶。(D)视网膜反射的后照明下,扇形带状病灶更加明显。(待续)

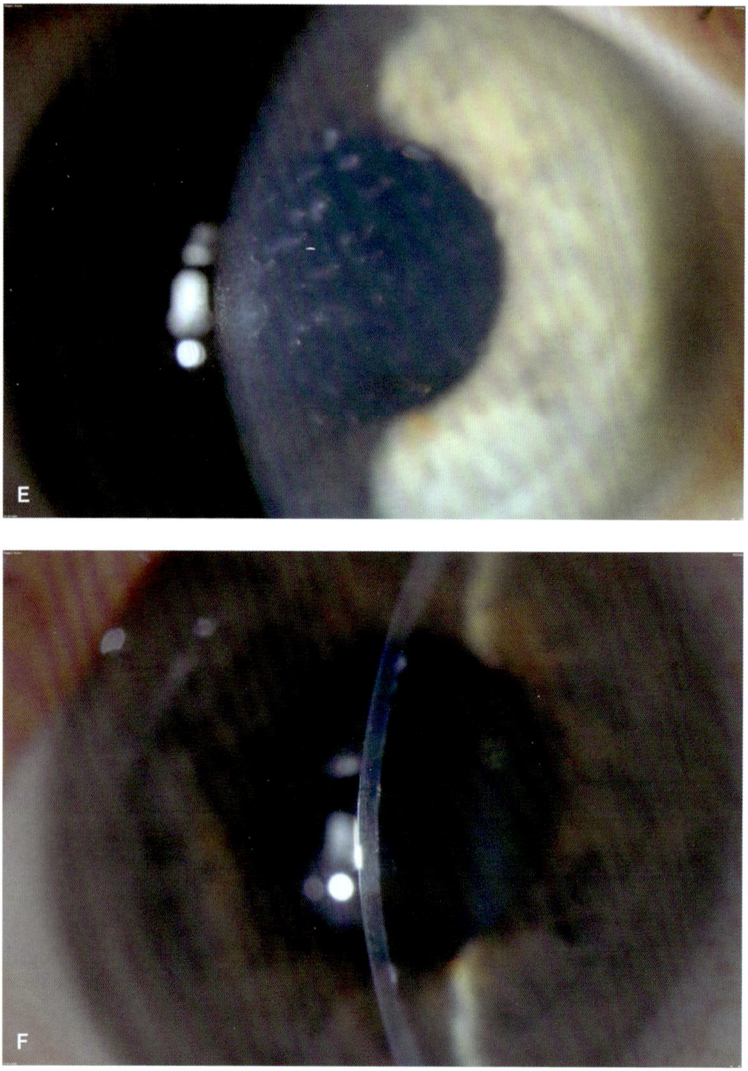

图5-12 (续)后部多形性角膜营养不良。(E)直接照明下见多发的各形态和大小的灰白色混浊。(F)在裂隙灯下观察同一只眼,显示混浊累及后弹力层及内皮层。

先天性遗传性内皮营养不良

先天性遗传性内皮营养不良(CHED)是一种极其罕见的、出生时或出生后不久就引起角膜水肿的病变。

病因学和病理学

- 常染色体隐性遗传。以前将先天性遗传性内皮营养不良分为Ⅰ型（常染色体显性遗传）和Ⅱ型(常染色体隐性遗传)，但目前没有令人信服的公开证据支持常染色体显性遗传，这些病例中的大部分最可能是早期发病的后部多形性角膜营养不良。
- 组织病理学：内皮细胞异常或缺失。

症状

- 出生时即发病，非进行性，有眼球震颤，无眼痛。

体征

- 双侧角膜基质水肿，从一侧角膜缘到对侧角膜缘，角膜呈现蓝灰色毛玻璃样外观(图5–13)。
- 角膜增厚，可达正常厚度的2~3倍。
- 角膜直径和眼压正常。

鉴别诊断

- 早发性后部多形性角膜营养不良：具有PPCD家族史，1~2岁发病，进展性，无眼球震颤，常表现为眼痛和畏光。
- 先天性青光眼：角膜直径增大，眼压升高。
- 分娩损伤：单眼发病，有平行的、斜向后弹力层破裂。

治疗

- 取决于角膜水肿的程度。如果角膜严重水肿，需行角膜内皮或穿透性移植治疗。

预后

- 预后一般，因儿童行角膜移植术很困难。

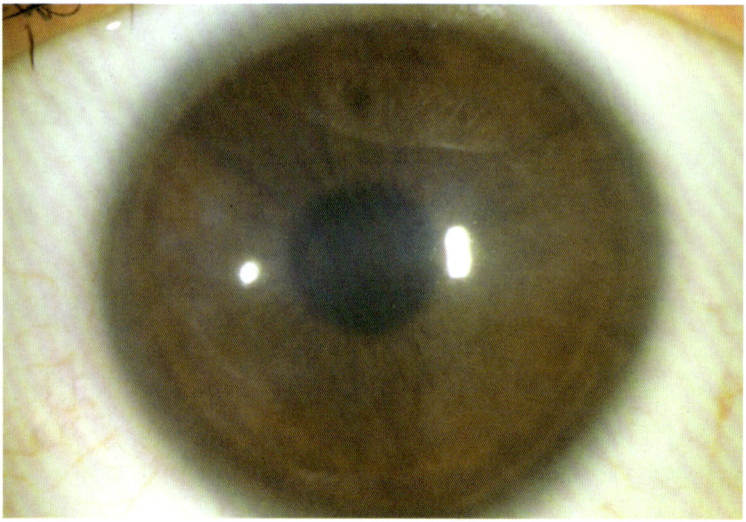

图5-13 先天性遗传性内皮营养不良。先天性遗传性内皮营养不良患者全角膜弥漫性水肿,呈蓝灰色毛玻璃样外观。

第 6 章

角膜变性和沉淀物

退行性改变

角膜环

• 角膜环是一种常见的双眼病变，可以为年龄相关性(老年环)或出现在一些有高脂血症的年轻人身上(类脂环)。

• 脂质沉淀最先沉积在下方，之后在上方出现，并向周围扩散，最后在周边角膜形成宽约1mm的白色环形带状区域，外界清晰而内界模糊。该环外界与角膜缘之间可见一透明角膜带。(图6–1A)。

• 可伴随轻度非进行性角膜缘透明带变薄(沟槽状变性)。

• 对于40岁以下患者，需检查是否有高脂血症。如果为单侧发病，需检查未受累侧是否存在颈动脉病变。

• 患者多无症状，无须眼科治疗。

白色角膜缘vogt带

• 白色角膜缘vogt带是常见的双眼良性病变，与年龄相关，表现为沿鼻侧及颞侧周边角膜的白色新月形沉淀(弹性纤维变性)。与角膜缘有或无透明带间隔(图6–1B)。

• 患者多无症状，无须眼科治疗。

鳄鱼皮革样变性

• 鳄鱼皮革样变性表现为灰白色、多边形基质混浊，病灶间可见相对透明的角膜组织将其分隔。病灶通常累及浅层基质(浅层鳄鱼皮革样变性)，但也可出现在较深的部位(深层鳄鱼皮革样变性)(图6–1C)。

• 患者多无症状，无须眼科治疗。

角膜粉屑样变性

• 角膜粉屑样变性为较常见的双侧良性病变，其是位于近后弹力层的深层基质间微小粉尘样脂褐质沉淀。

- 最好采用虹膜后照法来观察此类混浊病灶(图6-1D)。
- 患者通常无症状,无须眼科治疗。

多形性淀粉样变性

- 多形性淀粉样变性在大于50岁的人群中相当常见,为双侧良性病变。
- 表现为分布于基质层的形状各异的淀粉样沉淀,可呈曲线、点状、逗号形或丝状。但绝大多数为位于中央的深层基质。最好采用视网膜后照法来观察此类沉淀(图6-1E~H)。
- 与全身疾病无关。
- 鉴别诊断:角膜淀粉样变性和格子状角膜营养不良。
- 患者通常无症状,无须眼科治疗。

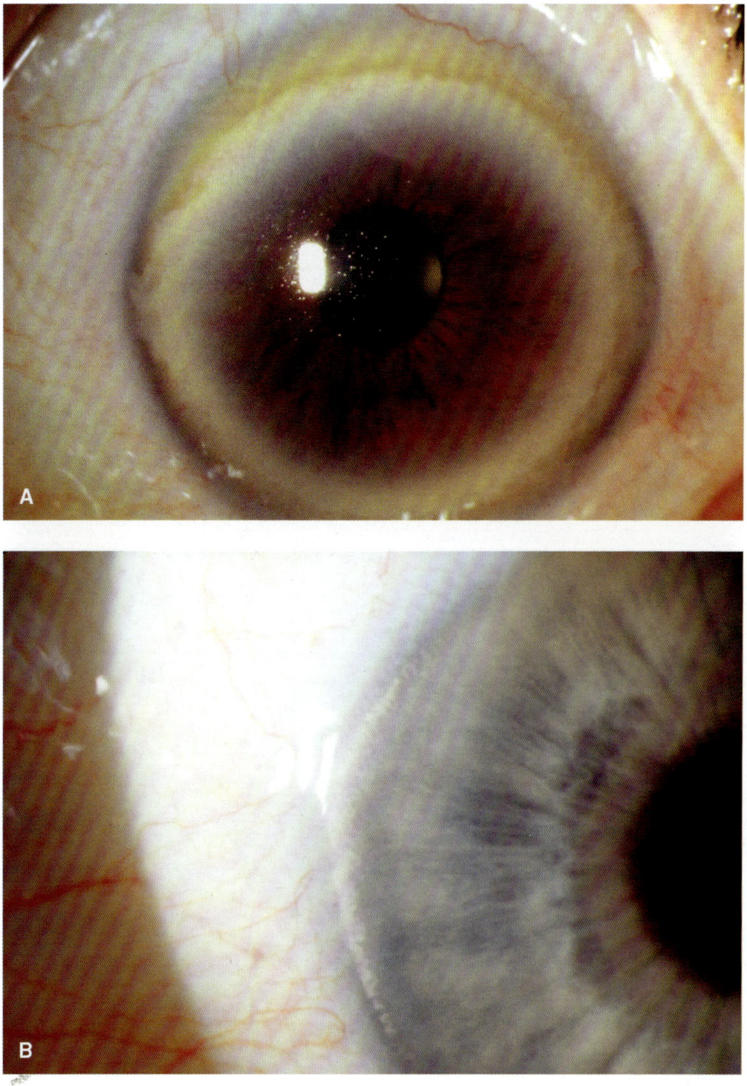

图6-1　**角膜环。**(A)一邻近角膜缘的360°环形黄白色脂质沉积。注意环与角膜缘间的透明带。**角膜缘vogt带。**(B)9点钟位置角膜缘可见一较致密的白色新月形混浊。病灶与角膜缘间可见少许透明带。(待续)

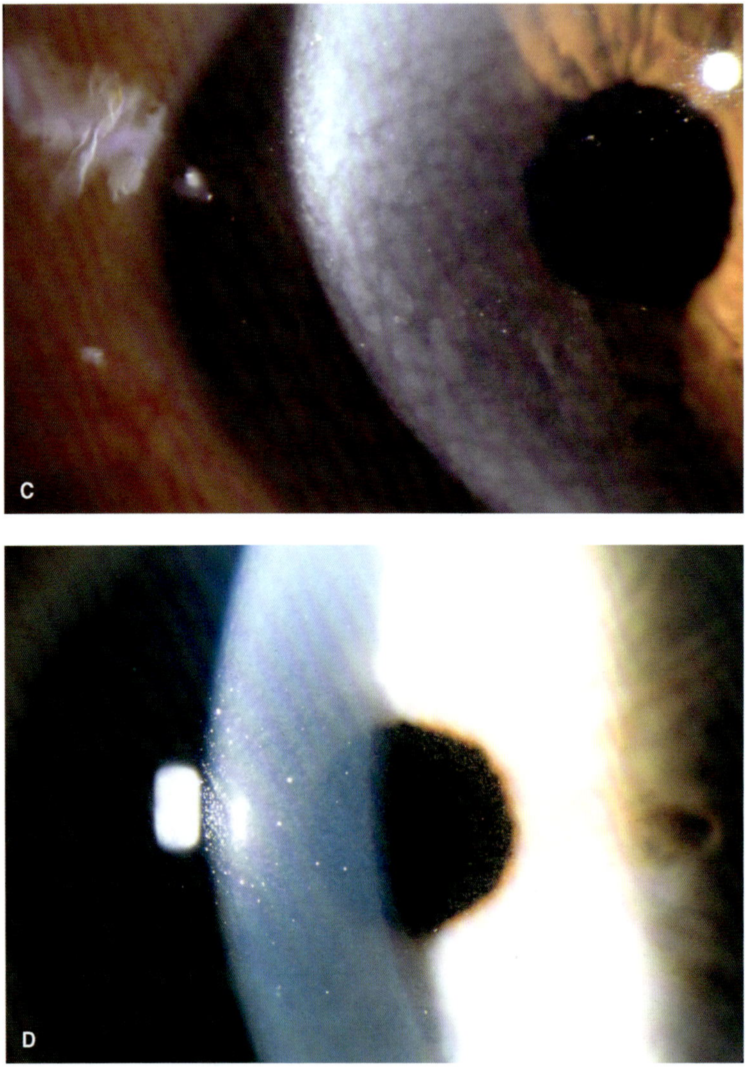

图6-1 (续)**鳄鱼皮革样变性**。(C)角膜上可见灰白色多边形基质混浊,可位于浅层或深层基质。**角膜淀粉样变性**。(D)瞳孔区可见微小尘状沉淀。这些针尖样混浊位于深层基质,对视力无影响。(待续)

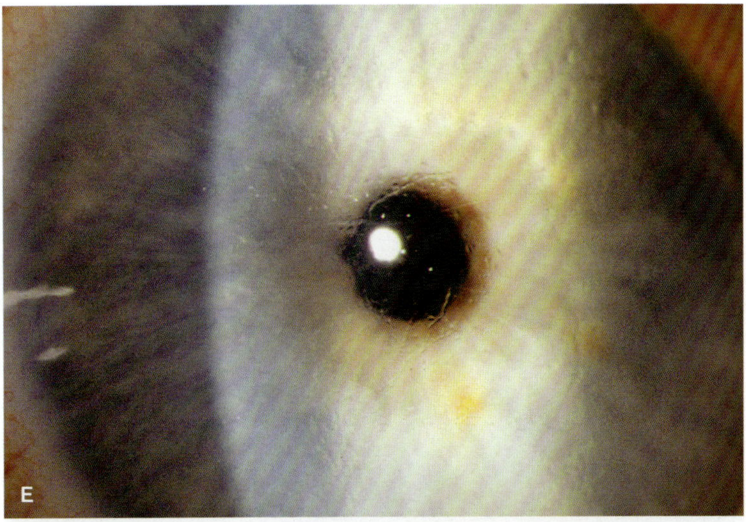

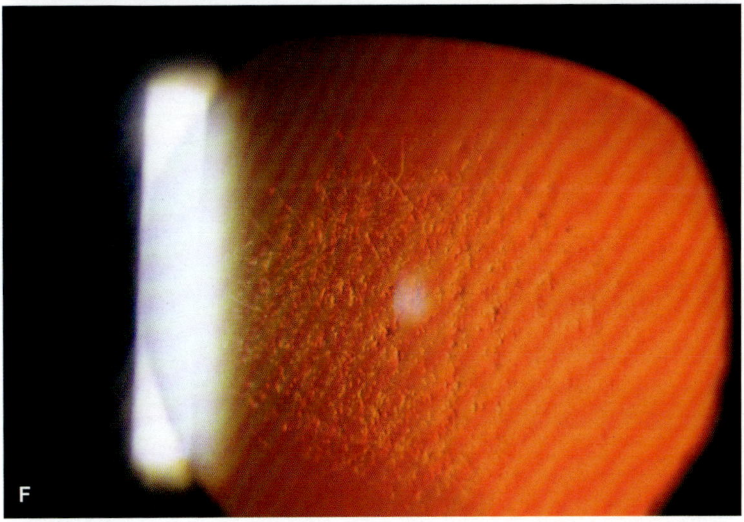

图6-1　(续)**多形性淀粉样变性**。(E)在角膜基质可见点状、逗号形、线状等形态各异的淀粉样沉淀。此类病灶为变性而非营养不良。与格子状角膜营养不良的类似表现是病变均为淀粉样沉淀,然而后者是先天性病变,典型表现为反复发作的角膜糜烂,并常常在青年期即出现视力下降。(F)患眼存在多形性淀粉样变性,采用视网膜后照法可轻易发现其中央致密的淀粉样沉淀。(待续)

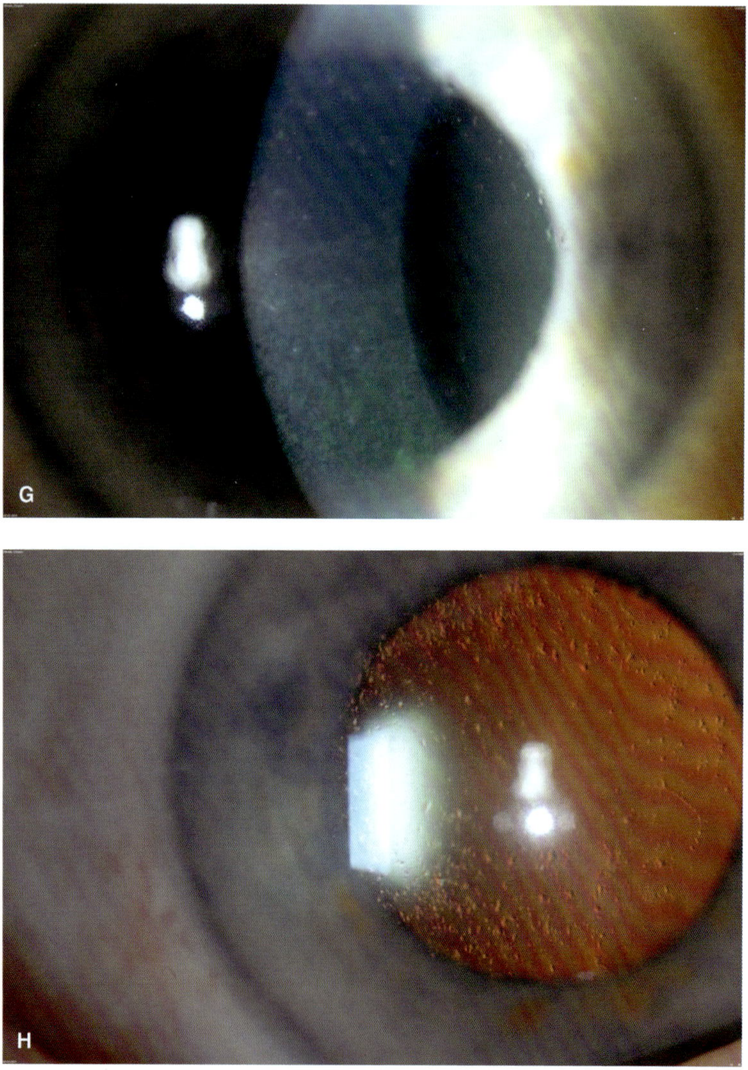

图6-1 （续）**多形性淀粉样变性**。(G)此为一例中老年女性患者的眼前节图片，可见其位于中周部角膜的多发细小灰白色多形性淀粉样变性的混浊病灶。(H)同一患眼，采用后照法后，多形性淀粉样变性病灶更加明显。

角膜沉着——非色素性

角膜带状变性

角膜带状变性是一种常见疾病，表现为上皮下、前弹力层及浅层基质的钙质沉着。

病因学

- 眼部因素：
  - 眼部慢性炎症(如虹膜睫状体炎、青少年类风湿关节炎、角膜水肿、角膜基质炎、眼球痨)。
  - 硅油填充眼，尤其前房存在硅油者。
- 代谢因素：
  - 高钙血症或高磷血症。
  - 痛风。
  - 慢性肾衰竭。
- 遗传因素：家族性因素。
- 其他：
  - 长期暴露于有毒气体中(如汞)。
  - 特发性(年龄相关)。

症状

- 通常无症状，当病灶累及中央角膜时可影响视力。若较厚的钙质斑块剥脱导致上皮缺损，可出现眼部刺激症状。

体征

- 睑裂区周边部的角膜钙质沉着斑块，与角膜缘之间通常可见一狭窄透明带(图6-2A~C)。
- 通常斑块最先出现在鼻侧和颞侧角膜，之后向中央扩展。
- 斑块中常见有小孔及裂隙，使其呈现“蜂窝乳酪”样外观。
- 晚期病灶可呈斑块状、结节状并可隆起(图6-2D)。

治疗

- 轻度患者可随访观察或以润滑剂治疗(如人工泪液或眼膏)。
- 重度患者(影响视力、出现眼痛或影响外观者)可予以3%乙二胺四乙酸二钠进行络合钙质疗法，或行准分子激光进行浅层角膜切削术(激光治疗性角膜切削术、PTK)，或以机械刀片切削。

预后

- 眼部钙质沉着预后极好。角膜带状变性可复发，尤其是有深层病灶残留的患者。
- 必要时钙离子络合疗法可以重复进行。
- 术后可能发生上皮愈合不良。当残留角膜瘢痕或合并其他眼部病变时，将导致视力受限。

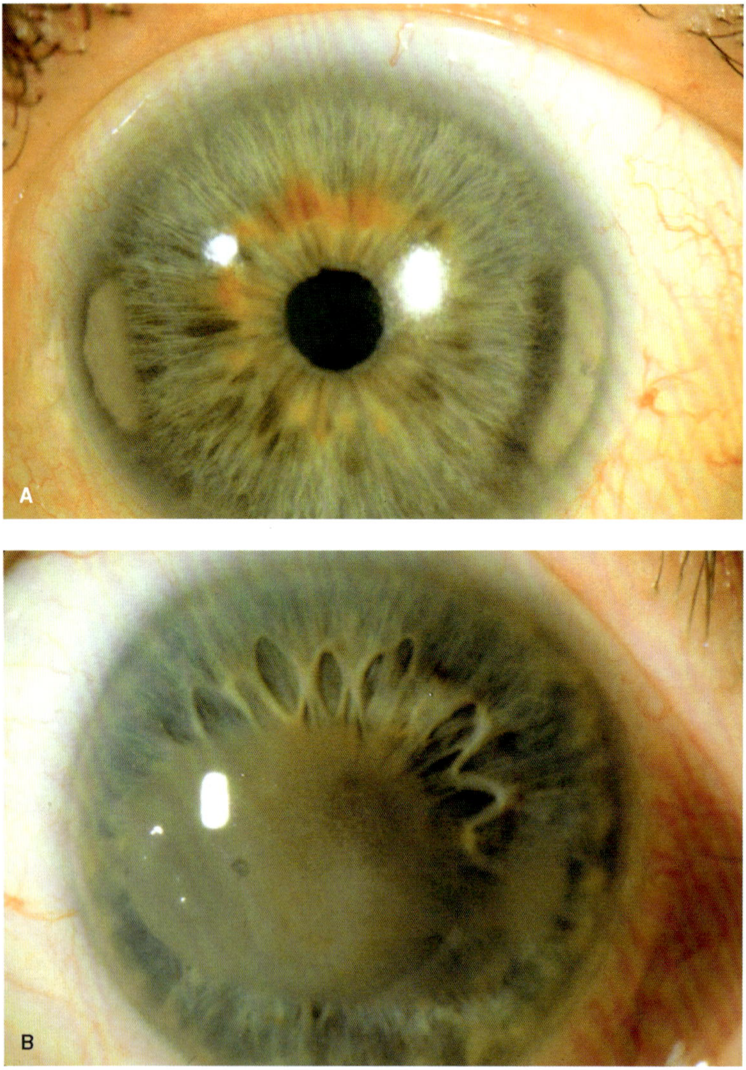

图6–2 角膜带状变性。(A)邻近鼻侧及颞侧角膜缘处可见一薄层钙质沉着。注意病灶与角膜缘之间可见一狭窄透明带。(B)该眼的中央角膜钙质沉着遮挡虹膜及瞳孔区。(待续)

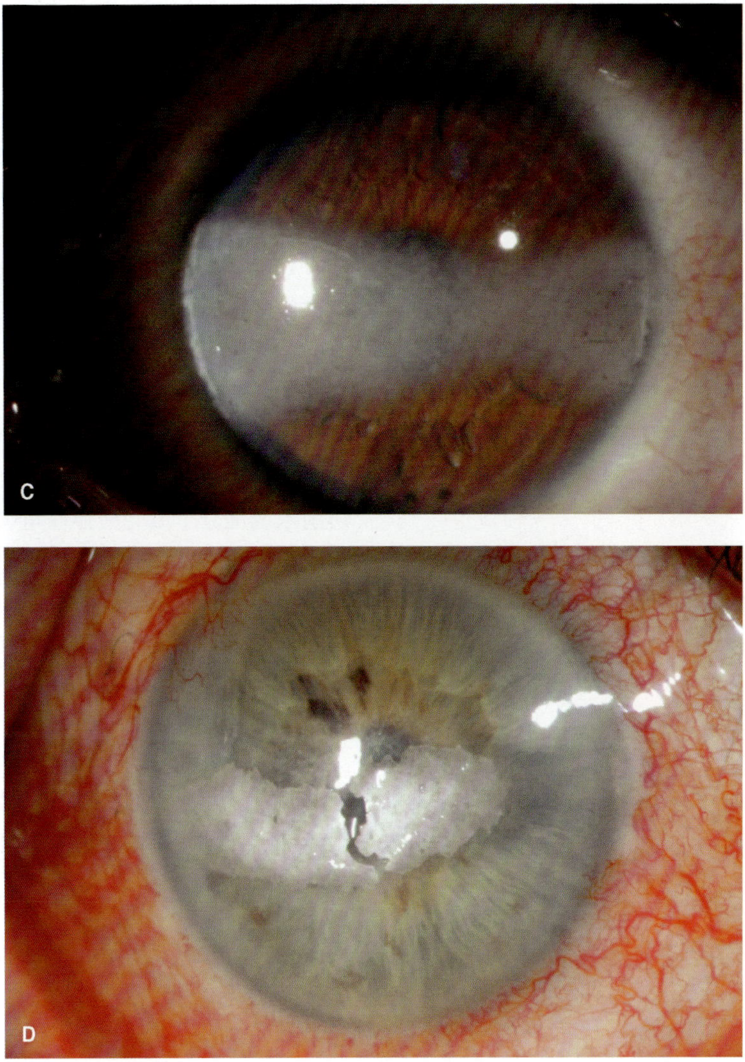

图6-2　(续)**角膜带状变性**。(C)该眼的角膜带状变性表现即为典型的角膜缘至角膜缘的水平带。(D)该眼因带状疱疹病毒性角膜炎继发的慢性角膜水肿，继而出现中央区致密的钙质沉着斑块。部分中央区斑块自发性剥脱。

Salzmann结节状角膜变性

Salzmann结节状角膜变性是一种极为常见的疾病,单眼或双眼发病,表现为光滑的灰白色角膜隆起样病变。

病因学

- 通常有慢性角膜病变史,例如角膜基质炎、春季角结膜炎、干燥性角结膜炎、角膜泡性病变,颗粒性结膜炎患者,但也常发生于正常眼。

症状

- 通常无症状,病变累及旁中央或中央部角膜时可影响视力。隆起明显时可引起异物感。

体征

- 单发或多发的散在白色或灰白色结节,偶可表现为偏蓝的光滑隆起,可出现在角膜表面的任何位置(图6-3A~C)。
- 结节病灶若长期存在,其基底部的上皮内可形成铁锈色沉着。

鉴别诊断

- 球形角膜变性:为发生在角膜浅层基质的小球形黄棕色颗粒。

治疗

- 轻度患者可随访观察或予润滑剂治疗。有症状者可以刀片行浅层角膜切削术或准分子激光治疗性角膜上皮切削术(图6-3D和E)。切削术中辅以丝裂霉素C治疗可降低复发率。罕见的严重患者可能需行板层角膜移植。

预后

- 预后很好。切削术后可复发。

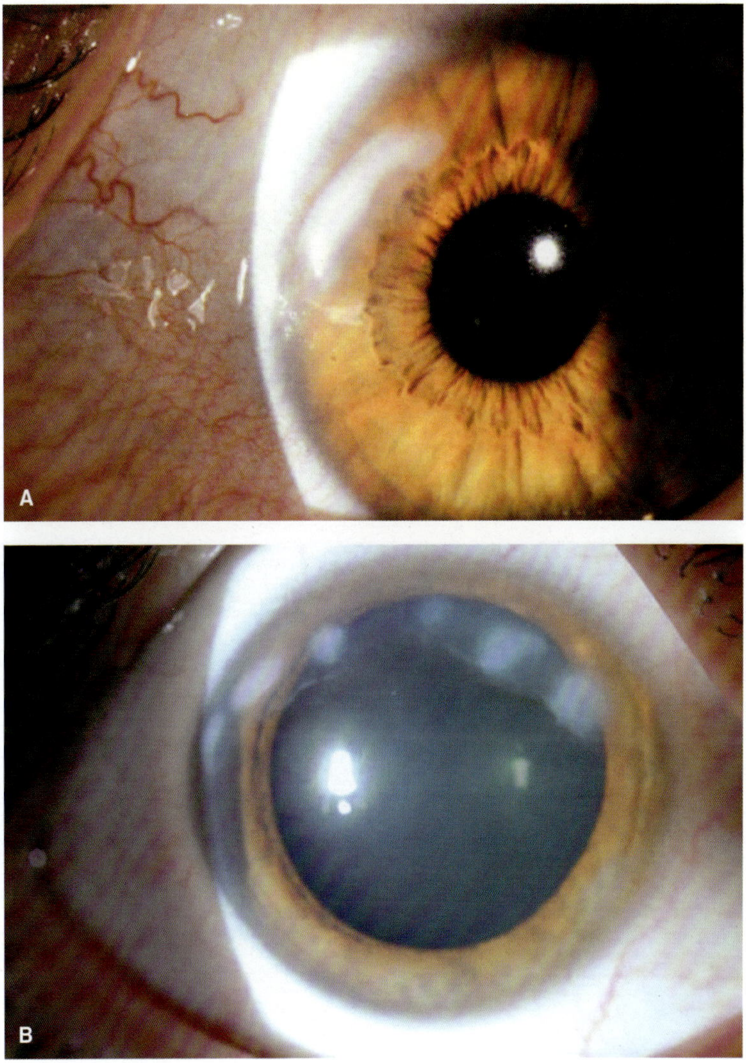

图6–3 Salzmann结节状角膜变性。(A)9点钟至11点钟位置周边角膜可见一灰白色隆起样病变。病灶可单发或多发,可位于周边部或中央。当出现症状时,通常可行浅层角膜切削术或准分子激光治疗性角膜上皮切削术。(B)该眼上方角膜约有6处Salzmann结节状角膜变性病灶。在隆起较显著的病灶间可见较扁平的Salzmann混浊。(待续)

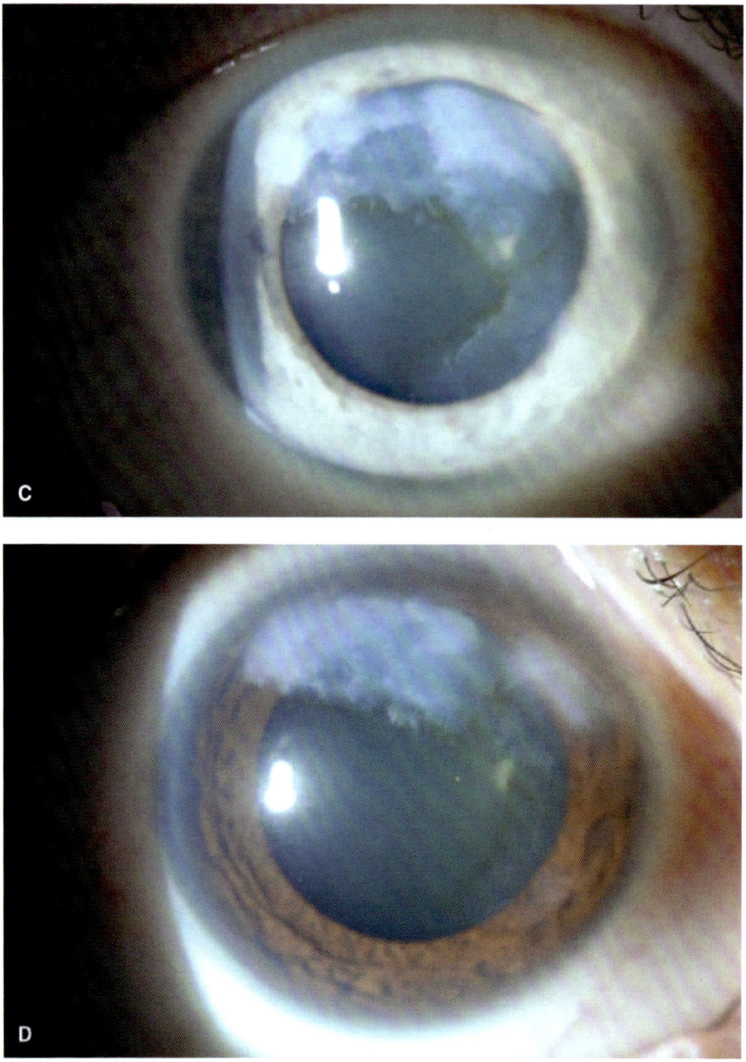

图6–3 （续）Salzmann结节状角膜变性。（C）9点钟至6点钟位置旁中央及周边角膜可见严重的Salzmann结节状角膜变性。（D）右眼Salzmann结节状角膜变性，上方可见乳白色隆起的结节向鼻侧延伸。注意结节边缘的铁线，提示变性长期存在。（待续）

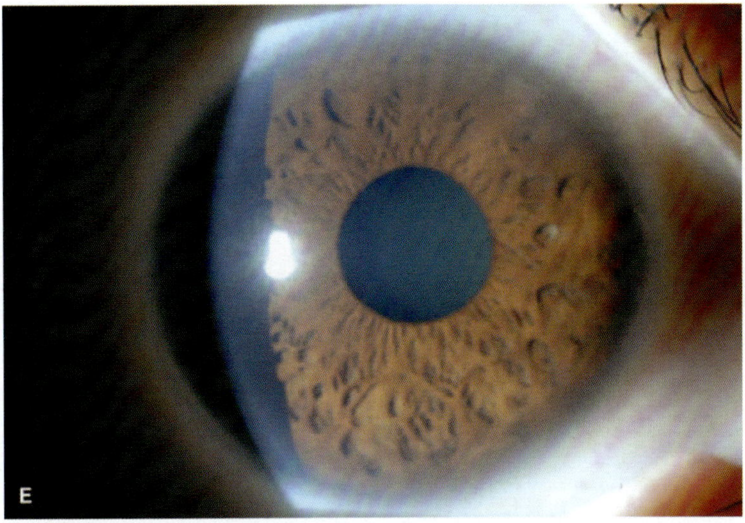

图6-3　(续)Salzmann结节状角膜变性。(E)图D中的患眼行准分子激光PTK后5个月，Salzmann变性消失，角膜基本透明。

其他角膜变性

球形角膜变性

- 球形角膜变性又称Labrador角膜病变、光化学性角膜病变、气候性滴状角膜病变、角膜弹性组织变性或Bietti结节样营养不良。
- 球形角膜变性是一种罕见病变，单眼或双眼发病，患者常为户外工作者。
- 出现在睑裂区浅基质层的小球形黄棕色颗粒样病变(图6-4A和B)。
- 病变由周边向中央扩散。晚期可形成结节状隆起。
- 病变累及中央及旁中央角膜时可影响视力。隆起的结节可引起异物感。
- 视力受损时，可以刀片行浅层角膜切削术，或准分子激光行治疗性角膜上皮切削术，也可行板层或穿透性角膜移植。病变可复发。

脂质角膜病变

- 这是一种较常见的疾病，单眼发病，最常见于既往有单纯疱疹病毒性角膜炎或带状疱疹病毒性角膜炎患者。
- 单眼发病，呈羽毛状边缘的白色或偏黄的局灶性沉着(图6-4C)。继发病变与角膜新生血管形成有关，而原发性病变是无血管的。可出现水晶状外形(图6-4D)。累及全角膜的病例罕见。
- 中央区脂质沉着可影响视力。
- 局部糖皮质激素治疗可减轻炎症反应，减少新生血管形成。新生血管的退化可改善脂质沉着病变。可试以激光使血管闭塞，但通常可再开放。局部或结膜下给予血管内皮生长因子(VEGF)抑制剂可减少血管形成。晚期视力受损严重者可行角膜移植术。

Coats白色环

- 通常位于下方前弹力层，为直径1mm或更小的白色椭圆状环形病变，其上的角膜上皮完整(图6-4E)。
- 提示既往有金属异物外伤史。
- 患者通常无症状，无须眼科治疗。

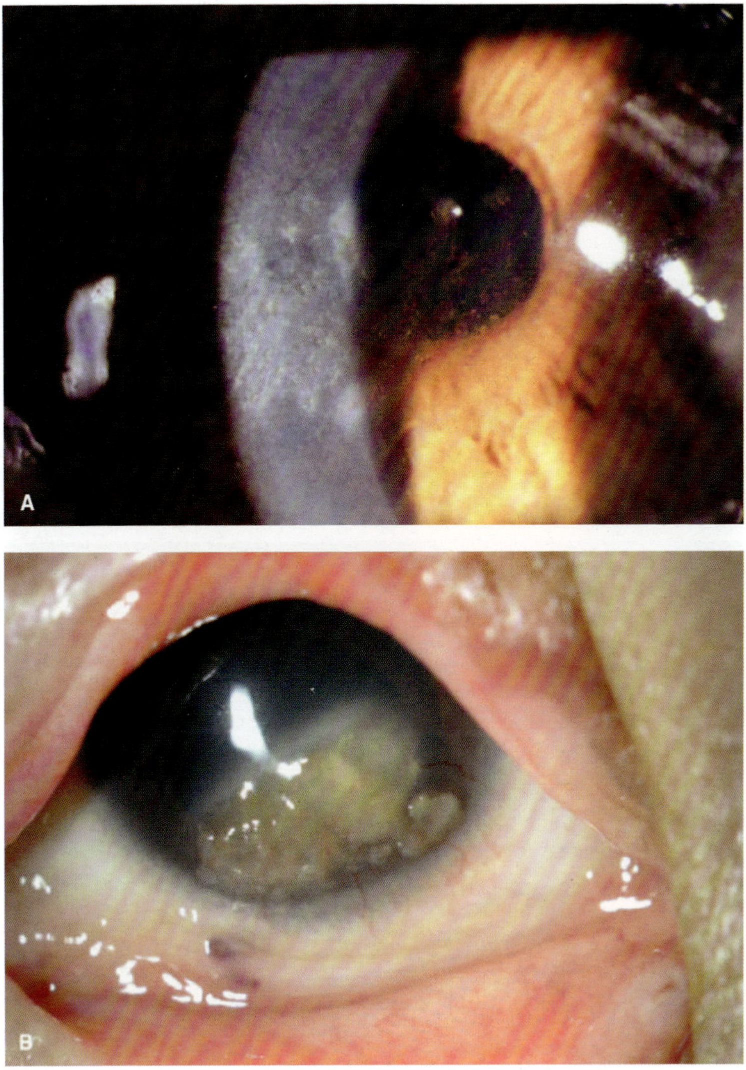

图6–4　球形角膜变性。(A)睑裂区的角膜棕灰色沉着。此类病变可呈轻度或中度隆起。**脂质角膜病变。**(B)患有球状角膜变性的右眼下方可见隆起的、胶状的金色结节状混浊。(待续)

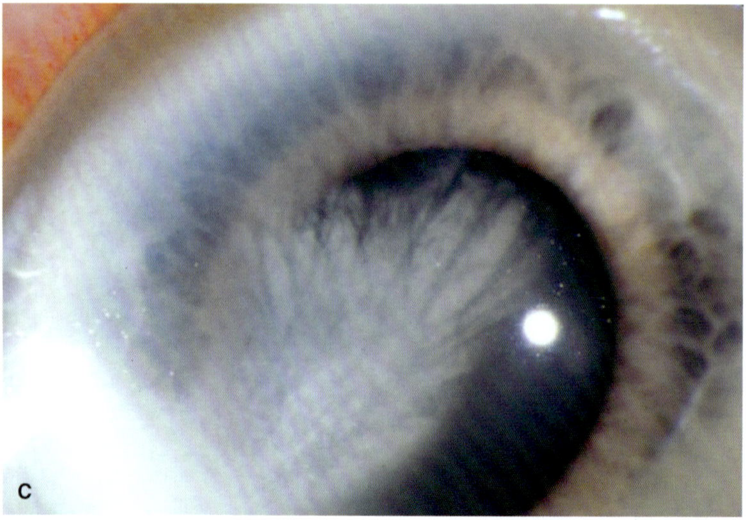

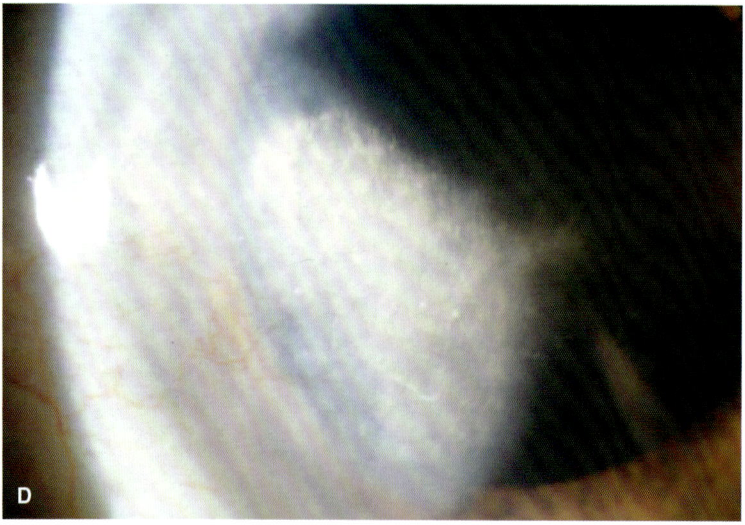

图6–4 (续)**脂质角膜病变**。(C)角膜基质层可见羽毛状外形的奶白色脂质沉着。病灶间较清晰的线条为“鬼影”血管,此为角膜新生血管的痕迹。(D)中央基质层呈水晶外观的白色脂质沉着,其外见角膜新生血管形成。(待续)

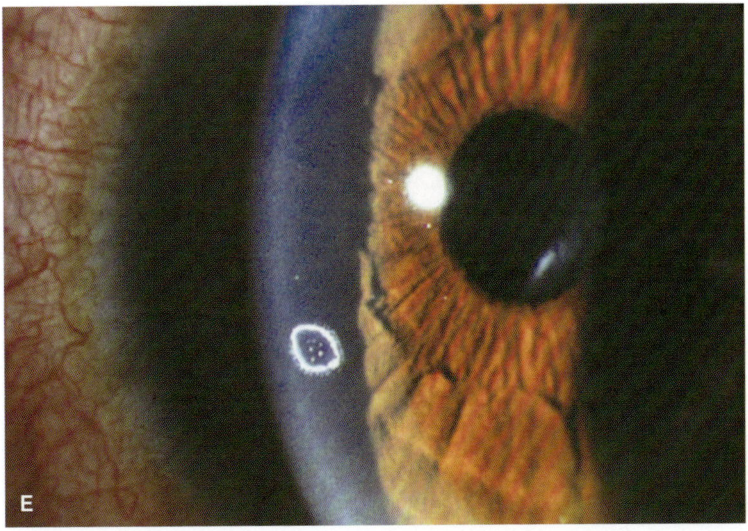

图6–4　(续)Coats白色环。(E)此类小的白色椭圆状环形病变是由陈旧性金属异物外伤遗留形成。

角膜沉积物——色素性

角膜涡状营养不良（涡状角膜病变）

角膜涡状营养不良常发生于Fabry病的患者，但是更多是由于各种药物引起。

病因学

- Fabry病：一种X染色体隐性遗传的神经鞘脂类沉积症，是以角膜涡状病变、结膜微动脉瘤、晶状体混浊、视乳头水肿、视神经萎缩、黄斑和视网膜水肿为特点的疾病。角膜涡状病变发生在Fabry病的男性患者和女性携带者，也见于黏多糖病和脂质沉积病（见第8章）。
- 可以导致角膜涡状营养不良的药物：
  - 胺碘酮（最常见）（图6–5）。
  - 氯喹。
  - 羟氯喹。
  - 氯丙嗪。
  - 吲哚美辛。
  - 阿托伐醌。

体征

- 双眼对称性发病，表现为棕色上皮沉积，由瞳孔下方的某一点开始旋转向外，但不累及角膜缘。

治疗

- 这种角膜疾病无症状，无须治疗。

预后

- 相当好。药物相关的沉积在停药后会逐步消退。

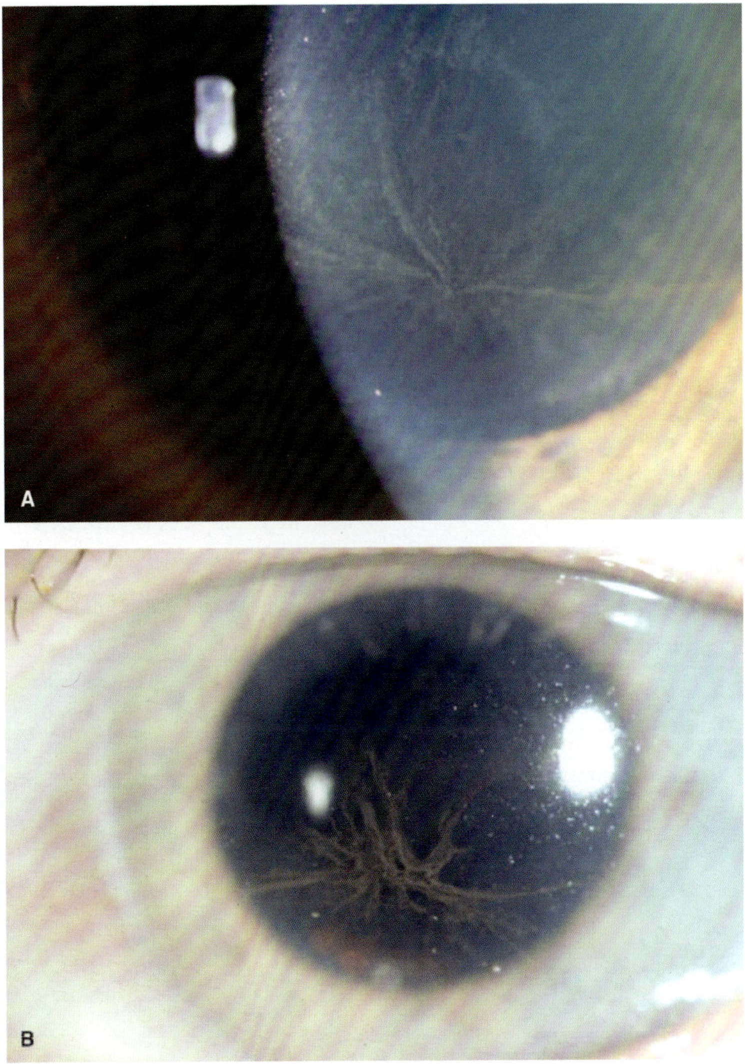

图6–5 **角膜涡状营养不良。**(A)一例服用胺碘酮的患者,角膜浅层可见棕色沉积物,其由下方角膜的一个点起呈放射状分布。这些沉积物不影响视力,最终会在停药之后消失。(B)长期使用胺碘酮的患者,其患眼出现典型的角膜涡状营养不良。

结晶状角膜病变

感染性结晶状角膜病变

- 感染性结晶状角膜病变是一种罕见的疾病，通常由一些温和的致病菌，如溶血性链球菌引起，也可以由其他的细菌和真菌感染所致。它可能是全板层角膜移植术后和(或)继发于长期使用糖皮质激素的一种并发症。
- 在前基质可见散在白色分枝状结晶样沉积，不伴有明显的炎症(图6-6A和B)。
- 角膜涂片、培养和局部抗生素强化治疗。

结晶状角膜病变的其他病因

- 胱氨酸贮积症：常染色体隐性遗传，根据严重程度的不同，胱氨酸可沉积于结膜、角膜基质、虹膜、晶状体和视网膜上。可伴有发育迟缓、肾衰竭、肝脾大、甲状腺功能减退(见第8章图8-3)。
- 痛风。
- 单克隆丙种球蛋白血症：包括多发性骨髓瘤、淋巴瘤、Waldenström巨球蛋白血症(图6-6C和D)。
- 金质沉着病：在长期使用含金的药物治疗类风湿关节炎之后，金黄色颗粒沉积于后部角膜基质和晶状体。
- 银质沉着病：在长期使用含银的滴眼液后，银灰色颗粒沉积于角膜深层基质。
- 其他药物：氯喹、吲哚美辛、环丙沙星(图6-6E)。
- 高脂血症/高胆固醇血症：Schnyder角膜营养不良(见第5章图5-10)。

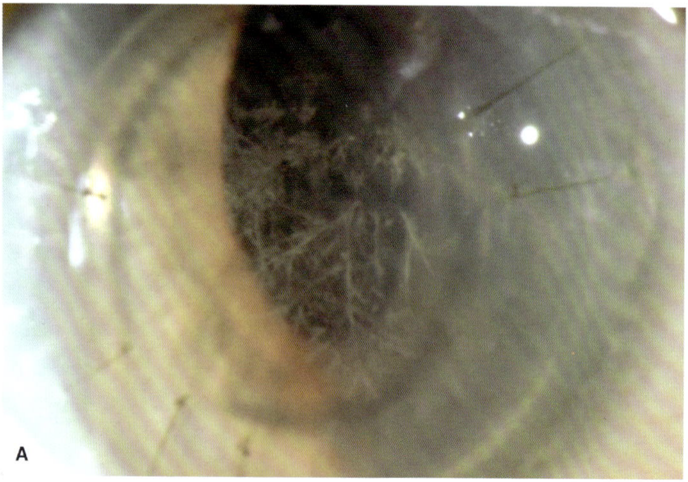

图6-6 感染性结晶状角膜病变。(A)图为角膜移植后术眼，可见多处蕨状混浊，患者正在局部使用糖皮质激素。(待续)

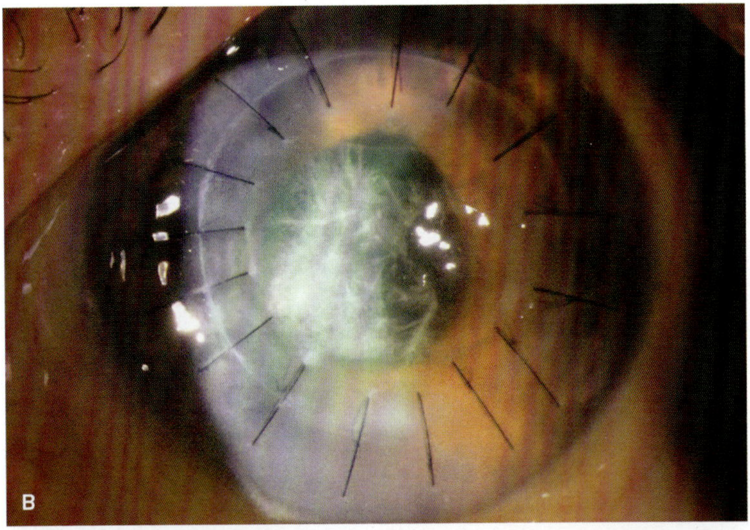

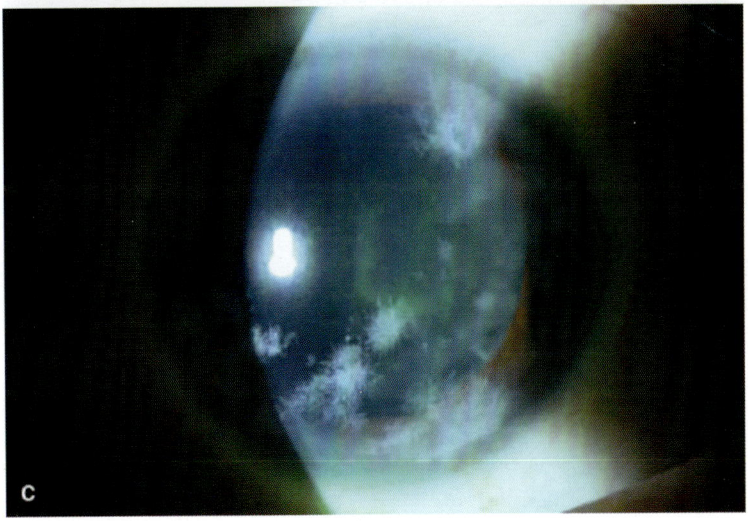

图6-6　(续) **感染性结晶状角膜病变。**(B)图为角膜移植后术眼，可见角膜植片中央有结晶样的分枝状浸润，培养显示是溶血性链球菌。**多发性骨髓瘤。**(C)多发性骨髓瘤患者的右眼，基质间可见大量结晶状混浊。另一只眼睛也有类似的结晶状混浊。(待续)

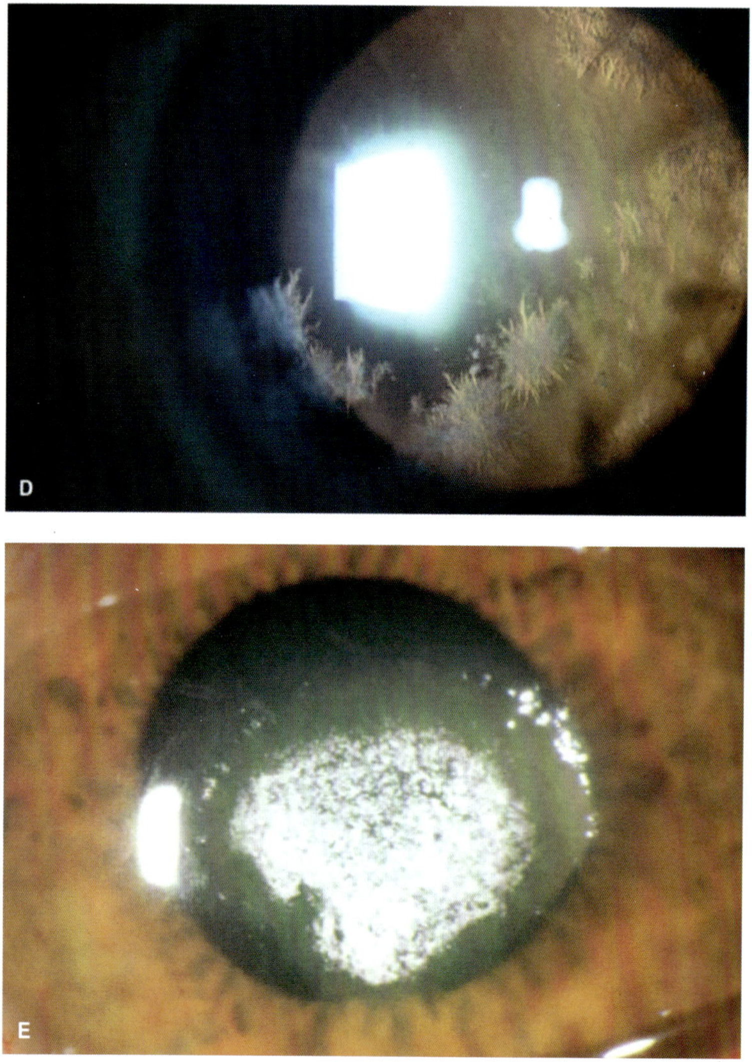

图6-6 (续)**多发性骨髓瘤**。(D)同一只眼,采用视网膜后照法后,结晶状混浊更加明显。**环丙沙星沉积**。(E)患者正在以每小时的频率使用环丙沙星滴眼液治疗感染性角膜溃疡,可见角膜上有融合的白色沉积物。上皮治愈,减少点眼次数后,这些沉积物会消退。

角膜铁质沉积症

上皮

- 铁锈环：金属异物剔除术后，铁锈残余（图6–7A）。
- Hudson Stahli线：发生于正常角膜上2/3与下1/3的连接处。
- Ferry线：发生于滤过泡的前面（图6–7B）。
- Stocker线：发生于翼状胬肉的前面。
- Fleischer环：发生于圆锥角膜基底部（见第4章图4–1F）。
- 其他铁质沉积线可出现在邻近的Salzmann角膜变性的结节隆起处（图6–7C），角膜移植，以及屈光手术如放射状角膜切开术（图6–7D）、准分子激光角膜切削术（PRK）和激光原位角膜磨镶术（LASIK）后。

基质

- 铁锈征：眼内铁质异物引起。
- 角膜血染：通常由前房积血导致，尤其是“8球状出血”，血染从周边部角膜开始缓慢恢复透明（图6–7E和F）。

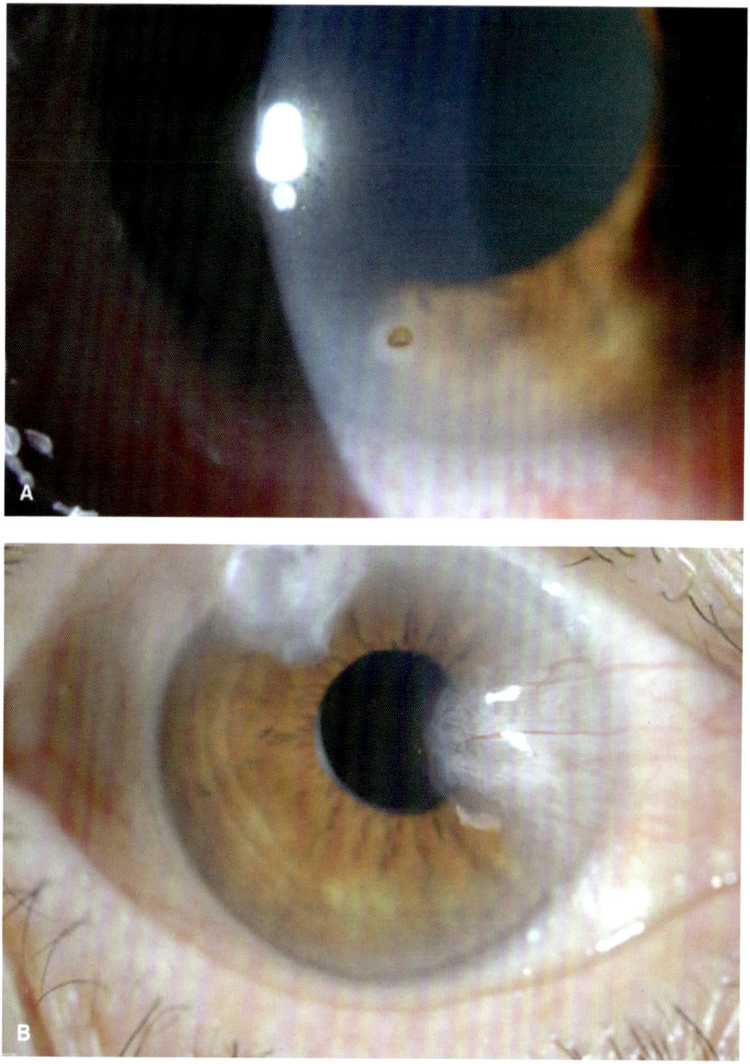

图6-7 **铁锈环**。(A)一小块铁异物取出1天后下方出现铁锈环。邻近小梁切除术滤过泡和翼状胬肉的铁线。**铁线**。(B)铁线在角膜上方滤过泡(Ferry线)和鼻侧翼状胬肉(Stocker线)的中间。(待续)

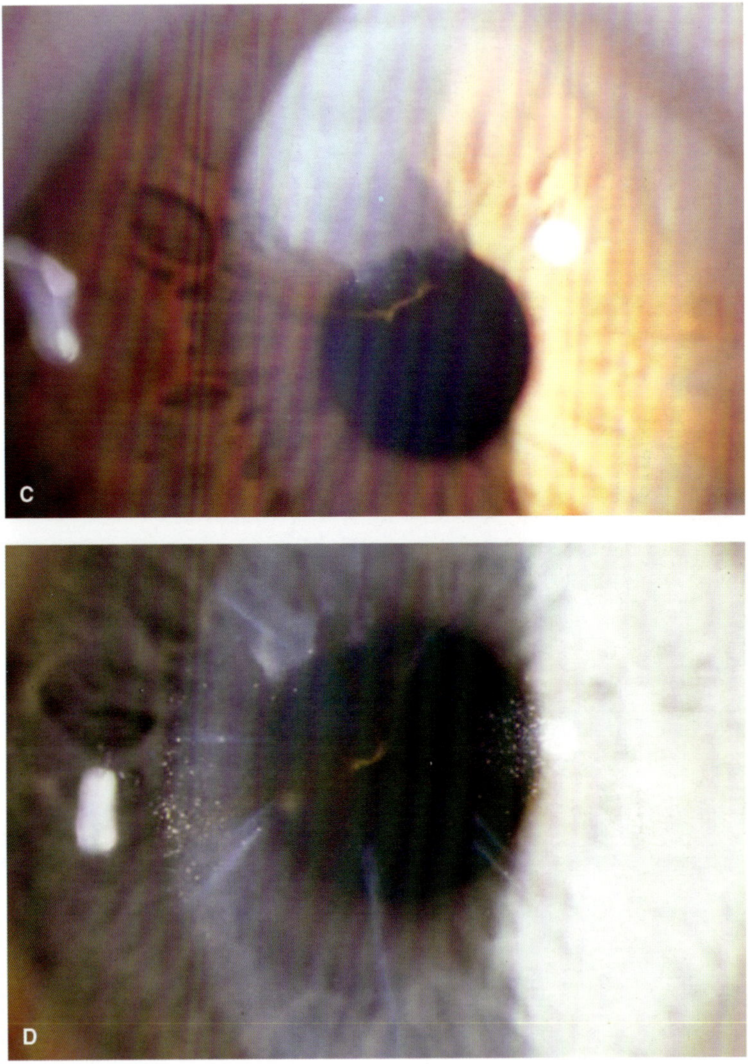

图6–7 (续)**隆起病变基底部的铁线。**(C)长期隆起的Salzmann结节基底部可以看到铁线。**屈光手术后铁线。**(D)在因近视行放射状角膜切开术几年后，可见扁平的角膜中央有星形铁线。(待续)

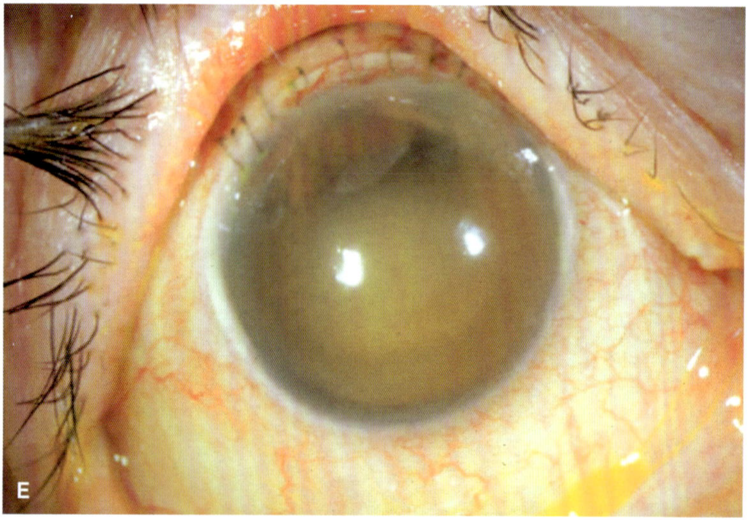

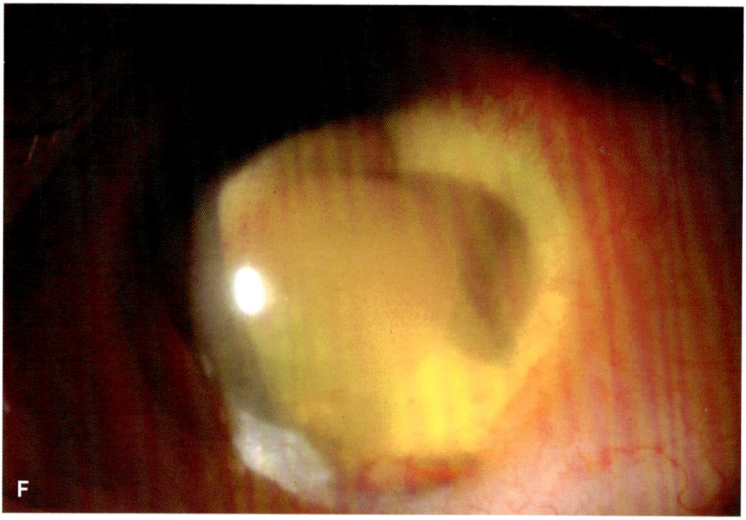

图6–7 （续）**角膜血染**。(E)这只眼的角膜基质内有明显的棕色沉积物。患者有白内障囊外摘除术史，后因外伤导致白内障伤口裂开，整个前房积血。虽然伤口已缝合，但发生了角膜血染。注意到血染周边部的部分角膜是透明的。(F)严重的眼外伤后6个月，可以看到血染的角膜从周边开始恢复透明。

Kayser-Fleischer环

- 发生于原发性Wilson病，常双眼发病，角膜周边宽1~3mm的棕黄色略带绿色带主要位于后弹力层。
- 周边沉积带起始于垂直子午线，然后延伸至整个角膜。早期病例可能需要前房角镜观察(图6-8，见第8章图8-1)。
- Wilson病患者可伴有后囊下晶状体状沉积，形成"向日葵"样白内障。

病因学

- Wilson病(肝豆状核变性)：它是导致K-F环的最常见病因。其是一种罕见的常染色体隐性遗传病(缺失染色体13q14)，因缺乏血浆铜蓝蛋白酶而导致。以肝硬化和运动失调为特点。治疗方法是使用铜螯合剂，如D-青霉胺或四硫钼酸盐，症状可能会得到改善，角膜沉积也随之消退。
- 原发性胆汁性肝硬化。
- 慢性活动性肝炎。
- 多发性骨髓瘤。

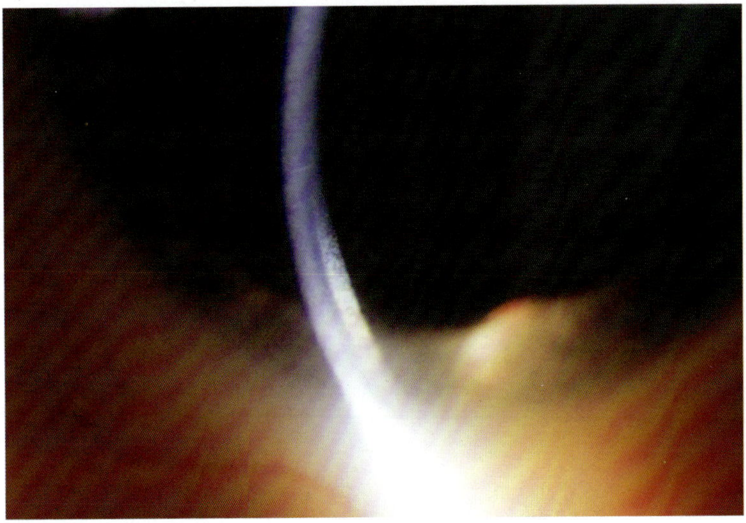

图6-8 Kayser-Fleischer环。裂隙灯下观察一Wilson病患者，可以发现其角膜下方周边后弹力层的棕色色素，早期病例最好在前房角镜下观察(见图8-1)。

Terrine边缘变性

Terrine边缘变性较少见，多为双眼发病，是一种无痛性、缓慢发展的边缘角膜变薄的疾病。

病因学

- 不明。男性比女性多见，常发生于10~40岁。

症状

- 病情轻者无明显症状。多数晚期病例由于严重的不规则逆规散光而造成视力下降。

体征

- 无炎症反应，角膜周边变薄，伴有血管翳，变薄区域向中心区有脂质沉积。病变通常开始于角膜上方，逐渐延伸至周边，有时也可以开始于下方。上皮仍完整（图6-9）。
- 角膜穿孔很少见，穿孔者通常有角膜钝性外伤史。

治疗

- 轻者可佩戴框架眼镜或软性角膜接触镜。中度病变患者佩戴硬性透氧性角膜接触镜或巩膜接触镜后可以获得很好的视力。重度患者可能需要根据病灶情况行新月形板层角膜移植术。

预后

- 轻至中度病例预后良好，严重病例预后较差。

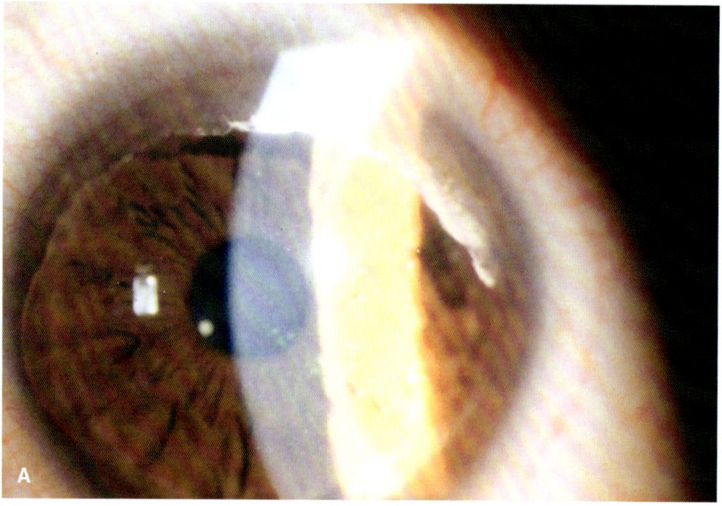

图6-9 Terrien边缘变性。(A)上方周边角膜变薄，并伴有血管翳。在角膜边缘变薄区域向中心一侧可以看到致密的弧形脂质沉积。(待续)

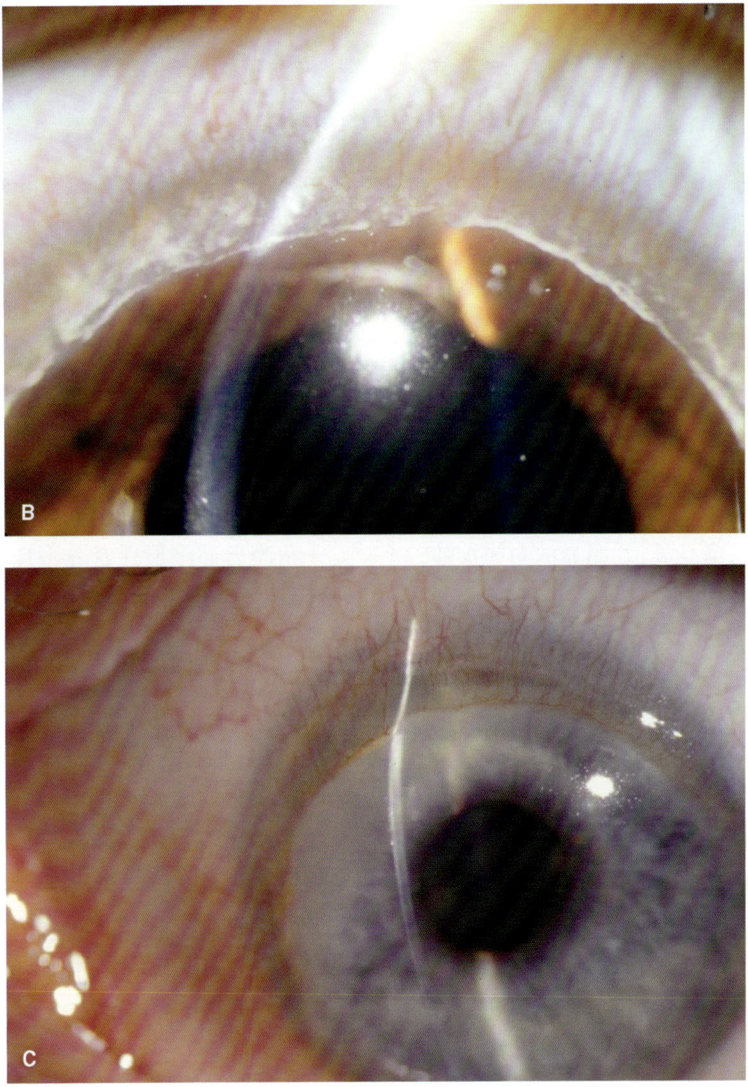

图6-9 (续)Terrien边缘变性。(B)裂隙灯观察上方角膜变薄，伴有血管翳和脂质沉积。(C)此眼患有严重的Terrien边缘变性，裂隙灯观察上方角膜变薄，新生血管形成，边缘伴有脂质沉积。

虹膜角膜内皮综合征

虹膜角膜内皮(ICE)综合征很少见,单眼发病,是一种累及角膜、虹膜和前房角的非遗传性疾病,常伴有继发性青光眼。

病因学

- 中青年女性多见。
- 虹膜角膜内皮综合征包括3型:
  - 进行虹膜萎缩——虹膜变薄,裂孔形成,瞳孔异位,假性多瞳。
  - Chandler综合征——轻度虹膜变薄与瞳孔异位,明显的角膜水肿。
  - Cogan-Reese综合征(虹膜痣)——多发的小的色素性虹膜结节。
- 组织病理学:角膜内皮上皮样化生,可跨越前房角和虹膜生长。

症状

- 早期无症状。虹膜改变可以导致外观异常,角膜水肿和继发青光眼后出现视力下降。

体征

- 共同特征表现为角膜内皮异常伴角膜微囊样水肿,呈金箔样反光,周边前房角广泛前粘连,超过Schwalbe线(图6-10)。
- 房角粘连关闭会导致青光眼,在Chandler综合征中最严重。

鉴别诊断

- Axenfeld-Rieger综合征:Schwalbe线明显前移,周边虹膜条索,可能伴有全身异常。
- 角膜后部多形性营养不良:常染色体显性遗传,双眼发病,角膜病变较虹膜更显著。

治疗

- 包括药物和手术降眼压治疗,角膜失代偿者可行角膜移植。

预后

- 若能控制青光眼的发展,预后较好。未行手术者,青光眼很难控制,且会增加角膜移植失败的风险。

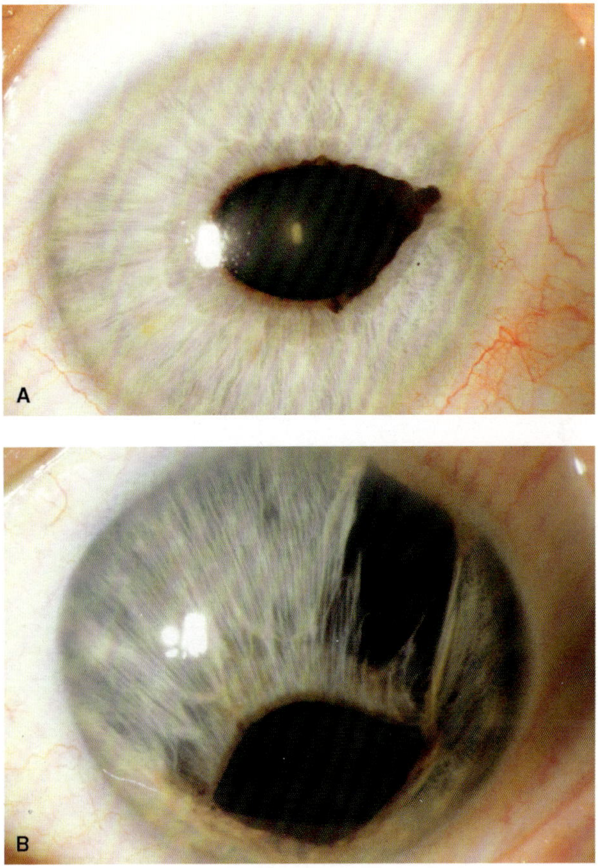

图6–10 **虹膜角膜内皮综合征**。(A)轻度进行性虹膜萎缩,注意瞳孔色素层外翻和瞳孔异位。(B)进行性虹膜萎缩,下方虹膜周边前粘连和上方大裂孔。(待续)

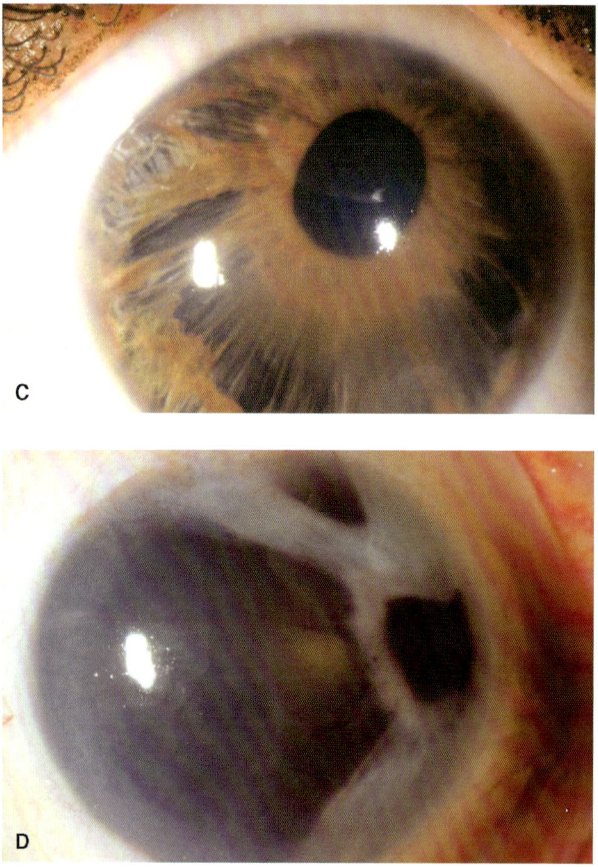

图6-10　(续)**虹膜角膜内皮综合征**。(C)进行性虹膜萎缩，广泛的虹膜萎缩变薄及上方进行性虹膜前粘连导致瞳孔上移，伴轻度的角膜水肿。(D)进行性虹膜萎缩，伴有严重的瞳孔异位，瞳孔被牵拉移位向角膜缘3点钟位置。伴有数个牵拉造成的大孔。该患者由于出现了严重的角膜水肿而进行了角膜移植手术。

第7章

角膜感染、炎症及表面病变

细菌性角膜炎

细菌性角膜炎是一类严重影响视力的角膜感染，其多发于眼表免疫力低下的患者。

诱因

- 接触镜佩戴者，尤其是常戴型软镜。
- 角膜外伤及异物。
- 眼表疾病（如暴露性及神经营养性角膜炎、慢性大疱性角膜病、干眼综合征、倒睫、双行睫、睑内翻）。
- 局部免疫抑制剂应用者（如糖皮质激素）。
- 免疫力低下的患者。
- 术后：角膜外伤或缝线相关（如角膜移植术后）。

病因学

- 葡萄球菌。
- 链球菌。
- 铜绿假单胞菌。
- 莫拉菌属。
- 非结核性分枝杆菌等其他菌属。

症状

- 眼痛，异物感，眼红，畏光，流泪，视力下降，接触镜不耐受，分泌物增加。

体征

- 取决于感染的严重程度、感染范围大小及致病菌种类。
- 球结膜充血，角膜上皮缺损甚至溃疡，基质白色浸润灶（图7-1A和B）。
- 可伴有基质水肿、后弹力层皱褶、继发性虹膜炎及前房积脓（图7-1C~H）。
- 葡萄球菌性角膜炎病灶呈灰白色或乳脂样基质浸润，境界清楚，可扩大进展为稠厚的深基质溃疡。
- 链球菌性角膜炎病多呈化脓灶或结晶样外观，常伴发严重的前葡萄膜炎及前房积脓。
- 铜绿假单胞菌性角膜炎进展迅

速，角膜化脓性浸润灶伴分泌物黏附，未及时诊治可致角膜穿孔(图7-1G)。

鉴别诊断

- 无菌性溃疡：春季盾形溃疡，神经营养性或暴露性角膜炎，自身免疫性角膜炎，无菌接触镜相关性角膜炎，药物性角膜炎。主观症状较轻，病灶较局限，不伴虹膜炎及角膜水肿，角膜刮片培养阴性。
- 葡萄球菌性超敏性角膜炎：浸润灶多双眼发作，形态多样，好发于2点钟、4点钟、8点钟及10点钟位置的角膜周边部，伴睑缘炎，上皮无缺损或缺损范围小于基质浸润灶，前房反应也较轻。
- 其他微生物性(除外细菌性)角膜炎：细菌培养阴性，诊断需辅助真菌或其他特殊培养和染色。

诊断

- 角膜刮片做革兰染色、吉姆萨染色、荧光增白染色固定、接种培养和敏感性试验。常规培养基包括血琼脂培养基、巧克力琼脂培养基、沙保罗式培养基及巯基乙酸盐培养基。
- 若病灶太深而无法行刮片，或重复组织培养为阴性的顽固病例，需行角膜活检。

治疗

- 对于症状和前房反应都较轻的周边小溃疡灶(2mm或以下)可门诊随访治疗，经验性给予广谱、非强效的抗生素眼水滴眼。起初予氟奎诺酮类滴眼液(如莫西沙星、加替沙星、贝西沙星、左氧氟沙星、环丙沙星、氧氟沙星)频繁滴眼(5~15分钟1次)，好转后适当减少用药频率(30~60分钟1次)。
- 对于溃疡灶较大，溃疡累及瞳孔，伴脓性分泌物、前房反应及前房积脓的患者，需要给予强效抗生素眼水频繁滴眼，病情严重者需要住院治疗。强效头孢唑啉(50mg/mL)或万古霉素(25mg/mL)眼水联合强效庆大霉素或妥布霉素(15mg/mL)。滴眼频率：前30分钟每5分钟滴眼1次，之后每30~60分钟滴眼1次，滴两种不同的眼药水之间间隔5分钟。
- 只有在不能很快开始使用强化滴眼液的情况下，才需要使用结膜下抗生素。
- 若溃疡灶已侵及巩膜或扩散至内眼，则需加用口服抗生素(如莫西沙星400mg，每日1次；环丙沙星500mg，每日两次；左氧氟沙星500mg，1次/日)联合控制感染。奈瑟菌及嗜血杆菌感染时也需行全身系统抗菌治疗(如头孢曲松肌内注射或静脉注射，1~2次/日)。
- 睫状肌麻痹剂常用来松弛睫状肌以预防虹膜后粘连(如1%环喷托酯、0.25%东莨菪碱或1%阿托品眼水滴眼，3次/日)。
- 根据临床疗效、培养结果及抗生素敏感性分析，及时调整药物剂量。
- 病原菌明确及感染可控制的情况下，可局部使用糖皮质激素来减轻严重的炎症反应。
- 对于进行积极系统的治疗而病情继续进展及角膜穿孔的患者，应立即进行角膜移植。

预后

- 需要密切随访，小溃疡灶的预后非常好，中等大小溃疡灶的预后较好，严重溃疡的预后差。瞳孔区以外的溃疡比瞳孔区溃疡预后要好。

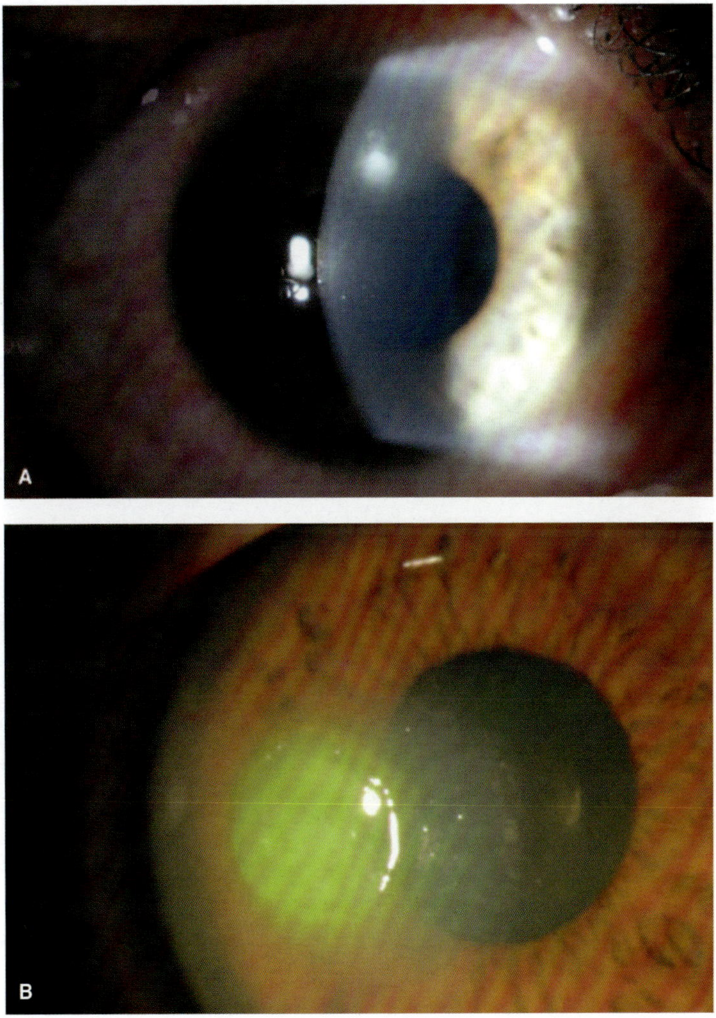

图7–1　**细菌性角膜炎。**(A)图示一过夜佩戴软镜患者，其角膜下方小而稠厚的浸润灶，伴下方基质水肿。因为是早期角膜感染，该患者需抗生素眼水频繁滴眼及密切随访。(B)图示一接触镜相关的中等大小、稠厚的偏心角膜浸润灶，伴上皮缺损及周围基质水肿。(待续)

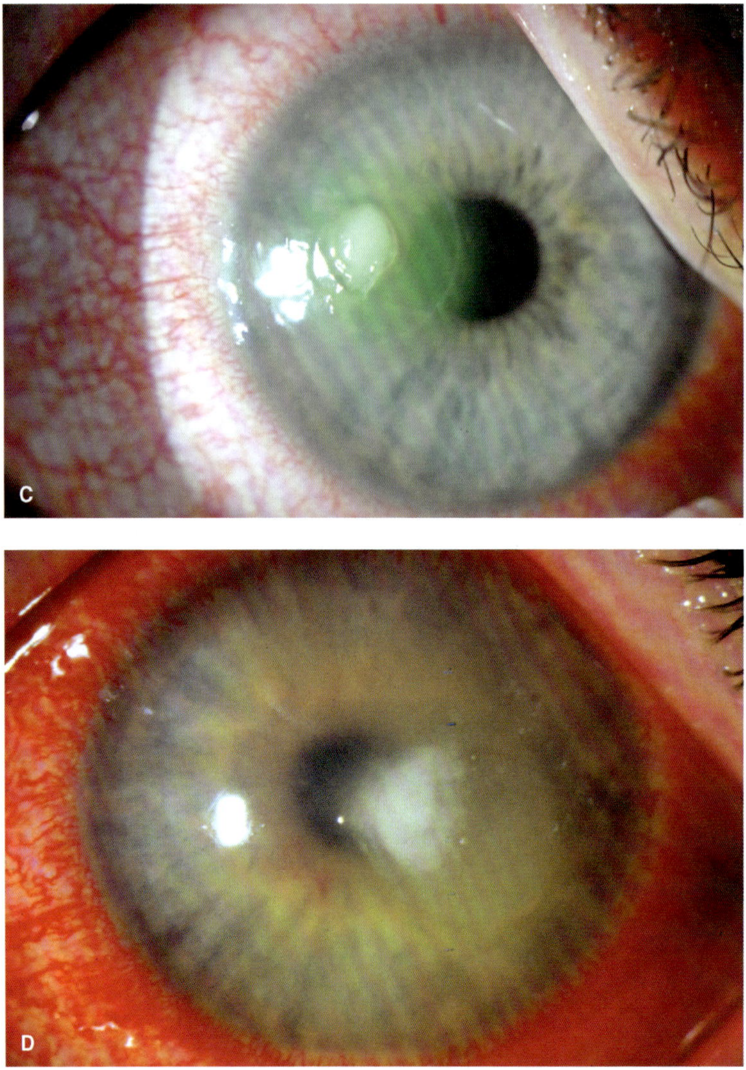

图7-1 （续）**细菌性角膜炎**。(C)这是一中度稠厚的小至中等大小的偏心浸润灶，中央活跃区因炎症反应而高出周围角膜，注意周围基质水肿及明显的环形免疫环，可见瞳孔。(D)这个稠厚的角膜中央溃疡灶伴大片上皮缺损及中度基质水肿，下方有少量前房积脓，积脓刚到下方房角。（待续）

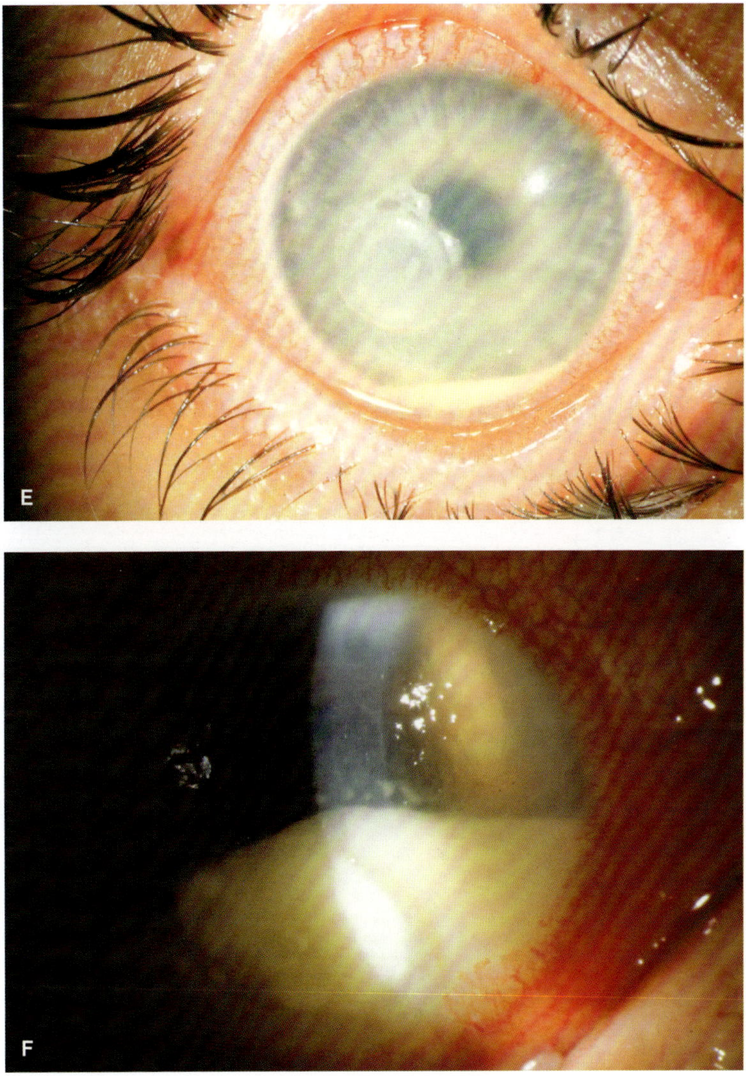

图7–1　(续)**细菌性角膜炎**。(E)图示铜绿假单胞菌感染的角膜,可见一大的圆形角膜溃疡伴其上的黏脓性分泌物、下方角膜水肿及前房积脓。(F)图示为稠厚角膜溃疡伴覆盖约50%前房的积脓。(待续)

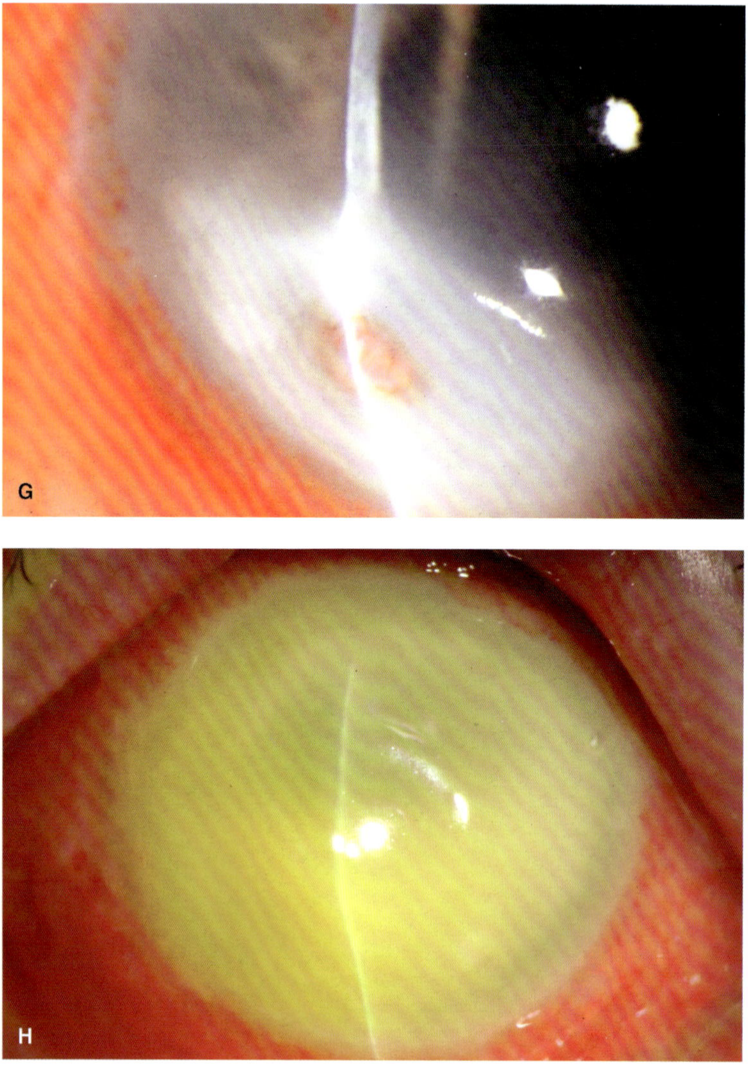

图7-1 (续)**细菌性角膜炎**。(G)该患眼的感染溃疡导致了角膜穿孔,虹膜嵌顿于穿孔处,形成浅前房。(H)图示全角膜溃疡及上皮缺损,裂隙光带示中央角膜变薄,前房已不可见。

真菌性角膜炎

真菌性角膜炎是一类严重威胁视力的角膜感染，多发生于外伤后及眼表免疫力低下的患者。

病因学

- 非丝状菌（如念珠菌）：念珠菌性角膜炎是一类罕见的、多发生于单眼的隐匿性真菌感染，多见于有慢性角膜疾病史的患者（如干眼、疱疹病毒性角膜炎、暴露性角膜炎、角膜移植术后、长期滴用糖皮质激素的眼睛），过度疲劳也易导致该病的发生。该病与细菌性角膜炎有类似的灰白色基质浸润灶，但会有结晶样外观，可引起前房反应并产生前房积脓（图7–2A和B）。
- 丝状菌（如曲霉菌、镰孢菌）：丝状菌性角膜炎是一类罕见的、多发生于单眼的隐匿性或侵袭性真菌感染，常见于植物性外伤后的正常眼及软镜佩戴者。疾病特征表现为覆盖有菌丝苔被的灰白色溃疡浸润灶，周围见指状卫星病灶，溃疡可在上皮缺损下进展蔓延。病灶周围也可见免疫环，并伴前房反应及前房积脓（图7–2C~F）。

症状

- 疼痛，畏光，流泪，视力下降，多有外伤史、接触镜佩戴史或糖皮质激素滴眼液使用史。

鉴别诊断

- 真菌性角膜炎的诊断不同于细菌性角膜炎或疱疹病毒性角膜炎，常规治疗对它效果不佳，且有特殊的既往史及特征性的表观。

诊断

- 外伤史不常见，植物性外伤史应高度怀疑。
- 对常规治疗疗效差。
- 角膜刮片行革兰染色、吉姆萨染色、荧光增白染色（CFW）或格默里六亚甲基四胺银染（GMS），以及组织培养（真菌培养需要1~2周时间）。
- 刮片及培养均阴性时需做角膜活检。

治疗

- 患者多需住院治疗，给予5%那他霉素（尤其针对丝状菌）和（或）0.15%两性霉素B（尤其针对念珠菌）滴眼，起初每小时1次，之后逐渐减量持续4~6周，1%伏立康唑滴眼也能有效抗真菌。
- 除了局部滴眼药水，口服伏立康唑200mg，2次/日；或伊曲康唑/氟康唑初始给予负荷剂量200~400mg，随后予100~200mg，1次/日，也是有效的抗真菌治疗。
- 睫状肌麻痹剂（如1%环喷托酯、0.25%东莨菪碱或1%阿托品眼水滴眼，3次/日）。

- 禁用糖皮质激素。
- 根据临床疗效及培养结果，及时调整用药。
- 药物治疗效果不佳或角膜穿孔的患者需要行角膜移植术，考虑到真菌性角膜炎十分容易复发，所以禁止行板层角膜移植手术治疗。

预后

- 轻至中度的感染灶预后较好，严重的感染灶预后差。

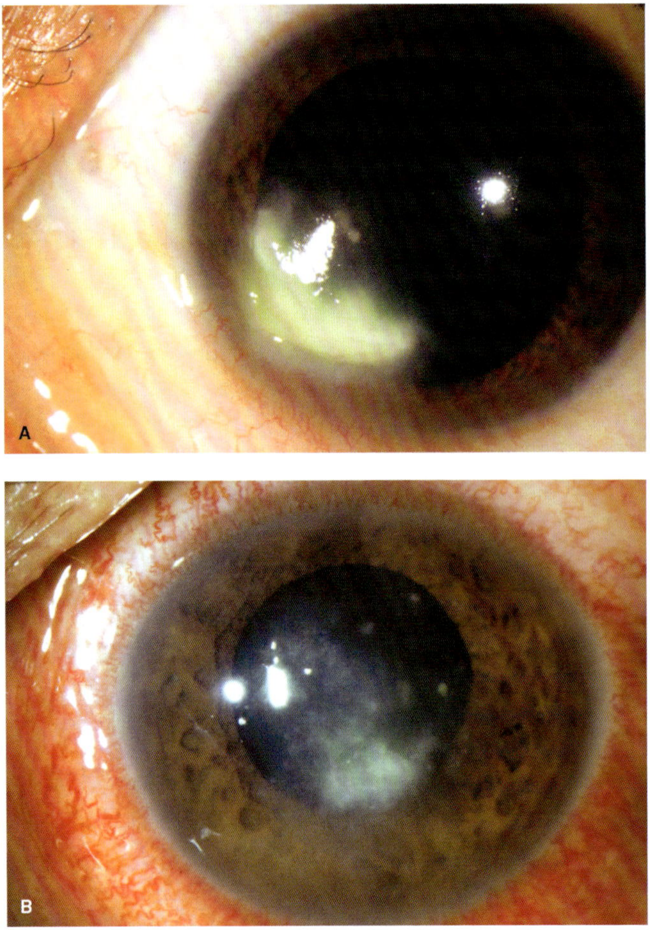

图7-2 **真菌性角膜炎**。(A)这是一例由念珠菌感染引起的分叶状稠厚浸润灶患者，伴上皮缺损，周边新生血管提示该病例病程较久。(B)图示一例缓慢进展的念珠菌性溃疡患者，下方瞳孔缘浓稠溃疡灶周围有许多上皮星状缺损。(待续)

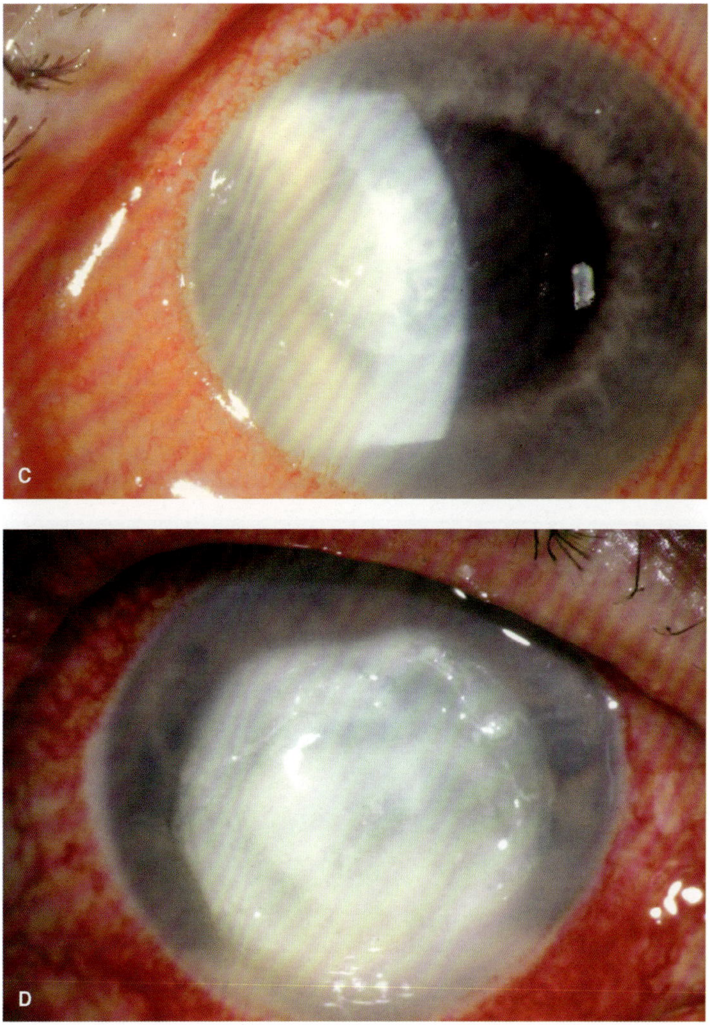

图7–2　(续)**真菌性角膜炎。**(C)图示一例镰孢菌所致的带有菌丝苔被的白色浓稠溃疡灶患者。环形浸润始于下方。(D)这是一例在几天时间内迅速进展的角膜中央巨大密度不均伴前房积脓的浸润灶患者，需立即行角膜移植术，病理组织报告示大量丝状菌生长。(待续)

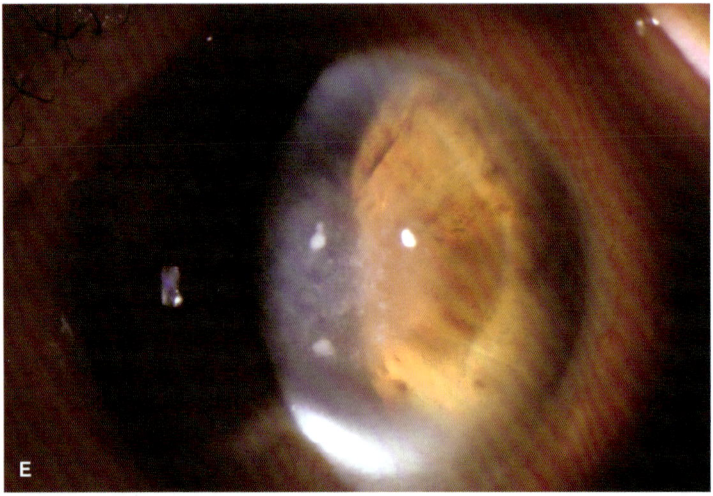

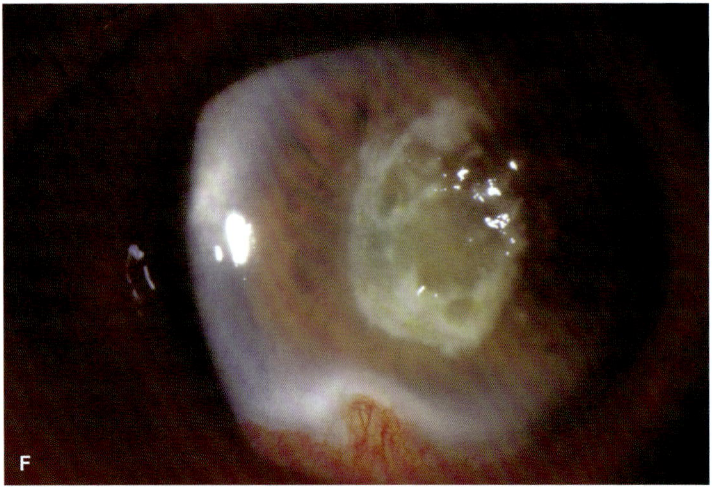

图7-2 (续)**真菌性角膜炎**。(E)角膜异物取出数月后,可见角膜中央一密度不均的浸润灶,下方可见陈旧性的角膜瘢痕及新生血管生长,早期培养阴性。(F)两个月后,图E中的眼病灶恶化,角膜中央一稠厚浸润灶,培养发现对局部及口服的伏立康唑敏感的链格孢菌生长。

棘阿米巴性角膜炎

棘阿米巴性角膜炎是由角膜寄生虫感染引起的一类愈合缓慢、培养阴性的角膜感染，最常见于软镜佩戴及接触镜护理不规范者(如使用自来水、自制盐溶液清洗镜片，戴接触镜游泳、热水浴)，其次为眼部外伤。其应属于非愈合性、培养阴性的角膜炎。

病因学

- 棘阿米巴原虫。

症状

- 与体征不相符的剧烈眼痛、眼红、畏光、流泪、视力下降、少量分泌物，症状常在数周内出现，发病迅猛。
- 多有软镜佩戴史和偶有外伤史。

体征

- 早期上皮或上皮下浸润，表现为假树枝样改变(图7-3A和B)。
- 早期可存在浅基质不规则浸润。
- 放射状角膜神经炎(图7-3C)。
- 几周时间内就可发展为非化脓性的基质圆形浸润灶，并伴上皮多形性损害，但炎症的程度与剧烈的疼痛不相符(图7-3D~F)。
- 病程晚期可发生角膜变薄甚至穿孔、巩膜炎及前房积脓。

鉴别诊断

- 单纯疱疹病毒性角膜炎。
- 真菌性角膜炎。
- 细菌性角膜炎。

诊断

- 与体征不相符的剧烈眼痛。
- 对抗细菌、抗真菌及抗病毒治疗无效。
- 对环形角膜基质浸润及放射状角膜神经炎应高度怀疑。
- 角膜刮片行革兰染色、吉姆萨染色、荧光增白染色以观察棘阿米巴包囊。
- 无营养的大肠杆菌琼脂培养基培养或特殊培养基（如缓冲木炭酵母提取物琼脂）。
- 刮片及培养都阴性时，需做角膜活检。

治疗

- 0.02%的聚六亚甲双胍(PHMB)或0.02%的氯已定眼水滴眼，每小时1次。
- 1%的羟乙磺酸丙氧苯脒（如羟乙磺酸双溴丙脒)眼水滴眼，每小时1次。
- 除了上述滴眼液治疗，还可口服伏立康唑200mg，2次/日；或伊曲康唑200~400mg，1次/日进行抗阿米巴治疗。也可口服米替福新50mg，2~3次/日，连用28天。
- 根据感染的严重程度及抗感染疗效可联合其他眼药水(如1%克霉唑)治疗。
- 睫状肌麻痹剂：1%环喷托酯、0.25%东莨菪碱或1%阿托品滴眼，3次/日。
- 一旦控制感染，可适当加用低浓度

的糖皮质激素来减轻角膜炎症反应。

- 口服非甾体抗炎药或使用麻醉剂缓解眼部疼痛。
- 根据临床疗效及时调整用药。
- 药物治疗不佳可行角膜移植手术治疗，注意防止术后复发。

预后

- 在感染初期的1个月，病情尚未发展就予以明确诊断及规范的治疗，其预后还是可观的；如果角膜已经出现特征性改变，则提示预后不良。

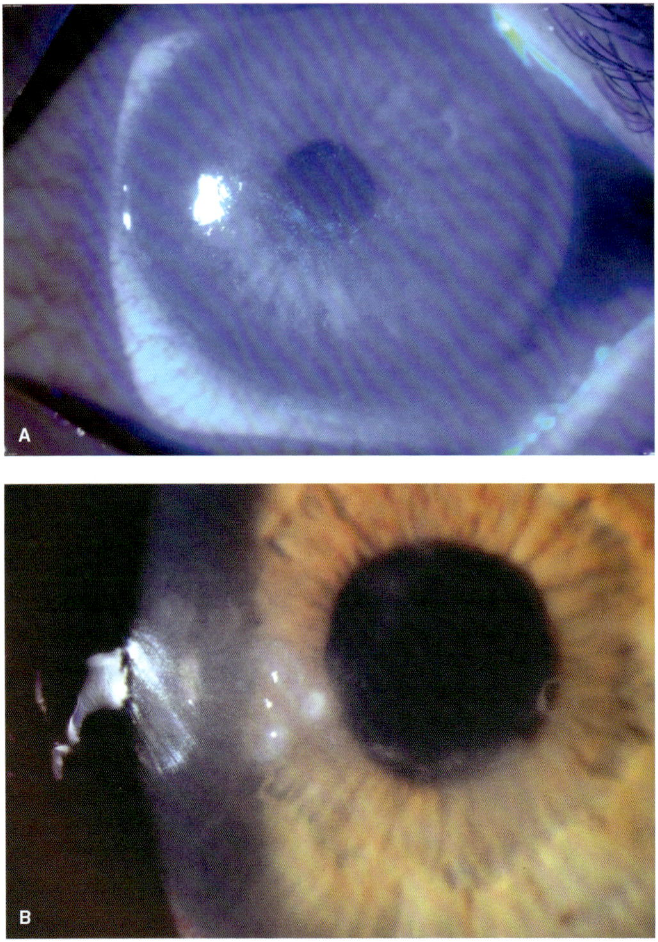

图7-3 **棘阿米巴性角膜炎。**(A)图示接触镜相关的棘阿米巴性角膜炎，见曲线状轻微隆起的假树枝样上皮不规则混浊。(B)图示一早期棘阿米巴性角膜炎，可见角膜上皮下沿树突分布的浸润灶，从而形成了假树枝样改变，该患者上皮不规则改变，但并没有明显的上皮缺损。(待续)

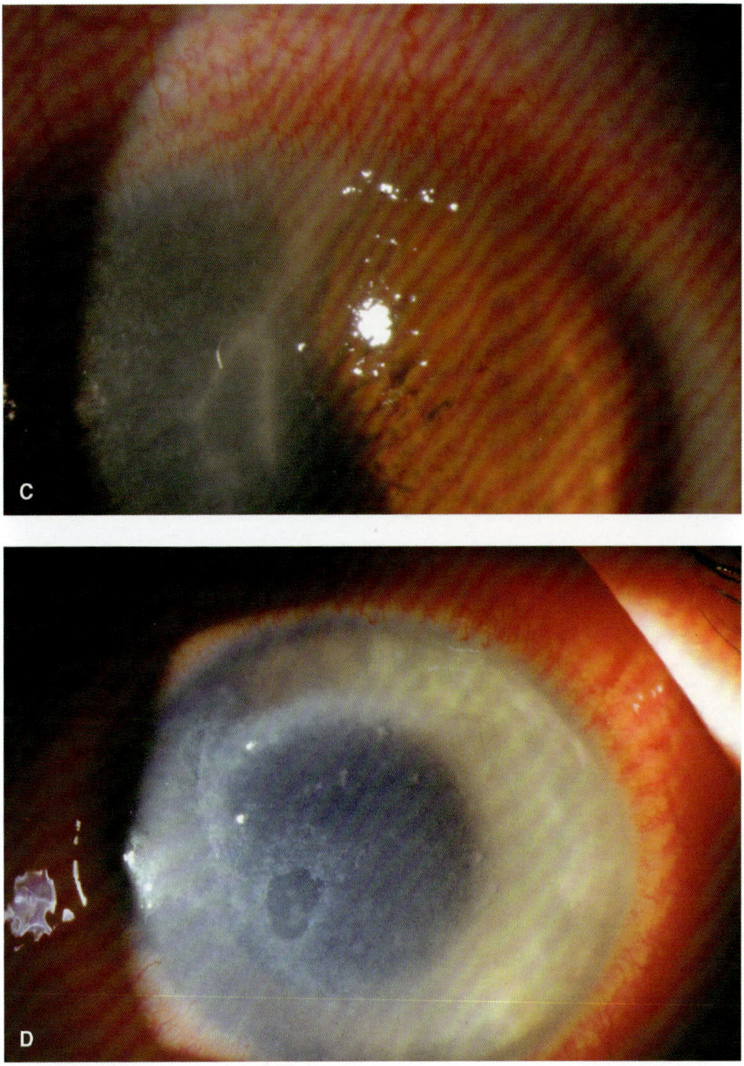

图7–3　(续)**棘阿米巴性角膜炎。**(C)该接触镜相关的棘阿米巴性角膜炎患眼的周边角膜可见明显的放射状角膜神经炎。(D)几周后,病情发展为环形角膜基质浸润,尤以上方明显,中下部位可见一块小的上皮缺损。(待续)

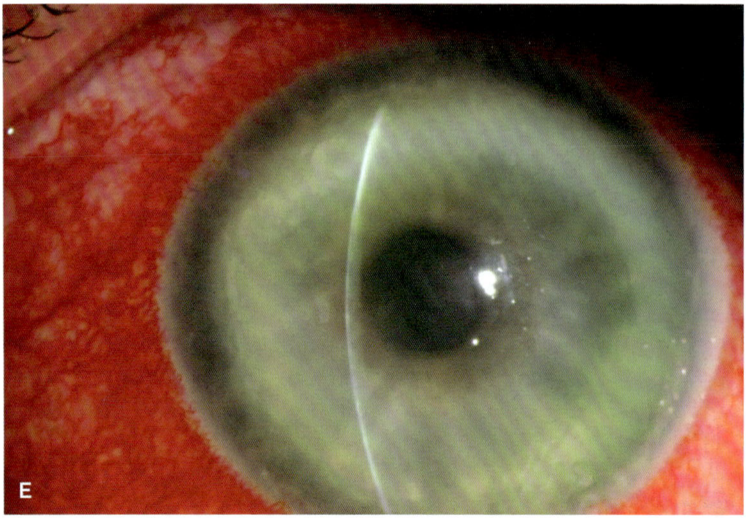

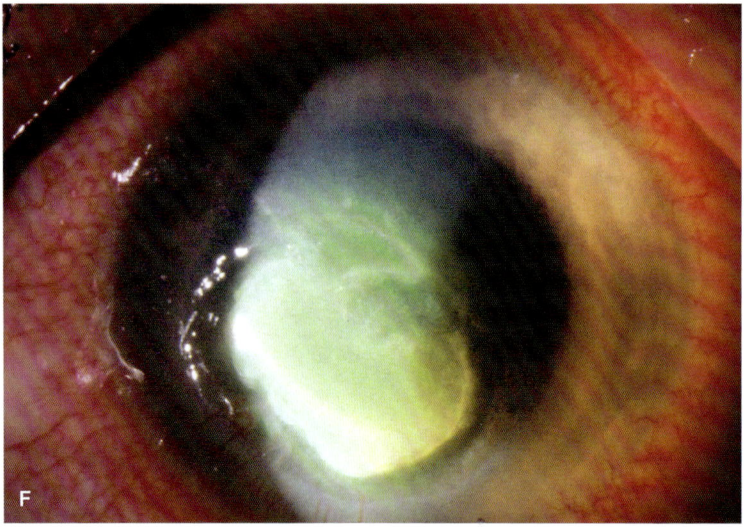

图7–3 (续)**棘阿米巴性角膜炎**。(E)图示一大的环形基质浸润灶，尽管已经用了大量药物治疗，该患眼仍需行角膜移植术。(F)经过数月的抗阿米巴治疗，图示稠厚的浸润灶已治愈，角膜留下显著的瘢痕。

单纯疱疹病毒性角膜炎

单纯疱疹病毒性角膜炎是由单纯疱疹病毒引起的一种严重的感染性角膜疾病,多为亚临床表现,分为原发感染和复发感染。复发感染较为常见。

病因学

- HSV-1型:主要见于腰部以上部位的感染,特别是唇部和头面部,多通过密切接触传染, 眼部感染1型较2型多见。
- HSV-2型:主要见于腰以下部位的感染,以生殖器为主,多通过性接触传染。新生儿分娩时可经产道传染,偶尔会引起眼部感染。

原发性眼部疱疹

- 单侧或双侧头面部和(或)眼部的皮肤感染。

病因学和流行病学

- 初次接触HSV。
- 常见于幼儿及青少年。

症状

- 发热,流感样症状。
- 头面部水疱,眼红、眼痛、流泪、视力下降。

体征

- 水疱性睑结膜炎或眶周皮炎,水疱通常会变硬结痂(图7–4),可伴急性滤泡性结膜炎及耳前淋巴结肿痛。
- 角膜出现粗大点状上皮型角膜炎或不伴基质受累的多形性树枝样上皮改变。

治疗

- 睑结膜炎:更昔洛韦凝胶(如Zirgan)、三氟胸苷眼液(如曲氟尿苷)、阿糖腺苷药膏(如Vira-A)或阿昔洛韦药膏(如阿昔洛韦眼膏),5次/日。
- 角膜炎:更昔洛韦凝胶(如Zirgan),5次/日; 或三氟胸苷眼液 (如曲氟尿苷),9次/日。口服阿昔洛韦200~400mg,5次/日;伐昔洛韦500mg,3次/日;或泛昔洛韦250mg,3次/日。连续服用1~2周。
- 局部抗菌或避开眼部涂抹阿昔洛韦药膏以助皮肤感染愈合。

预后

- 该病是一种良性、自限性感染,预后良好, 但病毒会在三叉神经节终生潜伏,当疲劳或精神压力大时会使病毒重新激活。

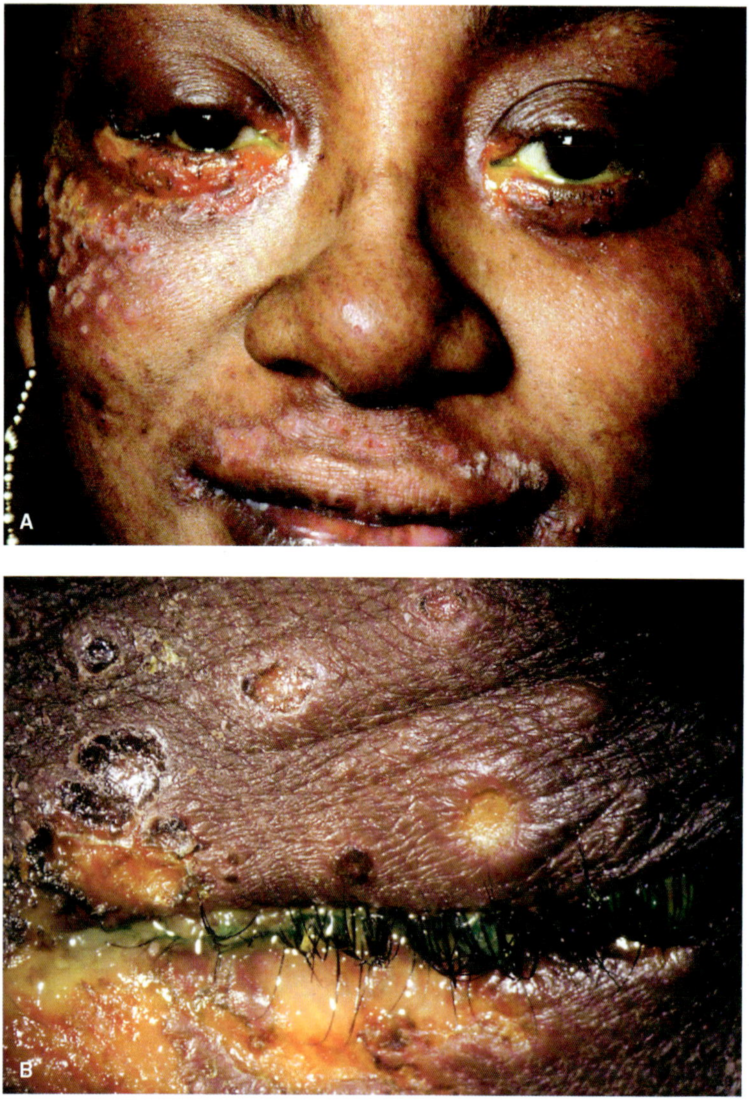

图7-4 **单纯疱疹病毒性皮肤炎。**(A)该患者单纯疱疹性皮肤炎复发,注意右眼周围及脸颊上大量的皮肤溃烂,因皮肤溃烂已波及睑缘,尽管右眼尚未受累也需要预防用药。(B)上眼睑可见单纯疱疹病毒所致的皮肤溃烂,下睑皮肤溃烂已融合并伴黏脓性分泌物。

复发性眼部单纯疱疹

复发性眼部单纯疱疹可表现为上皮型角膜炎、盘状内皮炎、非坏死性(免疫性)角膜基质炎、坏死性角膜基质炎、神经营养性角膜炎及角膜葡萄膜炎。

病因学和流行病学

- 复发性单纯疱疹病毒感染是由于潜伏在三叉神经节的病毒被再次激活，尤其当过度疲劳及精神压力很大时更易发生。
- 见于幼儿及成人。
- 多单眼发作，也可双眼发作，特别是免疫力低下及过敏性体质的患者。

HSV：上皮型角膜炎(树枝状溃疡)

上皮型角膜炎较常见，由激活病毒侵入角膜上皮细胞所致，多单眼发病。

症状

- 患眼眼红、畏光、流泪、异物感、视力下降，之前有单纯疱疹病史。

体征

- 单一或多样的上皮“树枝样”损害，伴病灶边缘隆起及末端球形膨大改变(图7–5A~C)。
- “树枝样”溃疡扩大融合可形成阿米巴样的“地图状”溃疡(图7–5D和E)。
- 上皮缺损区可被荧光素染色，乳白色肿胀的缺损区边缘（细胞内充满活动性病毒)可被孟加拉红染色。
- 上皮缺损向下发展形成浅基质混浊，即 “鬼影树枝”(图7–5F)。
- 病变区角膜知觉多减退。

鉴别诊断

- 带状疱疹病毒性角膜炎：眼部带状疱疹病史，面部见典型呈条带状分布的疱疹。可有上皮缺损区隆起及粗糙边缘，不伴末端球形膨大，整个“黏液斑样树枝”能被孟加拉红染色，也可轻微地被荧光素染色。在发展为典型的带状疱疹前，早期树枝状样带状疱疹很像单纯疱疹病毒性角膜炎。
- 棘阿米巴性角膜炎的假树枝状改变。
- 正在愈合的角膜上皮缺损。
- 中毒性角膜上皮病变。

治疗

- 更昔洛韦凝胶(如Zirgan)，5次/日；三氟胸苷眼液(如曲氟尿苷)，白天每2小时1次；阿糖腺苷药膏(如Vira-A)，5次/日；或阿昔洛韦药膏(如阿昔洛韦眼膏)，5次/日 。也可口服阿昔洛韦400mg，5次/日；伐昔洛韦500mg，3次/日；泛昔洛韦250mg，3次/日。持续1~2周。
- 若患者已经在使用糖皮质激素，则类固醇需立即减量。
- 去除角膜上皮有助于减少病毒数量。
- 若1周的治疗仍无疗效，患者依从性差，则需考虑治疗耐药、抗病毒药物毒性或者神经营养性角膜病变等。

- 不需要短期全身应用阿昔洛韦，因其不会阻止病变继续发展为角膜基质炎或葡萄膜炎。若不能做到局部频繁抗病毒滴眼治疗则可采用短期全身给药。
- 若患者的单纯疱疹性眼病多次发作，可考虑长期口服抗病毒药物进行预防性治疗（如阿昔洛韦400mg，2次/日）。

预后

- 好，但常复发。

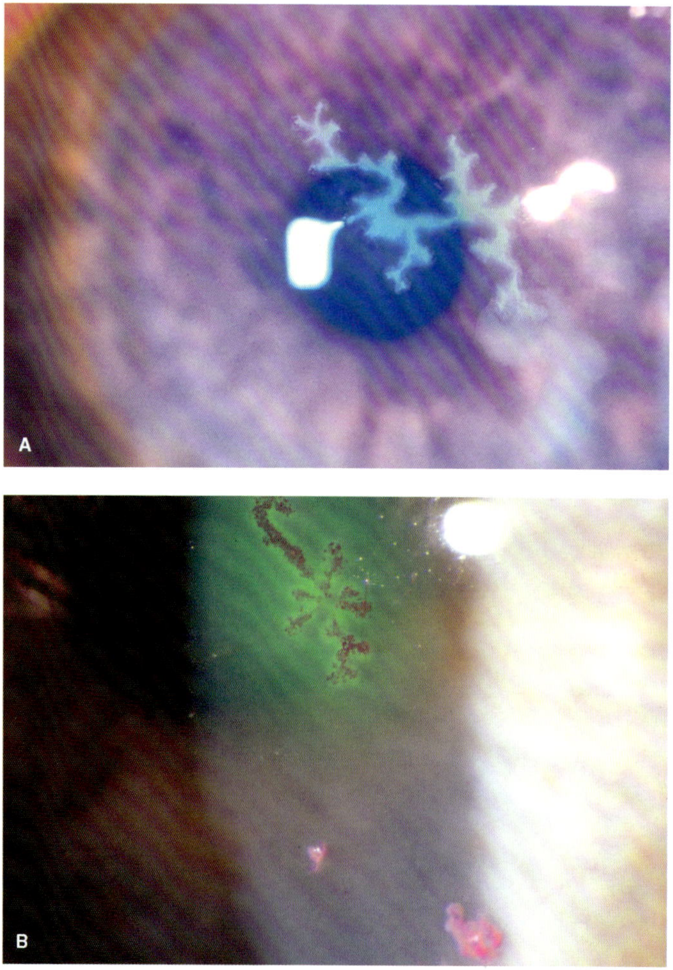

图7–5 **单纯疱疹病毒性角膜炎。**(A)荧光染色后钴蓝光下可见“树枝”样单疱上皮浸润灶，注意粗大的树枝状分叉，中央可被荧光素很好的染色，而周边隆起部分不行，树枝末端可见典型的泡状膨大。(B)该“树枝”样浸润灶用孟加拉红染色后可见边缘充满病毒的细胞。(待续)

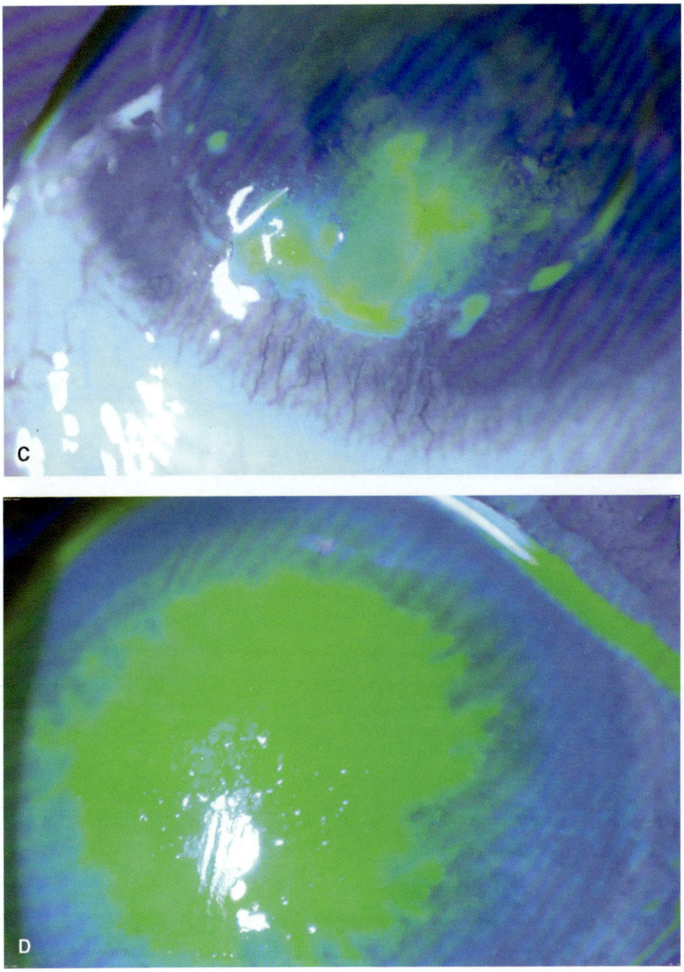

图7–5　(续)**单纯疱疹病毒性角膜炎。**(C)图示复发型上皮树枝状浸润，该眼为单纯疱疹病毒性角膜炎行角膜移植术后15年。(D)中央大片的地图状浸润灶几乎全被荧光素染色，上皮缺损边缘可见单纯疱疹病毒的树枝状分叉及末端泡状膨大。(待续)

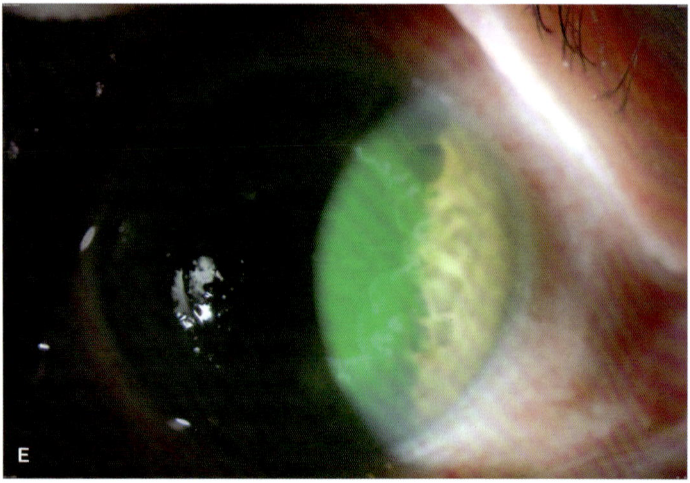

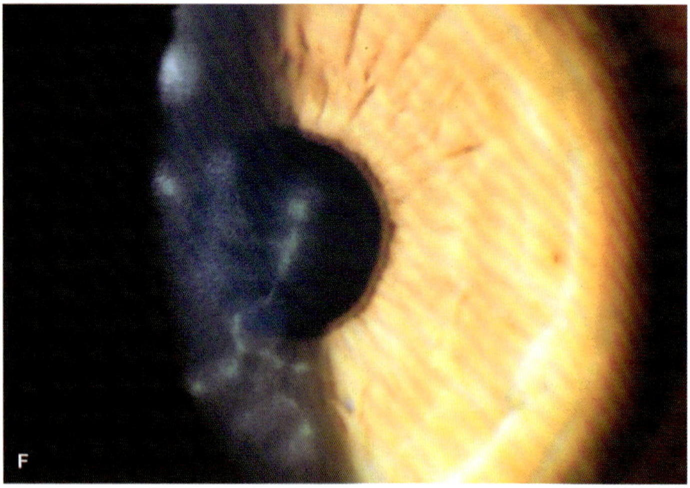

图7–5 （续）**单纯疱疹病毒性角膜炎。**(E)同一眼宽裂隙光带下着重可见单纯疱疹病毒特征性的上皮树枝状浸润。(F)该上皮“树枝”样浸润灶几乎不被荧光素染色，先前的“树枝”样浸润下还残存角膜上皮下混浊，通常称为“鬼影树枝”。

HSV：盘状内皮炎和非坏死性(免疫性)角膜基质炎

盘状内皮炎是由于角膜内皮对单纯疱疹病毒抗原的超敏反应而引起的非炎症性病变，而非坏死性(免疫性)角膜基质炎是由于角膜基质对单纯疱疹病毒抗原的超敏反应而引起的一类炎症性疾病。

症状

- 单眼眼红，畏光，流泪，异物感，视物模糊，既往发作史。

体征

- 盘状内皮炎。
  - 角膜基质和上皮盘状水肿(图7–6A和B)。
  - 炎症区角膜内皮上常有细小沉着物。
  - 后弹力层皱褶。
- 非坏死性(免疫性)角膜基质炎。
  - 基质混浊或白色浸润灶。
  - 周围基质可有免疫环(Wessley环)。
  - 角膜可有新生血管和脂质沉积。
  - 角膜缘组织增厚伴炎症(角膜缘血管炎)(图7–6C)。
- 前部葡萄膜炎(图6–7D)。
- 虹膜透照缺失(图6–7E)。
- 眼压可升高。
- 角膜知觉多减退。

鉴别诊断

- 单纯疱疹病毒和带状疱疹病毒坏死性角膜基质炎。
- Fuchs内皮营养不良。
- 圆锥角膜急性期水肿。
- 过度佩戴接触镜。

治疗

- 对于炎症轻且视力好的患者，可先随访观察。
- 对于严重的患者，需要局部应用糖皮质激素(如1%泼尼松龙、0.1%地塞米松、0.05%二氟泼尼酯或0.5%氯替泼诺眼水滴眼，4~8次/日)，维持数天至数周，随后数周或数月内逐渐减量，通常小剂量的糖皮质激素(每周1~2次)可有效防止炎症复发。
- 激素用量超过1次/日时，就要开始口服抗病毒药物(如阿昔洛韦400mg，2次/日)进行预防感染治疗。
- 存在上皮缺损时，则禁用糖皮质激素。
- 若患者角膜基质炎多次发作，建议长期口服抗病毒药物以预防感染(如阿昔洛韦400mg，2次/日)。
- 若角膜存在严重的非活动性瘢痕，可以考虑角膜移植。

预后

- 多数好，但取决于严重程度。可能

会出现基质瘢痕并降低视力(图7–6F)。 也可能在角膜移植中复发。

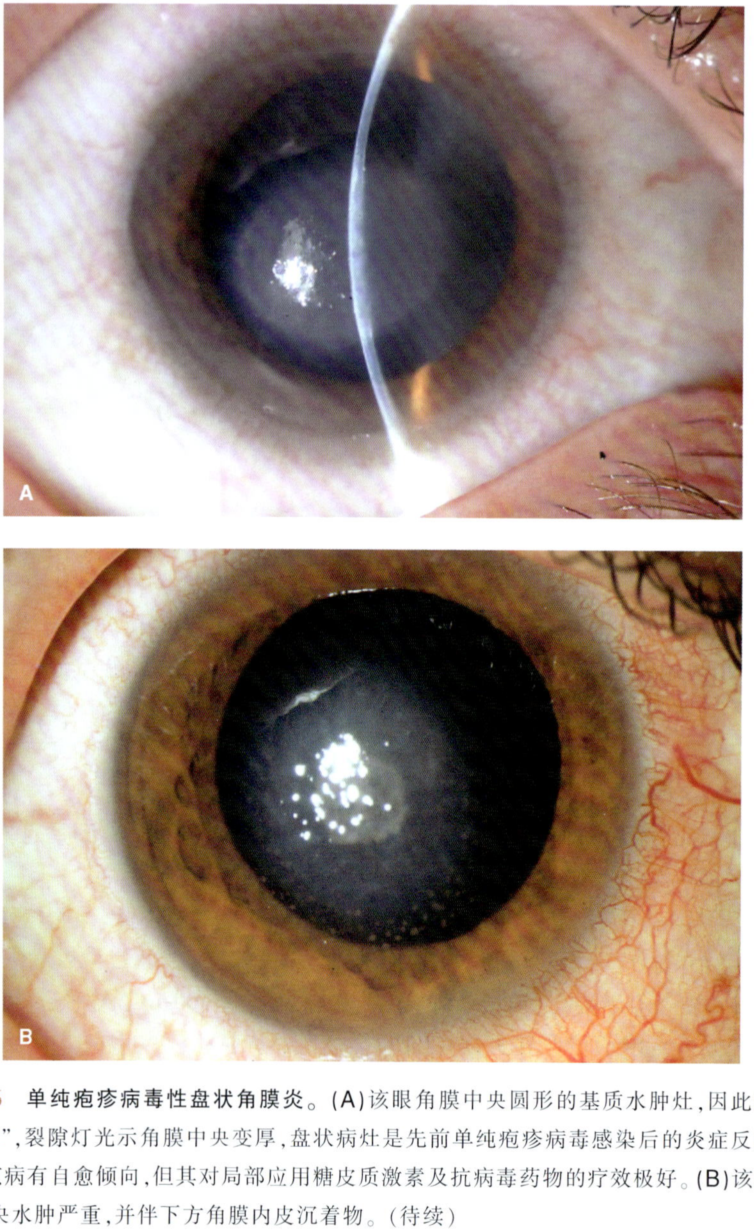

图7–6 **单纯疱疹病毒性盘状角膜炎**。(A)该眼角膜中央圆形的基质水肿灶,因此称为“盘状”,裂隙灯光示角膜中央变厚,盘状病灶是先前单纯疱疹病毒感染后的炎症反应所致。该病有自愈倾向,但其对局部应用糖皮质激素及抗病毒药物的疗效极好。(B)该眼角膜中央水肿严重,并伴下方角膜内皮沉着物。(待续)

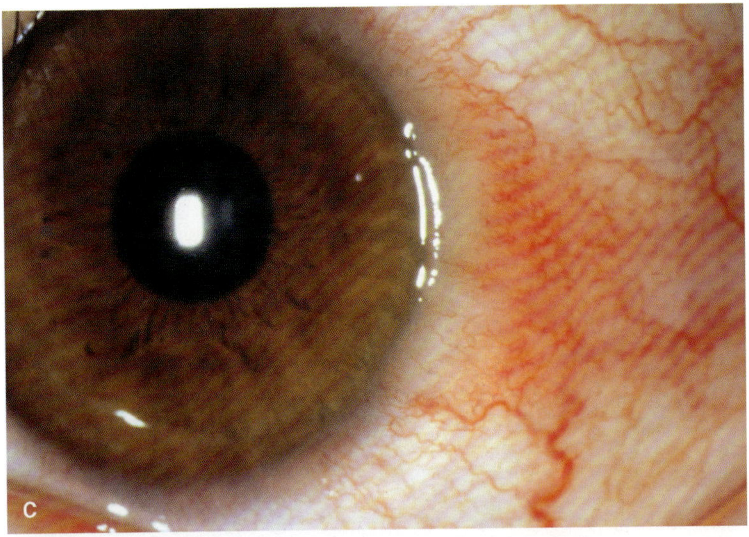

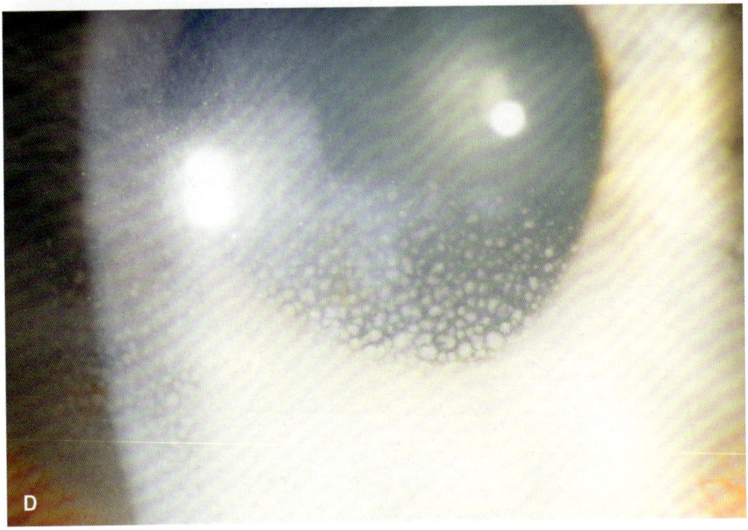

图7–6　(续)**单纯疱疹病毒性角膜缘炎。**(C)图示有严重角膜缘炎症,既往有单纯疱疹病毒性角膜炎感染史。可见变薄、抬高的结膜缘。局部应用糖皮质激素及抗病毒药物有效。**单纯疱疹病毒性虹膜炎。**(D)该眼既往有单纯疱疹病毒性角膜炎感染史,可见大量肉芽肿性角膜内皮沉着物,角膜中央可见模糊的疱疹性角膜炎遗留瘢痕,通常伴高眼压。单纯疱疹病毒性虹膜炎对局部应用糖皮质激素及抗病毒药物敏感，外加口服抗病毒药物则效果更佳。(待续)

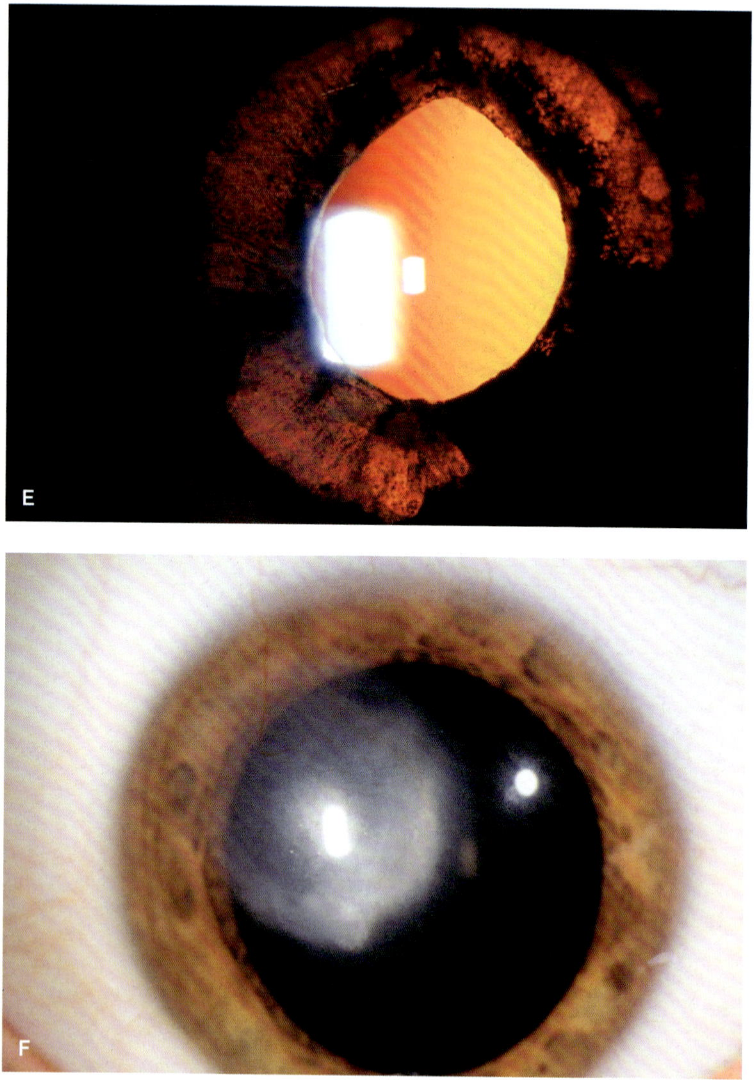

图7-6 （续）**单纯疱疹病毒性角膜炎。**(E)多次单纯疱疹病毒性角膜炎和虹膜炎发作后，应用视网膜后照法可见虹膜基质萎缩和虹膜透照缺损。(F)单纯疱疹病毒性角膜炎反复发作后，角膜遗留下致密白斑，并伴新生血管长入。

HSV：坏死性基质型角膜炎

坏死性基质型角膜炎并不常见，多由病毒浸润及角膜基质炎症反应所致。

症状

- 单眼眼红，眼痛，畏光，流泪，异物感，视力不清，既往感染史。

体征

- 乳酪状坏死的基质浸润，常伴有上皮缺损（图7-7A）。
- 病灶外观可与继发性细菌或真菌性角膜炎混淆。
- 角膜溃疡，基质新生血管长入，瘢痕形成，甚至发生穿孔（图7-7B）。
- 可能伴角膜后沉着物、前葡萄膜炎或前房积脓。
- 即使前房反应轻微，眼压也会升高。

鉴别诊断

- 原发或继发性细菌或真菌性角膜炎：通常有上皮缺损。当对抗病毒治疗无效，并出现新发的感染和炎症病灶时，多考虑细菌或真菌性角膜炎。

治疗

- 首先应当排除细菌或真菌感染，并着手治疗任何原因引起的上皮缺损。
- 系统性抗病毒治疗（如阿昔洛韦口服 400mg，5次/日，维持数周至数月），尤其当存在前葡萄膜炎时，疗效显著。
- 一旦上皮缺损愈合，马上局部应用糖皮质激素以减轻角膜基质及前房炎症反应（如1%泼尼松龙、0.1%地塞米松或0.05%二氟泼尼酯眼水滴眼，4次/日），联合局部或口服抗病毒药物以预防感染。
- 根据炎症的程度和治疗的反应，糖皮质激素滴眼液应在几周或者几个月后逐渐减量（包括强度和频度）。
- 睫状肌麻痹剂（如0.25%东莨菪碱、1%环喷托酯或1%阿托品滴眼，3次/日）。
- 降眼压治疗，禁用缩瞳剂及前列腺素衍生物。在感染很严重的情况下，不推荐角膜移植，因其失败率可能极高。
- 若患者既往存在基质型角膜炎病史，可长期口服抗病毒药物以预防感染（如阿昔洛韦 400mg，2次/日）。

预后

- 一般。通常会遗留显著的角膜基质瘢痕，如果瘢痕位于视轴，则会严重影响视力。

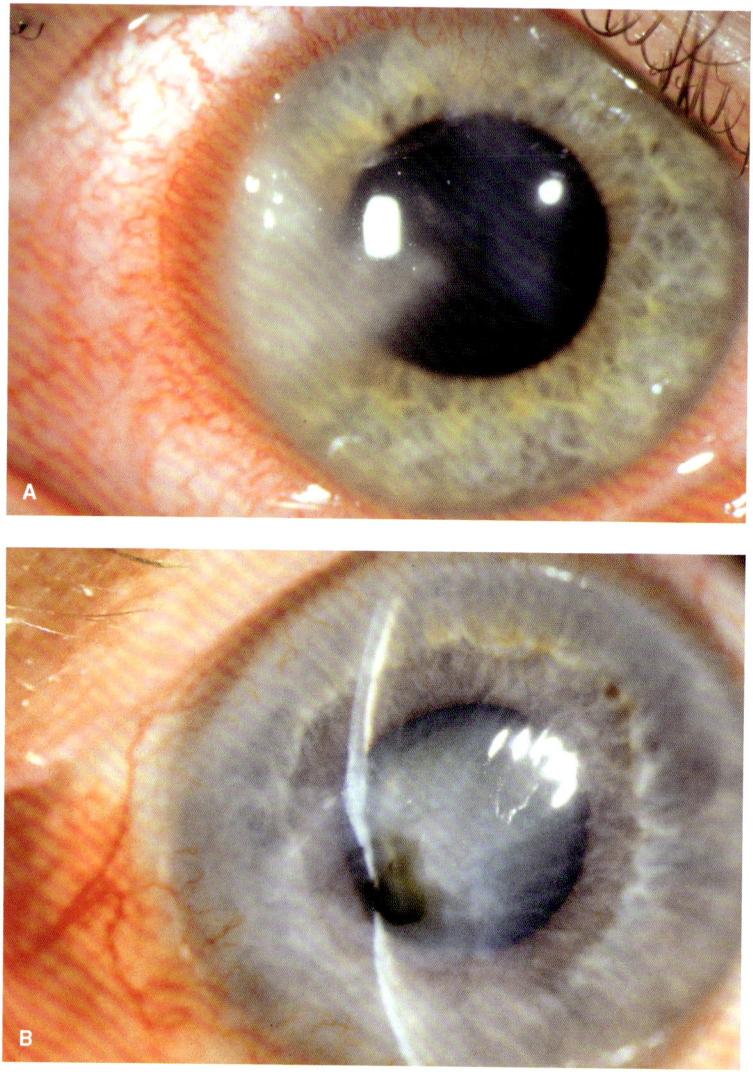

图7–7 **单纯疱疹病毒性坏死性角膜炎**。(A)8点钟至10点钟位置可见扇形的坏死性基质型角膜炎病灶，已达视轴，伴明显的角膜缘炎。角膜上方和中央可见陈旧的基质瘢痕。(B)该例患者的坏死性单纯疱疹病毒性角膜炎导致全角膜变薄溶解及穿孔，巨大的角膜穿孔需立即行穿透性角膜移植术。

HSV：神经营养性角膜炎（变态疱疹性角膜炎）

神经营养性角膜炎不是活动性病毒感染所致，而是角膜愈合出现问题，常由角膜知觉减退、药物毒性和先前感染疱疹导致基底膜受损等引起。

症状

- 单眼眼红，畏光，流泪，异物感，视物模糊，既往感染史。

体征

- 顽固的角膜上皮缺损伴边缘增厚，边缘孟加拉红染色欠佳，病灶底部能够被荧光素染色(图7–8)。
- 可遗留轻至中度的角膜上皮下混浊或瘢痕，伴基质变薄。
- 缺乏上皮“树枝样”浸润灶及病灶末端泡状膨大。
- 病情可进展发生角膜溶解以及穿孔，尤其局部应用糖皮质激素时。
- 角膜知觉减退。
- 可发生反应性虹膜炎。

鉴别诊断

- 地图状单纯疱疹病毒性溃疡：病灶边缘呈树枝状分叉，孟加拉红染色阳性。

治疗

- 停用有副作用的局部药物。
- 采用与治疗神经营养性角膜炎类似的方法来促进上皮愈合(参照神经营养性角膜炎章节)。
- 若角膜存在严重的非活动性瘢痕，可以考虑角膜移植。

预后

- 小病灶预后好，大病灶预后差。上皮愈合后多遗留角膜上皮下混浊或角膜瘢痕。角膜移植在严重的神经营养性角膜炎中预后良好。

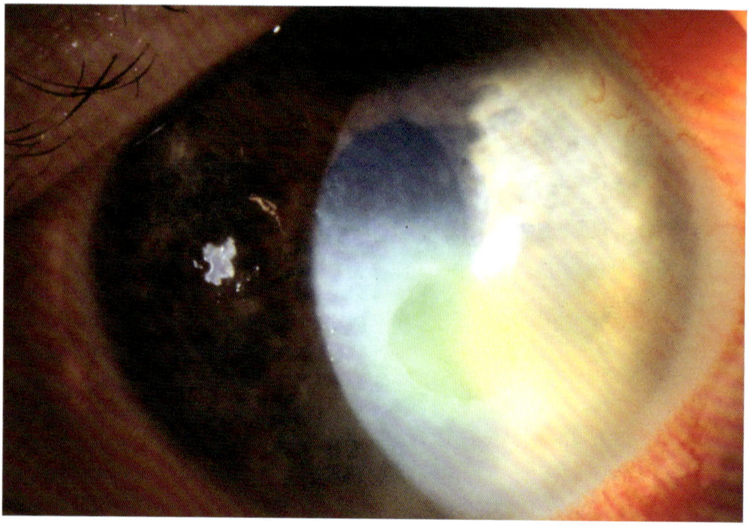

图7–8 **单纯疱疹病毒性神经营养性角膜炎。**图示现正感染的单纯疱疹病毒性角膜炎的神经营养性溃疡灶，在局部抗病毒药物的治疗下“树枝样”浸润灶已治愈，然而，依然存在上皮缺损，进而导致角膜基质变薄。注意图中可见上皮周边聚集增厚。

带状疱疹病毒性角膜炎

带状疱疹病毒感染是由于潜伏于神经根背侧的疱疹病毒沿神经移行，在该神经支配皮肤区域增殖，发生带状疱疹。当三叉神经的眼支（第一支）受累时，称为眼部带状疱疹。

病因学和流行病学

- 水痘带状疱疹病毒。
- 不同于水痘的是，儿童很少发生带状疱疹，该病多发生于老年患者。不过也见于年轻人，尤其是免疫缺陷患者（如HIV携带者、肿瘤患者）。

症状

- 在疱疹出现的前几天有头痛、发热、乏力等前驱症状。在前驱期，诊断较困难。
- 特定皮区出现疱疹、痒、灼烧、刺痛感。
- 眼红，畏光，流泪，异物感，视力下降。

体征

- 单侧皮肤水泡状疱疹不越过中线（图7–9A和B）。随后疱疹融合为大泡状，表面结硬痂，愈合后留下瘢痕。Hutchinson征，即鼻尖部水泡，提示鼻睫神经受累，并提示发生眼部病变可能性极高。
- 眶周皮炎、结膜炎、浅层巩膜炎、巩膜炎。
- 角膜受累包括表层点状角膜炎、小树枝状角膜炎、钱币状角膜炎、盘状内皮炎（图7–9C和D）、非坏死性（免疫性）角膜基质炎、坏死性角膜炎以及神经营养性角膜炎。神经营养性溃疡及顽固性角膜上皮缺损可导致继发感染、角膜变薄，甚至穿孔（图7–9E）。
- 带状疱疹性假树枝状浸润灶表现为隆起并黏附于角膜的黏液样斑，虎红染色阳性，荧光素染色阴性，无末端球形膨大（图7–9F和G）。
- 可发生虹膜炎、青光眼（常见）、视网膜炎、视神经炎、脑神经麻痹及脑动脉炎。
- 多有带状疱疹后遗神经痛（最初疱疹后的神经痛症状可持续3个月以上）。

鉴别诊断

- 单纯疱疹病毒性角膜炎：患者通常更为年轻，有反复发作史，皮肤疱疹无区域性分布，角膜上皮“树枝样”浸润灶末端呈球形膨大，病灶凹陷，且荧光素染色阳性。

治疗

- 皮肤疱疹：
  - 尽早口服阿昔洛韦800mg，5次/日；或泛昔洛韦500mg，3次/日；或伐昔洛韦1000mg，3次/日。持续7~10天。

■ H_2受体拮抗剂（如西咪替丁400mg，口服，2次/日）可缓解痒、痛症状。

■ 抗病毒（如阿昔洛韦）和（或）抗菌（如四环素、杆菌肽或红霉素）药膏涂于皮肤患处，4次/日。

● 结膜炎及巩膜外层炎：

■ 为自限性疾病，治疗只为缓解症状。

■ 冷敷、人工泪液或抗菌药膏2~3次/日（如红霉素、杆菌肽或四环素）。

● 巩膜炎：口服非类固醇类抗炎药（如氟比洛芬100mg，3次/日），严重患者也可口服糖皮质激素（如泼尼松龙1mg/kg，1次/日，2周后逐渐减量）。

● 盘状内皮炎和非坏死性（免疫性）角膜基质炎：更为严重的患者可局部使用糖皮质激素（如1%泼尼松龙、0.1%地塞米松、0.05%二氟泼尼酯或0.5%氯替泼诺，4~8次/日），缓慢减量，长期使用小剂量激素以防止复发。

● 坏死性角膜基质炎：首先排除感染，治疗角膜上皮缺损；口服全身抗病毒药（如阿昔洛韦400~800mg，5次/日）；局部使用糖皮质激素（如1%泼尼松龙、0.1%地塞米松或0.05%二氟泼尼酯眼水，4次/日）；睫状肌麻痹剂（如1%环喷托酯、0.25%东莨菪碱或1%阿托品眼水，3次/日）。严重时，需全身糖皮质激素治疗。

● 假"树枝样"浸润灶：

■ 通常为自限性疾病，可使用人工泪液或眼膏湿润眼表。

■ 对免疫缺陷的患者，应用抗病毒药物（如阿糖腺苷药膏，或更昔洛韦凝胶）可能有效。

● 神经营养性角膜炎：参照神经营养性角膜炎章节。

● 视网膜炎、脉络膜炎、视神经炎：静注阿昔洛韦，口服糖皮质激素。

● 带状疱疹后遗神经痛：局部涂用capsaicin或多塞平乳霜；利多卡因贴片；全身系统性神经痛治疗（如加巴喷丁或普瑞巴林），以及系统性抗抑郁治疗会有一定疗效。麻醉性止疼药和（或）经皮电神经刺激可能有疗效。对于症状严重的患者，建议转诊至神经科或疼痛科。

● 所有患者：

■ 虹膜炎可引起严重的眼压身高，可局部应用糖皮质激素控制虹膜炎。

■ 控制青光眼，注意激素相关的眼压升高。

● 若角膜存在严重的非活动性瘢痕，可以考虑角膜移植。

预后

● 根据角膜受累情况而不同（图7-9H），慢性眼部炎症常反复发作，很多患者不能忍受带状疱疹后遗神经痛。

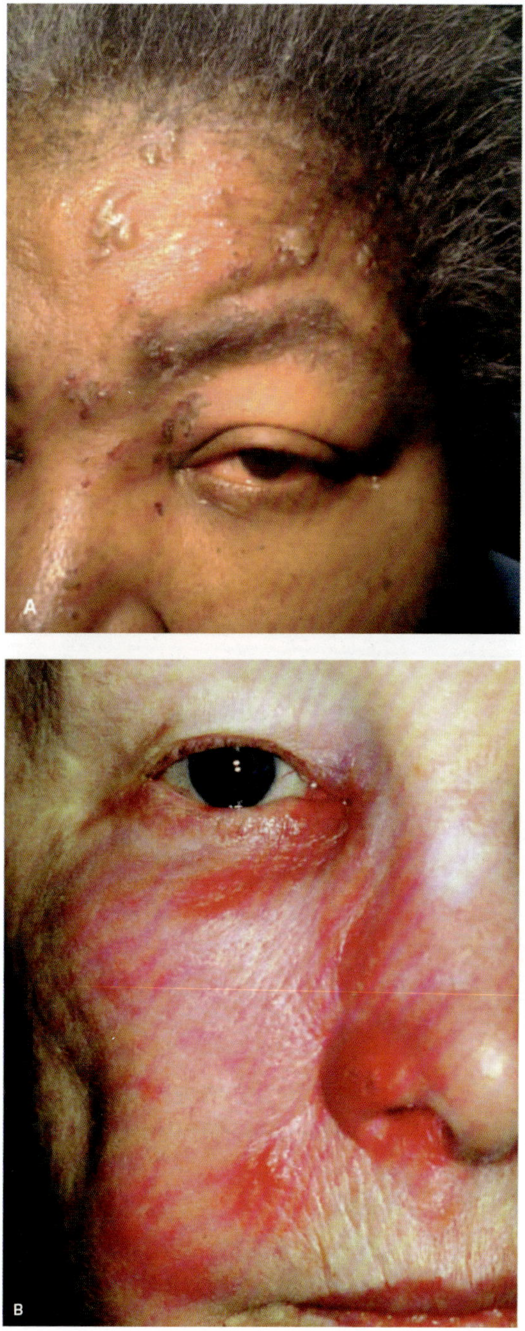

图7–9　**带状疱疹性皮炎**。(A)带状疱疹患者的三叉神经第一支受累所致的急性水疱疹。(B)三叉神经第二支受累所致的带状疱疹性皮炎(带状疱疹),可见皮肤疱疹溃烂。(待续)

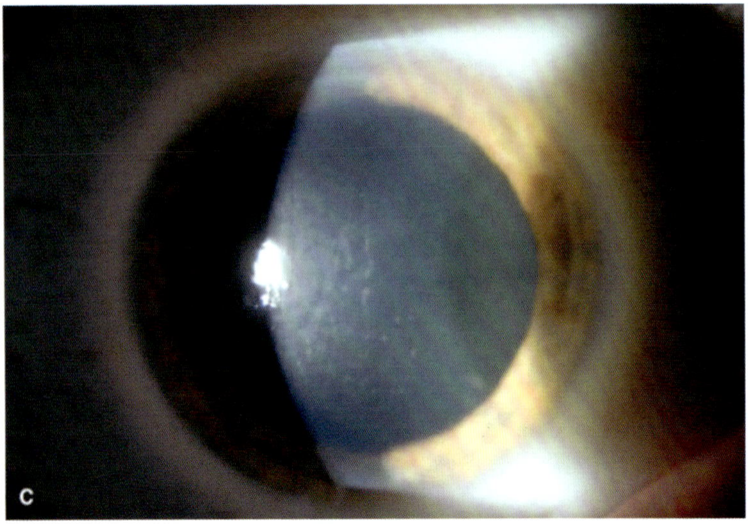

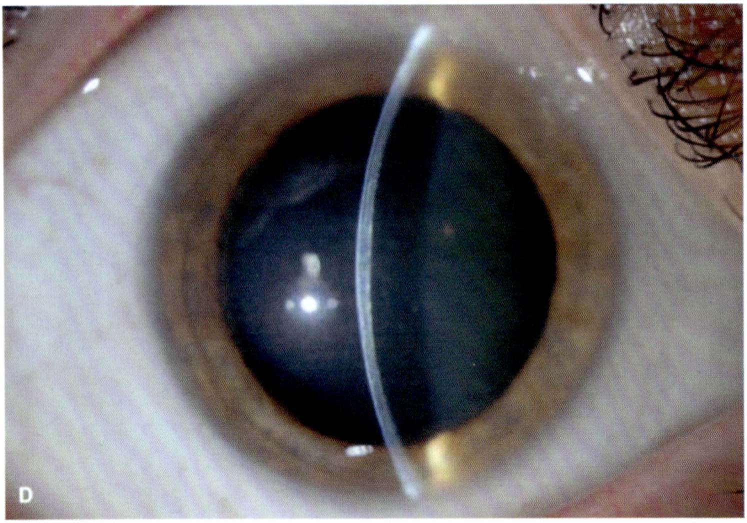

图7-9 （续）**带状疱疹性角膜炎**。(C)在带状疱疹病毒性盘状内皮炎的患眼中，该中央角膜可见基质水肿和角质沉着物。(D)裂隙灯光带下检查显示图C的带状疱疹病毒性盘状内皮炎中央角膜混浊和水肿。（待续）

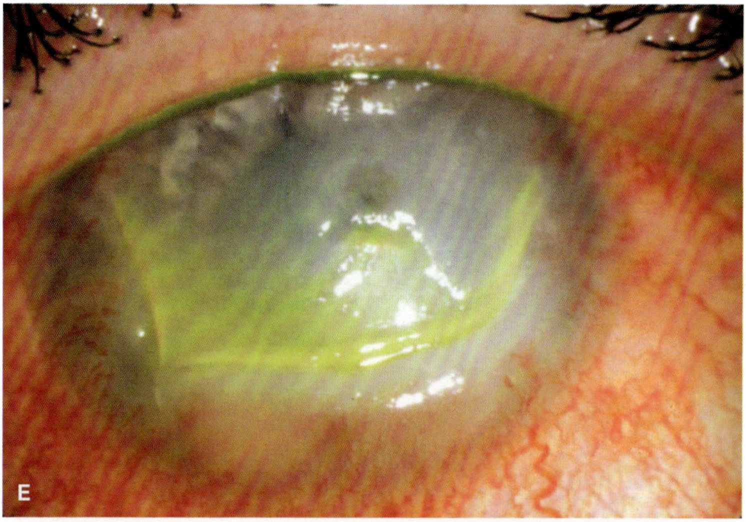

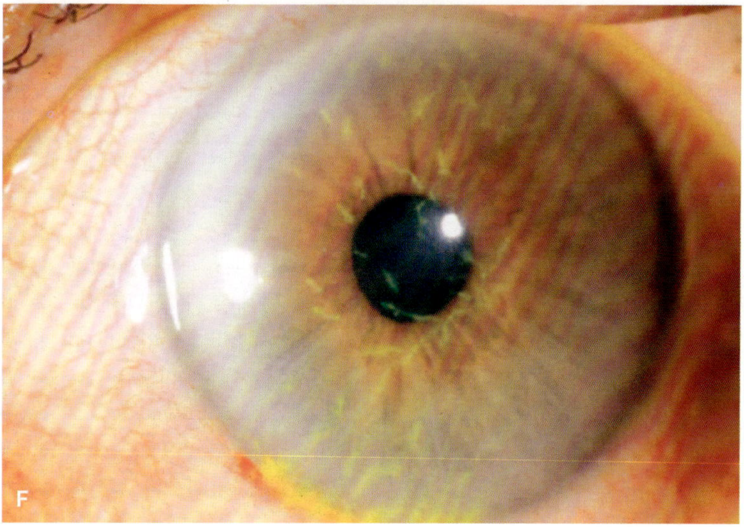

图7–9　(续)**带状疱疹性角膜炎。**(E)该带状疱疹性角膜炎患眼可见特征性的角膜缘血管炎及角膜溶解灶，结膜瓣覆盖疗效好。(F)该患眼多个斑状隆起的“假树枝样”浸润灶，几周前该患眼周围带状疱疹性皮炎发作。(待续)

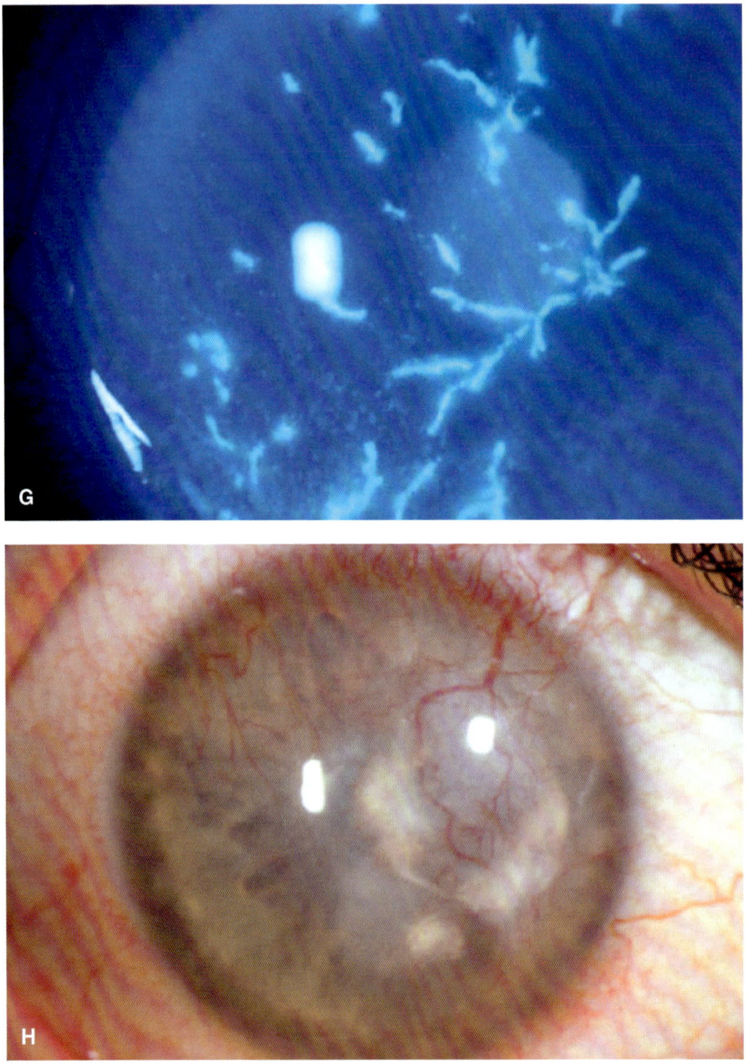

图7–9 (续)**带状疱疹性角膜炎**。(G)荧光素染色后钴蓝光下可见图D中所示的“假树枝样”浸润灶，病灶缺少单纯疱疹病毒性“树枝样”浸润特征性的树枝分叉改变、边缘隆起及末端球形膨大。(H)眼部带状疱疹感染后8年，角膜新生血管及瘢痕形成，最粗大的血管周围可见白色油脂状角膜炎浸润灶。

角膜基质炎（梅毒及非梅毒相关）

角膜基质炎是一类多因的、罕见的、多双眼发病的角膜基质的炎症，不累及上皮和内皮。

病因学

- 先天性或获得性梅毒（梅毒螺旋体）。
- 莱姆病(螺旋体)。
- 结核病(结核分枝杆菌)。
- 麻风病(麻风分枝杆菌)。
- Cogan综合征：耳鸣，耳聋，眩晕，伴有动脉炎结节，韦氏肉芽肿病及类风湿关节炎。Cogan综合征很罕见。
- 单纯疱疹病毒，带状疱疹病毒，EB病毒，流行性腮腺炎病毒。

症状

- 双眼眼红，眼痛，流泪，视物模糊。

非特异性角膜特征

- 弥漫性中层基质水肿，新生血管长入，非化脓性浸润灶。
- 较轻的虹膜炎及角膜后沉着物。
- 角膜深基质瘢痕，伴无灌注的血管（鬼影血管），可能是脂质性角膜病变(图7-10A~D)。

特异性眼部特征

- 梅毒：
  - 先天性梅毒多在20岁前会有急性角膜基质炎。
  - 获得性梅毒角膜症状较少，多累及眼后节。
- 莱姆病：不断扩大的皮疹(慢性游走性红斑)，结膜炎，巩膜外层炎，角膜基质炎（图7-10E)，肉芽肿性虹膜睫状体炎，中间葡萄膜炎，脑神经，视网膜及眼眶异常。
- 结核：小水疱瘤，肉芽肿性虹膜睫状体炎，视网膜血管炎，脉络膜炎。
- 麻风病：结膜炎，巩膜外层炎，巩膜炎，角膜基质炎，角膜神经粗大，角膜感觉减退，肉芽肿性虹膜睫状体炎，虹膜珍珠肿，麻风结节，虹膜萎缩，瞳孔不等大，眼睑及泪腺异常，白内障，面神经麻痹。

诊断

- 梅毒：
  - 荧光密螺旋体抗体吸收试验(FTA-Abs)，或梅毒螺旋体微量血凝试验(MHA-TP)（梅毒螺旋体抗体特异性试验)通常提示阳性。
  - 梅毒血清试验(VDRL)，或快速血清反应素环状卡片试验(RPR)（急性感染期，非特异性试验阳性）对梅毒筛查及疾病活动性有指导意义。
- 莱姆病：鹿、老鼠的暴露史，或是

被扁虱咬过，直接免疫荧光抗体试验。

- 结核：痰液抗酸杆菌检查，胸片，结核菌素皮肤试验（PPD）。干扰素释放试验（如QFT-G）也有指导意义。
- 麻风病：皮肤刮片做抗酸染色。
- Cogan综合征：耳鼻喉科医师会诊。

治疗

- 角膜葡萄膜炎：局部应用糖皮质激素（如1%泼尼松龙、0.1%地塞米松或0.05%二氟泼尼酯滴眼，每2~4小时1次）及睫状肌麻痹剂（如0.25%东莨菪碱或1%环喷托酯滴眼，3次/日）。
- 梅毒、结核、莱姆病、麻风病：转诊于内科医生、呼吸内科医生或传染病专家以寻求恰当的治疗。
- Cogan 综合征：转诊至耳鼻喉科，接受全身系统性激素治疗，预防耳聋。

预后

- 治疗恰当，则预后好。可能导致明显的永久性角膜瘢痕，并且在非炎症时可能需要角膜移植。

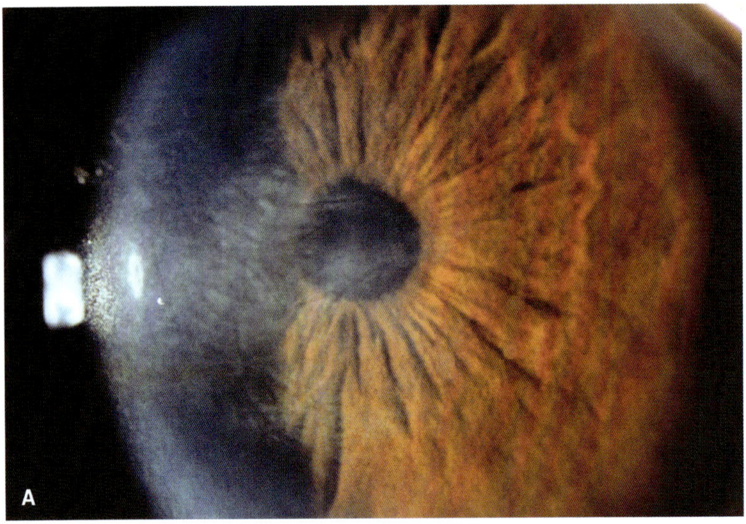

图7–10 角膜基质炎。（A）先天性梅毒患者遗留角膜陈旧瘢痕，较清晰的线条即为陈旧血管，瘢痕位于角膜中、后基质部，多伴有轻度角膜变薄。（待续）

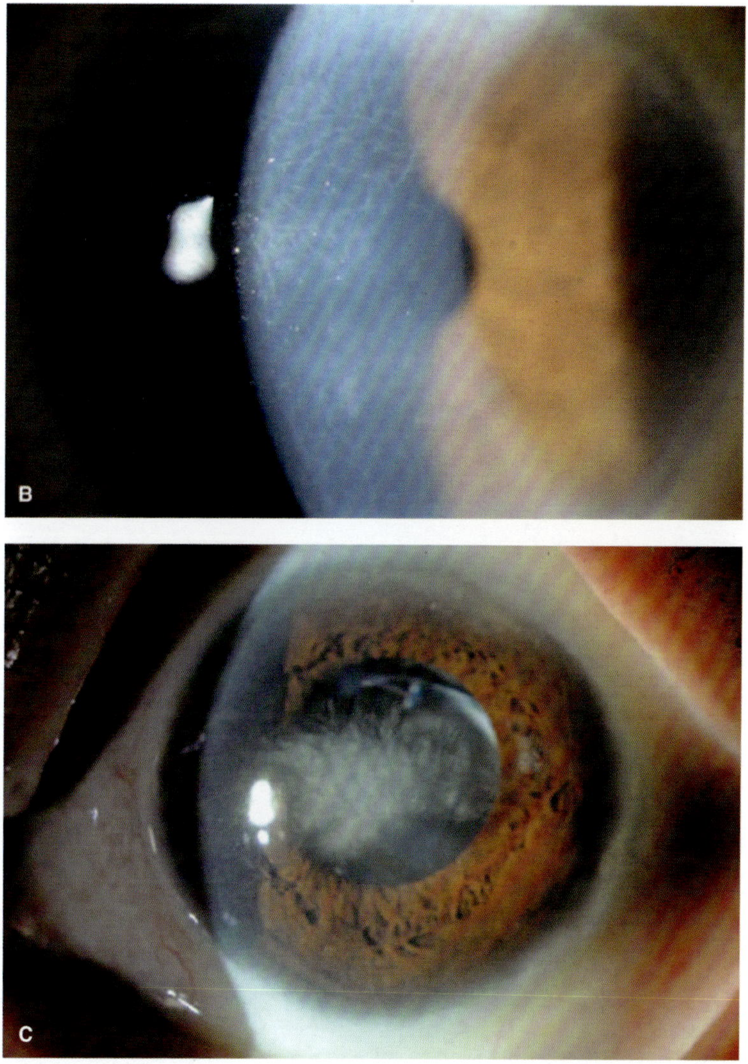

图7–10　(续)**角膜基质炎。**(B)该患者患有间质性角膜炎，右眼角膜基质可见大量“鬼影”血管。(C)左眼可见角膜基质炎特征性的边缘不清的羽毛状角膜中央瘢痕，鼻侧有较多“鬼影”血管。(待续)

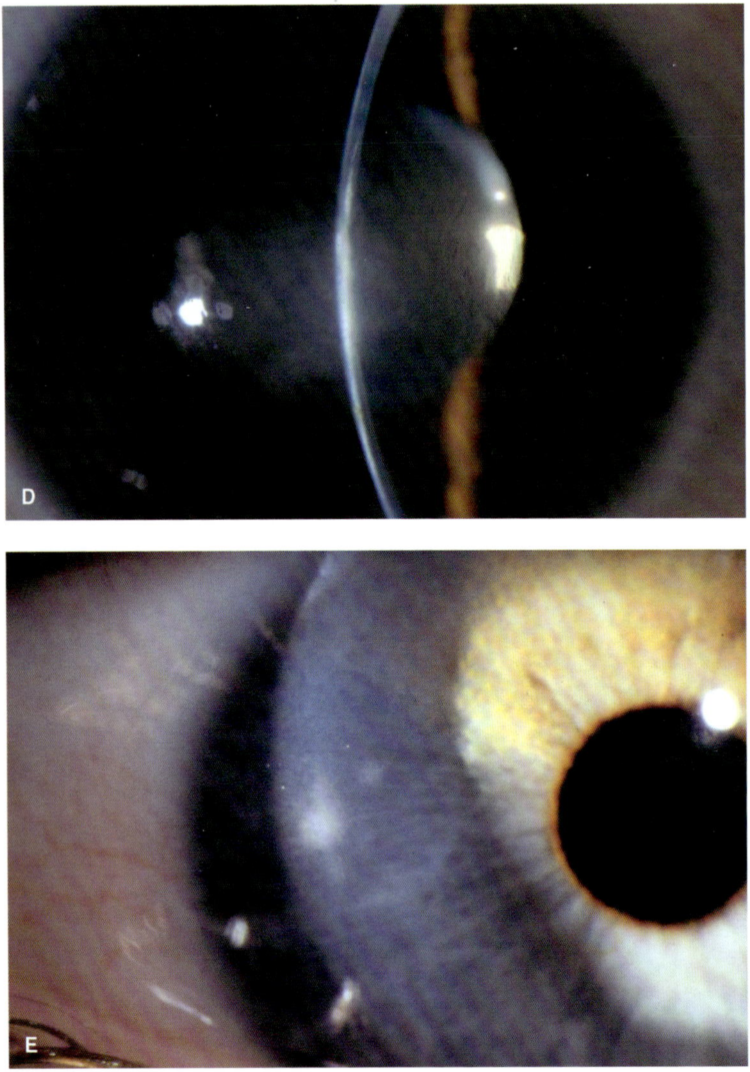

图7-10 （续）**角膜基质炎**。(D)同一只眼裂隙光可清楚见角膜瘢痕主要位于后部基质。(E)图示莱姆病患者大量角膜浸润灶，该患者接受莱姆病的全身治疗及局部应用糖皮质激素后浸润灶消退。

上皮下浸润

上皮下浸润是一种常见的单眼或双眼角膜病变，多由病毒感染引起。

病因学

- 腺病毒或EB病毒感染。
- 单纯疱疹病毒或带状疱疹病毒感染。
- 睑缘炎，眼酒糟鼻。
- 接触镜佩戴引起的病变可因护理液中的防腐剂成分而加重。
- 葡萄球菌或衣原体感染。
- 莱姆病。
- 供体角膜上皮下排斥（Krachmer斑点）。

症状

- 眼红，畏光，流泪，异物感，轻度视物模糊，也可无症状。

体征

- 单发或多发，单眼或双眼，小颗粒状的圆形或椭圆形上皮下混浊灶，混浊灶难以被荧光素染色（图7-11）。

鉴别诊断

- 浅层点状角膜炎：角膜上皮多形性点状缺损，荧光素染色阳性。
- Thygeson浅层点状角膜病变：角膜上皮呈小而不规则的隆起，可被荧光素轻度染色。

治疗

- 治疗病因，停止佩戴接触镜。
- 不含防腐剂的人工泪液或眼膏滴眼，每2~6小时1次，润滑药膏每晚睡前滴眼一次或每日滴眼2次。
- 如果视力受到影响或症状较严重，可局部使用较温和的糖皮质激素（如0.2%氯替泼诺或0.1%氟米龙滴眼液滴眼，4次/日），需缓慢减量防止复发。

预后

- 预后好，尤其当病因明确时。应用糖皮质激素时需慢慢减量防止复发。长期的角膜下浸润可形成永久的角膜瘢痕。

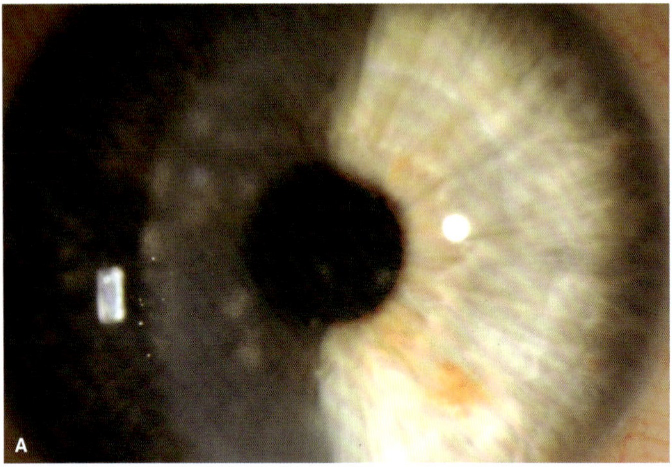

图7–11 **病毒性结膜炎患者的上皮下浸润。**(A)该眼可见大量活跃的腺病毒性角结膜炎感染后的上皮下浸润灶，局部应用激素疗效好。(待续)

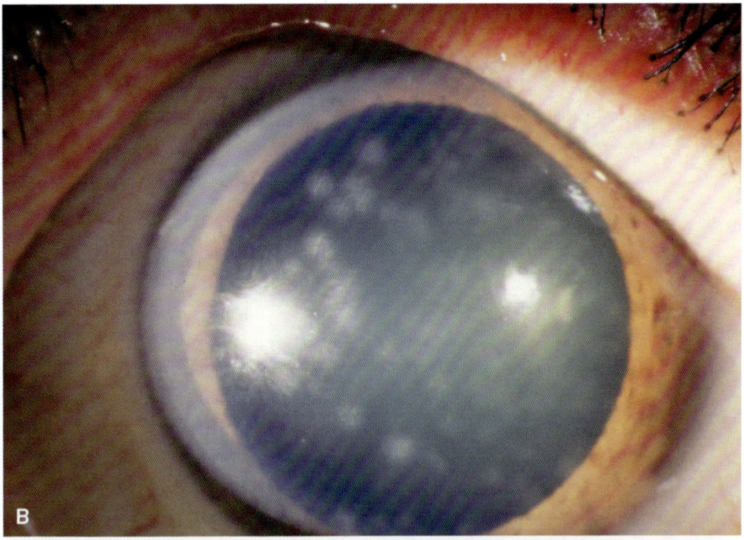

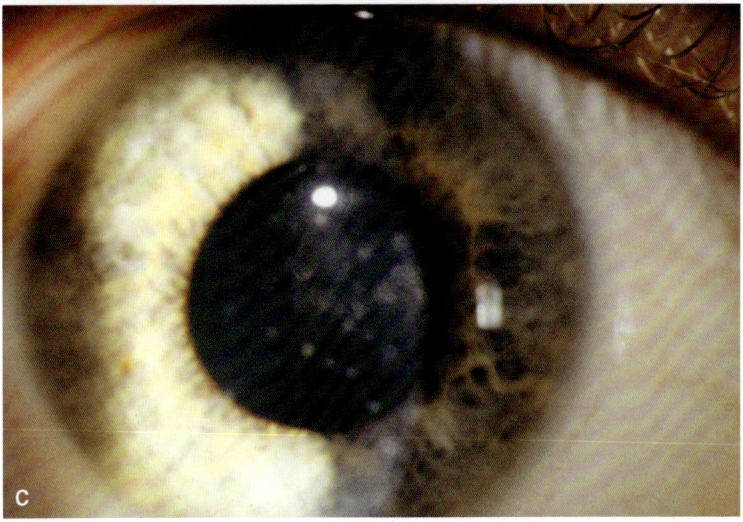

图7-11　(续)**病毒性结膜炎后的上皮下浸润**。(B)图示局部应用激素快速减量后复发的超过100个活跃的上皮下浸润灶。当局部激素缓慢减量时,这一症状可显著改善。部分患者需要用低剂量激素维持数月至数年以防止复发。(C)腺病毒性角结膜炎后数月,角膜中央可见多发的上皮下浸润灶,造成眩光、光晕及视力下降。一些病灶表现出轻度活跃,另一些已经瘢痕化。

浅层点状角膜病变(点状上皮糜烂)

浅层点状角膜病变是一类常见的非特异性病变,可见于许多角膜疾病。

病因学

- 上部角膜病变:
  - 睑板异物或结石。
  - 春季角结膜炎。
  - 上方角膜缘角结膜炎。
  - 沙眼。
  - 配适不佳的接触镜。
  - 眼睑松弛综合征。
  - 倒睫或双行睫。
- 睑裂区角膜病变:
  - 干性角结膜炎。
  - 神经营养性角膜病变。
  - 紫外线暴露。
  - 接触镜相关(如化学毒性、配适过紧、佩戴时间过长)。
- 下部角膜病变:
  - 酒糟鼻、睑缘炎。
  - 暴露性角膜病,包括夜间睑裂闭合不全。
  - 下睑缘病变。
  - 滴眼液或化学伤的毒性作用。
  - 睑内翻或睑外翻。
  - 倒睫或双行睫。
  - 外伤、化学伤。
  - 自身造成、眼部摩擦。

症状

- 异物感,流泪,若中央角膜被累及,则会引起视力下降。

体征

- 荧光素染色可示细小且多发的角膜上皮缺损,病情严重时小病灶可融合(图7–12)。

鉴别诊断

- 上皮下浸润:单发或多发,单眼或双眼,细小颗粒状的上皮或上皮下混浊,能被虎红染色而荧光素染色不良。
- Thygeson浅层点状角膜病变:角膜上皮呈小而不规则的隆起,可被荧光素轻度染色。

治疗

- 治疗病因。
- 停戴角膜接触镜,停用毒性药物。
- 不含防腐剂的人工泪液或眼膏滴眼,每1~6小时1次;根据疾病严重程度,每晚睡前使用润滑眼膏或2次/日,考虑灼烧或用栓子行泪点栓塞。
- 可局部加用抗生素眼膏(如红霉素、杆菌肽、多黏菌素B/杆菌肽,或四环素),2~4次/日。
- 避免使用含有防腐剂的眼药水。

预后

- 一般较好，预后取决于原发病因。

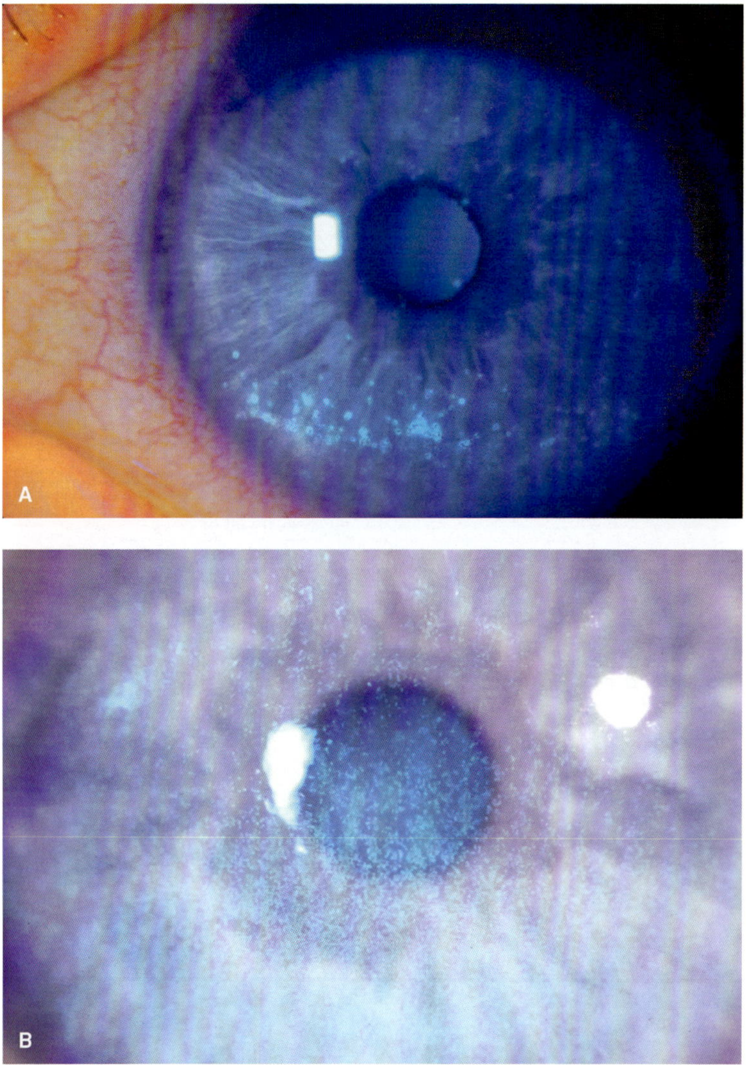

图7-12　浅层点状角膜病变。(A)荧光素染色后钴蓝光下可见角膜下方显著点染。(B)荧光素染色后钴蓝光下可见严重的中央点染，下方染色几近融合。

Thygeson浅层点状角膜病变

Thygeson浅层点状角膜病变是一不常见、通常为双侧性的特发性病变，病变呈慢性过程，伴有加重和缓解，数年后可自行消退。

病因学

- 不明，有人认为是由病毒引起。

症状

- 畏光，异物感，流泪，轻度视力下降，也可无症状。

体征

- 粗大的点状或星状、圆形到卵圆形灰白色轻度隆起的簇状上皮病变，通常见于整个角膜，荧光素轻微染色（图7-13）。
- 结膜不充血，前房无炎症反应。

治疗

- 根据病情，予人工泪液每2~6小时1次，润滑性眼膏数小时1次或2次/日。
- 若病情较重或视力受累，则予局部温和的糖皮质激素（如0.2%氯替泼诺或0.1%氟米龙滴眼液滴眼，4次/日）；激素可逐渐减量，但易复发。少数患者需长期使用低浓度的激素以控制症状。
- 如激素治疗无效或有禁忌证，可佩戴治疗性软性接触镜缓解症状。
- 有报道，可使用环孢素滴眼液治疗某些患者，并可减少局部使用糖皮质激素的剂量。

预后

- 可显著改善症状，但病变通常为慢性且易复发。

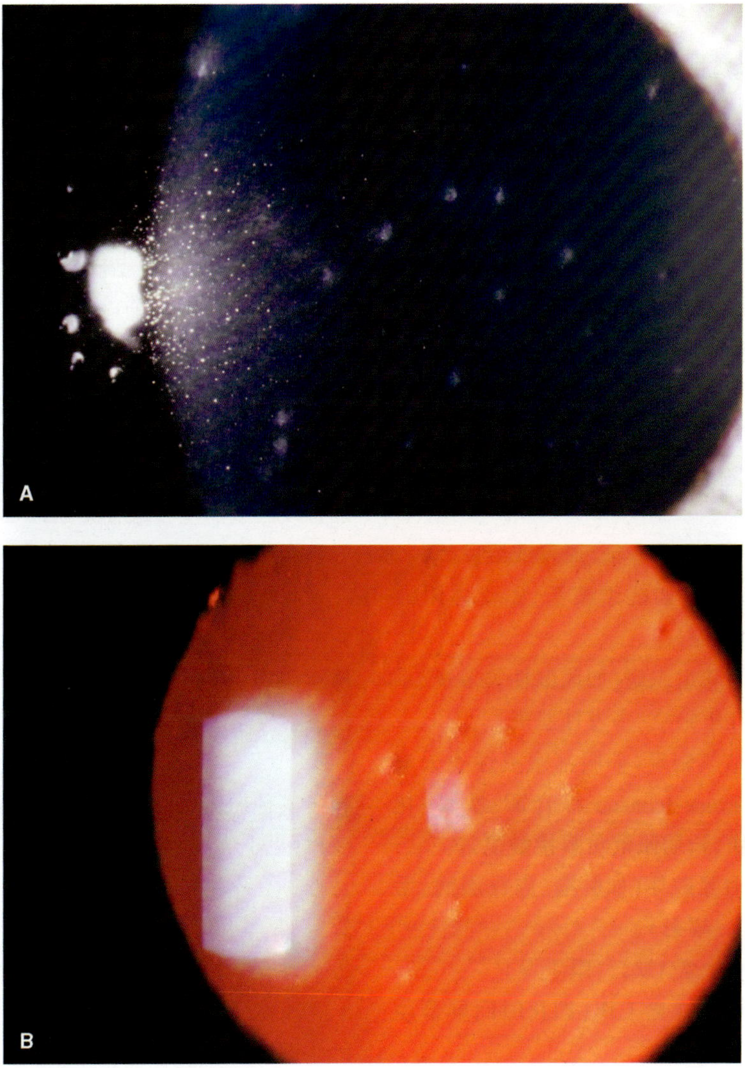

图7-13 Thygeson浅层点状角膜病变。(A)角膜中央大量小的上皮病变,可被荧光素轻度染色。(B)同一只眼用视网膜后照法观察,可见粗糙的、略呈星状的上皮病变。

干眼综合征（干燥性角结膜炎）

干眼综合征包括多种导致轻度至重度眼表损伤的情况。它常伴有轻度炎症，主要由泪液缺乏和眼睑疾病（睑缘炎和睑板腺炎）共同引起。眼表疾病的严重程度往往与症状的严重程度不相关。

病因学和诱因

- Sjögren综合征（原发或继发）。
- 药物（如抗组胺药、β-受体阻滞剂、阿托品）。
- 结缔组织病（如风湿性关节炎、系统性红斑狼疮、多发性肌炎）。
- 结膜瘢痕（如眼部瘢痕性类天疱疮、Stevens-Johnson 综合征、沙眼、化学损伤、长期佩戴角膜接触镜）。
- 泪腺破坏（如肿瘤、肉样瘤病、手术摘除、辐射）。
- 维生素A缺乏（眼干燥）。
- 长期视觉工作（如长时间屏幕注视或驾驶等）。
- 女性。
- 年龄增长。

症状

- 烧灼感，异物感，干涩，痒，视物疲劳，分泌物增多。
- 有些患者反常地表现为流泪，可能因严重角膜病变引起的反射性流泪。
- 可表现为视物模糊和（或）视力波动。
- 症状常在一天结束时加重，长期阅读、使用电脑或看电视、在干燥环境或佩戴角膜接触镜都可使症状加重。

体征

- 泪河变窄或消失。
- 睑裂区的结膜和角膜荧光素、孟加拉玫红或丽丝胺绿着染（图7–14A）。
- 角膜丝和黏液斑。
- 可出现角膜新生血管、角膜变薄、瘢痕形成、溃疡或穿孔，常见于合并结缔组织病患者（图7–14B和C）。

鉴别诊断

- 其他原因引起的浅层点状角膜病变（详见上文表层点状角膜炎章节）。

诊断

- 结合病史、临床体征和辅助检查。
- Schirmer试验异常（麻醉5分钟后纸条湿润小于10mm，或不使用麻醉剂小于15mm）。
- 泪膜破裂时间缩短（中度：5~10秒，重度：<5秒）。
- 泪液循环减慢（如染料清除迟缓）。
- 泪液渗透压增高。
- 炎症标志物增加（如基质金属蛋

白酶-9、IL-1受体拮抗剂)。

治疗

- 泪液替代治疗:人工泪液或凝胶每1~6小时1次(如对于含少量防腐剂的瓶装人工泪液,其使用频率应少于4次/日;对于不含防腐剂的单剂量小瓶包装者,可多于4次/日)。
- 改变环境(如使用加湿器、远离通风口)。
- 避开加重因素(如干燥、烟尘环境),治疗相关疾病(如睑缘炎、睑板腺炎、睑裂闭合不全)。
- 睡前使用人工泪液软膏,病情严重者可增加使用次数。
- 局部使用0.05%~1%环孢素,2~4次/日或5%利菲斯特,2次/日,对许多患者有效。
- 泪小点栓塞:胶原栓子(暂时性),硅胶栓子(可逆性)(图7-14D)或泪小点烧灼术(永久性)。
- 配适良好的绷带型角膜接触镜(如7Eye,Panoptx)。
- 角膜丝可用镊子取出,使用10%乙酰半胱氨酸(如Mucomyst),4次/日,可治疗丝状角膜炎。
- 植入型(缓释型)人工泪液——羟丙基纤维素(如Lacrisert)可能有帮助。
- 眼罩、湿房镜或部分外侧睑缘缝合术可减少泪液蒸发。
- 较严重患者可使用自体血清或者巩膜镜(如PROSE镜)。
- 治疗全身疾病,尤其是较严重的结缔组织病患者。

预后

- 经适当治疗后,症状可缓解,但取决于潜在病因。多数原发病为慢性病,需要长期治疗。

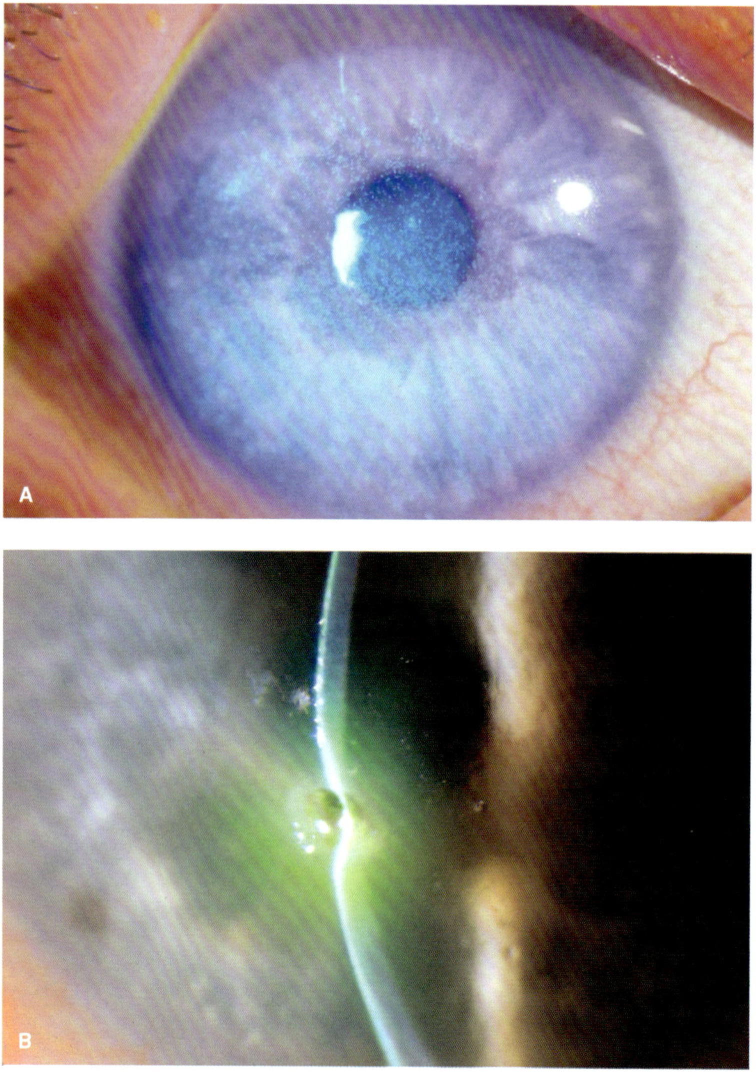

图7-14 **干燥性角结膜炎**。(A)该患者有严重的干眼症状，其角膜中央和下方可见严重的表层点状上皮病变，下方病变区融合。(B)该患者有严重的干眼症状，可见较深的无菌性角膜溶解，裂隙灯下见约90%角膜组织缺损。(待续)

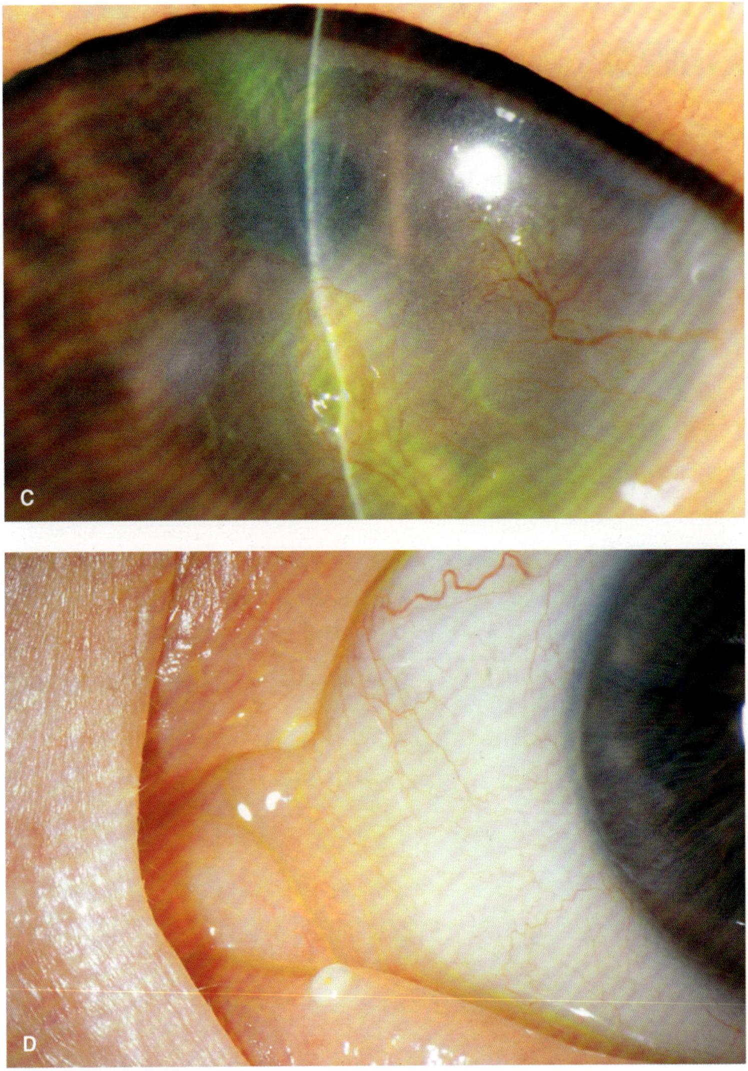

图7–14　(续)**干燥性角结膜炎**。(C)由严重干眼引起的角膜穿孔，经角膜组织贴附和密封治疗后，仍可见角膜变薄、瘢痕形成和新生血管。(D)该干眼患者通过上、下泪道硅胶栓子植入治疗，防止泪液进入泪道，使其停留在眼表，起到润滑作用。该疗法对于泪液产生不足患者较为有效。

丝状角膜炎

丝状角膜炎相对常见，单眼或双眼发病，多源于上皮的异常修复，可由多种疾病引起。

病因学

- 干眼综合征。
- 长期包眼或上睑下垂。
- 上方角膜缘角结膜炎。
- 复发性角膜糜烂。
- 神经营养性/暴露性角膜病变。
- 角膜知觉减退。
- 原发性睑痉挛。
- 角膜手术后，角膜创伤。
- 中脑损伤。

症状

- 异物感，眼痛，眼红，视力下降。

体征

- 黏液包括脱落上皮细胞形成细黏丝状物，一端附着于角膜上皮表面，荧光素染色阳性，结膜充血，点状上皮脱落，泪膜异常（图7–15）。

治疗

- 查找病因，并针对病因治疗。
- 使用无防腐剂的人工泪液（每1~6小时1次）和凝胶（每晚睡前）。如果出现眼干，可考虑用栓子或泪道烧灼术进行泪小点栓塞。
- 局麻下用镊子或棉签从丝的根部去除黏丝。
- 10%乙酰半胱氨酸滴眼（如乙酰半胱氨酸），4次/日。
- 无明显干眼情况下，对于症状严重或者药物治疗无效者，可戴绷带镜同时加用抗生素滴眼液数周，3次/日。

预后

- 治疗后症状可明显改善，但预后取决于基础病因。多数原发病为慢性病，需要长期治疗。

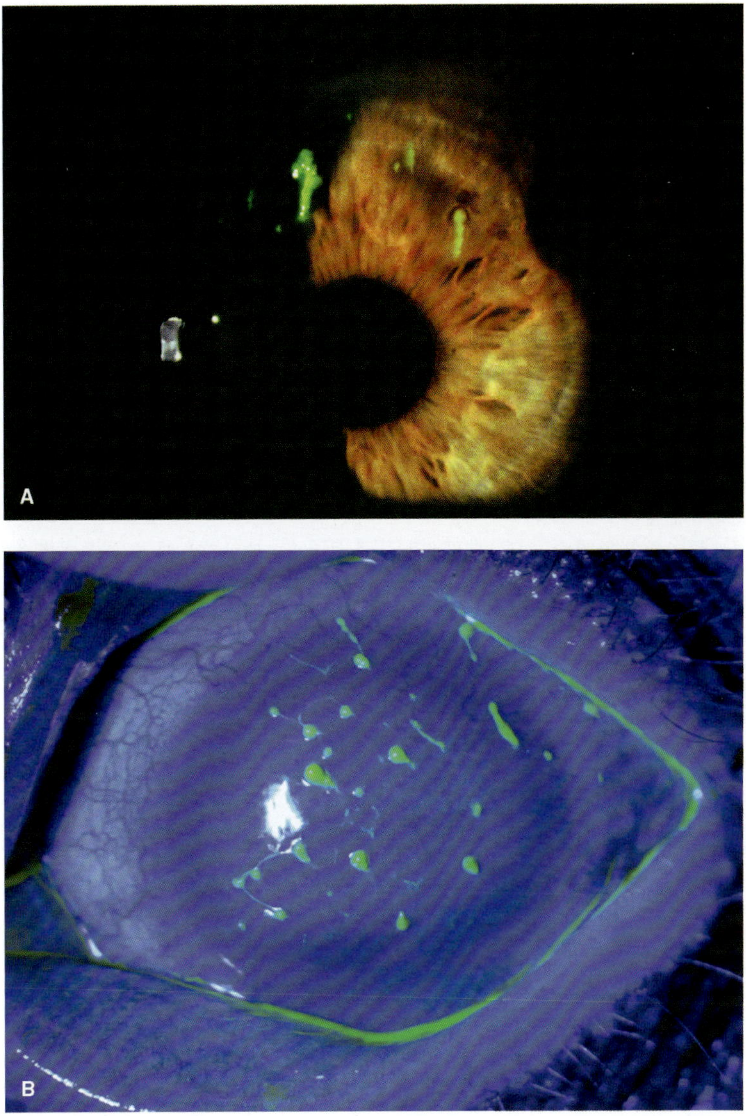

图7-15　丝状角膜炎。(A)干眼患者发生丝状角膜炎，可见上方角膜明显的丝状物(上皮黏丝状物)，荧光素染色阳性。(B)眼表状况差且有严重角膜基质炎病史的患者发生丝状角膜炎，钴蓝光下可见大量荧光素着色的细黏丝状物。(待续)

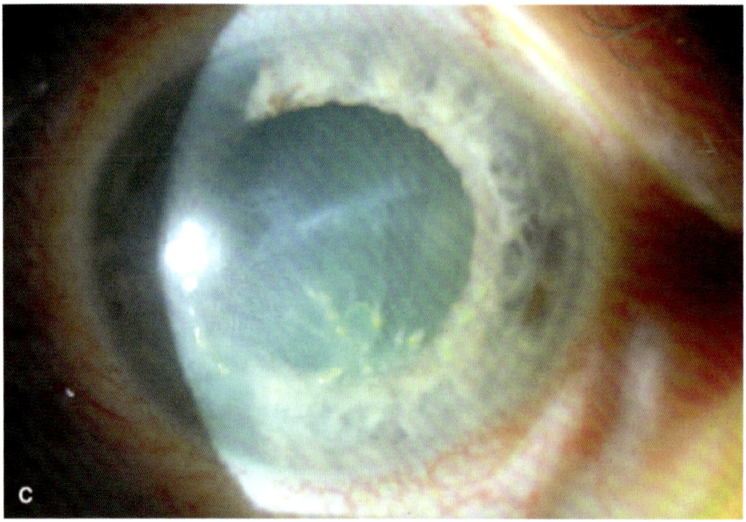

图7–15 （续）**丝状角膜炎**。(C)神经外科手术后几年，神经营养性角膜病变患者的角膜下方出现多条丝状物。

暴露性角膜炎

瞬目异常或眼睑闭合不完全可造成眼表干燥，最终导致暴露性角膜炎。

病因学

- 面神经麻痹。
- 眼睑位置异常（如睑外翻、上睑下垂或其他眼睑手术后瘢痕）。
- 夜间兔眼症。
- 眼球突出（如甲状腺相关眼病）。
- 眼睑缺损。
- 眼睑整形术后或眼睑肿瘤切除术后。

症状

- 眼部刺激感、灼烧感、异物感、流泪、溢泪、视力下降，睡醒时症状明显。
- 可能有睡眠眼睑闭合不全史。

体征

- 瞬目不全或眼睑闭合不全（图7–16A和B）。
- 眼睑畸形或位置异常（图7–16C）。
- 角膜干燥无光泽，点状上皮缺损或上皮糜烂多见于下部的睑裂部角膜。
- 严重病例可形成新生血管、无菌性溃疡、继发感染，偶见穿孔。

治疗

- 治疗原发眼睑异常。
- 白天使用人工泪液或凝胶（推荐黏稠度较高的泪液替代品），每1~4小时1次，夜间使用人工泪液凝胶或抗生素眼膏。
- 也可以单独使用人工泪液凝胶或抗生素眼膏，4次/日。
- 睡眠时使用眼罩或湿房镜，并涂抹眼膏。
- 难治病例可行睑裂缝合术或上睑重金属植入术。

预后

- 病因不同预后不同，角膜知觉减退或Bell征减退者预后差。

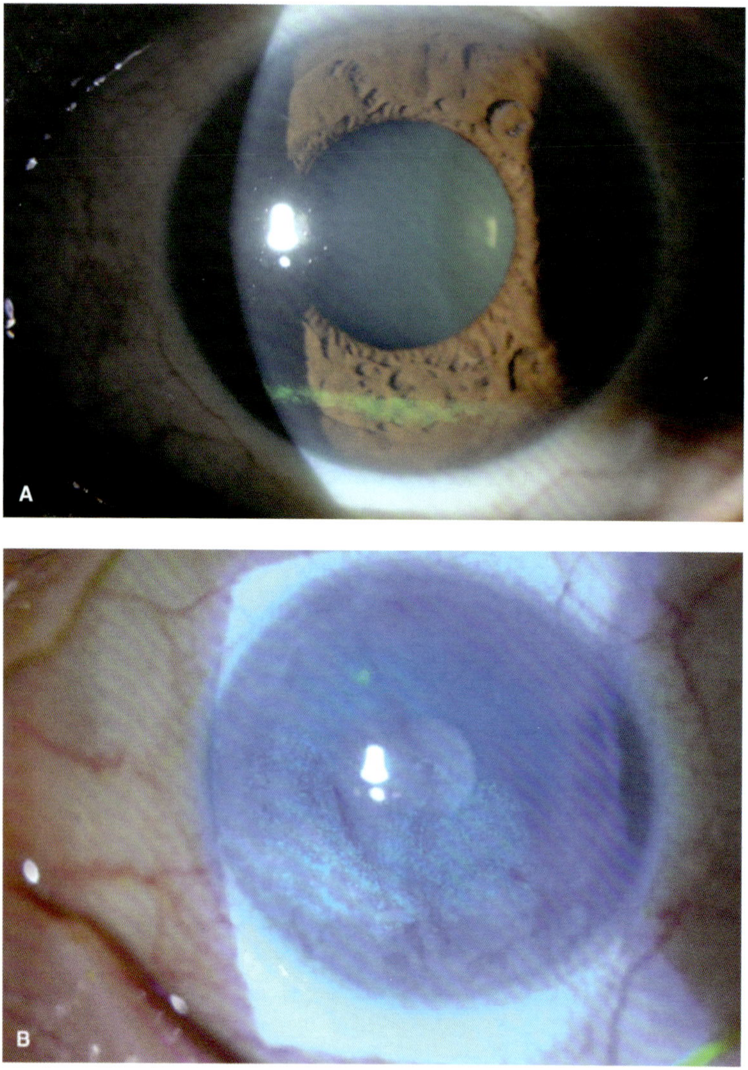

图7–16 **暴露性角膜炎。**(A)夜间兔眼症患者发生暴露性角膜炎,可见下方眼睑裂部角膜带状荧光素染色阳性。(B)该患者有明显的暴露性角膜炎,在角膜下方可见弥散性浅表点状角膜炎,还可见一些暴露相关的轻度角膜瘢痕。(待续)

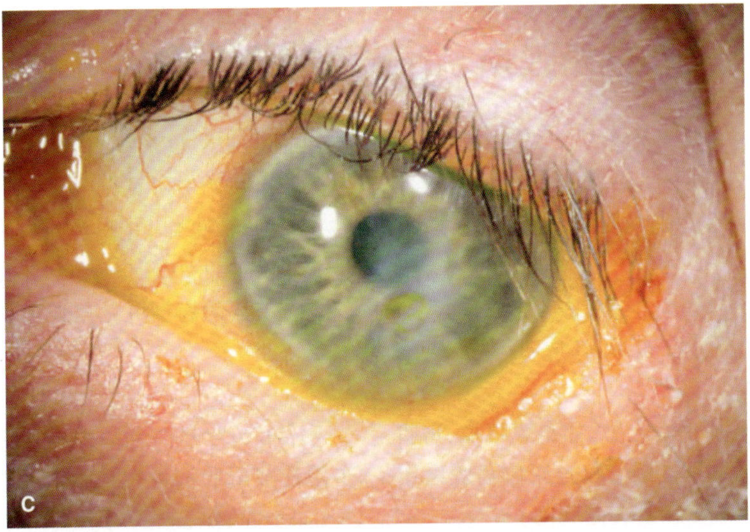

图7–16　(续)**暴露性角膜炎**。(C)该患者下睑异常,导致眼睑覆盖不全和暴露性角膜炎,角膜中央偏下方可见既往溃疡导致的角膜变薄及瘢痕。

神经营养性角膜病

神经营养性角膜病发生在角膜感觉减弱的眼中。一般是获得性的，但也有少数是先天性的。

病因学

- 之前有带状疱疹或单纯疱疹感染。
- 眼部手术之后［如角膜移植，角膜屈光手术（准分子激光原位角膜磨镶术——LASIK或表面磨削）］。
- 放射性角膜病。
- 滴眼液（如麻醉剂、非甾体抗炎药）。
- 长期接触镜佩戴。
- 因三叉神经痛而行的三叉神经手术。
- 卒中。
- 长期糖尿病，特别是眼科术后。
- 麻风病。
- 家族性自主神经功能障碍（Riley-Day综合征）。

症状

- 眼红，流泪，灼热，异物感，敏感，视力下降。

体征

- 睑裂处点状上皮糜烂。
- 上皮缺损伴边缘隆起，愈合困难，难以用荧光素染色，最常见于角膜下半部分（图7-17A）。
- 继发的感染发生。
- 严重病例中可见无菌溃疡、继发性感染性角膜炎、虹膜炎、前房积脓（图7-17B）。
- 进展快的病例可见角膜穿孔。

治疗

- 主要治疗是白天用无防腐剂的人工泪液或凝胶润滑（黏性制剂优先），每1~4小时1次，晚上用泪液软膏或抗生素眼膏（如红霉素、杆菌肽）。
- 此外，可将人工泪液眼膏或抗生素眼膏（如红霉素、杆菌肽）作为代替，每2~6小时1次。
- 在溃疡的病例中，修补、睑缘缝合术、肉毒杆菌毒素注射可用以诱导出上睑下垂，羊膜移植和结膜瓣术可用以治疗。

预后

- 一般，取决于潜在的病因。目标是防治继发性并发症，因神经并非大量可再生。

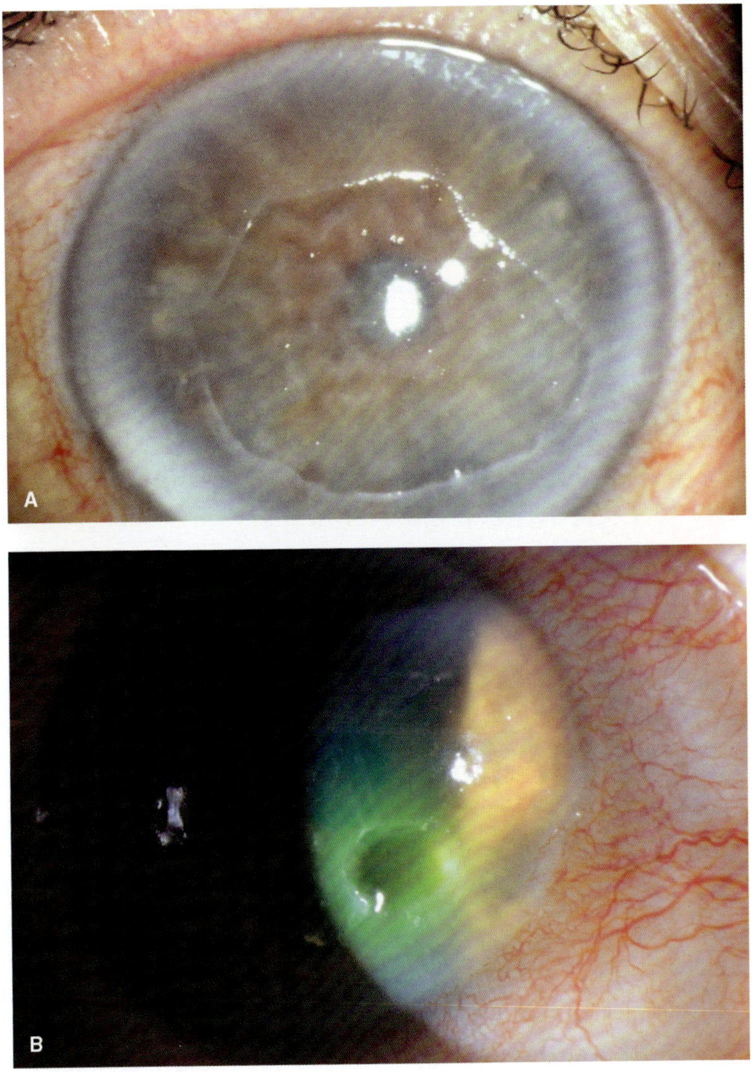

图7–17　**神经营养性角膜病。**(A)可见一大片中央角膜上皮缺损。增厚且翘起的边缘是神经营养性角膜病的经典体征。有潜在性角膜水肿。**神经营养性角膜溶解。**(B)无并发症的颞侧透明角膜的白内障超声乳化吸除术后2个月，一个很小的无菌角膜溶解灶在白内障手术切口处出现，继而鼻下出现一大而深的无菌性溶解。该患者因轻度角膜水肿已用酮咯酸几周。停用酮咯酸又加用了润滑液后，边缘的溃疡愈合了。用氰基丙烯酸酯角膜胶后，较大的溃疡愈合良好。

复发性角膜糜烂

复发性角膜糜烂典型地发生在先前遭受过急性剧烈磨损(如来自指甲、树枝、纸片边缘损伤)的角膜或角膜营养不良眼中。

病因学和病理生理学

- 先前有角膜外伤性磨损。
- 角膜营养不良[如上皮基底膜(EBM)营养不良、梅斯曼病、Reis-Bücklers病、格子状营养不良、颗粒状营养不良];可有家族史。
- 糖尿病。
- 前弹力层异常导致从上皮层到基底膜的半桥粒连接的缺陷。松散黏附的上皮容易侵蚀，前弹力层异常长期不愈合,疾病反复发作。

症状

- 反复发作的急性剧烈疼痛，尤其是在睡觉或即将醒时。
- 流泪、畏光,轻度到严重的视物模糊。
- 近期或陈旧的浅层角膜损伤史。

体征

- 轻到重度局部上皮不规则，荧光素染色阴性(图7-18A和B)。
- 急性期有时可见明显的上皮缺损。
- 后照法可清楚观察到点状、微囊样、指状上皮基底膜营养不良。其他营养不良也可通过裂隙灯下检查到，所以双眼均需检查。

治疗

- 人工泪液眼水每2~6小时1次,以及润滑眼膏每晚睡前使用或润滑眼膏每2~6小时1次。
- 外用抗生素眼膏(如红霉素或杆菌肽),3~4次/日,直到上皮缺损愈合。
- 若有虹膜炎,可用睫状肌麻痹剂(0.25%东莨菪碱或1%环喷托脂,3次/日)。
- 在急性期阶段，考虑予绷带镜或加压包扎24小时。
- 可行羊膜移植。
- 口服1~2个月的多西环素(如50mg,2次/日)，局部使用温和的糖皮质激素(如0.5%氯替泼诺或0.1%氟米龙,3次/日)。
- 一旦完全治愈:人工泪液眼水4次/日并每晚睡前使用眼膏,或5%氯化钠眼水4次/日并每晚睡前使用眼膏,时间为3~6个月。
- 若上皮松散,复发频繁,或药物治疗无效时,下面的措施可考虑:
  - 刮除上皮。
  - 若视轴外的小块区域上皮剥脱,可以前基质微刺(图7-18C和D)。
  - 大面积剥脱用钻石抛光器抛光前弹力层。
  - 准分子激光治疗性角膜切除

术(PTK)可用于大面积的剥脱。

- 延长绷带软角膜接触镜的佩戴时间到3~6个月(适当进行定期更换)。

预后

- 在合适的处理后预后很好。甚至手术也能引起复发,但可行二次手术。

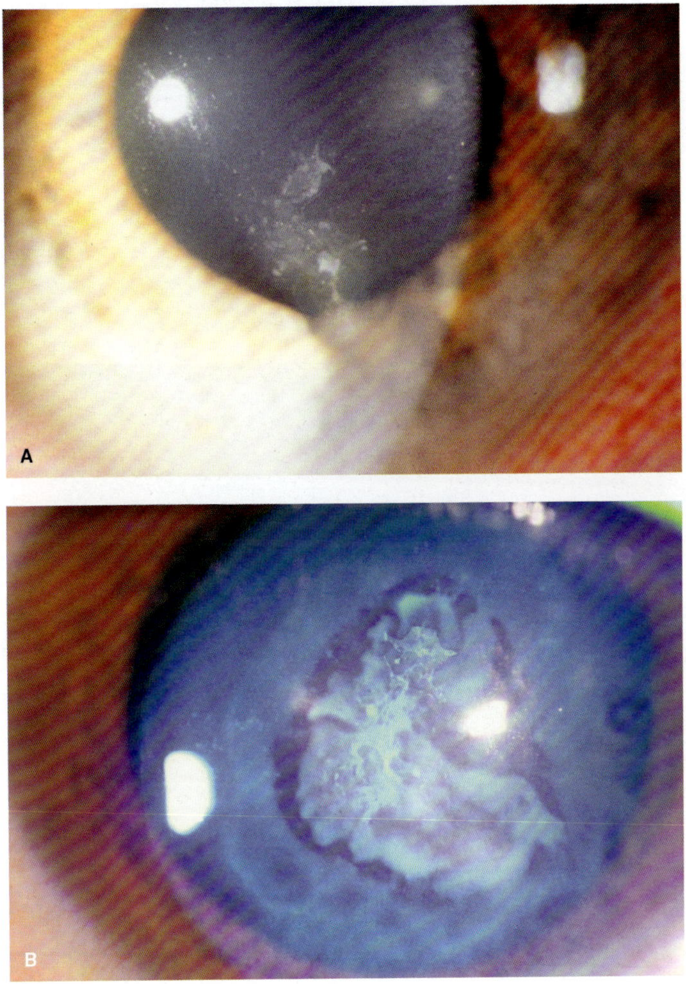

图7-18　复发性角膜糜烂。(A)在治疗该复发性角膜糜烂的眼后,可见一松散、灰色、变厚的上皮区域。在轻度糜烂的眼中,糜烂几个小时内裂隙灯检查可能基本正常。需仔细观察上皮的不规则性。(B)荧光素染色后用钴蓝光观察,可见一大片松散的上皮非常明显。染色阴性的区域表明上皮变厚。在中央上皮轻度染色,这里的上皮缺损已完全治愈。(待续)

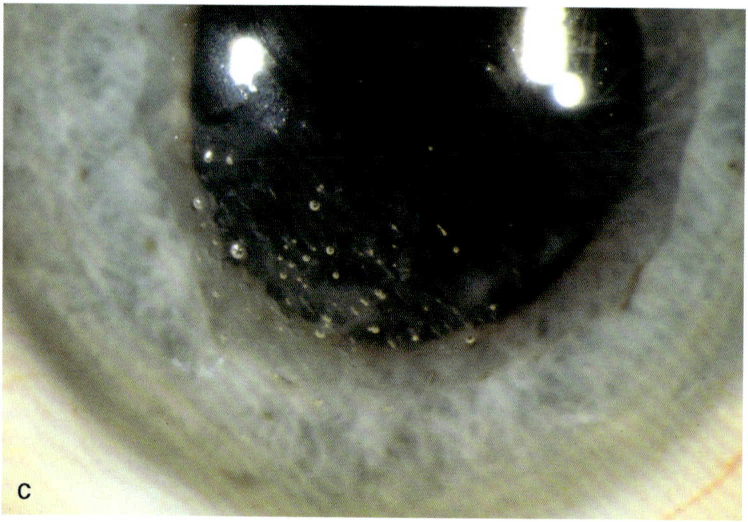

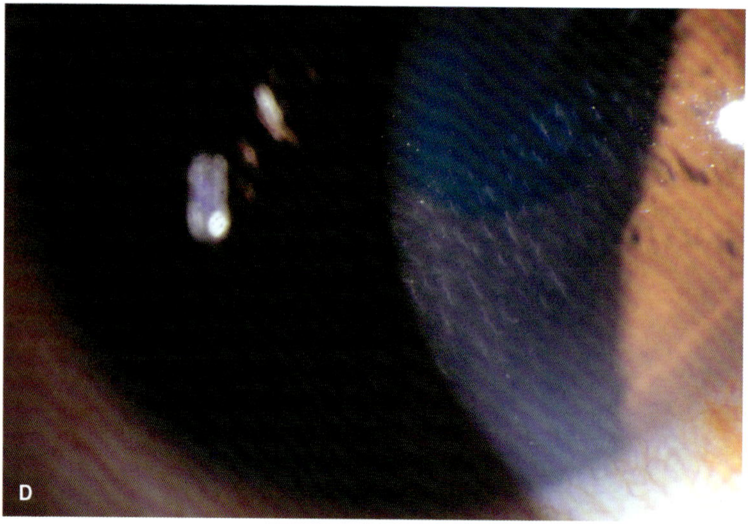

图7-18 (续)**复发性角膜糜烂**。(C)该照片是在行前部基质微穿刺后立即拍摄的。在裂隙灯照射下,用25号针在反复糜烂的区域行将近150个小穿刺进入角膜前20%。上皮下出现很多小的气泡。(D)行前部基质微穿刺治疗复发性角膜糜烂后3个月,角膜可见许多细小线性瘢痕。这些瘢痕有时会影响视力,理想的穿刺应在视轴区外。

大疱性角膜病变

大疱性角膜病变相当常见，由于内皮细胞失代偿而引起的角膜水肿。

病因学

- 手术后内皮损伤(如无晶状体眼、人工晶状体眼大疱性角膜病变)(图7-19A~C)。
- 内皮营养不良(如Fuchs病、后部多形性、先天性遗传性)。
- 角膜移植失败。
- 钝性或锐性眼前节外伤(如产钳分娩、眼外伤)。
- 虹膜角膜内皮综合征(如Chandler综合征)。
- 急性闭角型青光眼。
- Brown-McLean综合征：周边角膜水肿常与无晶状体眼相关(图7-19D)。

症状

- 视力下降，眼红，流泪，异物感，疼痛，畏光。

体征

- 角膜基质和上皮水肿，浅层小囊泡或大疱，大疱破裂导致的上皮缺损，角膜后弹力层皱褶，角膜小滴。
- 长期病变，角膜可出现新生血管，上皮下或基质瘢痕。

诊断

- 测厚仪表明角膜厚度增加。
- 角膜内皮镜检查示角膜内皮细胞密度降低。

治疗

- 局部滴5%氯化钠滴眼液，4次/日，或眼膏每晚1次，以减轻角膜上皮水肿。
- 大疱破裂后局部涂抗生素眼膏，每日4次。亦可考虑敷料包眼或戴绷带型软性角膜接触镜。
- 如有虹膜炎，予睫状肌麻痹剂(如0.25%东莨菪碱或1%环戊通，3次/日)。
- 早上用热风吹角膜10分钟以减轻角膜水肿。
- 若药物治疗无效，可行内皮或穿透性角膜移植术以重建视力。老式的人工晶状体(闭合襻或虹膜固定型)需手术取出。
- 视力恢复可能性小，为缓解疼痛，可考虑行前基质微针穿刺、PTK、羊膜移植或结膜瓣覆盖。
- 控制青光眼和相关的虹膜炎。

预后

- 轻症患者可能保留较好的视力且数年无症状，但内皮细胞丢失通常呈渐进性。角膜移植的成功率一般较高。

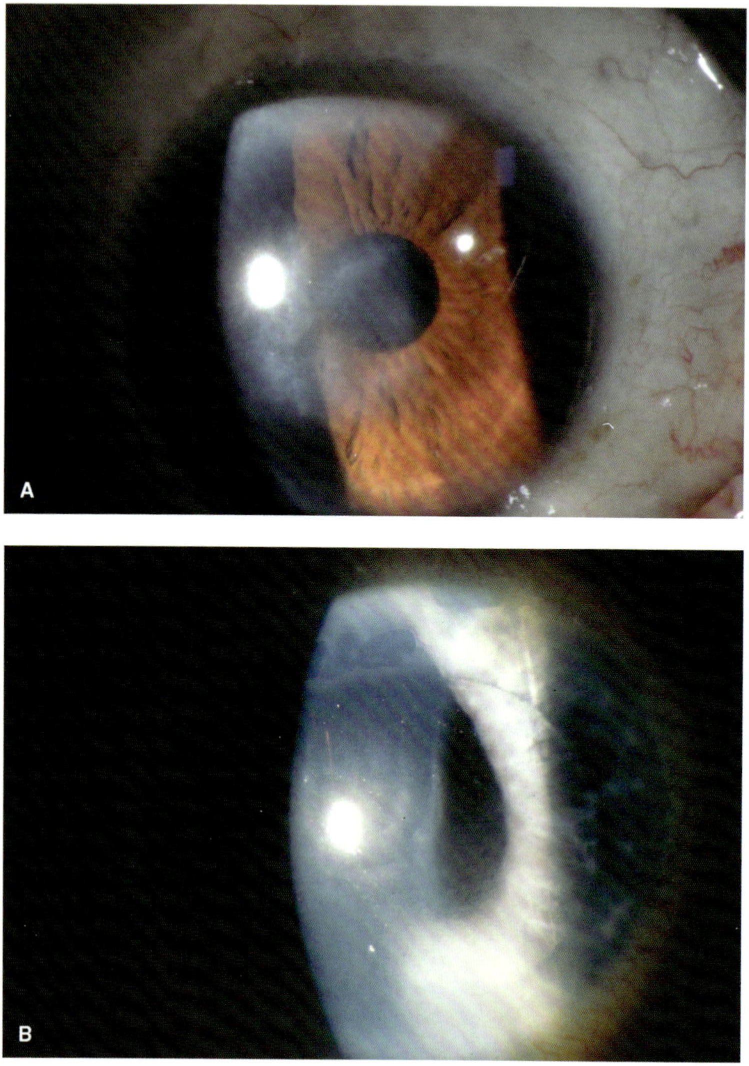

图7–19 **大疱性角膜病变**。(A)在非复杂性白内障术后,轻到中度的角膜中央水肿引起视力下降。该眼先前存在内皮疾病,源自轻度Fuchs营养不良。该眼行后弹力层剥离的内皮角膜移植术,手术非常成功。(B)明显的角膜水肿,下部较上部更重。该眼曾植入了闭合襻Lesike前房型人工晶状体。闭合襻前房型人工晶状体植入极易引起大疱性角膜病变,通常需做角膜移植来改善视力。角膜移植的同时取出人工晶状体。(待续)

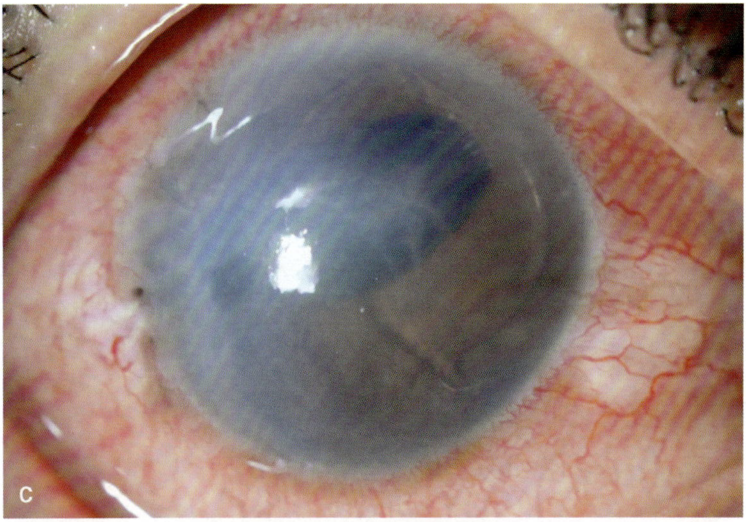

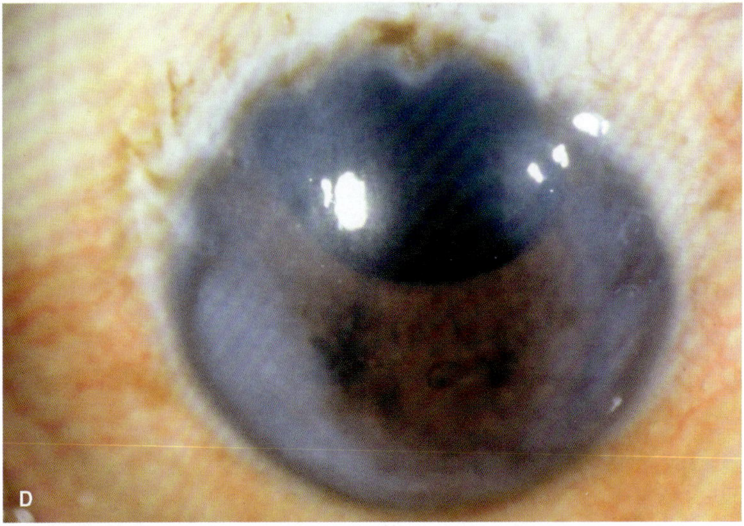

图7-19 (续)**大疱性角膜病变**。(C)该眼行复杂性白内障术后视力极差。可见明显的角膜水肿和植入的前房型人工晶状体移位。该眼成功地进行了角膜移植和人工晶状体置换术。**Brown-McLean综合征**。(D)无晶状体眼的周边角膜明显水肿。慢性角膜水肿造成上皮下纤维增生。因角膜中央较透明,保持了较好的视力。

获得性免疫缺陷综合征（AIDS）

AIDS是由于感染人类免疫缺陷病毒后而造成患者免疫缺陷，以机会性感染、卡波西肉瘤、伴或不伴淋巴瘤为特征表现的一种疾病。

病因学

- 人类免疫缺陷病毒（HIV）。

症状

- 可以无症状；其他症状与特定的疾病相关。

体征

- 非特异性滤泡性结膜炎、上皮点状角膜炎、结膜微血管病变、巩膜外层炎、虹膜炎均可发生（图7-20A）。
- 眼部带状疱疹。
- 传染性软疣：广泛病变伴轻微结膜炎。
- 眼睑或结膜的卡波西肉瘤：表现为紫红色表皮下或上皮下结节。结膜下病变可被误诊为结膜下出血（图7-20B）。
- 微小孢子虫性角膜炎：慢性表层点状角膜炎常规治疗无效（图7-20C）。确诊需角膜刮片并做吉姆萨染色。以局部用烟曲霉素，并口服阿苯达唑进行治疗，也可局部使用伏立康唑和口服伊曲康唑。角膜情况随免疫功能增强而改善。
- 也可见真菌、单纯疱疹或巨细胞病毒性角膜炎。
- 视网膜微血管病变、巨细胞病毒性（CMV）或念珠菌性视网膜炎、卡氏肺孢子虫或隐球菌性脉络膜炎、弓形虫视网膜脉络膜炎、眼部大细胞淋巴瘤。
- 梅毒。
- 脑神经麻痹、视神经病变。

诊断

- 酶联免疫吸附实验（ELISA）检测血清HIV抗体。
- 确诊用Western blot试验。

治疗

- 请内科或感染科专家做全身治疗。
- 机会性感染给予相应的抗菌药物。
- 卡波西肉瘤：局部放射治疗、切除、冷冻法和（或）全身化学治疗。

预后

- 根据HIV疾病的严重程度，预后由一般到差。

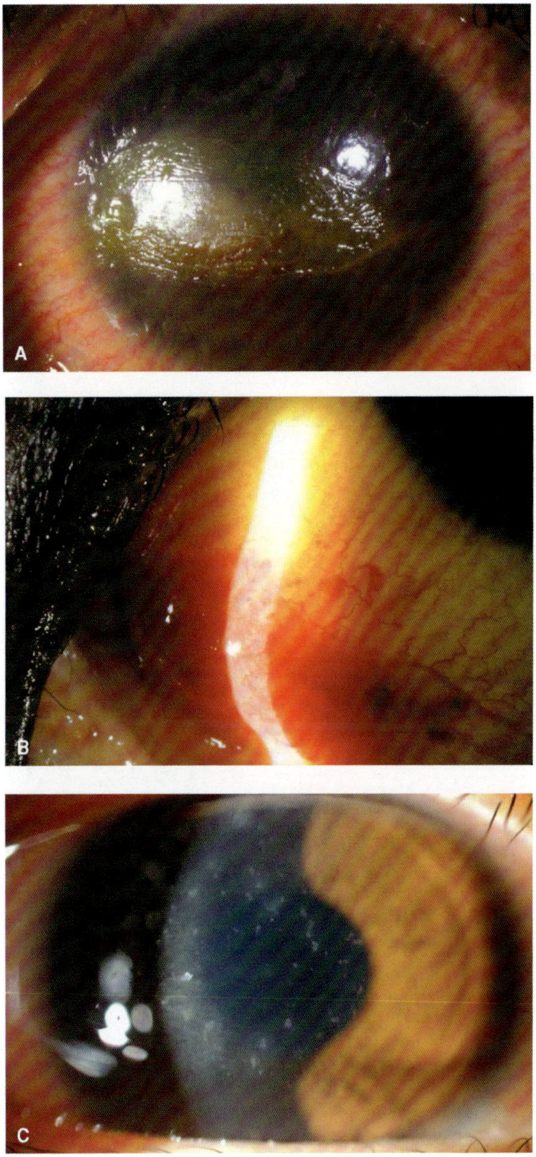

图7–20　**获得性免疫缺陷综合征。**(A)严重且持久的结膜炎造成慢性角膜炎和干眼症。角膜(尤其下部)可见明显的新生血管。角膜中央因慢性眼表性疾病而角化。(B)结膜下的血管团即为Koposi肉瘤。它可能会被误诊为结膜下出血,但数周后出血并未吸收。(C)HIV感染者的角膜中央和中周部可见多处小的上皮下星状混浊及轻度点染，而且培养证明是微孢子虫。(Photo courtesy of Wee-Jin Heng,MD.)

角膜接触镜并发症

毒性/过敏性结膜炎

病因学

• 通常是对接触镜护理液中的防腐剂(如硫汞撒或氯己定)发生超敏或毒性反应。

症状

• 戴接触镜不久即出现烧灼感、眼痒、眼红。

体征

• 结膜充血,滤泡性结膜炎,浅层点状角膜病变(图7-21A)。

治疗

• 用无防腐剂的人工泪液湿润眼表。避免使用含防腐剂的接触镜护理液。改用过氧化氢系列护理液。考虑日抛型角膜接触镜。

巨乳头性结膜炎

病因学

• 因接触镜镜片蛋白沉积而引起的超敏反应,尤其是软性接触镜,或不洁的接触镜。

症状

• 眼痒,黏液分泌物,烧灼感,对接触镜的耐受性下降。

体征

• 上睑结膜有中等到大的乳头;接触镜上可见沉淀物(图7-21B和C)。接触镜可能配适过松。

治疗

• 提高镜片的卫生,优化镜片的配适。增加酶解蛋白的使用次数。减少佩戴持续时间。考虑改戴日抛型或RGP镜。局部用润滑剂和肥大细胞稳定剂(如哌罗来斯、洛草氨酸或色甘酸)。

接触镜角膜病变(接触镜相关性的上方角膜缘角结膜炎)

病因学

• 通常由接触镜护理液中防腐剂引起的超敏或毒性反应,或与过度佩戴有关。

症状

• 烧灼感,眼痒,眼红,接触镜耐受性下降,偶有视力下降。

体征

• 上部结膜充血,浅层点状角膜病变,上皮下浸润和雾状混浊。可有上方角膜上皮病变(图7-21D和E)。

- 上半部分角膜缘干细胞异常,可向角膜中央推进,当不规则上皮累及瞳孔区时,可严重影响视力(图7-21F和G)。

治疗

- 避免使用含防腐剂的护理液。以不含防腐剂的人工泪液湿润眼表。改用过氧化氢系列护理液。考虑改戴日抛型或硬性透气性接触镜。
- 对于严重的局限性的角膜缘干细胞缺乏,可进行选择性上皮清创术,但很少需要角膜缘干细胞移植。

接触镜过度佩戴综合征

病因学

- 慢性、长期或过度地佩戴软性角膜接触镜。

症状

- 眼红,异物感,流泪,烧灼感,视物模糊。

体征

- 弥漫性结膜充血,角膜上皮水肿,点状上皮糜烂,轻度虹膜炎。慢性病例可见表层或深层角膜新生血管。也可能显示某些角膜缘干细胞缺乏。

治疗

- 人工泪液湿润眼表。间歇性佩戴或改为日抛型。减少每日戴镜时间。改戴氧透性更佳、更宽松的接触镜。

镜片过紧综合征

病因学

- 急性的配适过紧的软性接触镜,或在极少情况下,由硬性接触镜引起。日抛型接触镜过夜佩戴。急性缺氧。

症状

- 戴接触镜后数小时出现刺激症状、眼红、眼痛、视物模糊。患者常常摘镜困难。

体征

- 瞬目时镜片不移动, 取下软镜后结膜上留有镜片印迹(或取下硬镜后角膜上留有印迹)(图7-21H),角膜上皮和前基质水肿,点状角膜病变,虹膜炎和无菌性前房积脓。

治疗

- 停戴接触镜。人工泪液湿润眼表。考虑睫状肌麻痹剂。重配日抛型、较扁平和较宽松的接触镜。

角膜扭曲

病因学

- 通常是不透气(聚甲基丙烯酸甲酯)硬镜长期佩戴的结果,但也可见于硬性透气性镜片，甚至软性接触镜。

症状

• 戴框架眼镜时视物模糊（取下接触镜而戴框架眼镜时，视力极差）。

体征

• 角膜曲率计和计算机辅助的角膜地形图可测得中到重度的不规则散光。

治疗

• 停戴接触镜，使得角膜曲率恢复正常，但需要数周到数月。一旦恢复正常，可重配硬性透气性接触镜或软性接触镜，同时监测其稳定性。

角膜新生血管

病因学

• 过度佩戴软性接触镜，或长期过度佩戴过紧的、低透氧性的接触镜。

症状

• 可以无症状。

体征

• 周边的、表浅的和偶见基质的新生血管通常在上方角膜缘，但也可见于360°。可伴脂质浸润（图7-21I）。

治疗

• 停戴接触镜。严重病例考虑局部应用糖皮质激素。重配日抛型或硬性透气性接触镜。

无菌性角膜炎

病因学

• 可能与变应性结膜炎、上方角膜缘角结膜炎、过度佩戴或佩戴过紧接触镜综合征，以及对护理液中防腐剂的反应有关。

症状

• 可无症状，或仅有轻微刺激。

体征

• 单发或多发的小的周边角膜上皮或上皮下混浊灶（图7-21J）。偶尔可见无菌性前基质浸润或混浊。必须与早期感染性角膜炎相鉴别。

治疗

• 停戴接触镜。广谱抗生素滴眼液可以很好地覆盖假单胞菌，应用广谱抗生素滴眼液（如氟喹诺酮类药物），4次/日。一旦排除感染，局部小心使用糖皮质激素，4次/日。1~2日内随访患者。

感染性角膜炎

病因学

- 细菌、真菌、棘阿米巴角膜感染。

症状

- 眼痛，刺激症状，眼红，流泪，分泌物，畏光，视物模糊。可能有过度佩戴接触镜，或因接触镜相关问题而局部使用糖皮质激素的病史。

体征

- 结膜充血，角膜浸润，角膜溃疡，虹膜炎，前房积脓。

治疗

- 见本章开头的细菌性、真菌性、棘阿米巴性角膜炎章节。

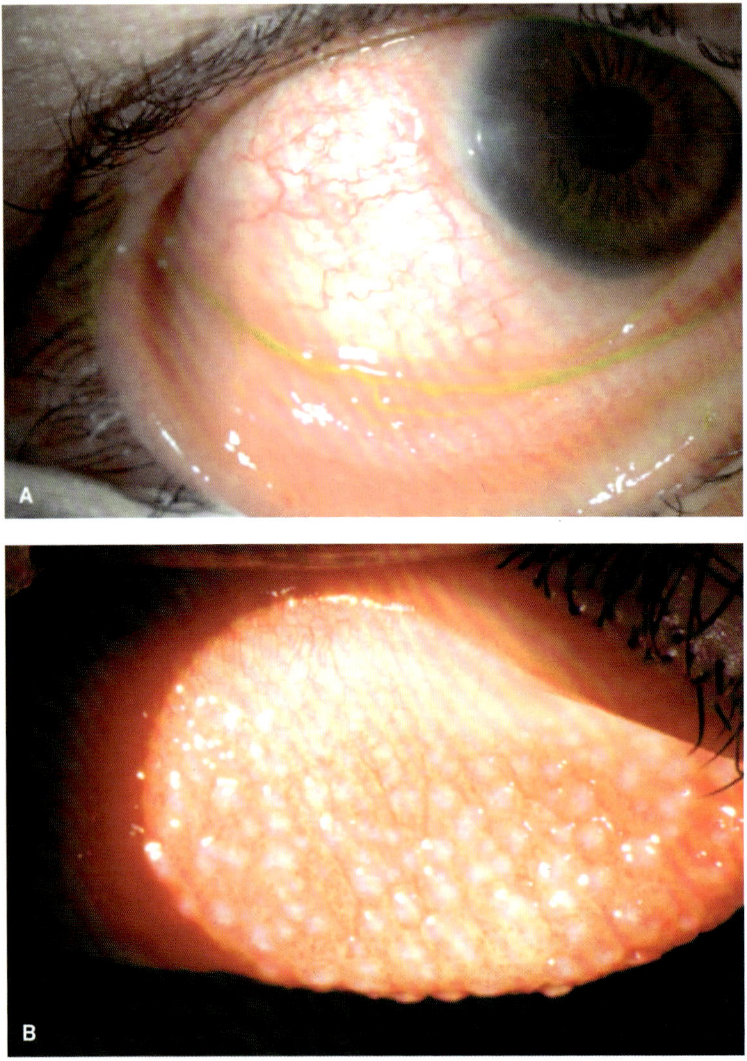

图7-21 毒性/过敏性结膜炎。(A)该患者使用溴莫尼定滴眼液治疗青光眼,可见明显的球结膜弥漫性充血和眼睑滤泡。停药几周后结膜炎症消失。**角膜接触镜并发症。**(B)翻转的上睑见严重的巨乳头性结膜炎。该患者从不使用酶解法清洗软镜,且镜片1年才更换一次。(待续)

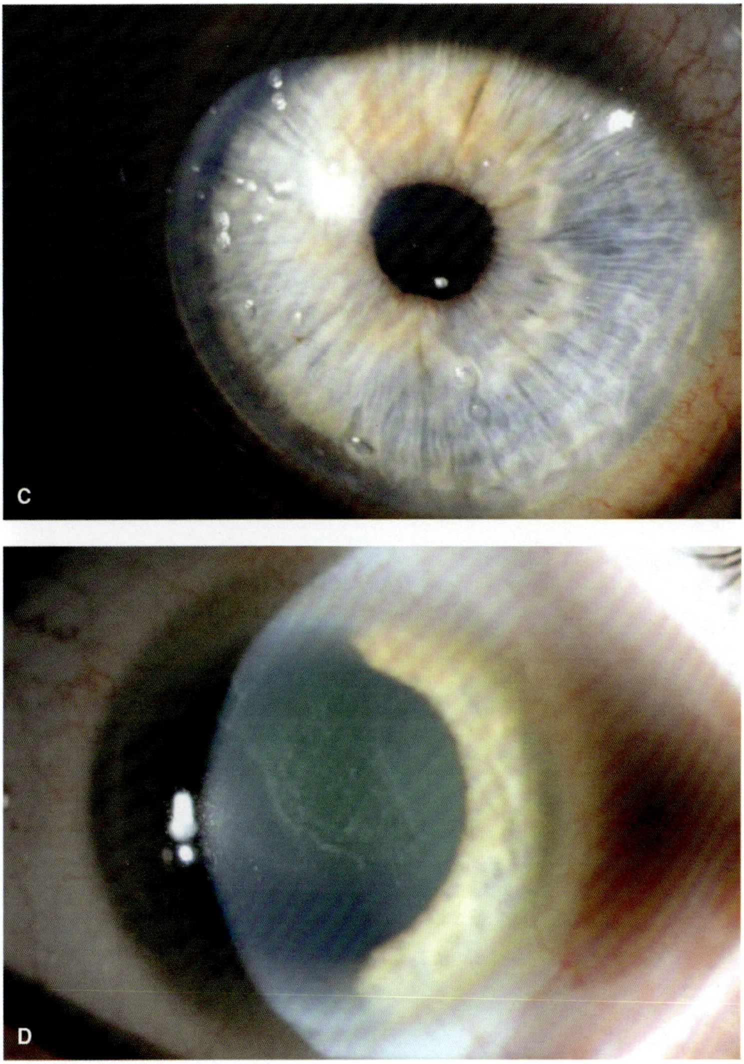

图7–21　(续)**角膜接触镜并发症。**(C)软性接触镜片上覆有厚厚的、隆起的蛋白质沉淀球。镜片需清洁、酶解和消毒。患者需要正确的镜片护理指导,包括经常酶解和(或)经常更换镜片。(D)长期佩戴软性接触镜的患者有视力下降。上方角膜缘发生一舌形不规则上皮病变。由于长期接触镜佩戴的慢性刺激而导致角膜缘干细胞损伤,从而致上皮细胞增生异常及不规则散光。(待续)

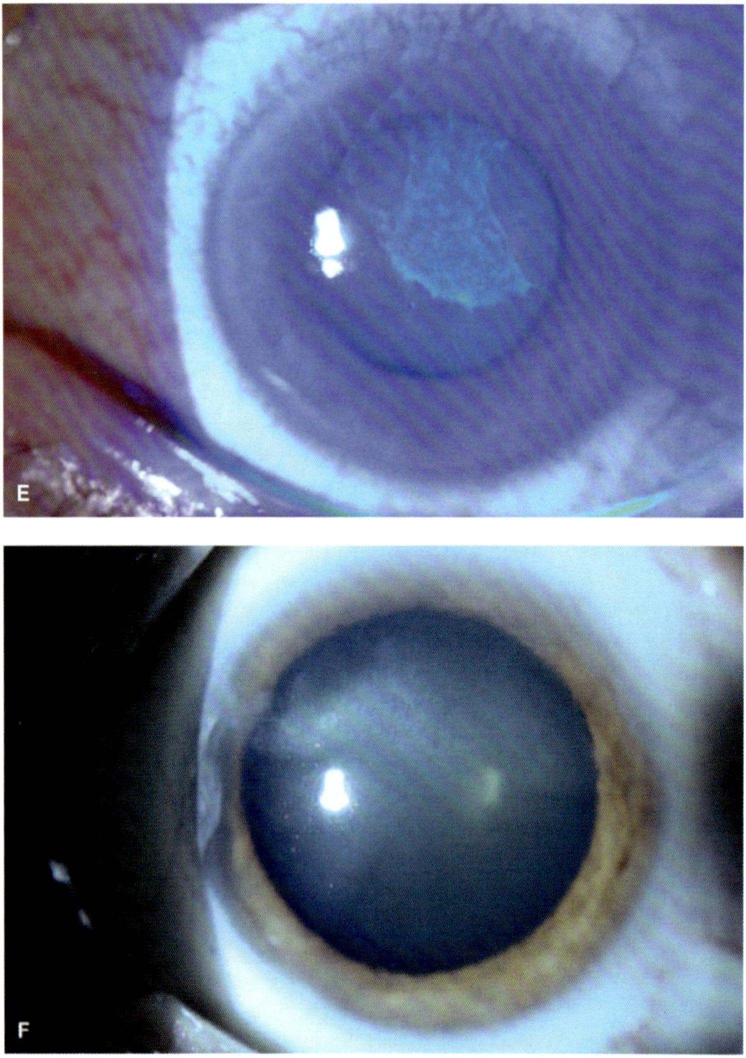

图7–21 （续）**角膜接触镜并发症**。（E）荧光素染色并用钴蓝色光观察图C中的由接触镜引起的角膜缘干细胞异常的病例，显示上皮不规则。（F）该患者长期佩戴软性角膜接触镜，在角膜上方浅基质可见灰白色混浊。（待续）

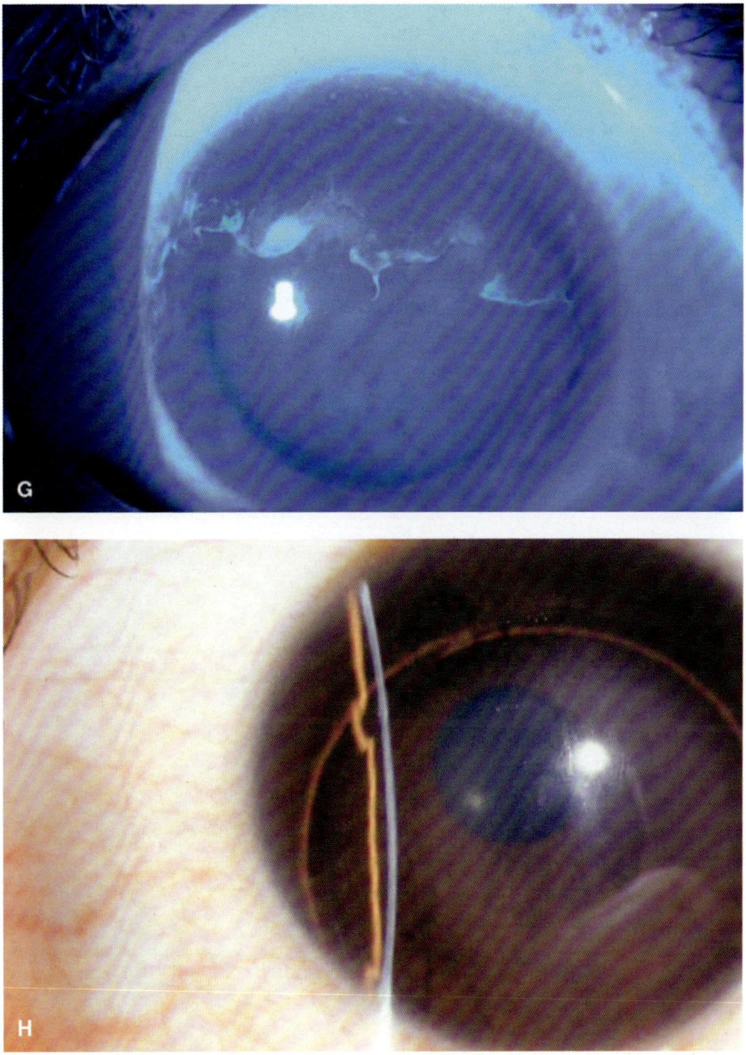

图7–21　(续)**角膜接触镜并发症**。(G)荧光素染色观察图F中的由角膜接触镜引起的角膜缘干细胞损伤导致的角膜上方上皮细胞异常排列。当异常细胞到达视轴时,可严重影响视力。(H)最近佩戴的硬性透气性接触镜配适过紧。刚取下镜片后,角膜上仍然可见镜片被吸附的压痕。角膜需恢复正常后才能再次佩戴接触镜。(待续)

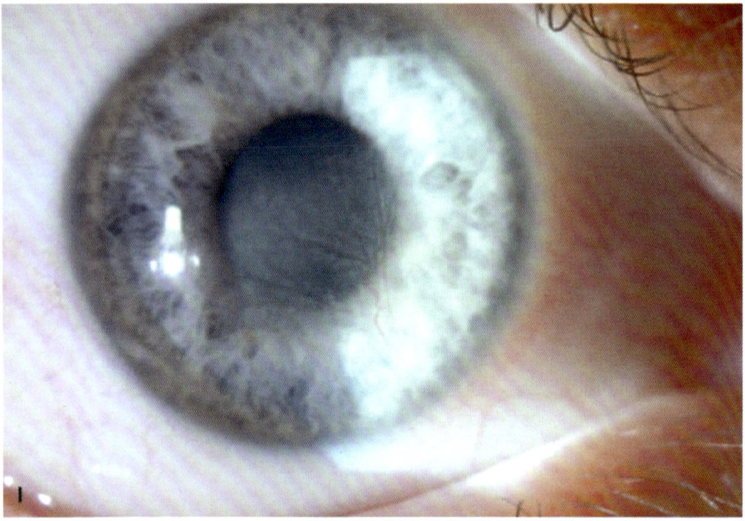

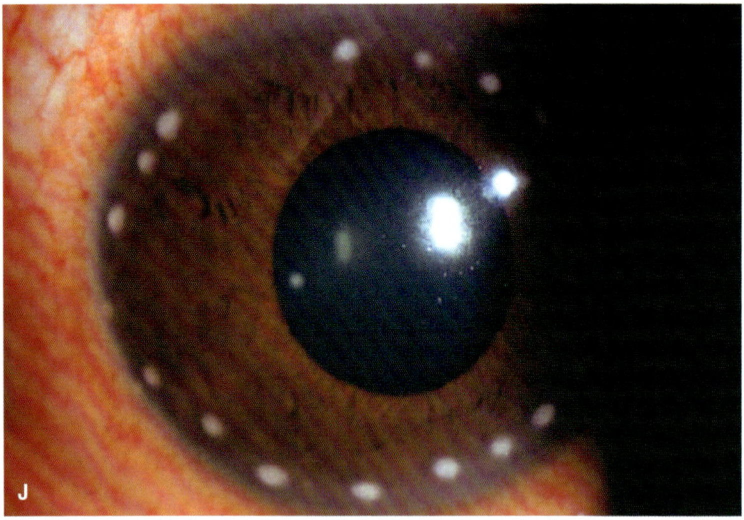

图7–21 (续)**角膜接触镜并发症**。(I)该患者右眼曾佩戴过紧的软性角膜接触镜,可见角膜基质混浊、轻度脂质沉积和鼻下方角膜新生血管。(J)佩戴软性接触镜者,其角膜周边有大量浸润灶。这被认为是镜片护理液中防腐剂的毒性反应所造成。

第8章

全身细胞免疫状态对角膜的影响

威尔逊病(肝豆状核变性)

威尔逊病是一种罕见全身铜沉积的病变。

病因学和流行病学

- 常染色体隐性遗传(染色体13q14)是由血浆铜蓝蛋白酶的不足造成的。
- 40岁以下发病。

症状

- 通常眼部没有明显症状。
- 可能会有肝硬化、肾病、神经系统功能障碍(典型的运动障碍)或精神疾病。

体征

- KF环:铜沉积在角膜后弹力膜的周边区域形成绿棕色带(图8-1,见第6章图6-8)。该环通常开始出现于垂直子午线的角膜上,最早可在房角镜检查中被发现。KF环可能是该疾病目前的临床表现。
- 不到10%的患者患有白内障。可见晶状体盘状多染色性混浊,从中心向周边辐射发散(向日葵白内障)。

鉴别诊断

- KF环的其他引发原因:原发性胆汁性肝硬化、慢性活动性肝炎、多发性骨髓瘤。
- 铜屑沉着症:眼内铜异物引起的角膜铜沉积。

诊断

- 裂隙灯或房角镜检查。
- 血清铜和铜蓝蛋白水平，以及尿铜水平。

治疗

- 由内科和（或）神经科医生用铜螯合物代替物治疗，如D-青霉胺或四硫钼酸盐。

预后

- 早期发现和治疗，其预后较好。KF环可通过治疗消失。

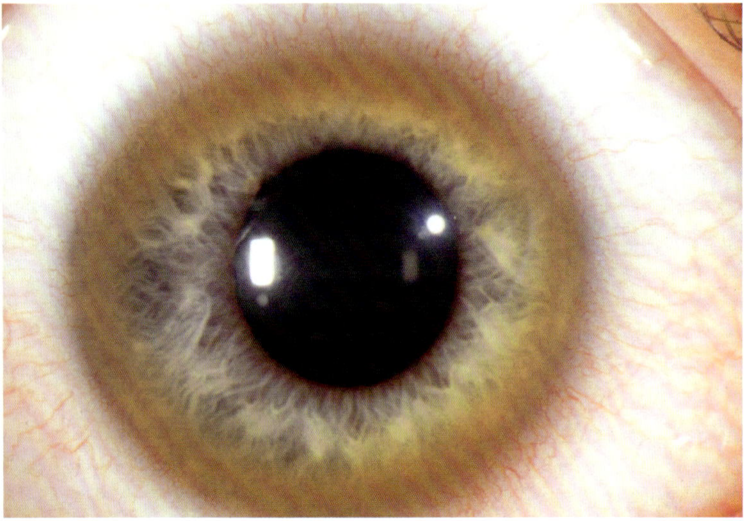

图8-1 威尔逊病。角膜上可见明显的KF环。在这位患有威尔逊病的18岁女孩的角膜外周可见非常明显的铜质沉积，铜沉积在后弹力膜和深基质层。在较轻的病例中，铜色素最早可在房角镜检查中发现。参见第6章图6-8。

维生素A缺乏症

维生素A缺乏症是一种罕见的、潜在的致盲性疾病,通常导致营养不良,在以精米为主食的地区较普遍。

病因学

• 饮食中缺乏维生素A,典型的慢性营养不良。

• 腹腔疾病、胆道梗阻、囊性纤维化、胰腺或肠道手术等影响维生素A吸收的情况。

症状

• 夜盲是最早期的症状。严重病例中可有干眼、异物感、逐步视力下降。

体征

• 角结膜干燥症。

• 结膜角化(Bitot斑:睑裂区球结膜上表浅、三角形、银灰、泡沫状的角化斑)。

• 无菌性角膜溃疡和溶解(角膜软化症),可导致角膜瘢痕或穿孔(图8–2)。

鉴别诊断

• 干燥性角结膜炎。

诊断

• 血清维生素A水平。

• 考虑结膜的印迹细胞学检查(表明杯状细胞密度下降)和视网膜电图。

治疗

• 维生素A口服或肌内注射,1个月后重复1次。

• 频繁地用不含防腐剂的人工泪液眼药水或眼膏来润滑眼表。

• 治疗营养不良。

• 角膜瘢痕或穿孔者行角膜移植。对于双眼有严重瘢痕但有良好黄斑功能的患者,考虑移植人工角膜。

预后

• 若在严重的角膜溃疡发生之前诊断并治疗,其预后将很好。但若出现明显的角膜损伤,那么情况将很差。

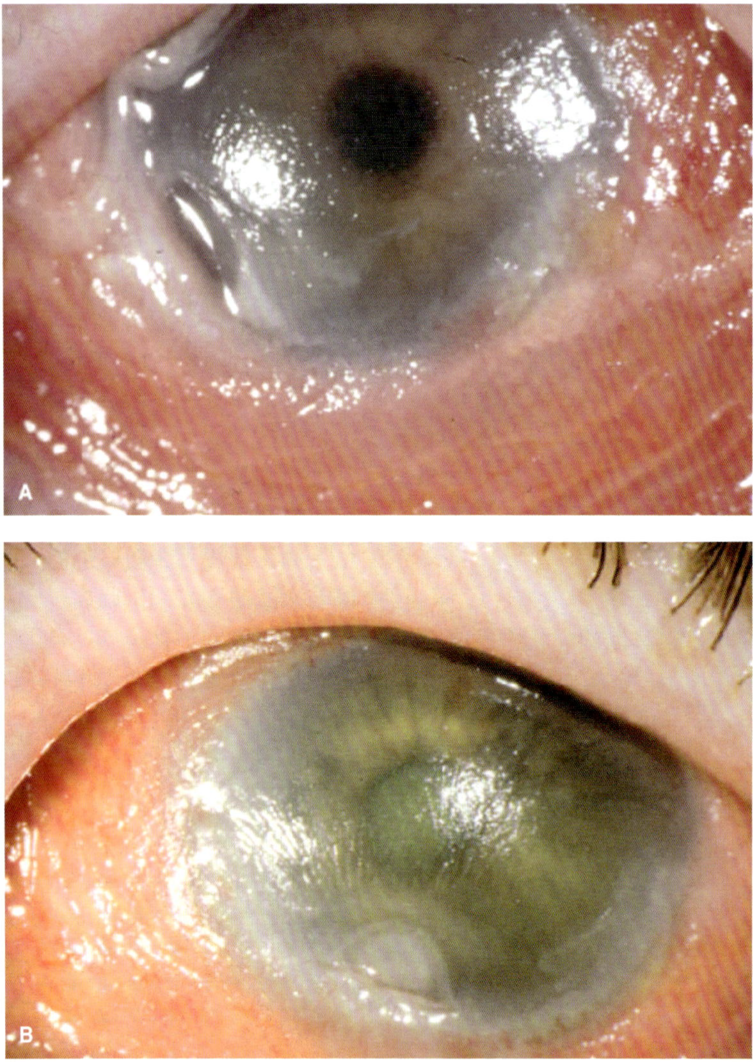

图8-2 **维生素A缺乏症**。该营养不良的患者有着严重的角结膜干燥症。(A)结膜和角膜干燥程度重。在右眼角膜边缘7点半钟到8点半钟位置有一无菌性角膜溶解灶。(B)在患者的左眼角膜边缘6点钟到7点钟位置的深部基质附近有一个很深的无菌性角膜溶解灶。在1个星期的维生素A补充治疗后,该干燥症和溶解灶得以痊愈。

胱氨酸贮积症

胱氨酸贮积症是胱氨酸在全身积聚的一种很罕见的功能紊乱性疾病。

病因学和流行病学

- 常染色体隐性遗传病(染色体17p13)造成溶酶体半胱氨酸转运蛋白缺陷,从而导致细胞内氨基酸半胱氨酸累积。
- 由胱氨酸在结膜、角膜基质、虹膜、晶状体、视网膜的沉积导致,结果由沉积的严重性决定。
- 三种主要形式
  - 婴幼儿型:与侏儒症和进行性肾功能不全相关。若不做肾移植,其预后将很差。
  - 青少年型(中度):肾脏可能会被累及,但视网膜正常。
  - 成人型:肾病较轻或无肾脏疾病,胱氨酸沉积局限于眼前节。

症状

- 刺激,异物感,疼痛,偶伴视力下降。

体征

- 根据病变严重程度,有无数细小闪闪发光的结晶沉积在角膜基质、结膜、虹膜、晶状体、视网膜(图8–3)。
- 可能有表层点状角膜炎、丝状角膜病变、反复性角膜糜烂。
- 有生长发育迟缓、肾衰竭、肝脾肿大、甲状腺功能减低。

鉴别诊断

- 见第6章结晶状角膜病变。

治疗

- 润滑剂治疗眼表病变。
- 据报道,巯乙胺眼药水疗效很好。
- 少数患者需行角膜移植。

预后

- 婴幼儿型预后差,青少年型和成人型预后好。

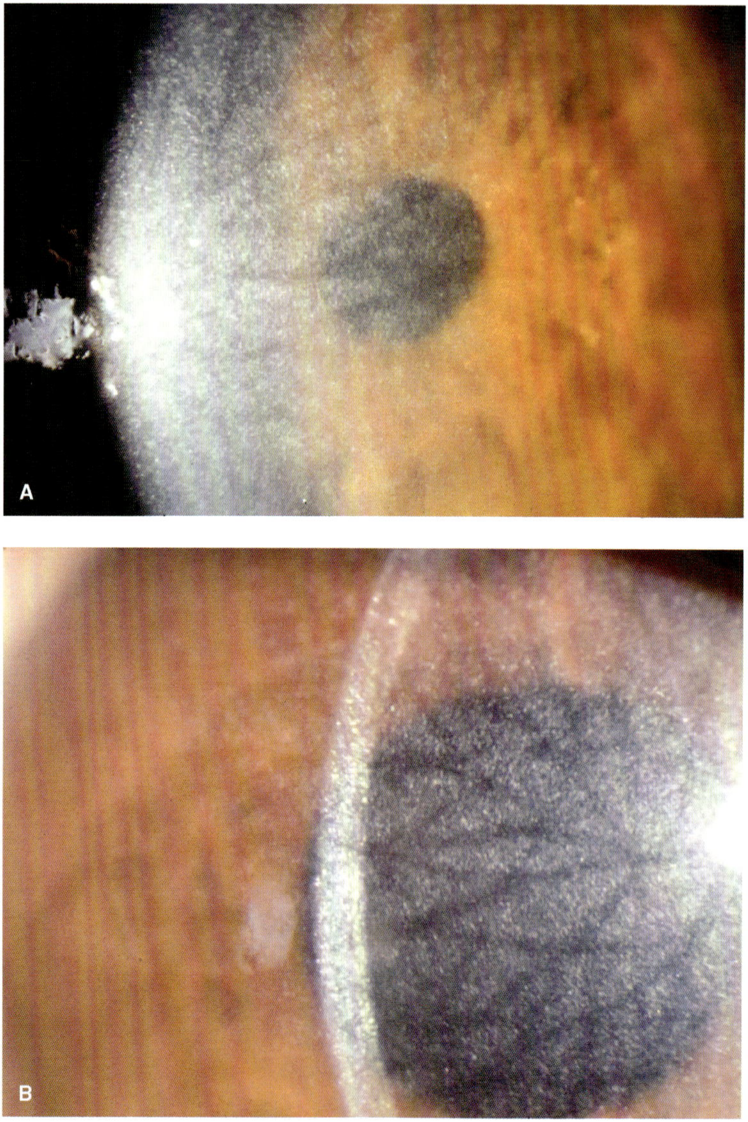

图8-3 **胱氨酸贮积症**。(A)角膜全层可见相互融合的微小折光的沉积物。其是胱氨酸结晶体。通常,这些沉积不影响视力;然而,如果病变很严重,也将引起明显的视觉症状。(B)在图A中用裂隙光带观察可见胱氨酸沉积。注意结晶体分布在角膜全层。

黏多糖增多症和脂质沉着

黏多糖增多症和脂质沉着包含一组全身代谢的紊乱，可导致一些物质在体内异常的积累。

病因学和流行病学

- 黏多糖增多症：溶酶体贮积病，包括Hurler、Scheie、Hunter、Sanfilippo、Morquio、Maroteaux-Lamy和Sly综合征。除外Hunter综合征是X性染色体连锁遗传，其他都是常染色体隐性遗传。
- 脂质沉着：包括Fabry病在内的很多脂质代谢紊乱疾病。除外Fabry病是X性染色体连锁遗传，其他都是常染色体隐性遗传。

体征

- 黏多糖增多症：全部都有视神经、视网膜、中枢神经系统异常。除外Hunter和Sanfilippo综合征，其他都有进行性的角膜混浊(图8-4)。
- 脂质沉着症：全部都有黄斑樱桃红点，并伴视神经萎缩。在Fabry病的男性患者和女性携带者中，双眼角膜出现对称的棕色上皮沉积物，该沉积物排列成漩涡状，由瞳孔下缘的一点开始，并盘旋向外，但不累计角膜缘(涡状角膜病变)。Fabry病还可见结膜血管瘤、晶状体混浊、视乳头水肿、视神经萎缩、黄斑和视网膜水肿。

治疗

- 严重的角膜混浊需行角膜移植。涡状角膜病变不需要治疗。
- 由儿科或儿童内分泌科医生随访。

预后

- 预后好或坏取决于特定的代谢病。

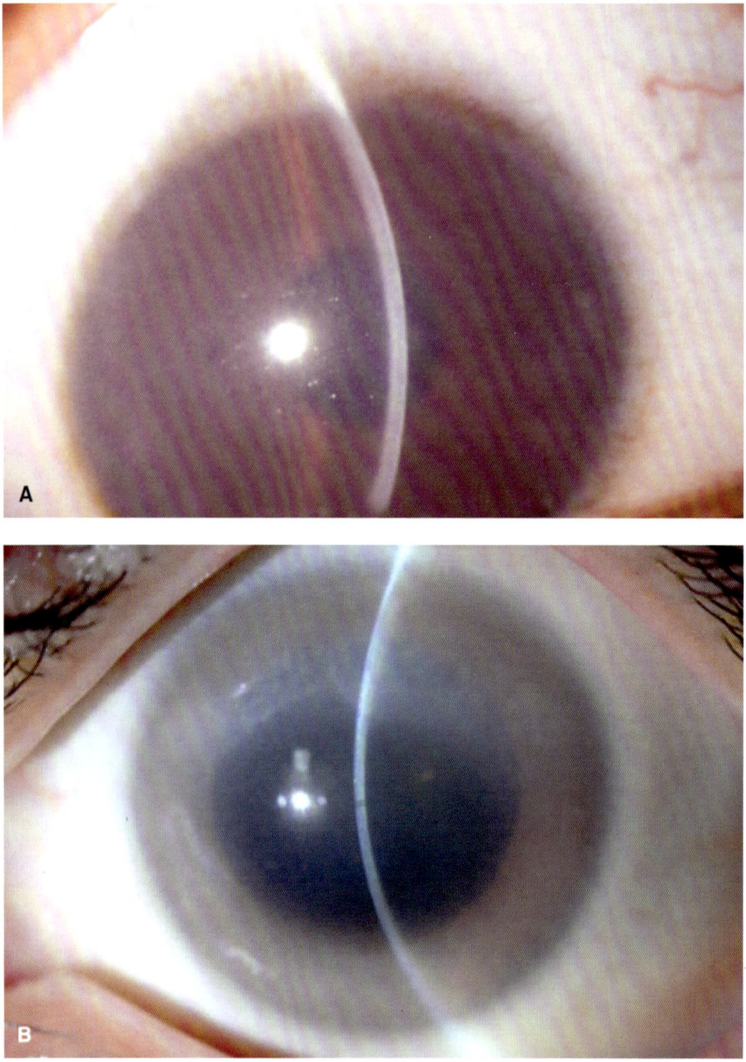

图8-4 Maroteaux-Lamy综合征。(A)该Maroteaux-Lamy综合征儿童可见全层弥漫性角膜混浊。Scheie综合征。(B)52岁的Scheie综合征患者左眼可见全层角膜混浊。

胶原血管疾病

胶原血管疾病能引起广泛的多样的眼部异常，其中最重要的是周边溃疡性角巩膜炎。

病因学

- 类风湿关节炎(最普遍)。
- 韦氏肉芽肿病(常常引起坏死性巩膜炎)。
- 结节性多动脉炎。
- 复发性多软骨炎。
- 系统性红斑狼疮。
- 其他。

症状

- 疼痛程度从毫无感觉到明显的疼痛、眼红、有分泌物,并伴视力下降。

体征

- 角膜体征包括干燥性角结膜炎、基质性角膜炎、角膜基质浸润或溃疡，通常位于角膜外周但也可能在中央。角膜周边溃疡伴或不伴炎症。该溃疡和Mooren溃疡类似，可发展成环状并向中央进展。但与Mooren溃疡不同的是，巩膜通常也会被累及。角膜穿孔也可能发生(图8-5A~C)。
- 其他体征包括巩膜外层炎、巩膜炎(坏死,伴或不伴炎症)和角巩膜炎(图8-5D和E)。已愈合巩膜炎的发作可导致巩膜变薄和葡萄膜显露(图8-5F)。
- SLE通常无明显的角膜病变。

鉴别诊断

- Mooren 溃疡：没有相关的全身疾病。
- 感染性浸润或溃疡:疼痛、虹膜炎、更多的化脓渗出、培养阳性。

治疗

- 人工泪液、凝胶、软膏、0.05%~2%环孢素滴眼液、5%立他司特滴眼液、泪小点阻塞用来处理干燥性角结膜炎。外用糖皮质激素对基质型角膜炎有效,但应避免在角巩膜溃疡中使用。
- 口服非甾体抗炎药和(或)糖皮质激素可用来治疗边缘性溃疡性角结膜炎。局部治疗可使角膜上皮再生和预防继发感染[如人工泪液、抗生素软膏(4次/日)、泪小点闭塞、外侧睑裂缝合术]。
- 更强的免疫抑制(如甲氨蝶呤、硫唑嘌呤、环孢素、环磷酰胺)或生物制剂(如英夫利昔单抗、阿达木单抗、利妥昔单抗)也可使用,特别用于巩膜炎或严重的角膜基质炎症。
- 在少数情况下，切除邻近周边角膜溃疡处的炎性球结膜也非常有效。角膜小穿孔可用组织胶封闭(图8-5G和H)。大的穿孔需行角膜移植。

预后

- 一般或良好，取决于严重程度和原发全身病变的严重程度和相关的治疗反应。

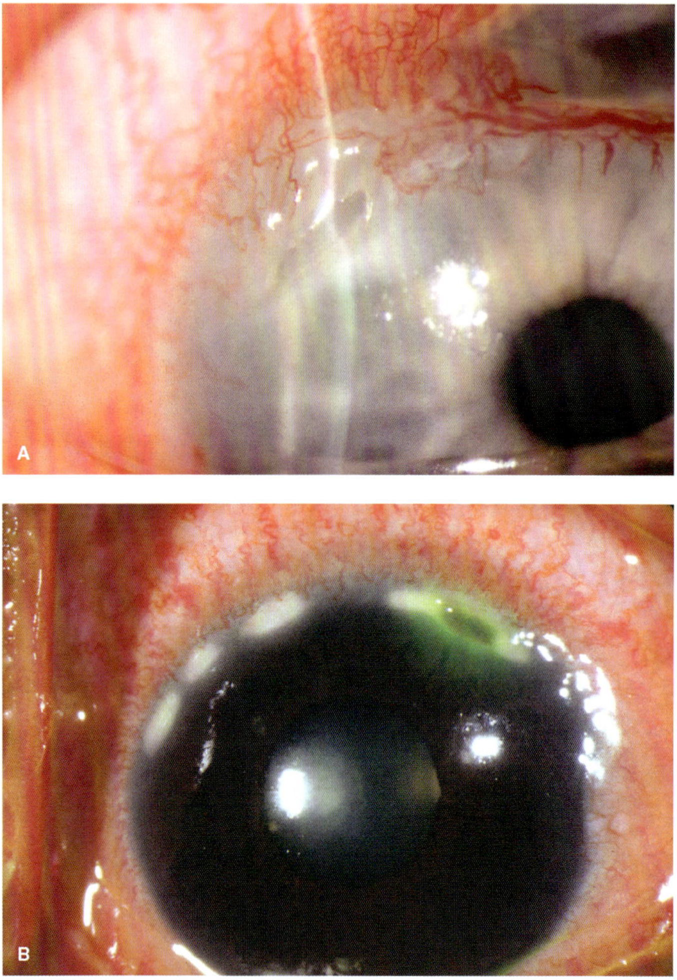

图8–5 类风湿关节炎。(A)类风湿关节炎患者的裂隙光带显示角膜边缘溶解灶及严重溃疡。约90%的组织坏死。外周中度新生血管。先给角膜清洁区域做标记，这是角膜溶解的另外的一个大的区域。(B)这是类风湿关节炎患者的周边角膜，从9点钟到11点钟位置有3处不同的角膜外周浸润灶。在12点钟到2点钟位置还有一处较大的角膜溶解浸润灶，无菌性炎症浸润的可能性较大。(待续)

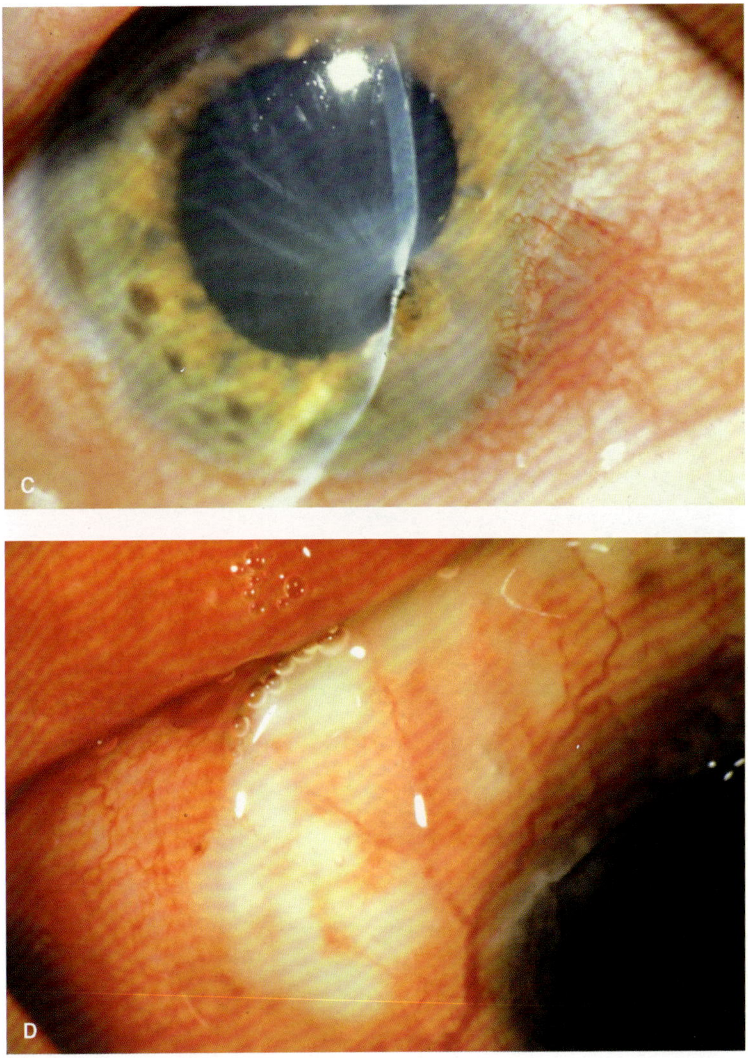

图 8–5　(续)**类风湿关节炎**。(C)该眼有一个很大的无菌性角膜溶解灶,其导致 4 点钟 30 分方向的穿孔。角膜基质放射状的皱褶提示穿孔。角膜外周 3 点钟到 4 点钟方向的新生血管和瘢痕都表明先前在该区域的角膜炎症。**韦氏肉芽肿病**。(D)该患者有坏死性巩膜炎和角膜周边溶解灶,并无内科病史。急诊行全身检查发现是韦氏肉芽肿病。全身糖皮质激素和环磷酰胺积极治疗后,其巩膜炎缓解。对韦氏肉芽肿病正确的诊断治疗可挽救生命。(待续)

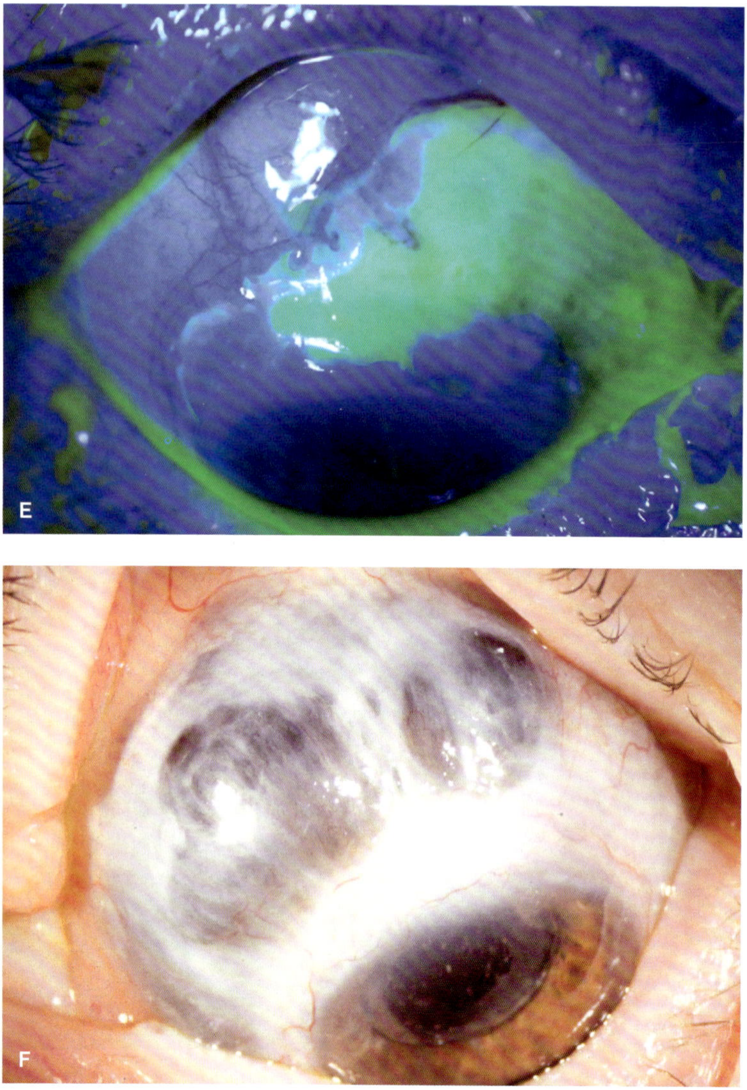

图 8-5 （续）**韦氏肉芽肿病**。(E)对韦氏肉芽肿病患者，用荧光素钠染色后，显示坏死性巩膜炎及结膜上皮缺损。**类风湿关节炎**。(F)该眼先前伴有进行性巩膜组织缺失的无症状的巩膜炎。巩膜变得很薄以致蓝色的葡萄膜组织都能看到。该现象被称为巩膜软化穿孔。（待续）

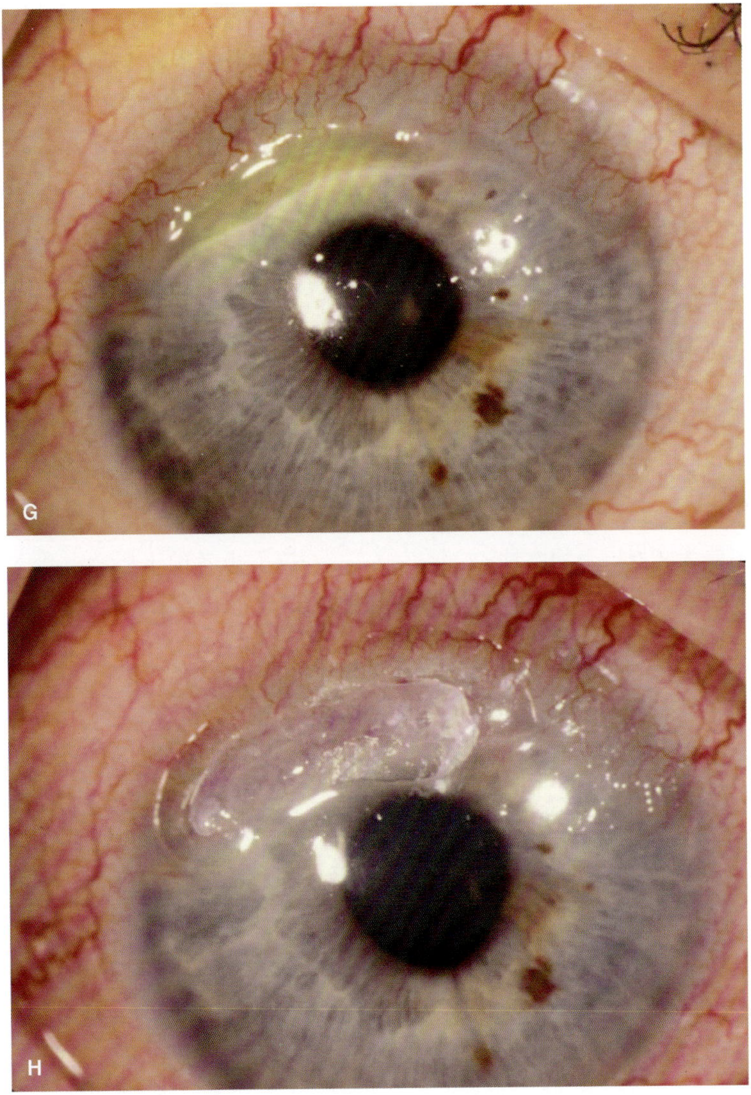

图 8-5　(续)**类风湿关节炎**。(G)在该类风湿关节炎患者中,可见一个很大的新月形的外周角膜溃疡。前房浅,在 10 点钟方向的溃疡中有小穿孔。(H)由于存在角膜穿孔和浅前房,行氰基丙烯酸酯组织胶治疗。前房在 1 小时后恢复良好。

眼瘢痕性类天疱疮

眼瘢痕性类天疱疮是一种少见的、慢性瘢痕化的皮肤黏膜病变。很多患者还有口腔黏膜的病变。皮肤病变比较少见。在大部分病例中，可有双眼球结膜受累，而在部分病例中，球结膜病变可能是本病唯一的表现。

病因学和流行病学

- 由抗基底膜抗体引起的特发性Ⅱ型超敏反应。
- 主要为60岁以上的女性。
- 可能与很多眼部用药有关（如毛果芸香碱、噻吗洛尔、碘苷）。

症状

- 病程呈缓解与复发的慢性过程，有眼红、刺激症状、异物感、视力下降的表现，并进行性发展。
- 眼部溃疡。

体征

- 双眼，通常非对称的结膜炎症，结膜上皮下细小纤维组织形成并收缩常常逐渐形成睑球粘连（图8-6A和B）。
- 倒睫和双行睫可导致角膜血管翳、瘢痕、变薄、溃疡，偶尔穿孔。
- 点状上皮糜烂、泪膜破裂时间过短、干眼、睑结膜炎。
- 角膜血管翳或角化，外眦处上下睑粘连（图8-6C）。
- 角膜溃疡及血管形成，因感染、持续性上皮缺损、角膜暴露及穿孔而使其病情严重。
- 黏膜囊泡和溃疡（口腔、鼻、肛门）。

鉴别诊断

- Stevens-Johnson综合征：急性发病，病前有服药和感染史，通常无缓解与复发的过程。
- 化学伤：急性发病，病史可确诊。

诊断

- 拉下患者的下眼睑并嘱患者上视，以观察下穹隆有无短缩和下睑球粘连。
- 寻找口腔和皮肤的病变。
- 结膜活检以寻找上皮下大泡和上皮下纤维化，以及免疫荧光检测在结膜基底膜上的抗原抗体复合物。

治疗

- 人工泪液或眼膏（如滴眼液每2~6小时1次，眼膏2~4次/日）。病情严重的患者，可应用泪点栓塞或烧灼阻塞泪小点。
- 治疗任何相关的睑缘炎都需注意眼部卫生，局部涂抗生素眼膏，口服四环素、多西环素或红霉素。治疗倒睫用以拔睫、电解、冷冻治疗以及根据需要采取相应的措施。
- 局部用糖皮质激素（如1%泼尼

松龙，0.1%地塞米松或0.5%氯替泼诺，4次/日）用于急性结膜炎症。局部用0.05%~2%环孢素，2~4次/日，或者5%立他司特，2次/日，亦可有效。

- 口服氨苯砜可单独使用，亦可作为其他全身治疗的补充，但不可用于葡萄糖-6-磷酸脱氢酶缺乏症的患者。
- 全身应用糖皮质激素或免疫抑制剂（如霉酚酸酯、环磷酰胺、甲氨蝶呤、硫唑嘌呤、环孢素）治疗全身或眼部活动性病变。
- 外科手术需要慎重。眼睑畸形可重建。穹隆缩短可用黏膜或羊膜移植术来矫正。手术可能激发炎症。
- 角膜缘干细胞移植和角膜移植失败率很高。如果患眼有很好的视力恢复潜力可考虑人工角膜，但预后疗效有限。

预后

- 疗效有限，其取决于疾病凶险程度。有些患者治疗后恢复良好，然而有些患者即使在最大程度治疗后依然逐渐失明。

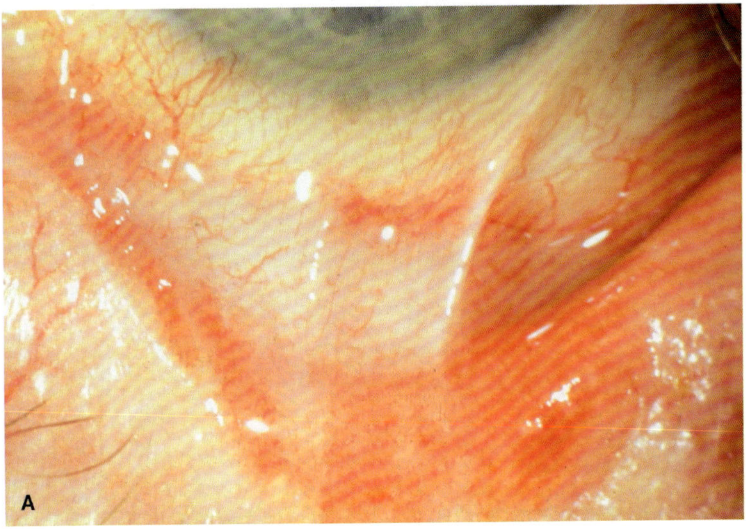

图8-6　眼瘢痕性类天疱疮。（A）轻度眼瘢痕性类天疱疮患者可观察到穹隆缩短和早期睑球粘连的形成。该诊断用结膜活检和免疫荧光染色证实。（待续）

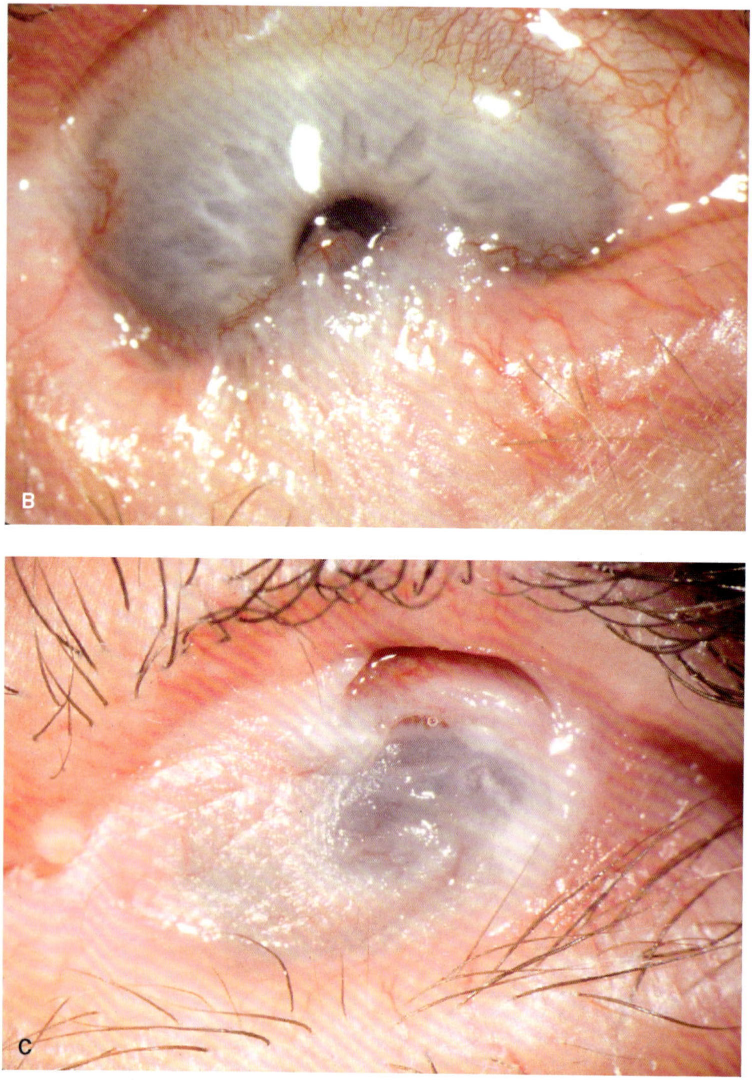

图8-6 （续）**眼瘢痕性类天疱疮**。(B)进行性眼瘢痕性类天疱疮患者，其眼睑与角膜粘连，下穹隆消失。(C)尽管积极全身治疗，但全角膜角化形成瘢痕。当双眼同时累及时，可考虑永久性人工角膜，尽管治疗效果有限。

Stevens-Johnson综合征（重型多形红斑）

Stevens-Johnson综合征是一种急性的、自限性皮肤和黏膜大疱性炎症，常由药物和感染触发。

病因学和流行病学

• 由真皮层和结膜基质的Ⅲ型超敏反应引起，因累及全身多系统而具潜在致命性(死亡率5%~10%)。

• 可影响所有年龄的人群，但在年轻人和女性中更常见。

• 中毒性表皮坏死松解症是一种很严重的形式，儿童常见，成人罕见，死亡率达40%。

诱因

• 药物：磺胺类药物，青霉素类，巴比妥类，水杨酸盐，抗惊厥药等。

• 感染：疱疹，支原体，科萨奇病毒，埃克病毒，链球菌等。

症状

• 急性皮疹，眼红，有分泌物，异物感，视力下降。

• 可有头痛、发热、全身乏力、关节痛等前驱症状。

体征

• 双侧弥漫性结膜炎，可伴有假膜。

• 口腔黏膜大疱糜烂，嘴唇出血性结痂。

• 皮肤病变：弥漫性红斑，典型靶形病变，斑块状上皮病变，皮肤脱落(图8-7A)。

• 远期后遗症包括结膜纤维化、睑球粘连、双行睫、倒睫、泪小点阻塞、干眼、睑内翻、角膜新生血管、结膜和角膜角化、持续性上皮缺损、溶解、穿孔(图8-7B~D)。

鉴别诊断

• 眼瘢痕性类天疱疮：见上文。

• 葡萄球菌性皮肤剥脱综合征：见于儿童，黏膜不会被累及，由金葡菌的一些亚种分泌的剥脱毒素引起。

治疗

• 患者需住院；患者可能需要在烧伤科接受治疗。

• 治疗相关的感染或停止违规用药。

• 局部使用糖皮质激素(如1%泼尼松龙或0.1%地塞米松)眼水，每2~6小时1 次，持续3~7天。监测上皮缺损、角膜变薄及微生物性角膜炎。

• 局部使用抗生素眼膏(如红霉素、杆菌肽、多黏菌素B/杆菌肽、四环素)，每2~6小时1 次。

- 人工泪液或眼膏每2~6小时1 次。
- 根据结膜受累的严重程度,应在发病的最初几天内考虑用羊膜移植,覆盖暴露的结膜和角膜上皮。
- 表麻下,每日用棉棒或玻璃棒分离睑球粘连。
- 全身应用糖皮质激素依然有待商榷。
- 后期的眼部并发症与眼瘢痕性类天疱疮相似。

预后

- 轻度患者的预后较好,仅遗留轻微后遗症。中到重度的患者,其角膜和结膜有严重损害,并伴永久性的视力下降。角膜或人工角膜移植成功率较低。

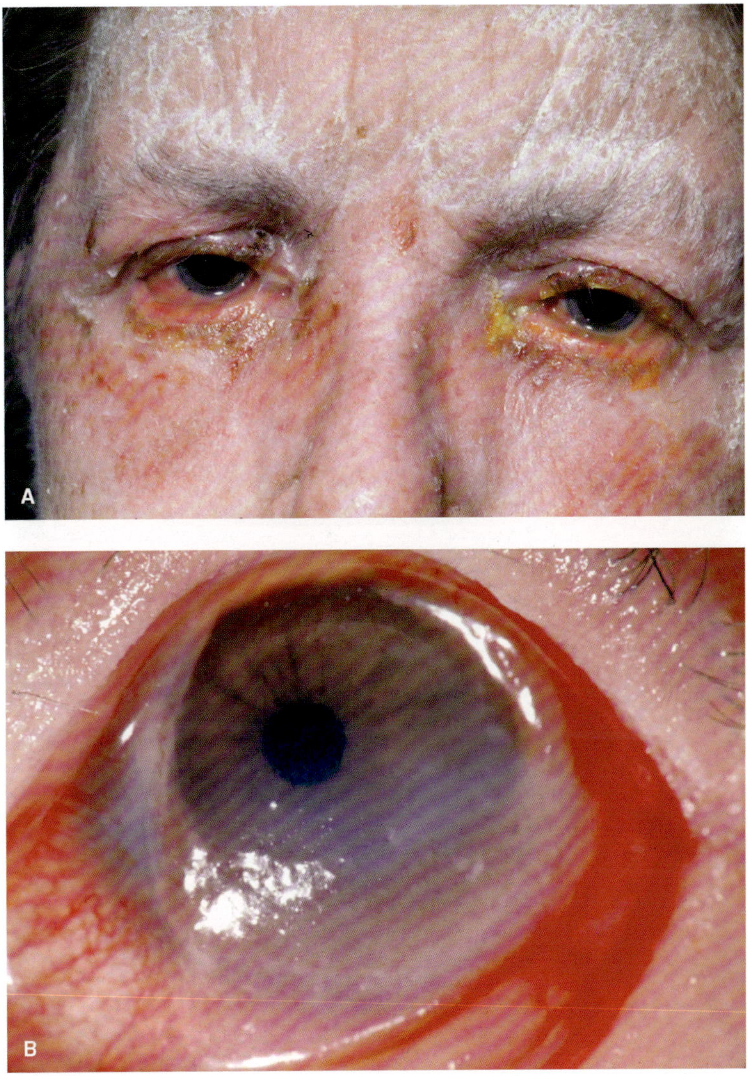

图8–7 Stevens-Johnson综合征 。(A)由苯妥英钠引起Stevens-Johnson综合征的患者，且有严重的皮肤剥脱和黏液脓性分泌物的结膜炎。(B)该2岁男童服用阿莫西林后疾病加重，角膜和结膜瘢痕1个月后非常明显。(待续)

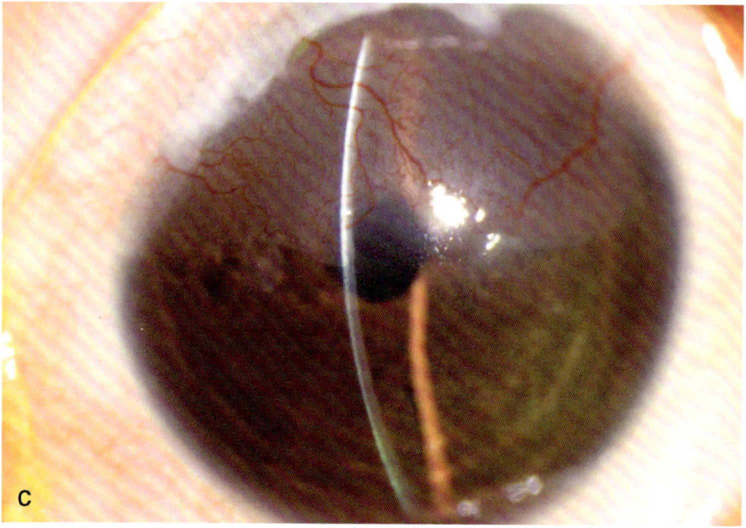

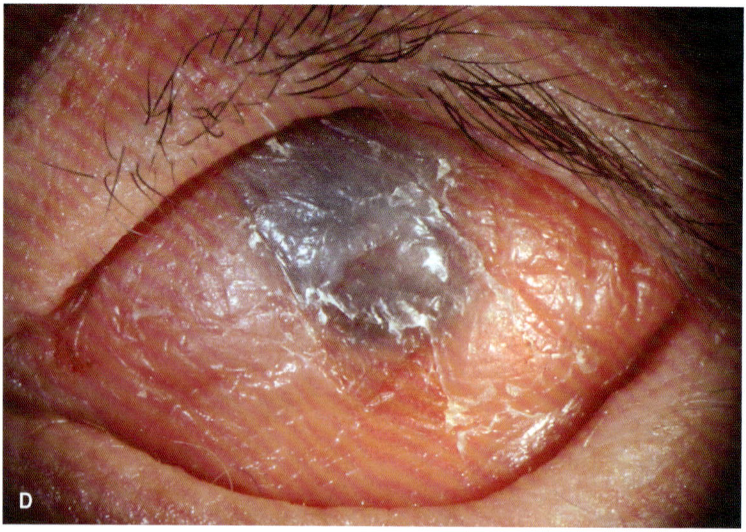

图8-7 （续）Stevens-Johnson综合征。（C）Stevens-Johnson综合征后，眼角膜可看到明显的表层瘢痕和新生血管。（D）对于该严重的Stevens-Johnson综合征患者，终末期角膜瘢痕和角化非常明显。当双眼都有同样病变时，移植永久性的人工角膜亦是一个选择，但预后不好。

蚕食性角膜溃疡

蚕食性角膜溃疡是一种罕见的、单眼或双眼的慢性进行性边缘角膜溃疡，表现为疼痛。有两种类型：第一种是良性的老年人单眼发病：第二种是双眼发病、进展迅速，在年轻男性中常见。

病因学

- 虽定义为特发性，但可能有免疫异常。
- 其中极少见的一种类型，已被发现与丙型肝炎感染有关。

症状

- 眼红，眼痛，畏光，流泪，视力下降，有分泌物。

体征

- 边缘溃疡性角膜炎，伴上皮缺损。典型地从鼻侧或颞侧开始(图8–8A)。
- 溃疡沿环形延伸，向中央侵袭，形成穿凿样的进展缘。在严重的病例中，全周角膜和巩膜都可能累及(图8–8B)。
- 穿孔不常见，但可能在疾病进展中发生。
- 周边部相对容易治愈导致角膜变薄及血管化。

鉴别诊断

- 边缘溃疡性角膜炎伴胶原蛋白血管疾病：单眼或双眼，周边角膜间质浸润，同时变薄。
- 葡萄球菌过敏性角膜炎：通常为双眼多发性角膜基质浸润，在早期阶段保持角膜上皮完整，常伴睑缘炎和睑板腺炎。
- Terrien 角膜边缘变性：双眼，无痛，眼部没有炎症累及，上皮完好，通常先出现角膜变薄。

诊断

- 排除其他原因引起的边缘溃疡性角膜炎。

治疗

- 抗生素眼膏(如多黏菌素B/杆菌肽、环丙沙星)，每2~6小时1次。
- 睫状肌麻痹(如0.25%东莨菪碱、1%环喷托酯，或1%阿托品，3次/日)。
- 全身应用糖皮质激素(如泼尼松龙1~2mg/kg，每日口服)。
- 局部使用糖皮质激素(如1%泼尼松龙、0.05%二氟泼尼酯，或0.1%地塞米松)，每2~6小时1次。如果角膜变薄比较明显，减少次数或停用。
- 局部环孢素0.05%~2%，每2~6小时1次。
- 局部胶原酶抑制剂(如10%乙酰半胱氨酸眼水，3次/日)和全身胶原酶抑制剂(如多西环素100mg，2次/日)可能有效。
- 更强的免疫抑制剂(如甲氨蝶

呤、硫唑嘌呤、环孢素或环磷酰胺)或生物制剂(如英夫利昔单抗、阿达木单抗、利妥昔单抗)可用于疾病更严重的患者。

- 单纯结膜后退或切除，用或不用联合冷冻治疗,可减少对外周角膜炎症的刺激。
- 外侧睑裂缝合术、自体结膜或羊膜移植术,或许对未治愈的上皮缺损和溃疡有效。
- 小穿孔可用氰基丙烯酸酯组织黏合剂封闭。
- 大的或即将发生的穿孔需行板层或穿透性角膜移植。
- 若与丙型肝炎相关时，应根据丙型肝炎基因型考虑使用抗病毒药物和干扰素进行治疗。

预后

- 单眼的预后由一般至良好，双眼的预后较差。

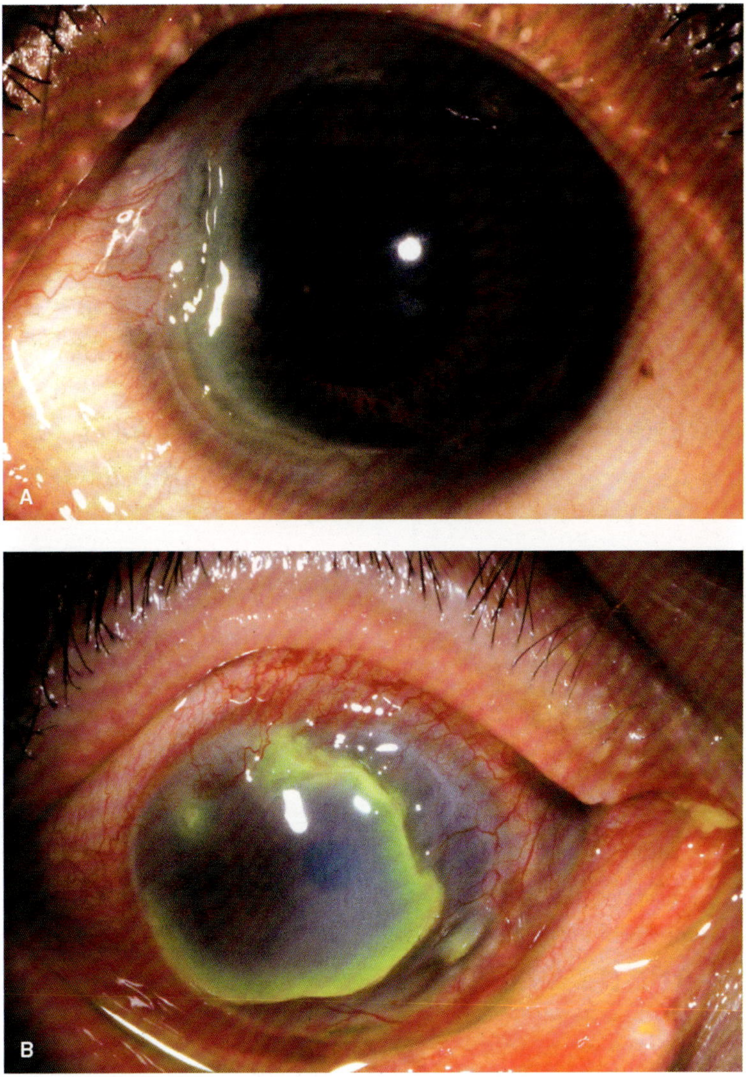

图8–8　蚕食性角膜溃疡。(A)从6点钟到10点钟位置可观察到外周角膜溃疡,12点钟方向亦能看见。因先前多次炎症发作,故几乎360°周边都可观察到角膜瘢痕和新生血管。该患者为双眼的蚕食性角膜溃疡。(B)该蚕食性角膜溃疡已发展到约270°,该边缘角膜已经愈合,但留有瘢痕及新生血管,而且溃疡进行缘仍可见上皮缺损及穿凿样边缘。

泡性角结膜炎

泡性角结膜炎是一种罕见的、通常单眼累及结膜和(或)角膜、由微生物抗原引起的Ⅳ型超敏反应。

病因学

- 葡萄球菌感染:伴睑缘炎。
- 最常见的原因:结核。
- 少见的原因:衣原体、念珠菌、球孢子菌病。

症状

- 眼红,异物感,眼痛,流泪,畏光。
- 当角膜累及时,症状更严重,而且可能影响视力。
- 可能有多发睑板腺囊肿病史。

体征

- 结膜、角膜缘或角膜上出现圆形隆起的粉白色小结节,通常以角膜缘为基底(图8-9)。
- 水疱有或没有上皮缺损。

鉴别诊断

- 炎性睑裂斑。
- 酒糟鼻性角膜炎。
- 角膜缘疱疹性角膜炎。
- 微生物性角膜炎。

诊断

- 排除潜在的感染,特别是结核。

治疗

- 潜在的感染和(或)明显的睑缘炎应首先治疗。
- 抗生素眼膏(如红霉素、杆菌肽、多黏菌素B/杆菌肽、四环素),2次/日。
- 局部糖皮质激素(如1%泼尼松龙,0.5%氯替泼诺或0.1%地塞米松),每4~6小时1次,随着症状好转逐渐缓慢减量。
- 睫状肌麻痹(如1%环戊通或0.25%东莨菪碱,3次/日)。
- 在睑缘炎的严重病例中,口服四环素250mg,2~4次/日;或多西环素100mg,1~2次/日。成人口服红霉素250mg,2~4次/日;儿童口服红霉素30~50mg/(kg·d),分4次使用。或成人口服阿奇霉素250~500mg/d,儿童口服阿奇霉素5mg/(kg·d)。这些口服药物的理想使用时长是短期的几天到几周,但偶尔会在逐渐减量的情况下长期使用。
- 在对病情分析后,有时需行表层角膜切削术治疗愈合后的角膜瘢痕。

预后

- 很好,可能会有角膜瘢痕残留和视力下降。

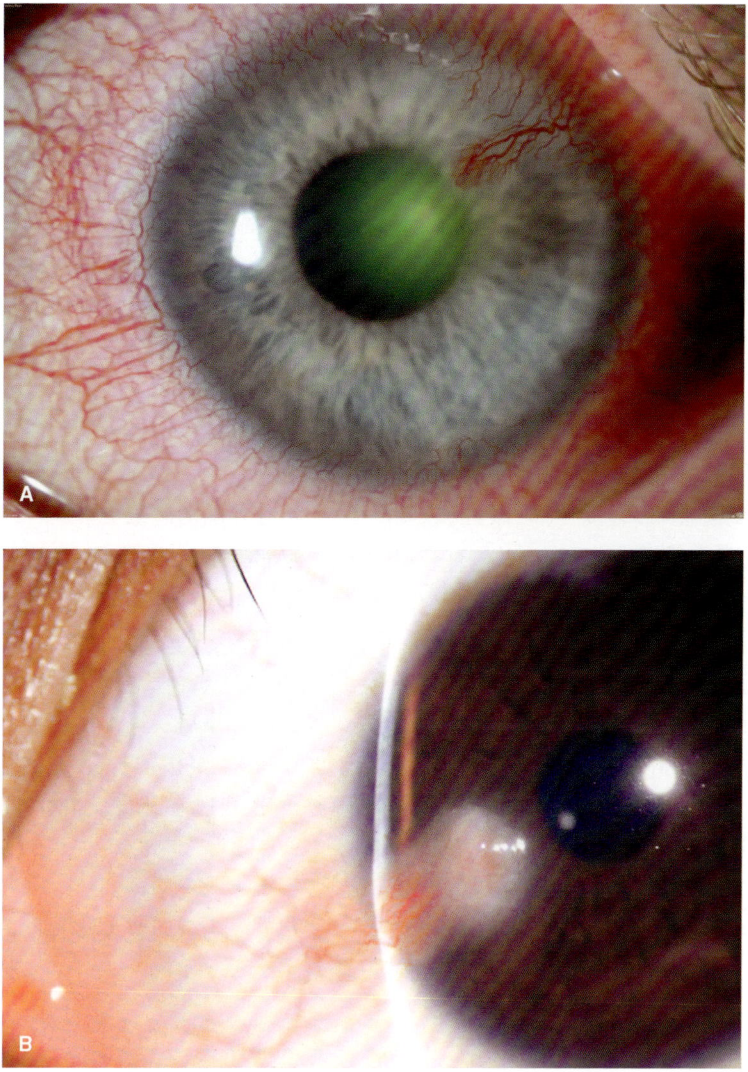

图8–9　泡性角结膜炎。(A)在有明显睑缘炎的眼睛中可见一个小的旁中央角膜浸润并伴有角膜新生血管形成。这是典型的泡性角结膜炎,可见角膜上隆起的结节与角膜缘新生血管。这是由睑缘炎和葡萄球菌毒素过敏所致,也有可能是其他严重感染所致,如结核。(B)隆起的结节及角膜缘新生血管是泡性角结膜炎典型的表现。

葡萄球菌过敏性角膜炎

葡萄球菌过敏性角膜炎是一种常见、一过性病变，常常双眼发病，与慢性葡萄球菌睑缘炎相关。

病因学

- 对葡萄球菌外毒素或抗原的过敏反应。

症状

- 刺激症状、轻度疼痛、眼红、轻度流泪，很少或没有分泌物，以前有类似的发作史 。

体征

- 开始单发或多发，单眼或双眼，不染色的周边角膜浸润(图8–10)。
- 上皮下或前基质浸润灶与角膜缘间有透明角膜。
- 浸润灶通常位于周边角膜的2、4、8、10点钟位置，即眼睑和角膜缘相交的地方。
- 继发上皮破损亦很常见。
- 炎症缓解后，遗留角膜轻度变薄，表层血管化及周边瘢痕。

鉴别诊断

- 见泡性角结膜炎。
- 见“蚕食性角膜溃疡”。
- 此外，若症状严重，浸润灶更靠近中央，上皮缺损先于或和浸润灶同时出现，有明显的前房反应时，应考虑感染性角膜炎。

治疗

- 治疗伴随的睑缘炎。
- 局部用抗生素眼膏(如红霉素、杆菌肽、多黏菌素B/杆菌肽或四环素)，每日2次或凝胶(如阿奇霉素)，1~2次/日。
- 排除感染后，局部用糖皮质激素(如0.125%~1%泼尼松龙，0.2%~0.5%氯替泼诺，0.1%氟米龙)，4次/日。

预后

- 很好，为预防复发需长期治疗睑缘炎。

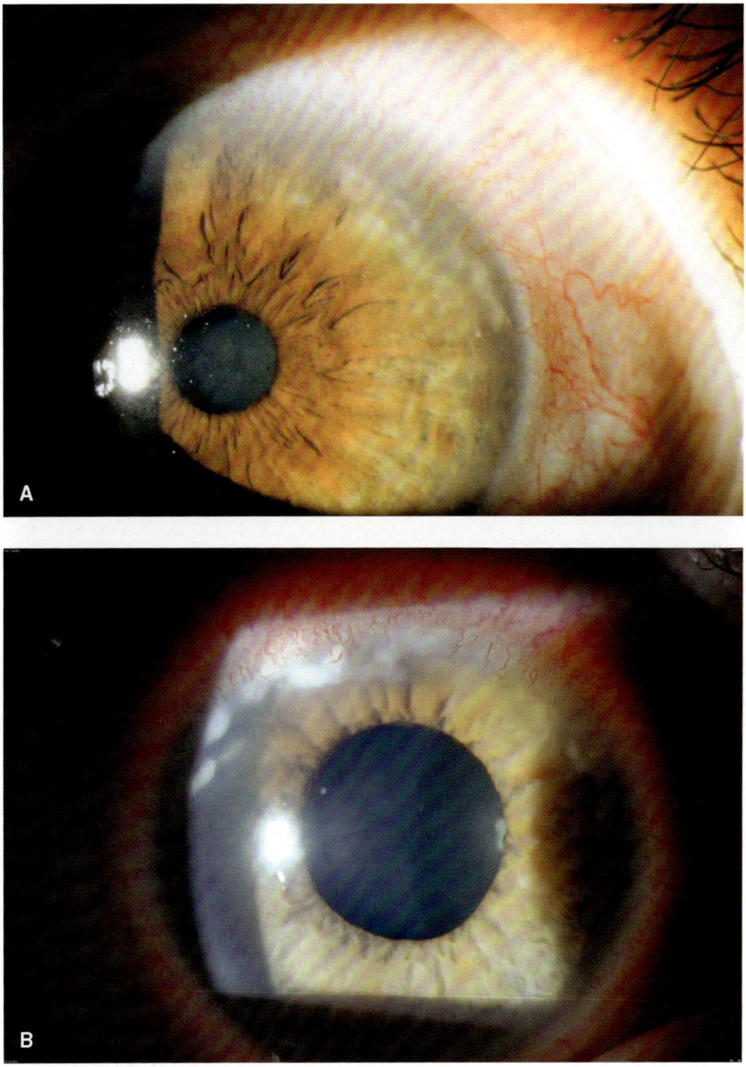

图8–10　**葡萄球菌过敏性角膜炎。**(A)在角膜缘1点钟至3点钟位置可见多发乳白色角膜浸润灶。浸润和角膜缘间有透明角膜。葡萄球菌过敏性角膜炎浸润灶最常发生在周边角膜的2、4、8、10点钟位置，即眼睑和角膜缘相交的地方。(B)明显的睑缘炎患者可见非常明显的、大量的、小到中等的、黏稠的、白色角膜浸润。

角膜移植片排斥反应

角膜移植片排斥反应是近年来角膜移植术后移植片衰竭的主要原因之一。

病因学

- 对供体角膜中主要组织相容性抗原复合物的Ⅳ型超敏反应。

症状

- 视物模糊、轻度不适、眼红、畏光、刺激感，但亦可无症状。
- 后期，可能有严重的视力下降、刺激感、疼痛、流泪。

体征

- 环绕角膜的结膜充血，结膜感染，前房反应。
- 供体角膜出现上皮下浸润灶(Krachmer点)(图8-11A)，上皮排斥线(图8-11B和C)，角膜后沉积物(图8-11D和E)，内皮排斥反应线(khodadoust线)(图8-11F~I)。
- 供体角膜上皮或基质水肿，有新生血管长入(图8-11J)。

鉴别诊断

- 原发性移植片衰竭：术后第1天出现移植片水肿。没有白细胞浸润。这通常是因为供体角膜质量不好或手术中损伤供体角膜。
- 疱疹性角膜炎复发：受体和供体都出现上皮树枝状病变、基质浸润、角膜后沉积物。局部单独应用糖皮质激素可能加重病情。
- 葡萄膜炎：可能与早期移植片排斥反应混淆，有疑问时，先按照排斥反应治疗。
- 上皮向下生长：在受体和供体角膜内皮面均出现边缘光滑的上皮进展缘，早期很少或没有角膜水肿。可长入虹膜表面，从而导致正常虹膜隐窝被压扁。尽管使用大剂量糖皮质激素治疗，病情仍然进展。

治疗

- 立即局部糖皮质激素治疗(如1%泼尼松龙或0.1%地塞米松，白天每1小时1次；或0.05%氟泼尼酯，每2小时1次)，持续1周，然后在3~4周内减量到4次/日，另可加激素眼膏，每晚1次。
- 局部加用0.05%~2%环孢素，每2~6小时1次。
- 若局部激素治疗无效或排斥复发，全身应用糖皮质激素[如口服泼尼松龙1mg/(kg·d)]2周，然后在1周内减量。或者，数小时内用甲基泼尼松龙500mg，1次静脉滴注。少数也可前房用4%曲安奈德。
- 若有严重虹膜炎，局部用睫状肌麻痹剂(如1%乙酰环戊苯或0.25%东莨菪碱，2次/日)。

- 局部预防性应用抗生素(如红霉素、杆菌肽、多黏菌素B/杆菌肽或四环素眼膏,每日2次到每晚1次)。

预后

- 若在数日内诊断并治疗，则预后将很好;若延迟1~2周,预后很差。

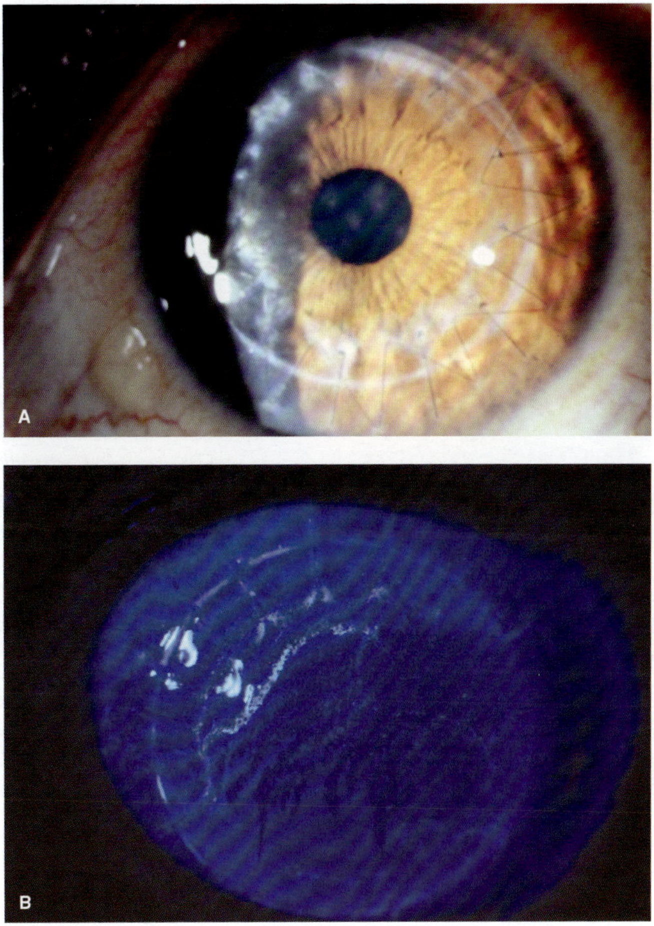

图8-11　角膜移植片排斥反应。(A)穿透角膜移植术后的角膜移植片上可看到多处上皮下浸润。起初认为其是病毒感染后的浸润,实际则是轻度角膜移植片排斥反应,尽管这并不严重损伤移植片,也不引起视力下降,但这常常预示着更严重的排斥反应,如内皮排斥,其会严重损伤移植。(B)移植片近周边部8点半钟至4点半钟位置,可见不规则隆起的曲线,这是上皮排斥线,即供体与受体上皮的交界线。该类型的排斥反应不会危及移植片和视力,但表明机体活跃的免疫反应与更严重排斥反应风险的增加。(待续)

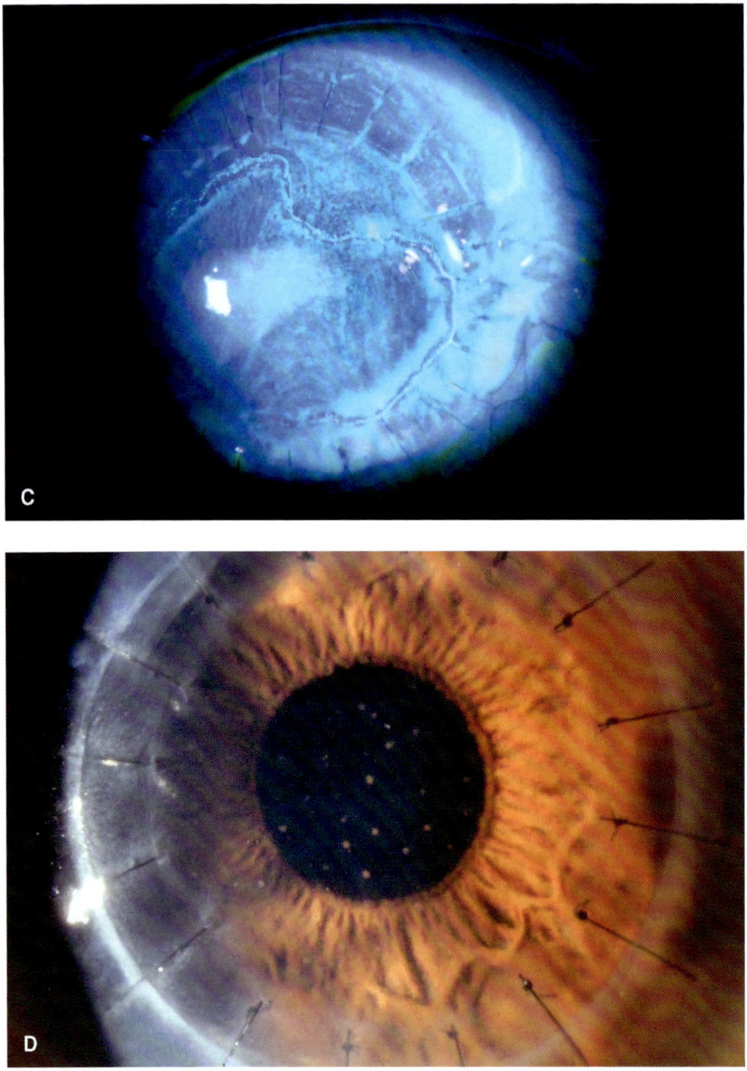

图8-11 (续)**角膜移植片排斥反应**。(C)移植片10点钟到6点钟位置可见上皮有一条不规则隆起的荧光素淡染的曲线。(D)在移植片的内皮面可见大量色素性角膜后沉积物。角膜雾状混浊提示轻度角膜水肿。新的角膜后沉积物表明内皮排斥反应。角膜水肿提示内皮细胞受损。内皮排斥需要积极的治疗以尽可能地保留更多的健康内皮细胞。(待续)

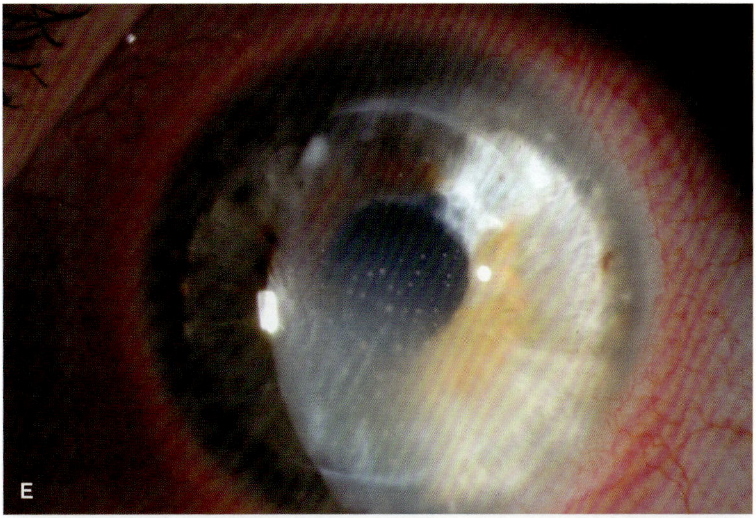

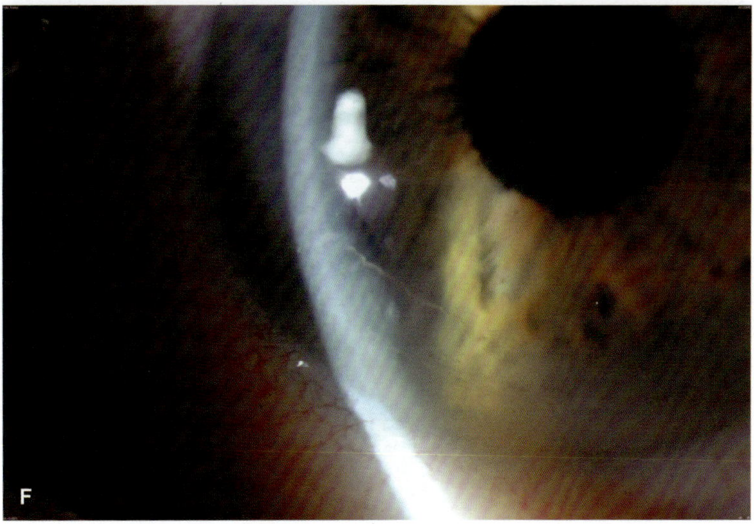

图8-11　(续)**角膜移植片排斥反应。**(E)可观察到角膜基质水肿和角膜后沉积物累及该穿透性移植片的下2/3。(F)早期的角膜后沉积线从6点钟位置逐渐扩大到9点钟位置，即内皮排斥线(Khodadoust线)。注意角膜水肿从外周进入到内皮排斥线。内皮排斥反应需要积极的抗排斥反应治疗。(待续)

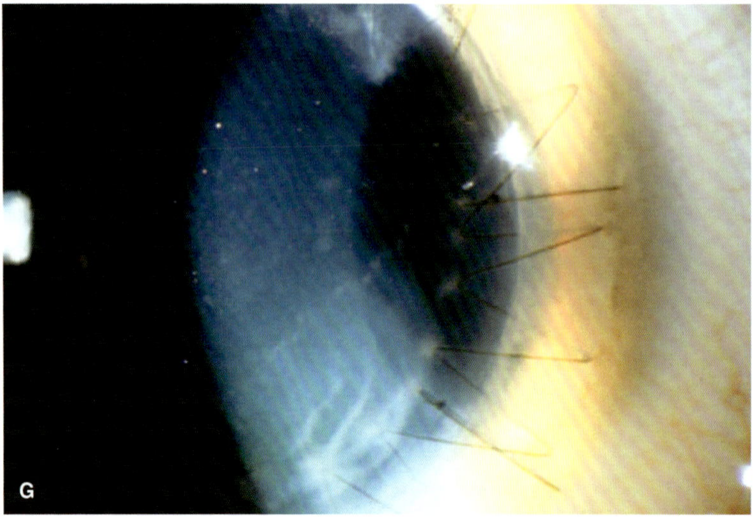

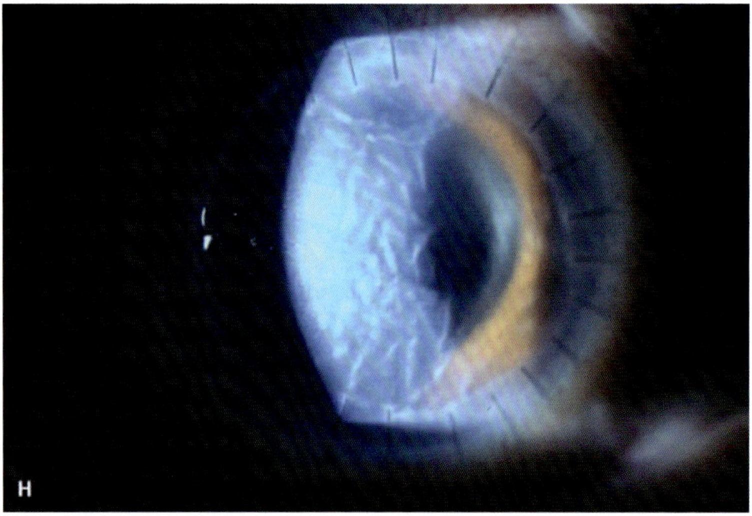

图8-11 (续)**角膜移植片排斥反应。**(G)内皮排斥线由2点钟到7点钟位置排成一线。排斥线有从角膜外周向角膜中央移动的倾向,可跨越整个角膜。(H)穿透性角膜移植术后15个月出现严重基质水肿伴急性内皮移植排斥反应。(待续)

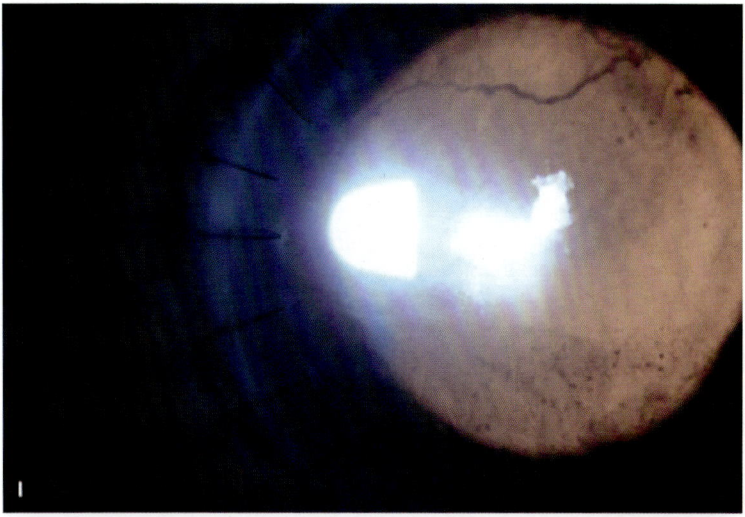

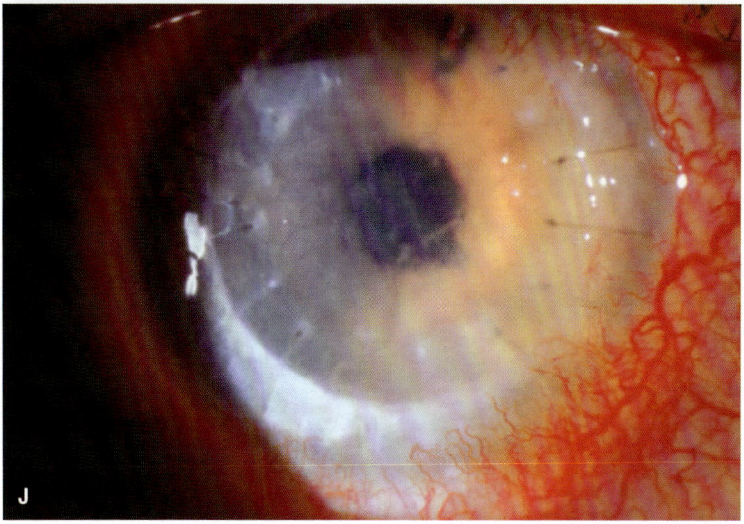

图8-11　(续)**角膜移植片排斥反应。**(I)视网膜的后照明突出了图H中的内皮排斥反应线(Khodadoust线)。(J)严重弥漫性角膜水肿伴多个角膜后沉积物(在瞳孔下缘部分，角膜后沉积物排列成线状)表明其是晚期的内皮排斥。常伴结膜充血和虹膜炎。可局部大剂量糖皮质激素进行治疗，亦可偶尔全身或前房应用糖皮质激素，以尽可能多地保留内皮细胞。

第9章 前巩膜和虹膜

巩膜外层炎

巩膜外层炎是一种良性的、一过性的、易复发的自限性疾病，通常为非特异性，多见于年轻人。很少进展为巩膜炎，因此不应将其视为轻型的巩膜炎。巩膜外层炎通常有两种类型，即单纯型和结节型。

病因学

- 特发性。
- 胶原血管疾病。
- 酒糟鼻。
- 痛风。
- 带状疱疹，单纯疱疹，梅毒。

症状

- 突发性的眼红，轻微刺激症状，流泪，眼痛。

体征

- 单纯型巩膜外层炎
  - 节段性或弥漫性充血，主要累及表层巩膜中层血管丛，并继发波及其上方的结膜血管（图9-1A和B）。
  - 发炎的表层巩膜血管呈直线放射状形态。
  - 局部滴用2.5%去氧肾上腺素可漂白并收缩巩膜表层血管，进而可见巩膜正常的深层血管丛。
- 结节型巩膜外层炎
  - 通常表现为孤立的、局部充血的结节，伴轻微压痛，在巩膜表面能稍被推动（图9-1C）。
  - 与表层巩膜结节相邻的角膜，可因干燥而发生局限性变薄（delle小凹）。

鉴别诊断

- 结膜炎：通常在睑结膜有反应性

乳头或滤泡生成，亦可能有黏液或脓性分泌物。

- 巩膜炎：疼痛更严重，在自然光下，巩膜呈紫色或带蓝色，充血的巩膜血管排列成十字形态，扩张的血管在眼表无法移动，患者年龄常较大。
- 睑裂斑炎症：病灶完全位于可移动的结膜上。

诊断

- 自然光或室内照明下采用裂隙灯对患者进行检查。
- 可尝试在表面麻醉下用棉签在巩膜面推动表层巩膜血管。
- 局部滴用2.5%去氧肾上腺素，15分钟后观察巩膜血管有无收缩变。
- 若怀疑伴有胶原血管疾病或痛风，需行全身检查。

治疗

- 人工泪液及冷敷，4次/日。
- 考虑局部短期应用非甾体抗炎药(如双氯芬酸，4次/日；酮咯酸，4次/日；溴芬酸，1~2次/日；奈帕芬胺，3次/日)。
- 对于中到重度患者，可口服非甾体抗炎药(如布洛芬400~600mg，3~4次/日；吲哚美辛12.5~25mg，1~3次/日；或氟比洛芬100mg，2~3次/日)。
- 对难治性患者，可考虑局部短期应用糖皮质激素（如0.1%~0.25%氟米龙，0.2%~0.5%氯替泼诺)滴眼液，4次/日。极少数情况下，需要更强的局部糖皮质激素(如1%泼尼松龙或0.05%双氟泼尼松，4次/日）或口服糖皮质激素。

预后

- 相当好，但巩膜外层炎常常容易复发。

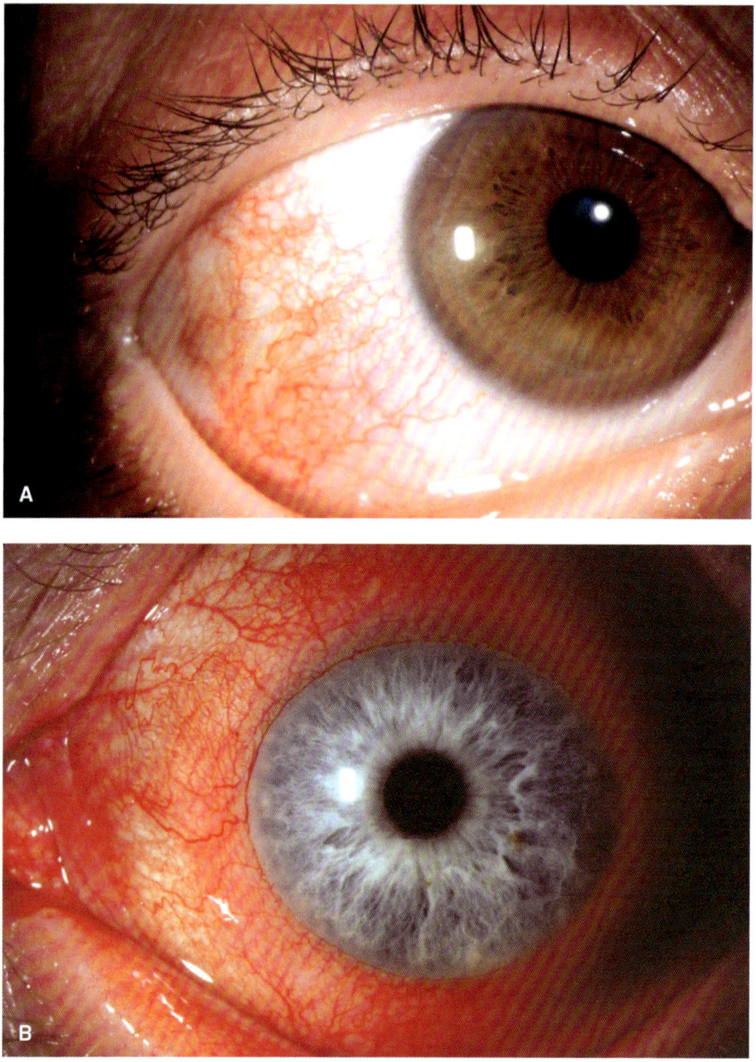

图9-1 **巩膜外层炎**。(A)扇形的巩膜外层炎患者,可见明显的表层巩膜局部充血。(B)弥漫性的表层巩膜血管充血。有些巩膜外层炎和巩膜炎很难鉴别。但局部滴用2.5%去氧肾上腺素后,表层巩膜血管会收缩变白,而巩膜血管则不会。(待续)

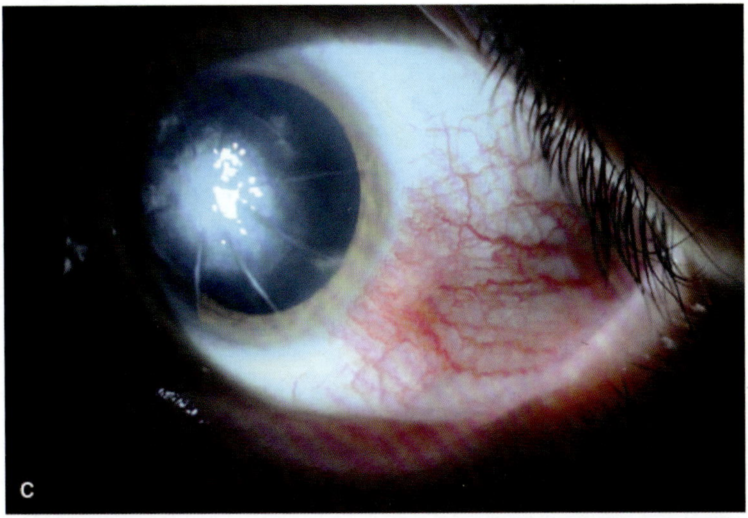

图9–1 (续)**巩膜外层炎**。(C)左眼下颞部有结节性巩膜炎,在行放射状角膜切开术多年后,左眼有中央角膜溃疡。

前巩膜炎

巩膜炎是一种严重的有潜在致盲风险的眼部疾病，与巩膜外层炎预后完全不同。巩膜炎可表现轻微、良性，也可表现严重且具破坏性。女性较男性多见，常双眼发病。大多数巩膜炎可累及前部巩膜。前巩膜炎可划分为以下几种临床类型。

分类

- 非坏死性巩膜炎
  - 弥漫型：巩膜深部血管丛弥漫性充血、扭曲，伴不同程度的表层巩膜及结膜血管充血(图9-2A)。这是最良性的一种类型，很少伴有严重的全身性疾病。
  - 结节型：通常为孤立的、位置较深的局部充血结节，有压痛，不能在巩膜表面被推动(图9-2B)。
- 坏死性巩膜炎
  - 伴炎症：
    - 这是巩膜炎中最具破坏性的一种类型。60%的患者有眼部或全身并发症，40%丧失视力。若治疗不恰当，1/3的患者将因严重的自身免疫性疾病而在数年内死亡。
    - 在巩膜的坏死区域表面逐渐出现一片局限性、无血管的疼痛性病灶(图9-2C)。
    - 炎症可局限在病灶周边的巩膜，或呈弥漫性。
    - 随着病程的进展，透过坏死变薄的巩膜可见其下的葡萄膜。
  - 不伴炎症(巩膜软化穿孔)：
    - 通常可见于长期患有类风湿关节炎的患者。
    - 无症状的逐渐增大的巩膜变薄，蓝灰色斑显现。
    - 通过变薄、脱落的巩膜，暴露其下的葡萄膜，巩膜脱落后留下大的血管桥。
    - 可见前巩膜葡萄肿。

病因学

- 一半巩膜炎的患者都有全身性疾病。
- 特发性。
- 医源性：
  - 手术(如白内障手术、小梁切除术、结膜手术、巩膜扣带术)(图9-2D)。
  - 局部用药(如非甾体消炎药、糖皮质激素)(图9-2E)。
- 胶原血管疾病：
  - 类风湿关节炎(最常见)。
  - 韦氏肉芽肿病(较常见)。
  - 结节性多动脉炎。
  - 复发性多软骨炎。
  - 其他(如系统性红斑狼疮、幼年型类风湿关节炎、幼年型慢性关节炎、多发性肌炎)。
- 肉芽肿性疾病：
  - 结节病。

  - 结核。
  - 梅毒。
  - 莱姆病。
- 皮肤病：
  - 眼带状疱疹(较常见)。
  - 痤疮酒糟鼻。
- 痛风。

并发症

- 基质性角膜炎,周边角膜溶解,硬化性角膜炎,预后极差。
- 葡萄膜炎。
- 白内障。
- 青光眼。
- 后葡萄膜炎,后巩膜炎,渗出性视网膜脱离。

症状

- 严重的钻心样疼痛，可向眼眶或头部放射,可从睡眠中痛醒,眼红、流泪、畏光、视力下降。
- 渐进性,亦可呈急性起病。
- 很多病例有全身性疾病史。

体征

- 结膜、表层巩膜和巩膜充血。扩张的巩膜血管排列成十字形,滴2.5%去氧肾上腺素后血管不会收缩发白,在眼球表面不可被推动。
- 在自然光下，肉眼可见巩膜呈蓝紫色。
- 巩膜炎症呈扇形或弥漫性。可见巩膜水肿、结节、变薄及坏死。有时巩膜更加透明,但无明显变薄。
- 前房反应。
- 可见上文提到的其他眼并发症。
- 反复发作会使变薄的巩膜区域呈蓝灰色(图9–2F)。

鉴别诊断

- 巩膜外层炎。
- 睑裂斑发炎。
- 感染性巩膜炎。

诊断

- 自然光或室内照明光下用裂隙灯检查。
- 表麻下尝试用棉签于巩膜面推动充血的血管。
- 表部滴用2.5%去氧肾上腺素,15分钟后观察巩膜血管有无收缩变白。
- 若伴有结膜、表层巩膜的大片缺损,可考虑进行培养。
- 检查全身相关疾病。

治疗

- 非坏死性弥漫型和结节型巩膜炎
  - 口服非甾体抗炎药(如吲哚美辛25mg,3次/日;或氟比洛芬100mg,3次/日)通常有效。
  - 对顽固病例,可全身应用糖皮质激素[如口服泼尼松龙1~2mg/(kg·d)],数月内减量。
- 坏死性巩膜炎

- 口服非甾体抗炎药1周。
- 若无效，可全身应用糖皮质激素，用量、用法如上。
- 对于重度患者，可一开始就如上口服糖皮质激素，或待患者收住入院后给予静脉用糖皮质激素。
- 对于难治性病例，可用其他免疫抑制剂（如甲氨蝶呤、硫唑嘌呤、霉酚酸酯、环孢素、环磷酰胺）。生物制剂也可能有效（如英夫利昔单抗、阿达木单抗或利妥昔单抗）。
- 若有穿孔的危险，可行巩膜（或心包膜、硬脑膜）移植修补术。
- 局部使用糖皮质激素对巩膜炎并不是很有效。局部2%环孢素滴眼液滴眼，4~6次/日，可能有一定的效果。
- 通常偶有使用球结膜下注射糖皮质激素药物，因为可能导致巩膜变薄，增加穿孔的风险。

预后

- 非坏死性巩膜炎的预后较好，预防坏死性巩膜炎。预后好坏取决于其致病的全身性疾病能否被及时诊断和充分治疗。

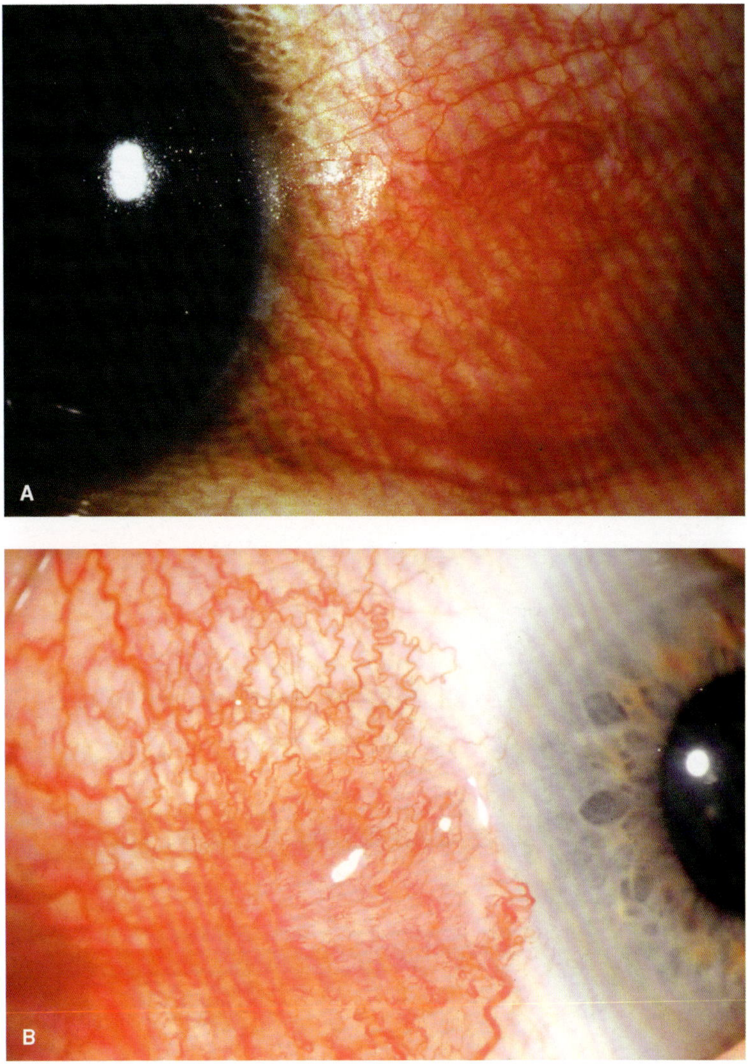

图9–2　**巩膜炎**。(A)弥漫型巩膜炎表现为弥漫性结膜及巩膜充血。局部应用2.5%去氧肾上腺素后,充血血管并不收缩变白。(B)巩膜上有一隆起的炎性结节。充盈血管下面透出紫色,提示巩膜炎症。(待续)

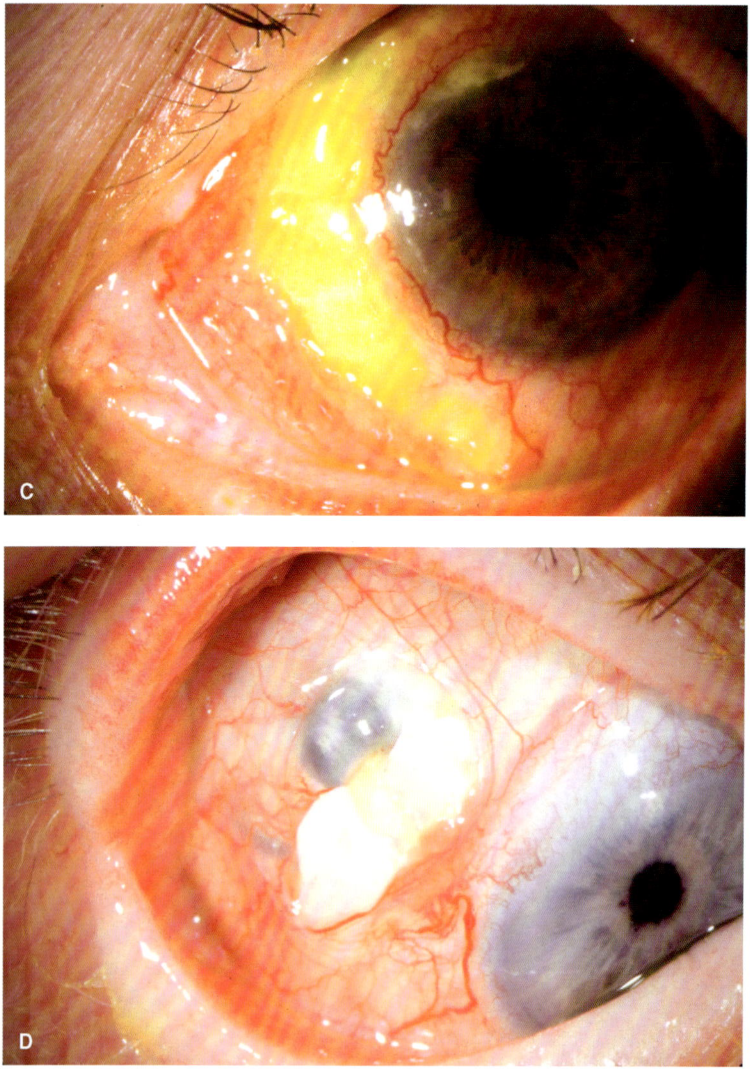

图9–2 （续）**坏死性巩膜炎**。(C)该患者怀疑为韦氏肉芽肿病，可见大范围的坏死性巩膜炎伴邻近角膜炎症。经过多次巩膜移植修补术，羊膜移植，并联合应用多种全身免疫抑制剂，仍不能控制病情进展，最终摘除了眼球。(D)暴露的巩膜扣带可导致巩膜溶解，葡萄膜显露。治疗方式包括取出环扎带及巩膜片移植。（待续）

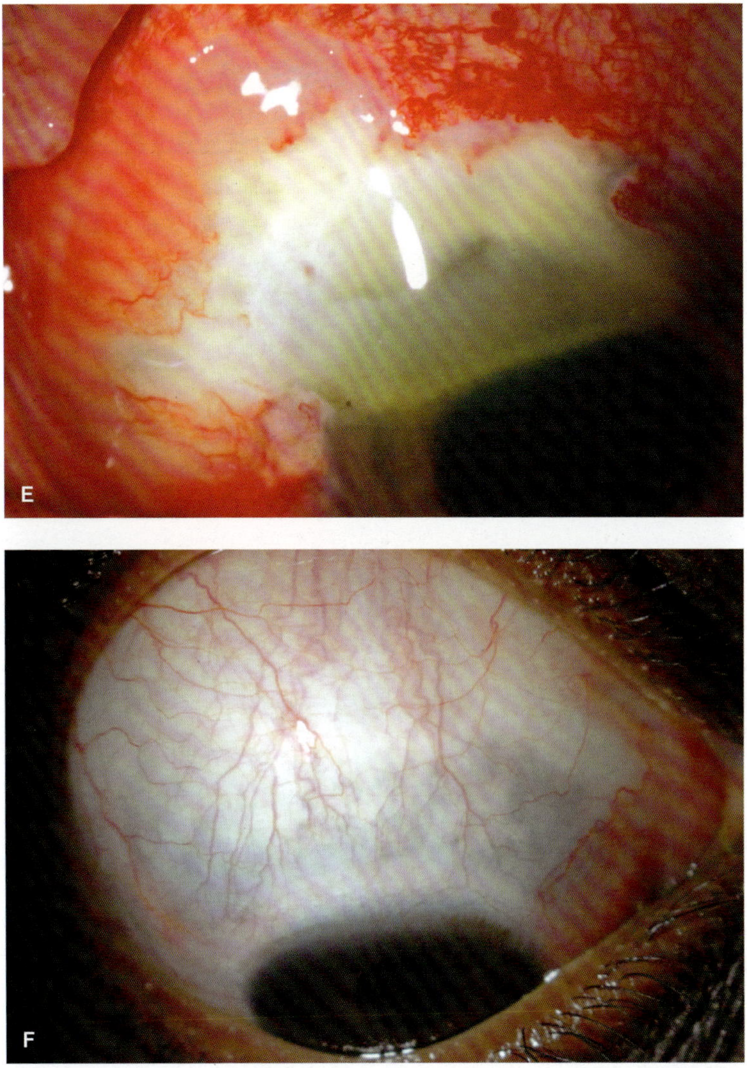

图9–2　(续)**角巩膜溶解**。(E)经角膜缘切口白内障术后10天，局部使用糖皮质激素和普通的双氯芬酸，出现了严重的角巩膜溶解。微生物培养阴性，抗生素强化治疗无效。2天后病灶穿孔，需要行大范围的角巩膜移植(见第10章图10–11B)。(F)巩膜炎反复发作，巩膜变薄，从而造成病灶区域呈现大范围的青灰色。

虹膜囊肿

虹膜色素上皮性囊肿

- 较虹膜基质囊肿常见。
- 由虹膜后面的色素上皮层起源。
- 虹膜有一光滑拱形隆起(图9-3A)。
- 可用透照法或超声生物显微镜与虹膜实质性病变相鉴别。
- 较少的情况下，虹膜色素上皮性囊肿可脱落而自由浮动，这时需将其取出。否则，只需随访。

虹膜基质囊肿

- 较虹膜色素上皮性囊肿少见。
- 来自虹膜基质。
- 见一壁薄、半透明囊壁的肿物，其可占据大部分前房(图9-3B和C)。
- 除非影响视力，否则一般仅需随访。若影响视力时，可采取抽吸(向囊肿中注射或不注射如乙醇类的试剂均可)、冷冻、激光或切除的方法治疗。但可复发，或形成片样上皮向下生长。

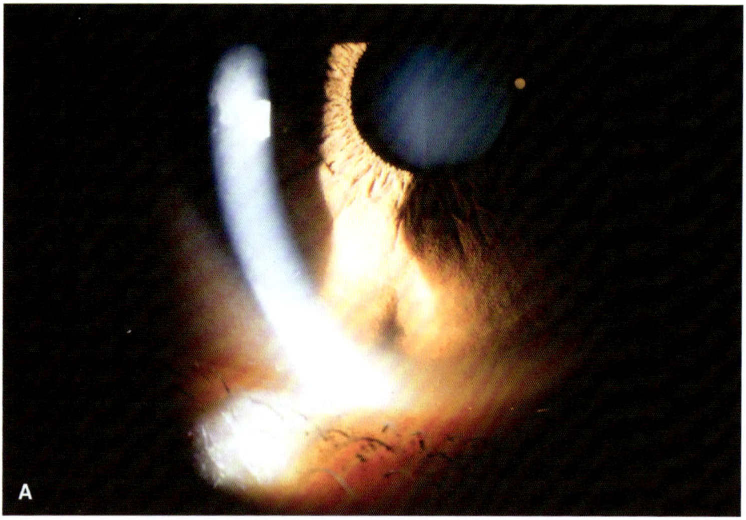

图9-3 **虹膜色素上皮性囊肿**。(A)6点30分钟位置周边虹膜隆起。超声生物显微镜提示其是一虹膜色素上皮性囊肿将虹膜基质向前推所致。它看上去像“覆盖在球上的毯子”。(待续)

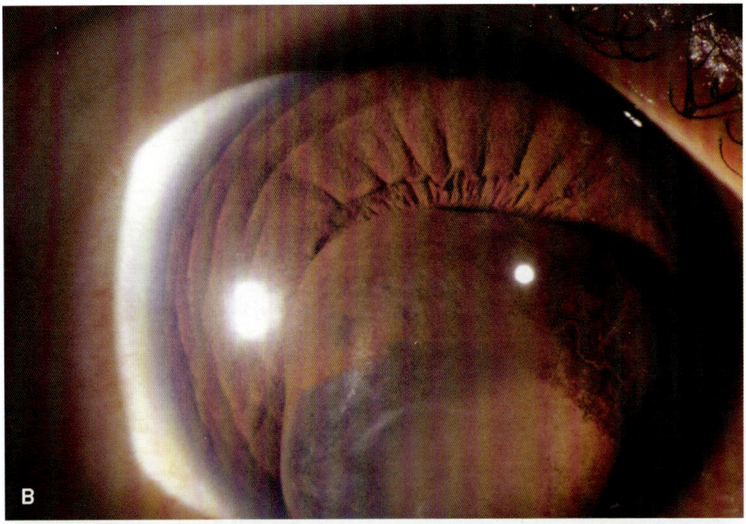

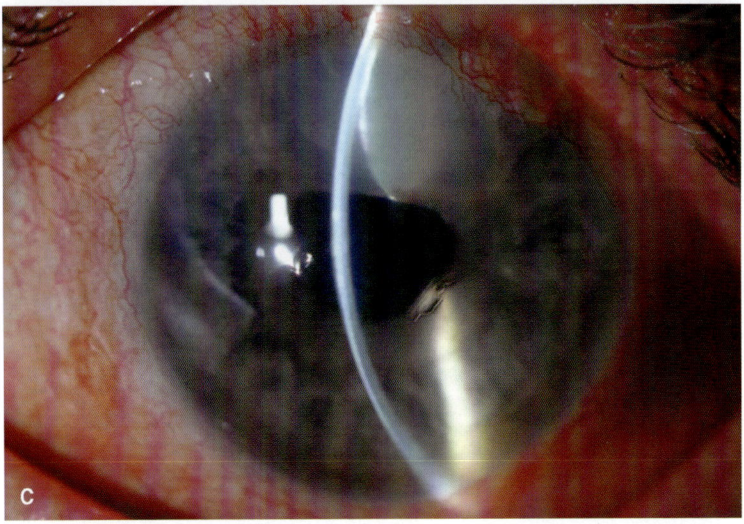

图9–3　(续)**虹膜基质囊肿。**(B)巨大的薄壁虹膜基质囊肿遮盖了瞳孔。值得一提的是，患者的视力仍有20/60。该患者并无眼外伤或眼部手术史。(C)图示白内障术后并发的巨大的虹膜基质囊肿。注意该囊肿已触及上方角膜内皮层。

虹膜肿瘤

虹膜痣

- 虹膜表面扁平或轻度隆起的色素增生病灶(图9–4A)。
- 通常于青春期时出现并略有增大。
- 一般不会生长。
- 处理:多是随访记录痣的大小并观察。

恶性黑色素瘤

- 局限性或弥漫性。
- 有或无色素。
- 最重要的征兆是发现病灶进行性增大。
- 可能需要活检、更大范围的手术切除、放射治疗或眼球摘除。

转移性肿瘤

- 一般无色素性(图9–4B)。
- 多为双眼多个病灶。
- 前房内可能有肿瘤细胞形成的假性积脓。
- 男性多继发于肺癌,而女性则多继发于乳腺癌。
- 应全身治疗原发肿瘤。
- 局部放射治疗和全身化学治疗可能对虹膜肿瘤有效。

血管瘤

- 罕见(图9–4C)。

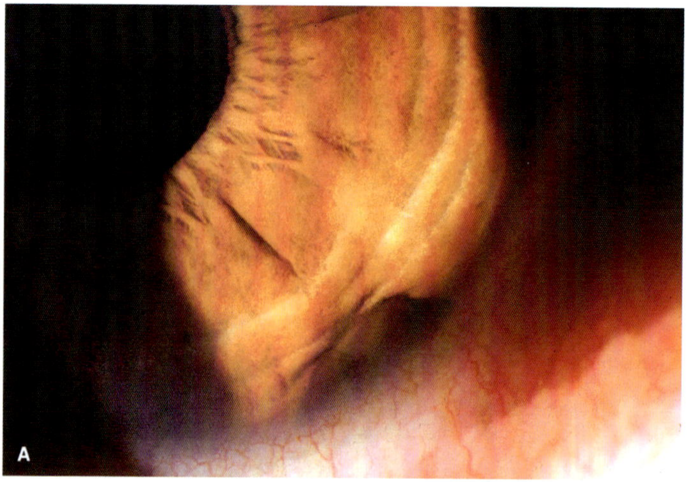

图9–4 虹膜痣。(A)虹膜痣,其表面光滑,为圆形的色素肿块,未累及房角。应定期随访观察虹膜痣有无进行性增大。(待续)

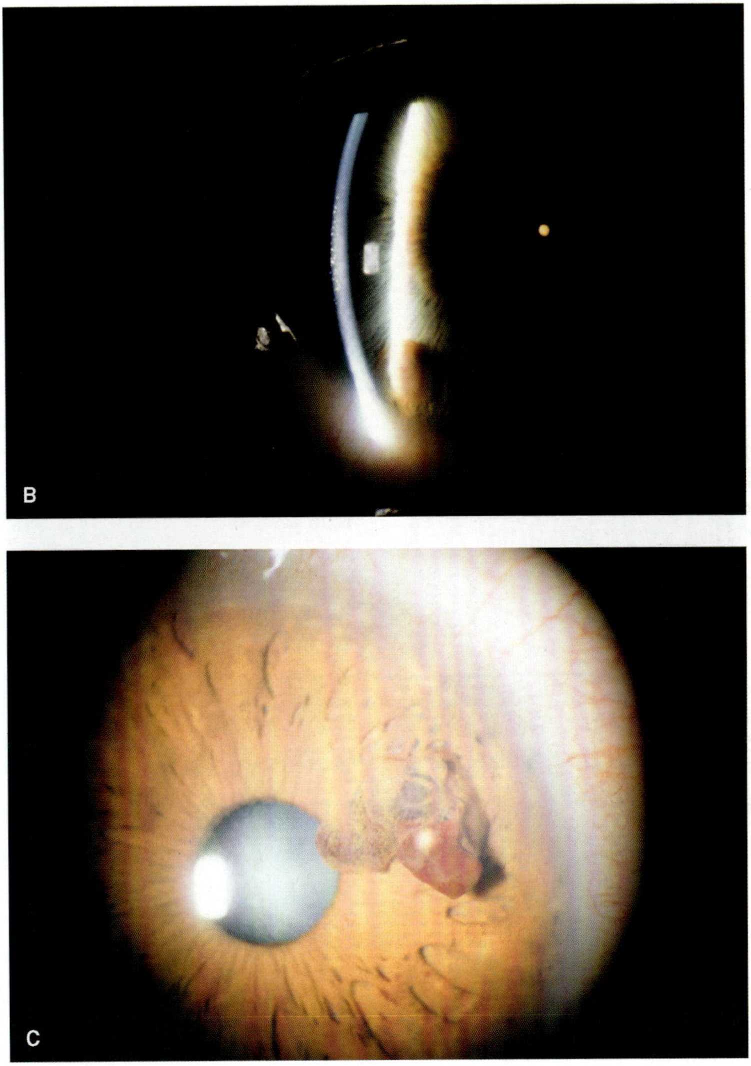

图9–4　(续)**虹膜瘤**。(B)图为一肺癌转移患者,其虹膜表面可见一色素性肿块。**虹膜血管瘤**。(C)虹膜上有一大的多叶性血管病灶。其因间歇性出血而被切除。

第10章 手术及并发症

白内障囊外摘除和人工晶状体植入术

白内障囊外摘除和人工晶状体(IOL)植入术是指用人工晶状体来替代混浊的晶状体。其是一种比较常规的外科手术方式。

手术指征

- 影响视力的晶状体混浊。
- 少部分，因白内障引起的眼内炎和(或)青光眼

手术方法

- 麻醉方式:表面麻醉或者局部麻醉。
- 囊外摘除方法:沿着角膜边缘切开,刺破并撕去晶状体前囊膜,将晶状体核娩出,并将残余的皮质吸出,植入人工晶状体,缝合切口。
- 白内障超声乳化吸除方法:首先在角膜缘做一个小的切口，刺破并撕去晶状体前囊膜，劈核并用超乳头吸除碎块状的晶状体，同时吸净残余皮质,植入人工晶状体,通常此种方法不需要缝合角膜缘切口。近来,飞秒激光技术已被应用于白内障手术，例如前囊膜切开和晶状体软化，以减少对眼睛的伤害,以及散光角膜切开术(AK),其效果优于标准超声乳化手术。
- 术后处理:局部应用糖皮质激素和抗生素眼水，通常加用一种非甾体抗炎药。

并发症

- 术中并发症:
  - 驱逐性出血玻璃体脱出。
  - 玻璃体脱垂。
  - 晶状体碎块进入玻璃体腔。
  - 白内障超声乳化术中造成热灼伤(图10-1A)。

- 术后并发症：
  - 眼内炎。
  - 切口外漏或切口感染。
  - 黄斑囊样水肿。
  - 青光眼。
  - 视网膜脱离。
  - 人工晶状体半脱位或全脱位；人工晶状体造成瞳孔阻滞(图10–1B~D)。
  - 外伤性切口损伤。
  - 短期或者永久性角膜水肿。
  - 晶状体后囊膜混浊，十分常见(图10–1E和F)。

成功率

- 很高。晶状体后囊膜混浊通常需要激光截开后囊。

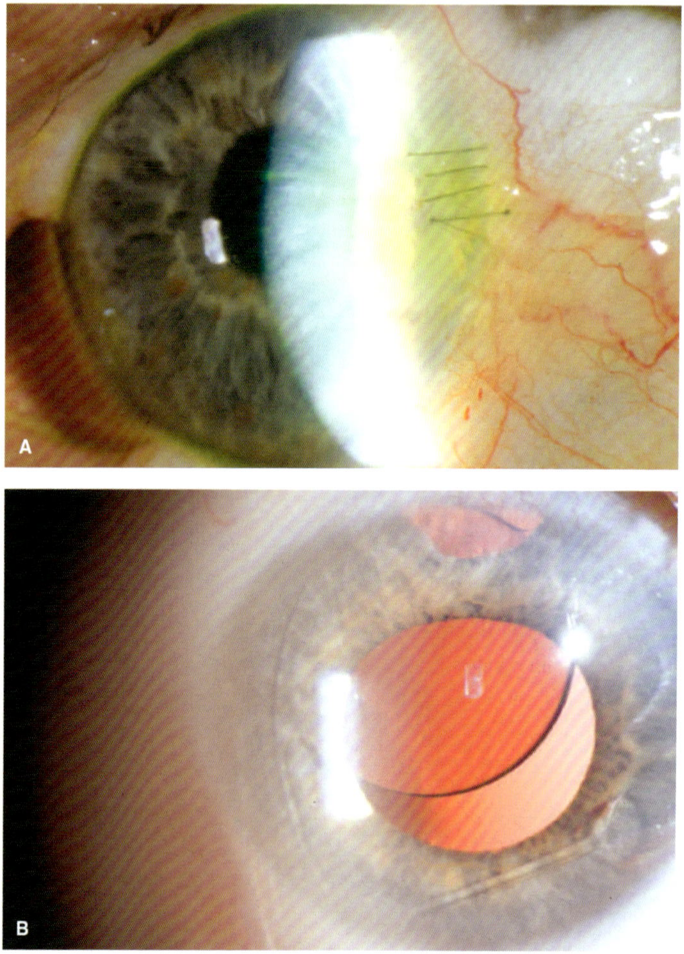

图10–1 **白内障超声乳化吸除过程中造成损伤。**(A)此眼在超声乳化吸除术做透明角膜隧道切口时受损。在白内障手术中,超声乳化造成了损伤,至少部分是手术中不恰当地使用超乳头而导致的切口热灼伤。这个过程发生很快,几秒钟内完成,最后伤口用缝线缝了5针。为了使切口水密,缝的比较紧的这几针会在角膜上留下比较明显的痕迹。**人工晶状体半脱位。**(B)此前房型人工晶状体向上方严重半脱位。人工晶状体的脚襻通过周边虹膜切开术的切口移出,致使下方脚襻从角落中滑进前房接触到了下方的角膜内皮,从而使角膜内皮发生水肿。(待续)

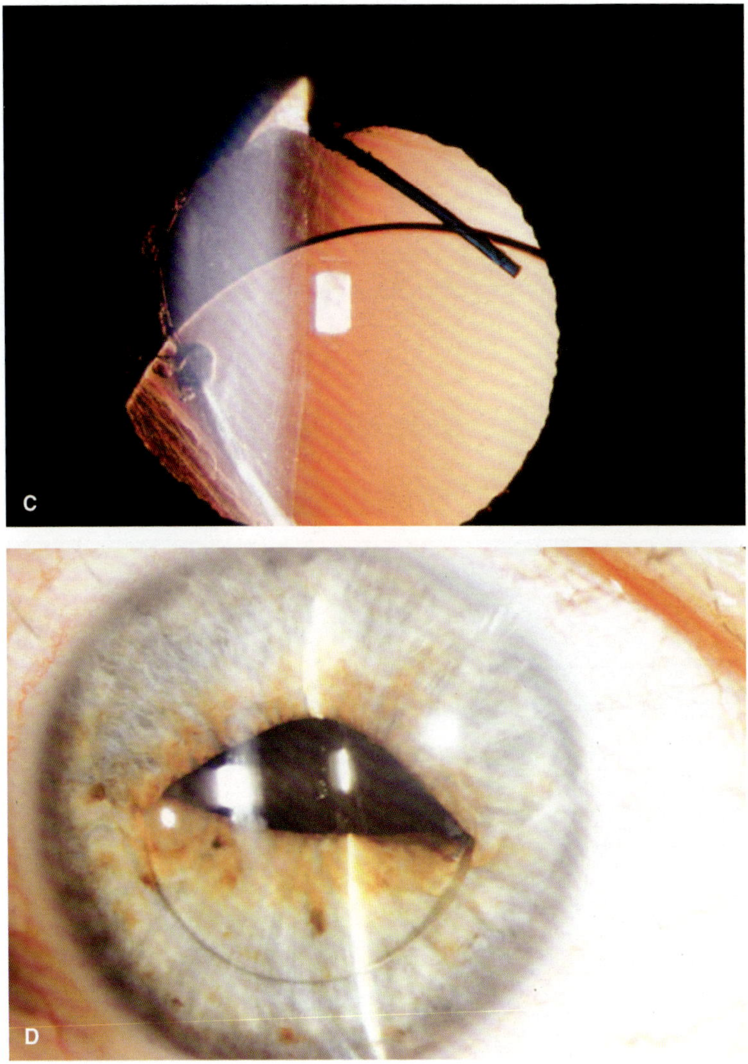

图10–1　（续）**人工晶状体半脱位**。（C）图片中后房型人工晶状体下方半脱位，在后囊膜上可以见到一个倾斜的裂缝，嵌顿在前房，这被称为“日落综合征”。**瞳孔阻滞**。（D）在白内障手术后2周左右，术中植入的后房型人工晶状体常部分嵌顿在虹膜处。需要在手术室将异位的人工晶状体归位于后房中。（待续）

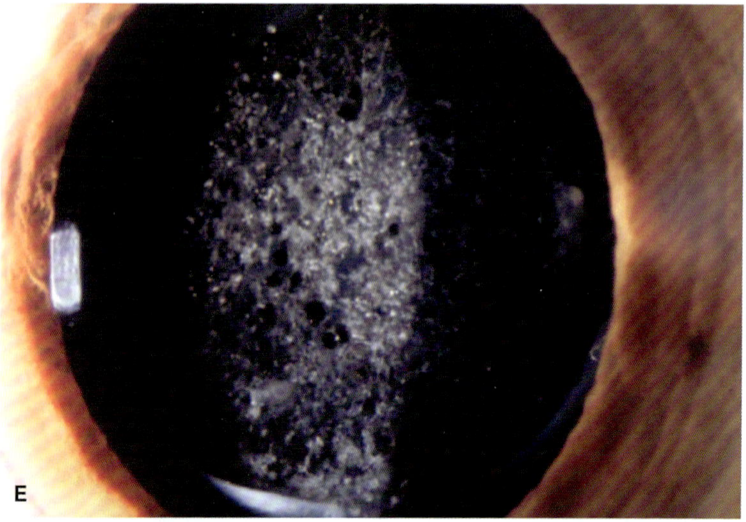

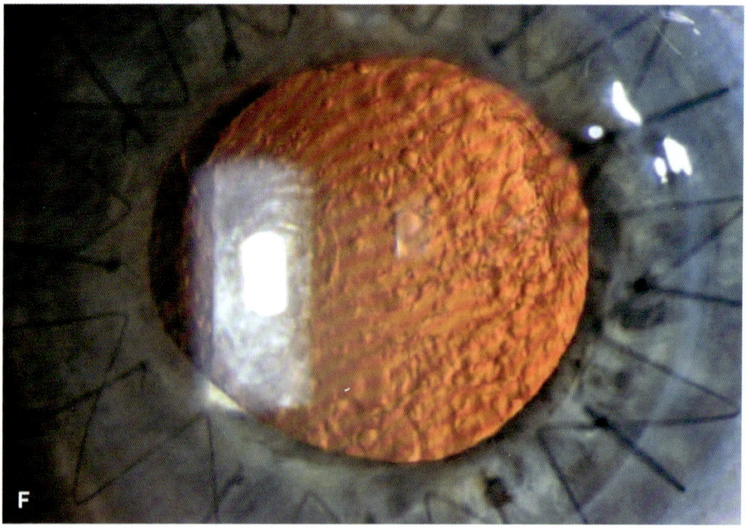

图10-1 （续）**后囊膜混浊**。(E)此眼在接受白内障手术数年后出现了明显的中等程度后囊膜混浊。原本清晰的后囊膜纤维化通常发生在白内障手术后，并能影响视觉清晰度。注意前囊膜混浊边缘内部的弧度，以及后囊中心的纤维化。当影响到视觉功能，就要行激光囊膜切开术。(F)在穿透性角膜移植手术联合白内障手术后，通过后照法，很容易看到此眼较为严重的后囊膜混浊。

全层角膜移植术（穿透性角膜移植术）

穿透性角膜移植术是指用捐赠者的全层角膜替换受体病变的角膜组织的手术。在治疗原发性角膜疾病上，此手术是当今移植手术中最成功的典型之一。

手术指征

- 光学方面：为提高视力而手术。
- 结构方面：为恢复眼球结构的完整性而手术。
- 治疗方面：通常用于移除药物治疗无效的感染和（或）穿孔的角膜病变组织。
- 疼痛：缓解慢性大泡性角膜病变的疼痛程度。
- 美观方面：为恢复眼部正常的外观而手术。
- 穿透性角膜移植术最多见的手术指征为：角膜再植、圆锥角膜、无晶状体或假晶状体大泡性角膜病变、Fuchs角膜内皮营养不良和其他的角膜营养不良、感染和外伤性角膜瘢痕、角膜溃疡或穿孔。

角膜捐献的禁忌证

- 死因不明。
- 死于原因不明的中枢神经系统疾病。
- 中枢神经系统的感染性疾病（如Greutzfeldt-Jakob病、亚急性硬化性全脑炎、进行性多灶性白质脑病）。
- 全身性感染（如AIDS、病毒性肝炎、狂犬病、败血症、巨细胞病毒感染）。
- 瑞氏综合征。
- 淋巴瘤和白血病。

预后不良的因素

- 严重的基质血管。
- 既往有移植排斥反应。
- 角膜感觉减退（如疱疹病毒性角膜炎）。
- 小儿患者。
- 活动期葡萄膜炎。
- 明显的虹膜前粘连。
- 不能控制的青光眼。
- 活动期角膜炎症或眼内炎。
- 严重干眼。
- 眼表炎症、瘢痕和角质化。
- 明显的角膜缘干细胞缺乏。
- 植片植床连接部位极度变薄或者界面不规则。
- 眼睑异常：睑内翻、睑外翻、眼睑暴露。

手术方法

- 麻醉方式：局部麻醉或全身麻醉。
- 受体眼的准备：通常在眼表放置Flieringa环来帮助固定眼球。
- 植床大小的选择：常规植床尺寸为7.25~8.5mm。
- 用环钻术处理供体角膜：通常采用角膜后内皮面打孔方式，不过也可以用飞秒激光处理。钻切植片大小一般比环钻植床大0.25~0.5mm。

- 环切受体角膜：受体角膜可以采用手动环钻（如Weck环钻）、负压环钻（如Barron-Hessburg或Hanna环钻），或者是飞秒激光来处理。首先用环钻钻取部分厚度的角膜，然后用尖刀片穿刺进入前房，最后用角膜剪剪下完整的病变角膜组织。
- 缝合植片：缝合的方法有很多，如间断缝合、连续缝合、内外双层连续缝合或者几种缝合方式联合。常用缝线为10-0尼龙缝线（图10-2A~C）。
- 术后处理：局部使用糖皮质激素和抗生素眼药水处理。

联合手术

- 一些例子表明，穿透性角膜移植手术可以与下列任何一种手术结合：
  - 白内障囊外摘除并人工晶状体植入术（三联手术）。
  - 前段玻璃体切除并人工晶状体植入术。
  - 眼内晶状体的置换，包括前房型人工晶状体，巩膜型或虹膜夹型后房型人工晶状体。
  - 青光眼房水引流或小梁切除术。
  - 玻璃体切割术，经常与临时人工角膜移植术一起。

并发症

- 术中并发症：
  - 供体或受体角膜环钻发生偏中心、切口边缘倾斜，或不规则。
  - 损伤虹膜或晶状体。
  - 驱逐性出血。
  - 玻璃体脱出。
- 术后并发症：
  - 视力损害
    - 眼内炎（图10-2D）。
    - 青光眼。
    - 视网膜脱离。
    - 白内障。
    - 黄斑囊样水肿。
  - 移植损伤
    - 植片衰竭：术中内皮损伤过重、低质量的供体角膜组织(图10-2E)。
    - 切口渗漏（图10-2F）。
    - 持续性上皮缺损(图10-2G)。
    - 前房变浅（通常由切口渗漏或者闭角型青光眼引起）。
    - 角膜移植免疫排斥反应（见第8章图8-11）。
    - 感染性角膜炎，缝合处脓肿（图10-2H）。
    - 原发疾病复发：角膜营养不良、角膜炎。
    - 角膜上皮愈合不良及植片后纤维膜（图10-2I）。
    - 玻璃体粘连。
  - 其他
    - 缝线断裂（图10-2J和K）。
    - 虹膜脱出。
    - 切口裂开。
    - 外伤性切口破裂(图10-2L)。

- 不规则散光。
- 晚期伤口扩张。

成功率

- 预后好坏取决于手术指征。

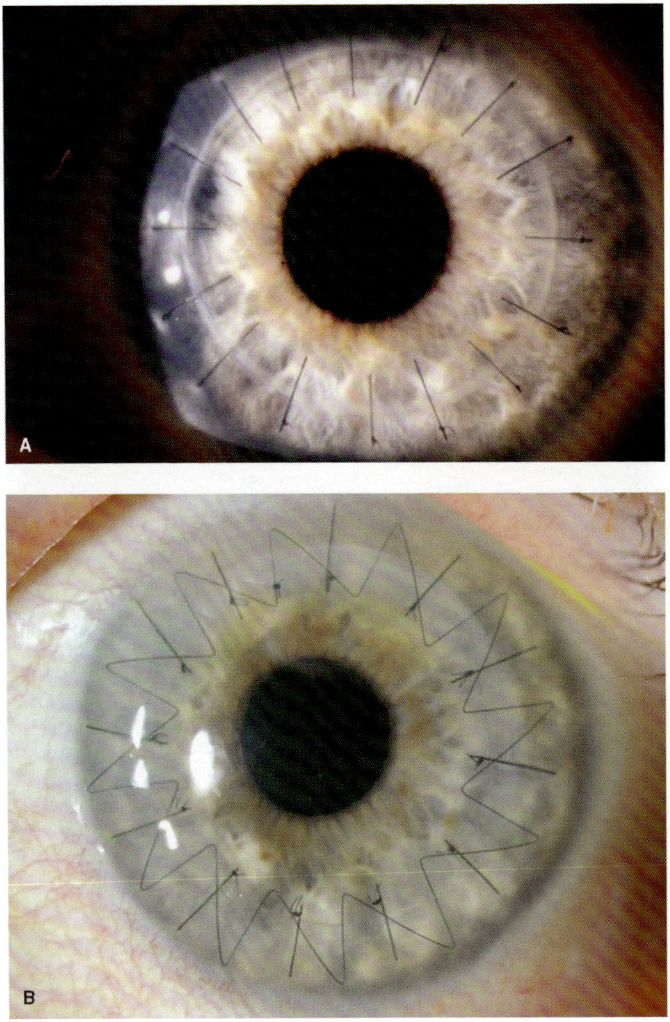

图10-2　角膜移植术。(A)对单纯疱疹病毒性角膜炎所引起的角膜瘢痕行角膜移植术后6周，可见透明的角膜植片。连接处用10-0尼龙缝线间断缝合16针。(B)在行白内障手术留下瘢痕后，此Fuchs角膜内皮营养不良发生恶化并行角膜移植4个月后，可见透明的角膜植片。缝合采用10-0尼龙缝线12针间断缝合和12针连续缝合。(待续)

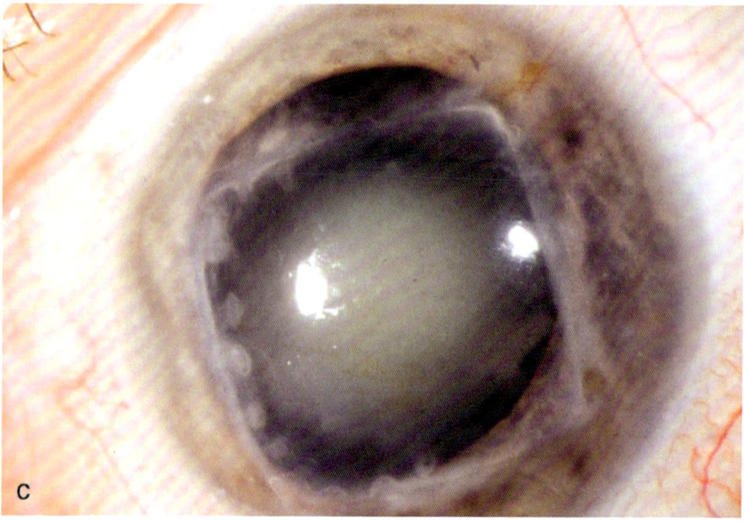

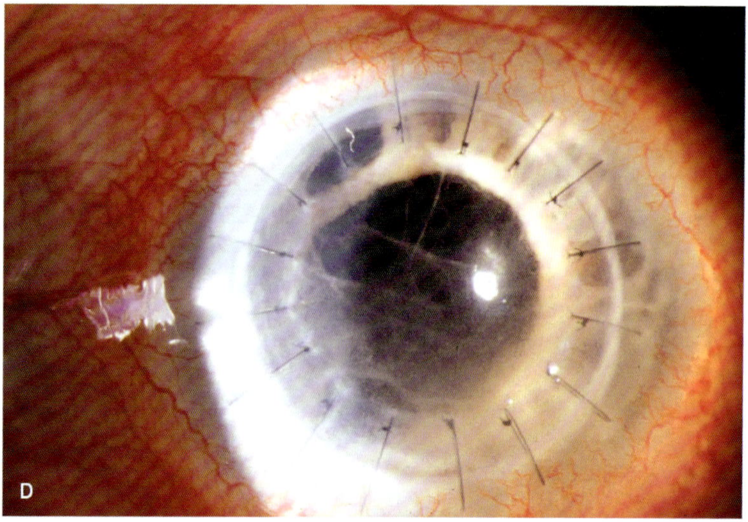

图10–2 （续）**角膜移植术**。（C）图为40年前Castroviejo博士在纽约施行的一例老式正方形角膜移植术。虽然白内障发生了，但移植的角膜依然清晰。**角膜移植术并发症——早期眼内炎症反应**。（D）角膜移植术后10天，出现前房内纤维束渗出以及下方植片植床边缘少量积脓等严重的眼内炎症现象。对玻璃体的标本检验提示为对抗生素治疗敏感的表皮葡萄球菌感染，因此怀疑为眼内炎。（待续）

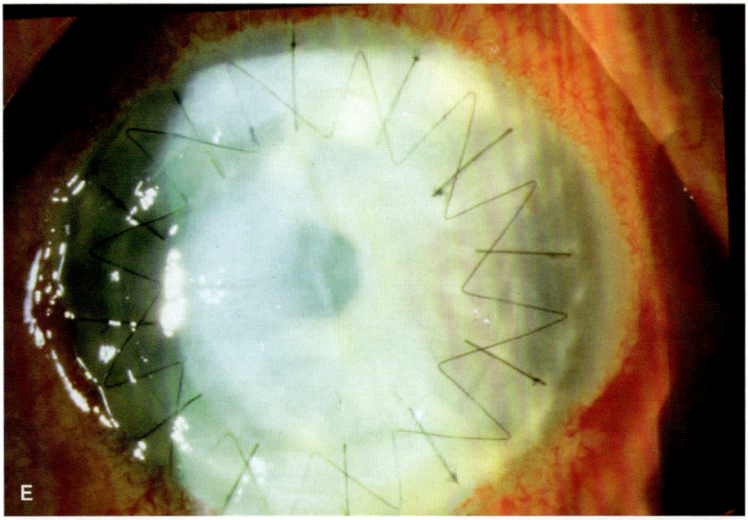

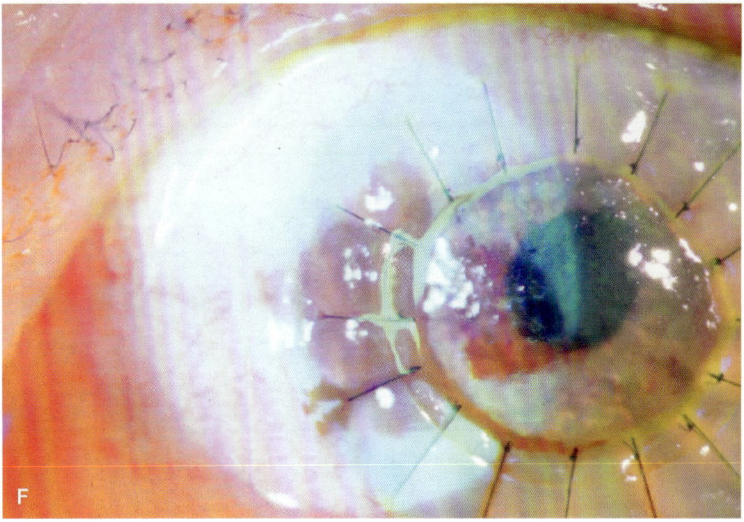

图10–2　(续)**角膜移植术并发症——植片衰竭**。(E)角膜移植术后1天,对于植片衰竭者,可见术眼严重弥漫性角膜水肿伴角膜基质变白。一般来说,植片衰竭的发生是低质量的供体角膜组织或是术中损伤角膜内皮细胞所致。**角膜移植术并发症——创口渗漏**。(F)图为角膜移植术后3天的一个创口渗漏。在9点钟位置植片边缘,可见色深且集中的荧光染色。房水从植片边缘创口处渗漏,染色剂被冲淡变成浅黄绿色。如果渗漏很少且前房已成形,可以用药物治疗并密切随访。如果渗漏严重或前房很浅,则要通过手术修复漏口。(待续)

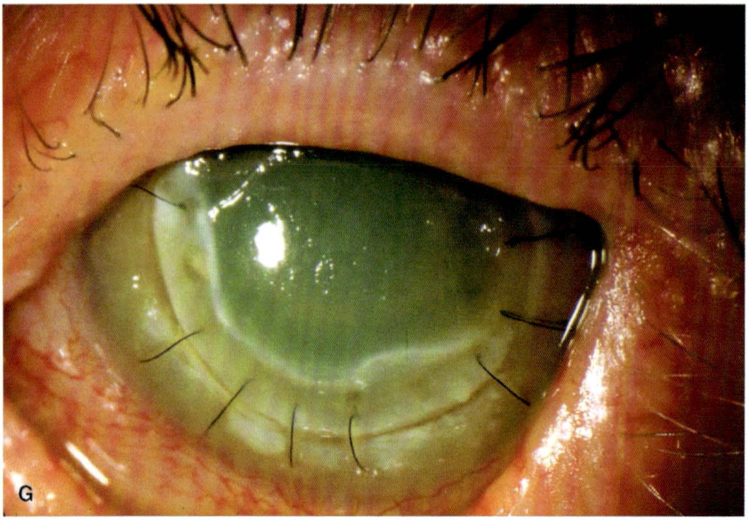

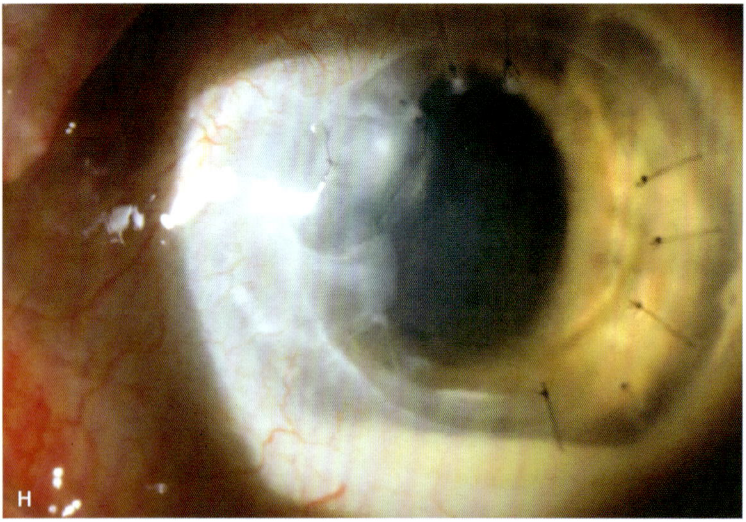

图10–2 （续）**角膜移植术并发症——创口溶解**。(G)图为角膜移植5个月后，角膜下半部分发生严重的角膜创口溶解。可见许多缝线松动。一个较小、永久性睑缘缝合术已被实施。**角膜移植术并发症——缝合处脓肿**。(H)图为10点钟位置一针角膜移植缝线断裂，植片下方脓肿已发生。下方角膜移植结合处可见1个较大和1个稍小的前房积脓。（待续）

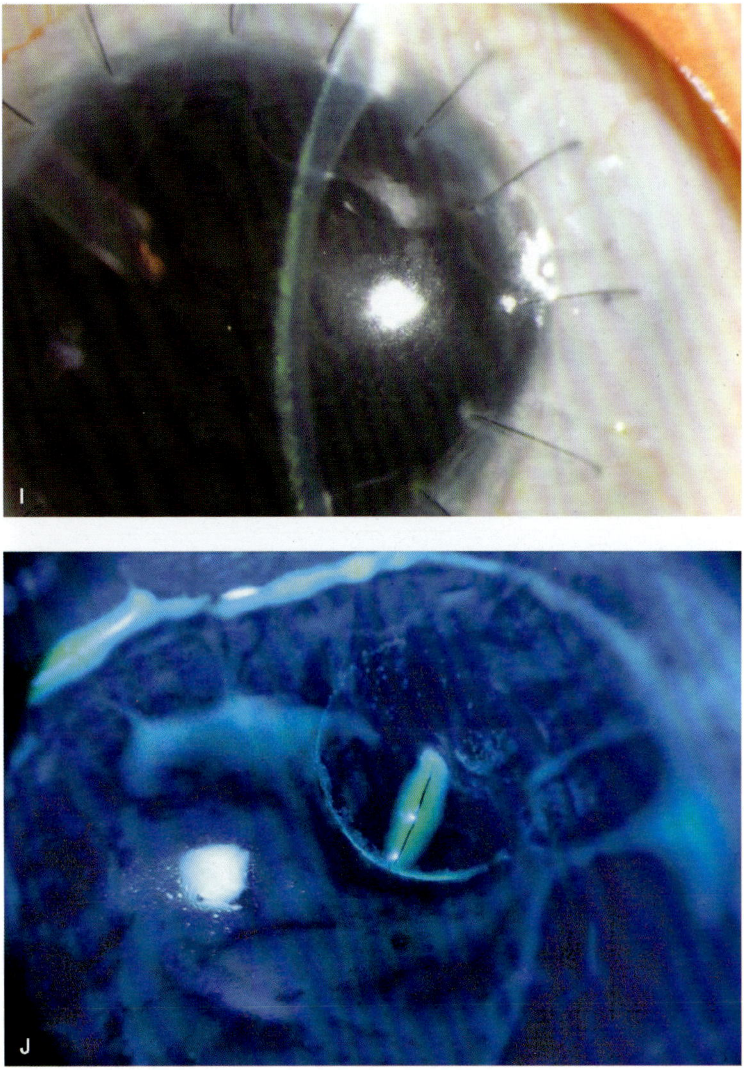

图10–2 (续)**角膜移植术并发症——角膜上皮下长。(I)**可见弯曲的角膜后膜从9点钟位置延续至12点钟位置，再到3点钟位置，在5点钟位置又可见。数周后发展到中心部位。这被诊断为角膜上皮下长。**角膜移植术并发症——缝合处断裂。(J)**在2点钟位置，可见角膜移植缝线断裂。荧光染色和钴蓝色的光证实为断裂缝线的“雨刷样”的效应。(待续)

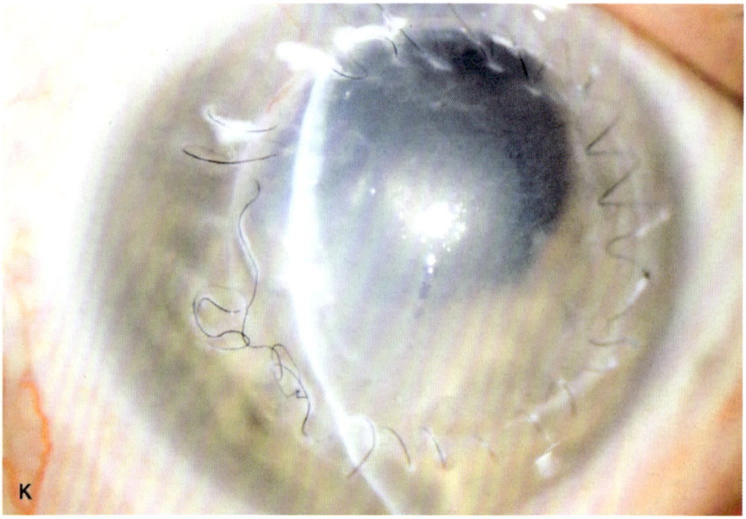

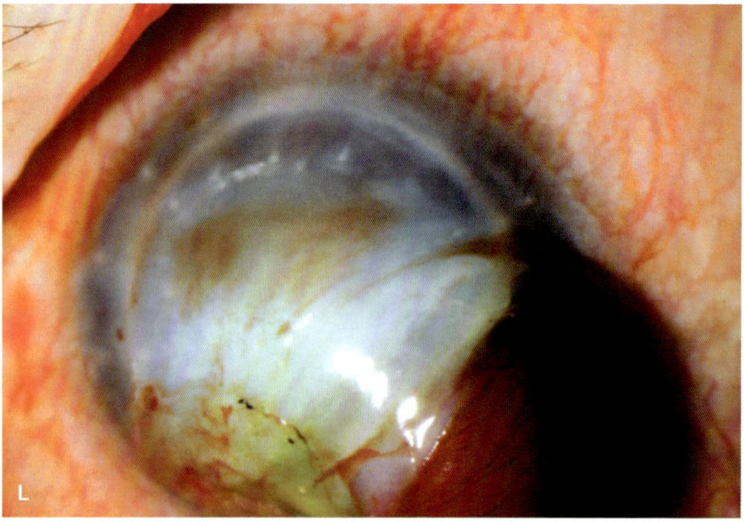

图10–2 （续）**角膜移植术并发症——连续缝合的缝线松散外露。(K)**在角膜移植术1年后，可见连续缝合缝线极度松散外露。缝线处有黏液附着，上方角膜有明显中等程度的外周角膜新生血管，且角膜中央水肿。**角膜移植术后伤口裂开导致驱逐性出血。(L)**穿透性角膜移植术后数年，钝挫伤引起伤口裂开，也导致驱逐性出血。注意伤口处的大血块。角膜下方可见虹膜色素以及玻璃体脱出。

角膜内皮移植术

角膜内皮移植术(EK)通常是指去除病变角膜的内皮层(常见)和后弹力层,植入健康的供体角膜后弹力层和内皮层[后弹力层角膜内皮移植术(DMEK)],通常植入的健康供体材料还包括少量后基质层 [此种手术方式称为后弹力层撕除角膜内皮移植术(DSEK)]。

与PK相比的优势

- 术后视力恢复更快(图10–3A~E)。
- 切口恢复好。
- 角膜上无缝线。
- 对角膜曲率影响更小。
- 手术过程没有与外界相通。
- 排斥风险更小。

与PK相比的缺点

- 操作更具有挑战性，想同时进行其他眼内手术比较困难。
- 可能对供体角膜内皮细胞造成更多损伤。
- 术后层间感染的风险可能更高。

常见手术指征

- Fuchs角膜内皮营养不良。
- 人工晶状体眼并发大泡性角膜病变。

手术方法

- 麻醉方式:表面麻醉、局部麻醉或全身麻醉。
- 植片大小的选择:常规植片大小为7.5~8.5mm。
- 供体角膜的准备:DSEK手术的植片通常需要用微型角膜刀来制取,也可通过制作人工前房或手动使用整个眼球用飞秒激光制取。DMEK手术植片是手动取材。
- 将受体角膜的内皮层和后弹力层移除:通过巩膜、角膜缘切口或透明角膜切口,将后弹力层撕除,并从眼内取出。
- 将植片植入受体角膜:有多种植入方式,包括将植片折叠并用多种植入工具将植片植入眼中。向前房注入气体托起供体角膜植片,使其与植床基质组织贴合。非膨胀气体(如18%的六氟化硫)可用于DMEK。用10–0尼龙缝线将切口缝合。
- 术后处理:局部使用糖皮质激素和抗生素眼药水处理。建议患者尽可能仰卧1~5天,DSEK可减少仰卧时间,DMEK可能需要更多时间。

联合手术

- 与穿透性角膜移植术一致，角膜内皮移植术可以与其他内眼手术一同进行。

并发症

- 供体植片折叠或偏离中心（图10–3F）。
- 植片移位需要重置植片或重新手术（图10–3G和H）。
- 残留的黏弹剂通常可致层间混浊，其通常在数月之后改善（图10–3I）。
- 上皮基底膜异常在术后角膜水肿消退后变得更明显。这些异常可能需要通过上皮清创术或联合钻石毛刺抛光或者准分子激光治疗性角膜切削术以获得最佳视力。
- 极少数情况下，人工晶状体（尤其是亲水性丙烯酸镜片）会在EK后出现混浊，可能是由于空气或气体填塞。
- 其他并发症同穿透性角膜移植术类似，但术后驱逐性出血、切口渗漏、切口破裂、持续性上皮缺损、缝合处相关的并发症和不规则散光较少发生。

成功率

- 预后好坏取决于手术指征。

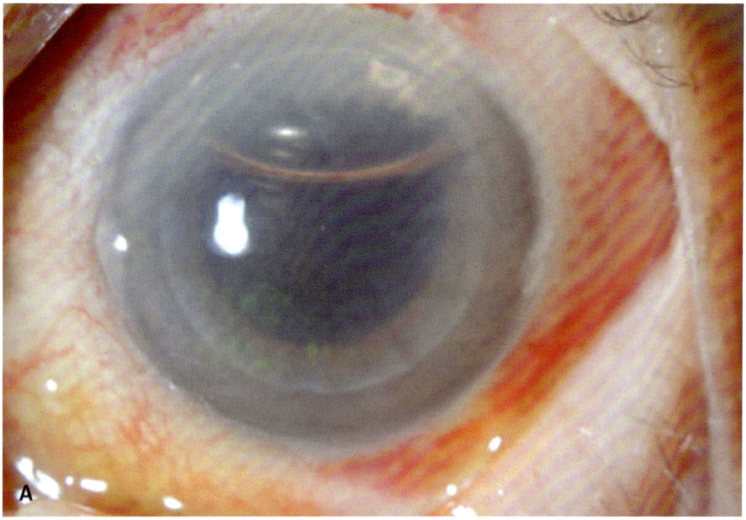

图10–3 角膜内皮移植术。（A~D）显示同一只眼。（A）术后1天，DSEK手术植片居中良好。上方明显可见30%的气体剩余。（待续）

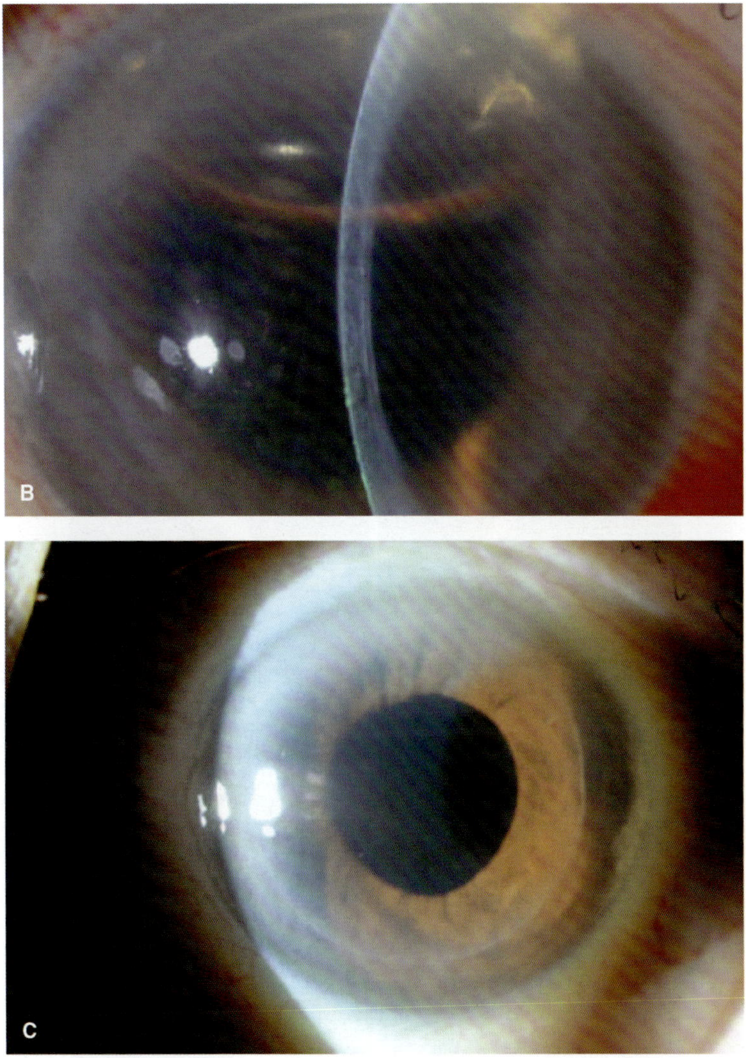

图10–3　(续)**角膜内皮移植术**。(B)裂隙光线照射显示DSEK植片100%贴合，术后1天有轻微水肿。(C) DSEK术后5周，移片居中良好且透明度好。(待续)

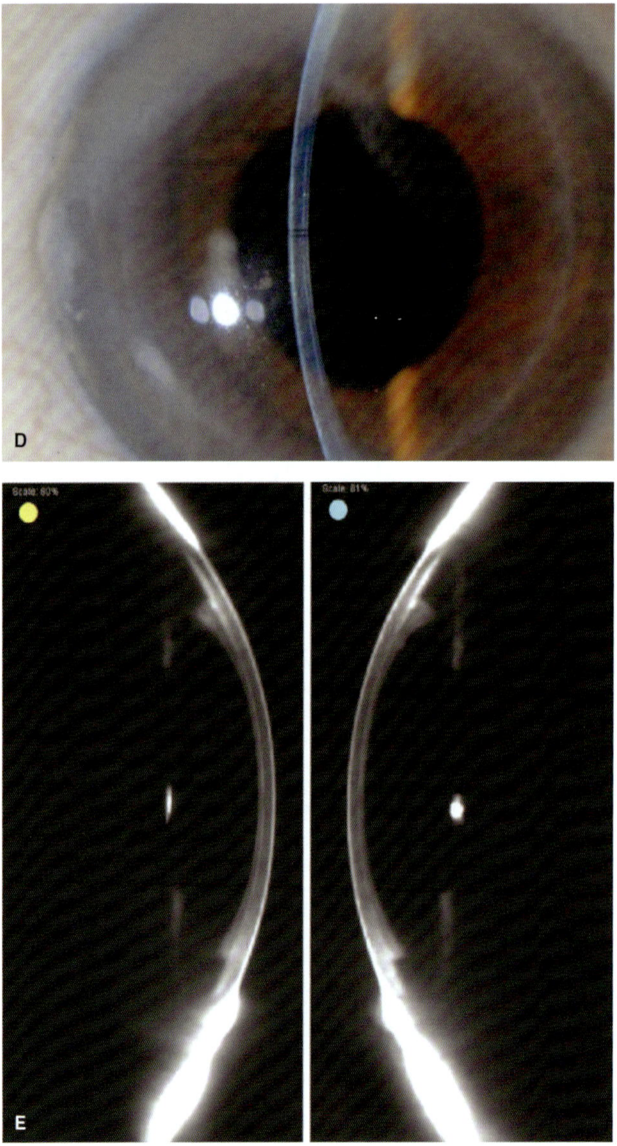

图10-3 （续）**角膜内皮移植术**。(D)术后5周，裂隙光线检查显示DESK植片水肿减轻。裂隙灯下突出显示了前部受体角膜与后部薄的供体DSEK植片之间的交界面。(E)通过Dual Scheimpflug摄像技术合并Galilei系统显示，术后1天DSEK手术植片与受体角膜贴合。DESK术角膜中央轻度水肿，但植片边缘有中度水肿。这种外周植片的水肿要持续数月。（待续）

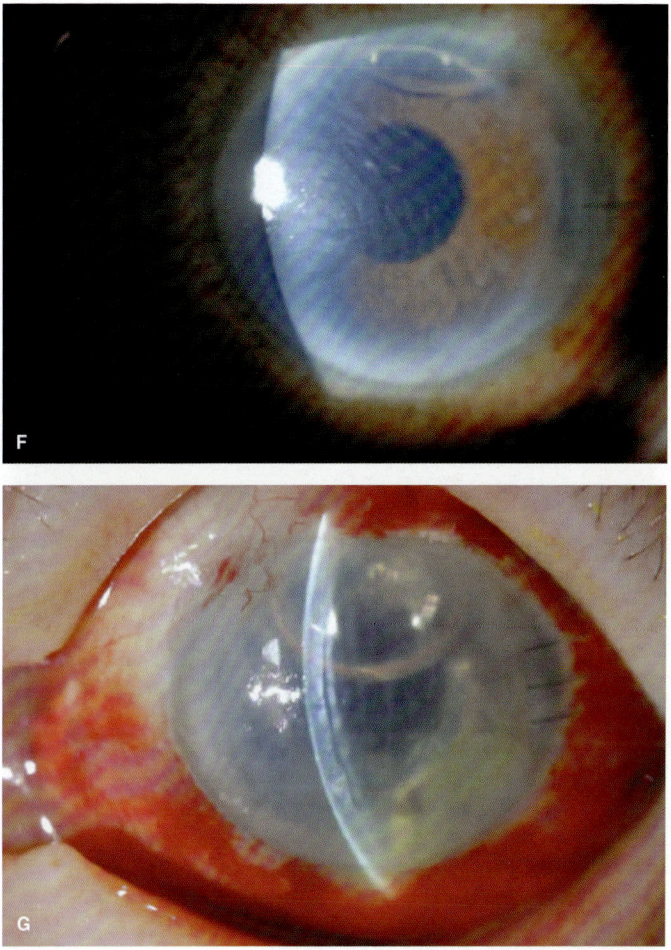

图10-3　(续)**角膜内皮移植术。**(F)在此DSEK手术后几天,可见中度植片皱褶。注意这个小气泡现在仍存在于角膜上方。如果植片皱褶随着时间进展,那么视力就不会明显提高,除非重新进行DSEK手术。(G) 术后1天,由于移植接触面的液体造成的大缝隙,受体角膜和供体植片都发生了严重水肿。2周后水肿仍未消退。术后2周在手术室内,在DSEK移植片前房内重新注入气泡,几天之后,移植片与受体角膜100%贴合并且基本上清晰。(待续)

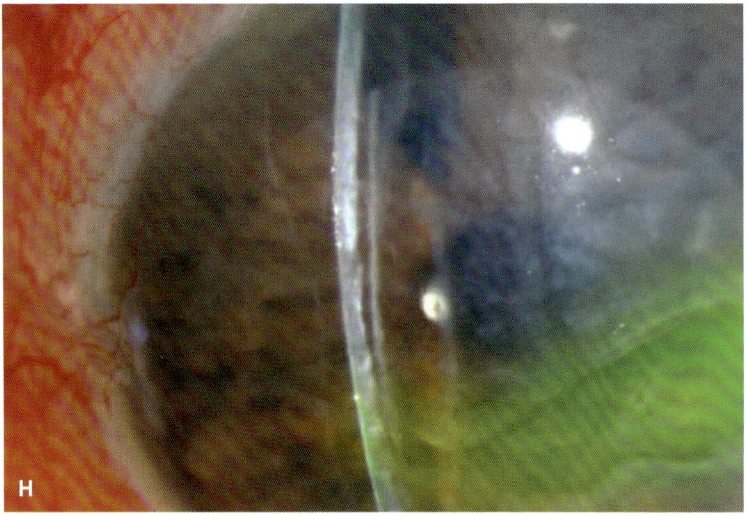

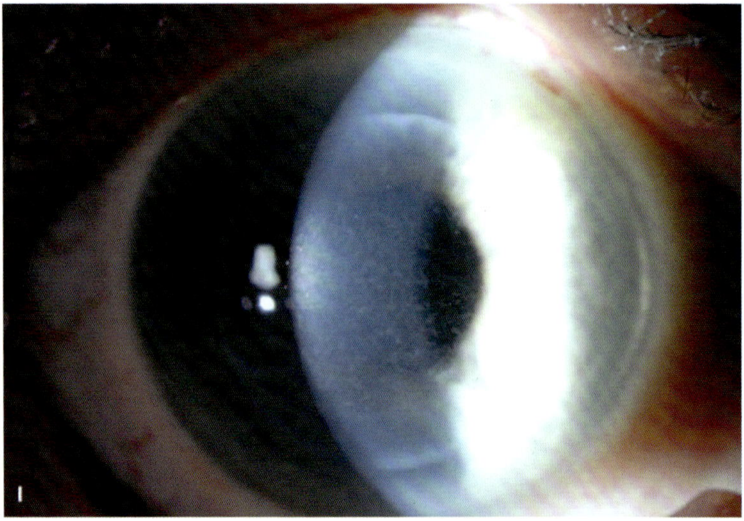

图10–3 （续）**角膜内皮移植术**。（H）术后1天，DSEK手术植片与植床分离且下方发生移位。下方角膜上皮也有大面积缺失。普遍认为，早期的青光眼手术造成的眼压过低倾向于使植片贴附不好。（I）DSEK 1周后，在该眼中看到相当明显的网状界面混浊。几个月后，混浊慢慢消失。

板层角膜移植术

板层角膜移植术是指用部分的正常供体角膜来置换病变表浅角膜组织的手术。

与PK相比的优势

- 供体植片内皮细胞密度不重要。
- 手术未进入前房,所以避免了驱逐性出血和眼内炎这类并发症的发生。
- 术后无内皮排斥发生的风险。

与PK相比的缺点

- 操作技术复杂和手术时间长。
- 板层界面不透明或不规则，可能使视觉质量下降。

手术指征

- 圆锥角膜。
- 角膜浅层瘢痕或前部营养不良。
- 复发性翼状胬肉。
- 角膜缘皮样瘤。
- 周边溃疡性角膜炎。
- Terrien边缘角膜变性。
- 感染性角膜炎、角膜表面肿瘤比较罕见。

手术方法

- 局部麻醉或全身麻醉。
- 用环钻对受体角膜钻切到一定深度(包括病变组织),也可用飞秒激光来完成。
- 然后，在受体角膜上用钝的剖刀或飞秒激光进行层状剖切。或者,可以将后弹力层与后基质层分离（如用Anwar大气泡技术产生的气体或用粘弹剂分离),这被称为深板层角膜移植术(DALK)。
- 将整个眼球或者带巩膜缘的供体角膜植片固定在人工前房上，用刀或飞秒激光来进行层间分离并钻切,通常植片要比植床大0.25~0.5mm。而在深板层角膜移植术中,所使用的角膜植片往往是只去除后弹力层的所有角膜基质层。
- 或者，可以用自动微型角膜刀来分离供体和受体的角膜。在半自动层状角膜移植术中，使用微型角膜刀分离供体角膜,然后用刀片进行环钻,在环钻部分厚度的角膜后用刀片手动分离受体角膜。
- 将植床冲洗以便去除上皮细胞、碎屑和血,并将供体角膜用10–0尼龙缝线以间断缝合或连续缝合的方式缝合在植床上(图10–4A和B),有时还会使用纤维蛋白胶。
- 术后处理:局部使用糖皮质激素和抗生素眼药水处理。

并发症

- 分离过程中造成供体或受体角膜穿孔，可能手术方式要转变成为穿透性角膜移植术。

- 双前房(图10-4C和D)。
- 层间混浊。
- 不规则散光。
- 原发疾病复发:营养不良、感染。
- 持续性上皮缺损。
- 层间新生血管。
- 缝线断裂。
- 感染性角膜炎。
- 上皮型排斥。
- 基质型排斥反应(少见)。

成功率

- 预后好坏取决于手术指征。

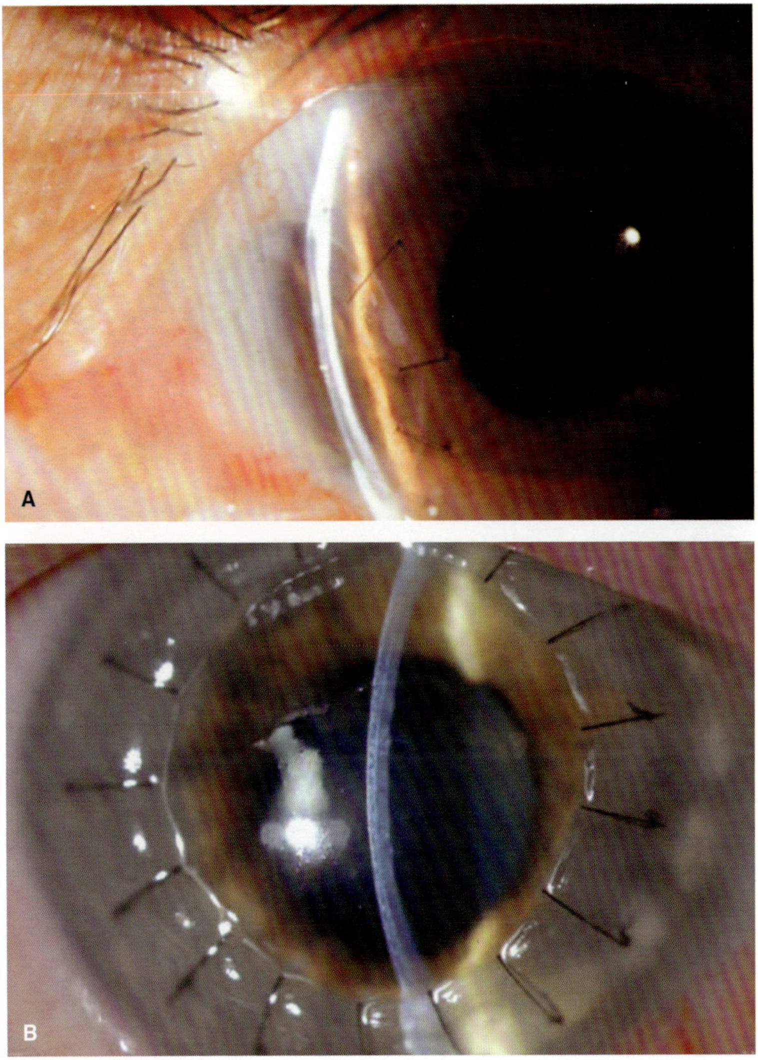

图10-4　板层角膜移植术。(A)图中显示了原本有复发性翼状胬肉伴明显角膜瘢痕形成的眼,其接受了板层角膜移植手术。裂隙灯光带显示了深部板层结构。多数10-0尼龙线仍在位。(B)角膜表浅瘢痕的眼接受了半厚板层角膜移植术。受体角膜是用刀片机械分离的,而供体角膜植片的分离采用了微型角膜刀分离。术后第1天,裂隙光带照射展示了相对透明的角膜;可从植片接触面观察到植片只有1/2厚度。(待续)

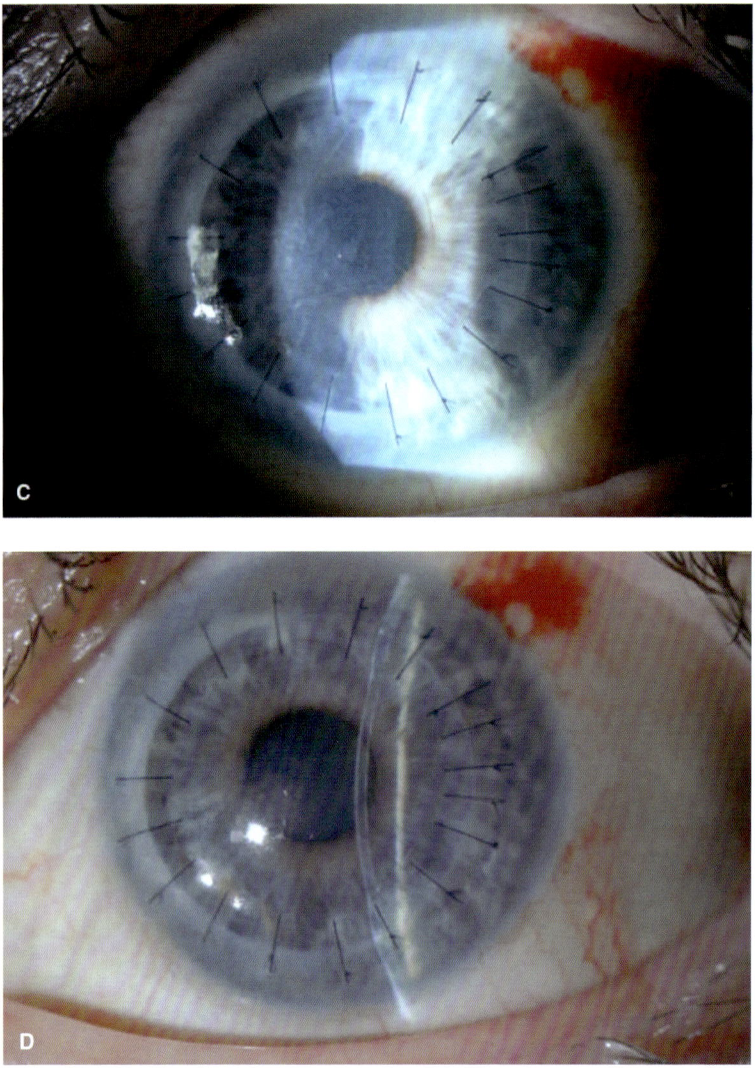

图10-4 （续）**板层角膜移植术**。(C)裂隙灯评估图C中的患眼，显示后弹力层已完全贴附在后基质层。(D)这只眼由于单纯疱疹病毒性角膜炎导致了角膜深层瘢痕形成，其进行了深板层角膜移植术。术后第1天可观察到“双前房”现象。药物治疗无效，但通过前房注气并滞留一个体积为40%的大气泡可治疗。虽然角膜水肿已完全消退，但观察到后弹力层皱褶还没有完全铺平。

角膜活体检查术

角膜活体检查术是指切取一部分角膜组织，通常来说是1/3~2/3的角膜深度来进行组织学或微生物检查。

手术指征

- 推测有培养阴性且对药物治疗不敏感的微生物感染性角膜炎（如棘阿米巴性角膜炎、真菌性角膜炎）。
- 眼表的肿瘤（如结膜上皮瘤、鳞状细胞癌），比较罕见。

手术方法

- 术前24小时内停止使用抗生素类药物。
- 表面麻醉或者局部麻醉。
- 取感染部分的组织碎片放在培养基中培养。
- 用直径2mm、3mm或4mm的环钻刀环钻在远离视轴并靠近病变边缘处取出病理组织。用刀片在层间剖开（图10–5）。此活检组织的取得还可以通过飞秒激光技术完成。
- 取得的感染组织一分为二，分别做培养和活检。最好就是获取的小样本的病理检查结果符合预期的诊断。同时为深板层角膜移植刮下碎片以做涂片标本和培养。
- 比较明智的做法是，为了预防穿孔，可以把供体角膜的坏死组织提前备用以作为活检。

并发症

- 穿孔。
- 角膜瘢痕形成和角膜不规则散光。

成功率

- 病理结果好坏取决于病变的病因。

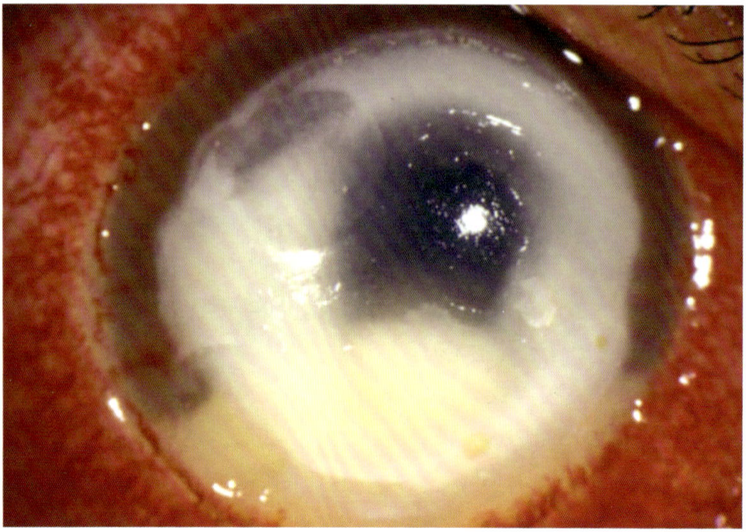

图10–5 **角膜活体检查术**。在该右眼的颞上方,我们可以看到一个直径约为3mm的圆形角膜活检区域,此眼对积极的药物治疗无效且伴有进行性的角膜溃疡。一半活检标本被送出进行组织病理学检查,另一半送微生物学评估。

角膜表层切除术

角膜表层切除术是指切除角膜上皮层、前弹力层和浅基质层。

手术指征

- 角膜表面疾病(如皮样囊肿、翼状胬肉、Salzmann结节、基底膜营养不良)。
- 做角膜活组织检查。
- 肿瘤切除(如鳞状细胞癌),比较少见。

手术方法

- 表面麻醉或者局部麻醉。
- 确定并标记出病变组织。
- 用钝的或锋利的刀片分离角膜表层组织(图10-6)。
- 切除之后,用金刚钻刀将基质床打磨平滑。

并发症

- 角膜上皮下雾状混浊、角膜瘢痕。
- 残留角膜混浊/角膜病变。
- 不规则散光。

预后

- 预后好坏取决于疾病的适应证以及严重程度。

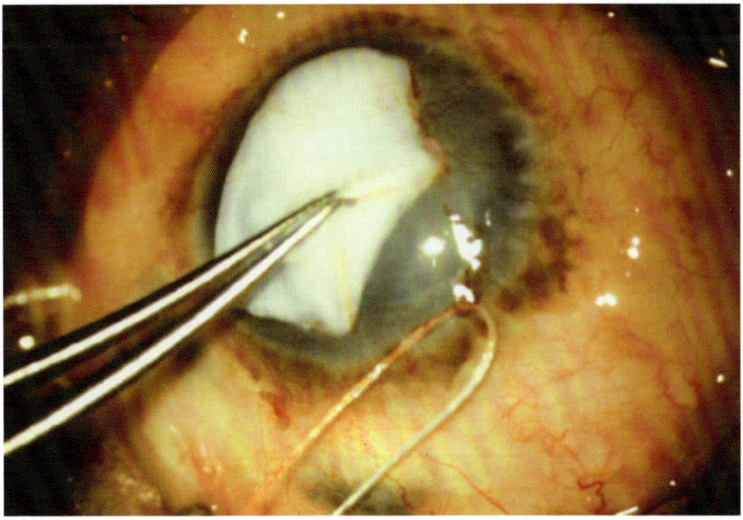

图10-6　**角膜表层切除术**。用刀片切除了一个大的Salzmann结节状变性损伤区,把它从前弹力层上剥离。下方剩余角膜明显清晰透明。用刀片剥离损伤区的一个优点是使组织平面,如前弹力层,可以保留,从而可能会使角膜表面光滑。

准分子激光治疗性角膜切削术

准分子激光治疗性角膜切削术是指用激光切削伴或不伴角膜上皮面的角膜前基质，来去除不规则和（或）病变的组织。

手术指征

- 角膜前部营养不良性病变（如EBM、Reis-Bucklers营养不良）。
- 角膜基质营养不良（如颗粒性、格子性、斑块状、Schnyder角膜营养不良）。
- 表浅瘢痕或结节（如Salzmann小结变性、圆锥角膜结节、翼状胬肉术后）。
- 复发性角膜上皮糜烂（外伤或者营养不良）。

手术方法

- 表面麻醉。
- 用钝刀片或者激光去除角膜上皮。
- 用刀把病变处暴露。
- 患者固定好后，用激光去除其基质（图10–7）。
- 各种消融技术的选择要根据病变组织决定。
- 在消融过程中用阻滞剂（如人工泪液）来保证获得平滑的消融表面。
- 如果角膜中央需要消融很多，则有必要在角膜中周部消融一部分来治疗远视。
- 0.02%（0.2mg/mL）的丝裂霉素C持续冲洗或处理切口30秒至2分钟可减少术后瘢痕形成和病变复发。

并发症

- 上皮愈合不良。
- 不规则散光。
- 角膜上皮下雾状混浊/瘢痕。
- 诱发屈光不正（比较常见的有远视、偶发近视、散光）。
- 原发病复发：营养不良/损伤或单纯疱疹病毒性角膜炎复发。
- 感染性角膜炎。

预后

- 预后好坏取决于手术指征。总的来说，损伤越表浅，预后越好。如果损伤复发，可重复治疗。

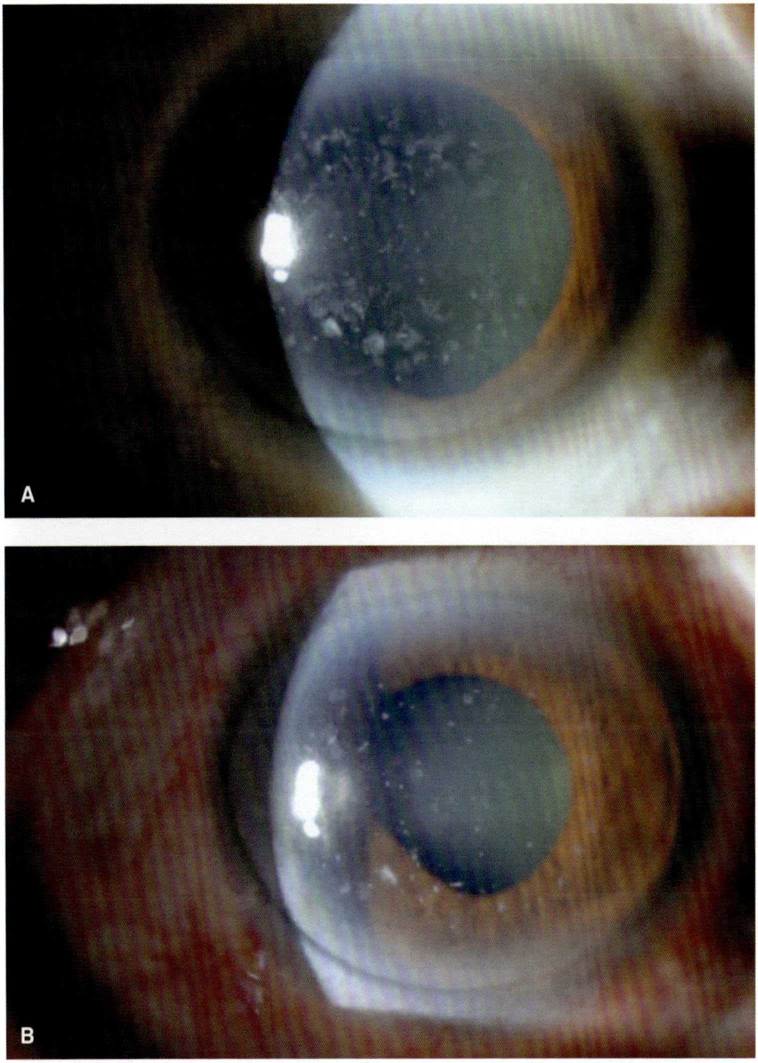

图10–7 准分子激光治疗性角膜切削术。(A)该患者因中度颗粒状营养不良沉积物沉积于角膜前基质而视力下降。庆幸的是,融合的沉积物相当浅表,可接受准分子激光治疗。(B)此为图A中的眼在一个直径为6.5mm的环形消融区进行准分子激光治疗性角膜切削术后5天。注意中央混浊角膜明显变透明。虽然部分深部的混浊仍存在,但不影响视力。(待续)

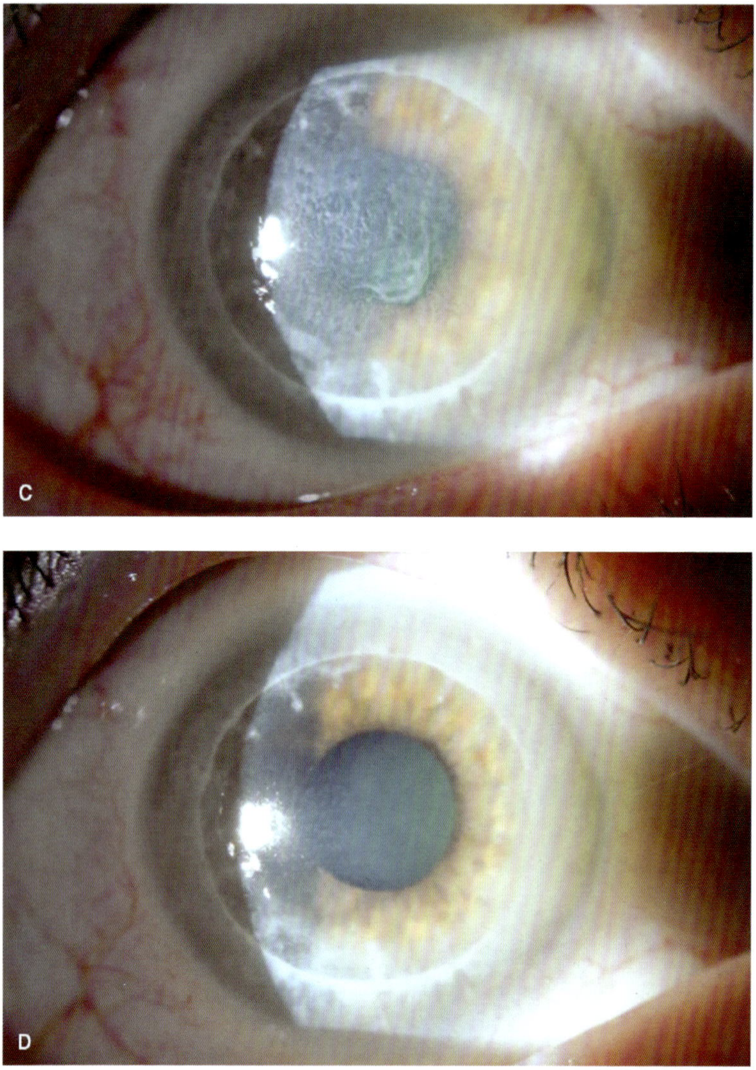

图10–7 (续)**准分子激光治疗性角膜切削术**。(C)严重的复发性Reis-Bücklers角膜营养不良会在接受穿透性角膜移植术几年后明显导致视力很差。(D)图C中的眼在准分子激光治疗性角膜切削术治疗8天后。角膜变得更清晰,视力也得到极大改善。

结膜瓣覆盖术

结膜瓣覆盖术指恢复重建眼表的手术。它包含把结膜从眼表取下并覆盖缝合到角膜表面两个步骤。术式包括全结膜瓣覆盖术(Gunderson)和部分结膜瓣覆盖术。

手术指征

- 药物治疗无效的无菌性角膜溃疡(如传染后或神经营养性的溃疡)。
- 化学伤伴严重眼表损害，但仍存留足够的健康结膜组织。
- 慢性痛性大泡性角膜病变。
- 某些溃疡性角膜炎(如Mooren溃疡、自身免疫性角膜溶解)。

禁忌证

- 角膜穿孔。
- 活动期感染性角膜炎。
- 因难治性青光眼引起的疼痛，而不是大泡性角膜病变引起。

手术方法

- 局部麻醉。
- 去除完整角膜上皮组织和所有表面坏死组织。
- 角膜上方做牵引缝线。
- 距角膜缘12~14mm，在上方球结膜处将一片薄层的结膜组织从Tenon囊处剥离。
- 做一个360°的球结膜环状切开术。
- 将做好的结膜瓣拉向下方角膜缘，然后越过角膜缘上下缝合(图10-8A~C)。

并发症

- 结膜瓣穿孔(扭孔)。
- 结膜瓣不足以遮盖角膜。
- 结膜瓣退缩，通常因结膜瓣过度牵引所致(图10-8D)。
- 上皮植入性囊肿。

预后

- 从角膜表面稳定舒适的角度考虑，则预后较好。虽然外观通常可以接受，但术后视力一般也不会提高，还经常并发上睑下垂。

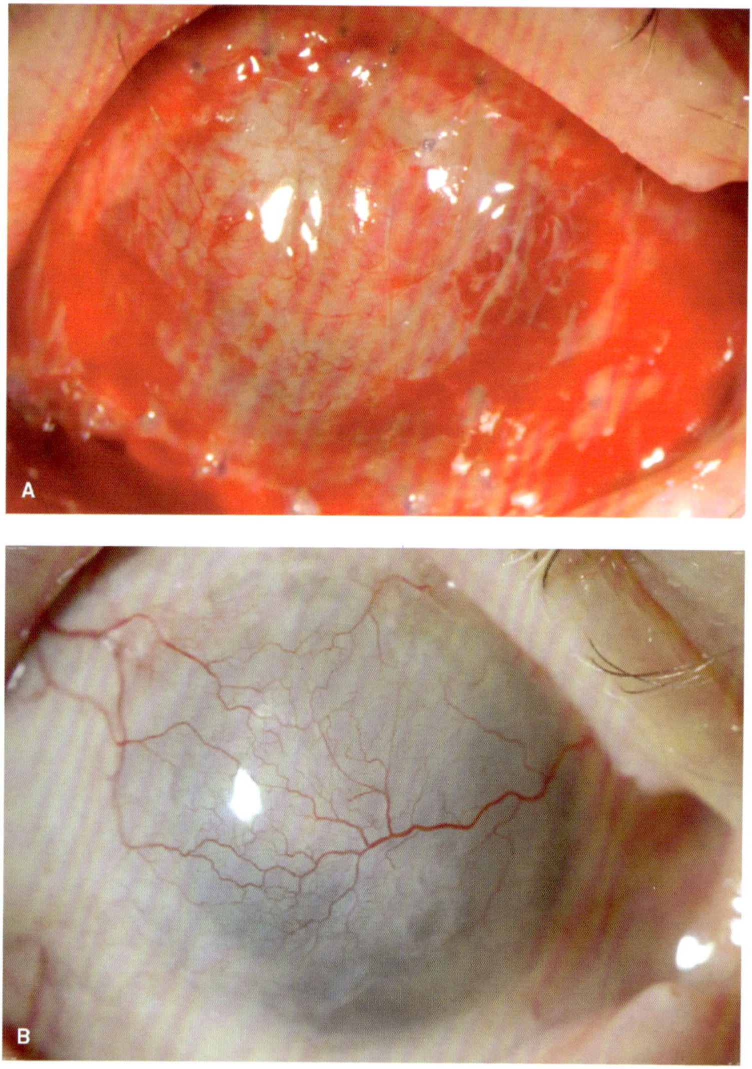

图10-8 **结膜瓣覆盖术**。(A)因严重神经营养性角膜病行完整的冈德森型结膜瓣移植术后1天。上下均可见薇乔缝线。(B)术后2年，图A中眼的结膜瓣被很好地治疗，且没有发生复发性的上皮植入。(待续)

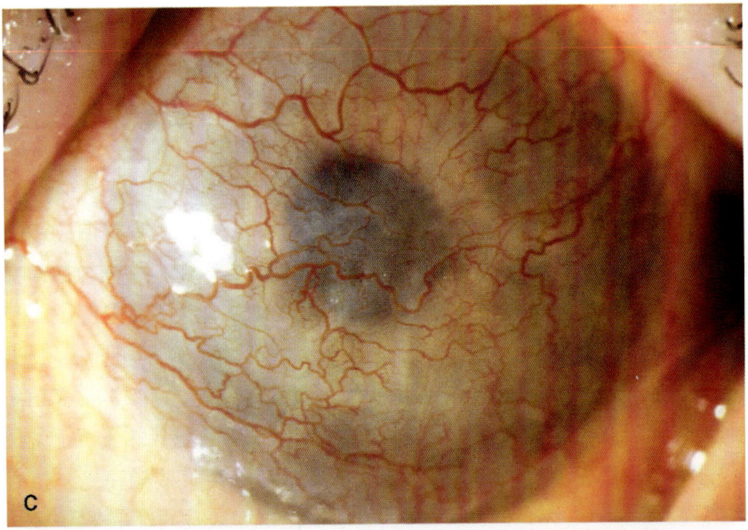

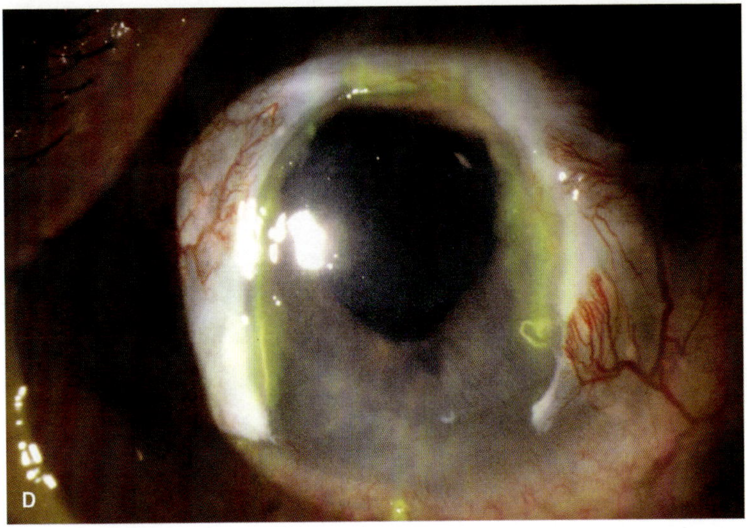

图10-8 （续）**结膜瓣覆盖术**。(C)带状疱疹神经营养性角膜病接受冈德森型结膜瓣移植术后3个月，眼表被很好地治愈，患者眼睛无不适感和持续性炎症发生。**结膜瓣覆盖术并发症**。(D)结膜瓣在中央部位并发扭孔和严重的结膜瓣回缩。当进行结膜瓣移植术时，必须十分小心以防扭孔发生和减少结膜瓣牵引。

角膜缘干细胞移植术

角膜缘干细胞移植术是指用角膜缘含干细胞的组织来替换丢失或损伤的角膜缘干细胞的手术方式。手术可以单独做，也可以作为随后进行的穿透性角膜移植术的术前准备。

手术指征

- 角膜缘干细胞广泛缺失(如化学伤、无虹膜畸形、有眼部手术史、长期佩戴角膜接触镜)。

需要考虑的特殊情况

- 单眼患病，可以对侧眼行角结膜缘自体移植术。
- 双眼患病，可能的选择就是尸体的或者他人的同种异体结膜缘移植。在这些情况下,需要使用免疫抑制剂。

手术方法

- 通过表层角膜切削术来移除上皮细胞及现有的血管翳。
- 在角膜缘处的6点位和12点位分别做2个钟点位的弧形角膜切除,宽3mm,深度为角膜厚度的1/3。
- 从供体眼中,自角膜缘处取2块与上述形状相同的组织，包含角巩膜上的部分结膜组织(图10–9A和C)。
- 供体组织缝合到位(图10–9B和D)。
- 已经开发出一种称为简单角膜缘上皮移植的技术，其中使用了供体组织的一小部分,将其切成小块,并固定到羊膜移植物上，该羊膜移植物通过纤维蛋白胶覆盖裸露的角膜,然后其佩戴绷带式角膜接触镜。
- 在角膜表皮再生过程中还会用到睑缘缝合术、绷带型角膜接触镜、羊膜覆盖术覆盖植片等方法。

并发症

- 角膜上皮再生障碍。
- 感染性角膜炎。
- 角膜缘干细胞移植排斥。

预后

- 尚可。如果不是自体角膜缘移植,那么长期的抗免疫排斥反应的药物的应用是有必要的。

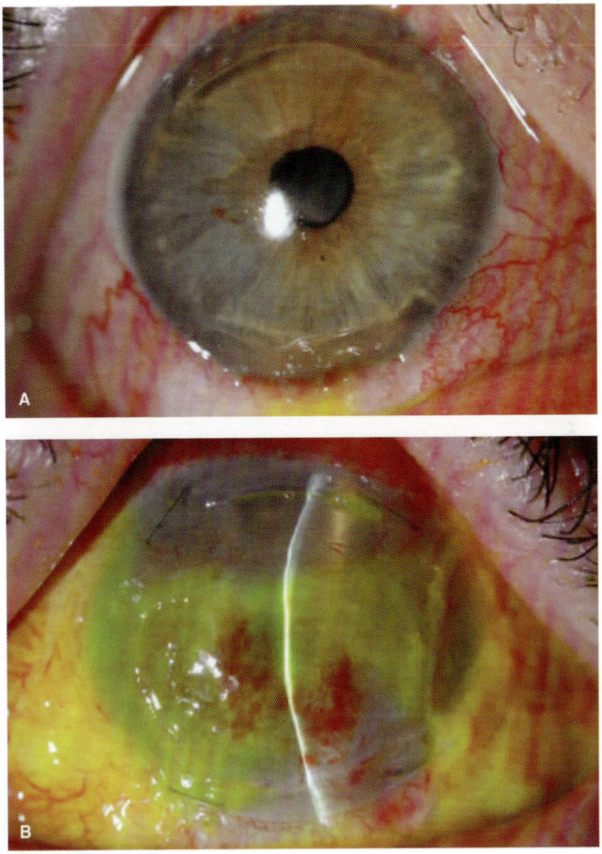

图10-9 角膜缘干细胞移植术。(A)患者右眼术后5天,可见其角膜上方和下方的两处角膜缘干细胞移植处。(B)行表层角膜切削术后,将从图A眼中获得的两部分角膜缘干细胞移植到患者被碱烧伤严重损害到的左眼上方和下方角膜缘处。植床上皮再生,并且治愈良好,但在术后5天,患者角膜中央仍存在上皮缺损。(待续)

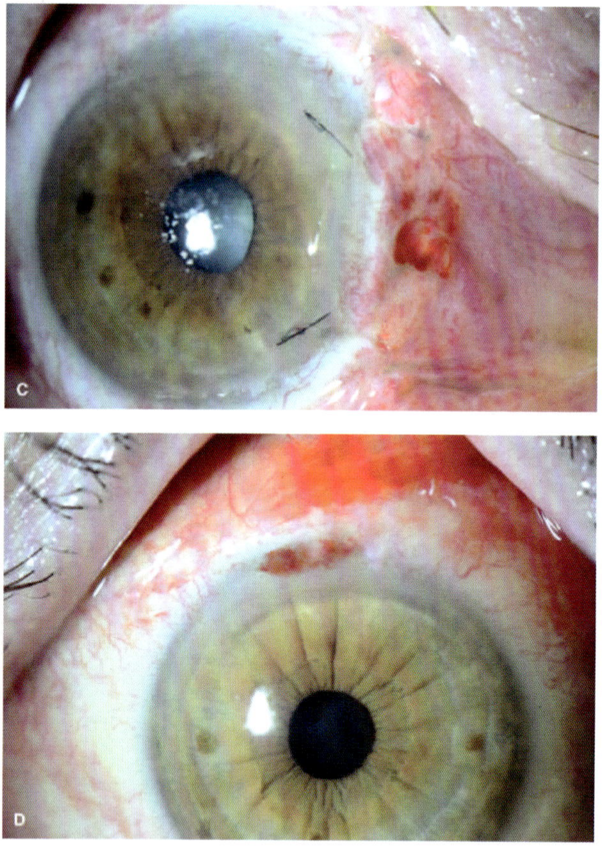

图10-9 (续)**角膜缘干细胞移植术**。(C)右眼因严重的鼻角膜缘干细胞缺乏症接受鼻角膜缘干细胞移植后一天。移植组织取自左眼。(D)从该患者的左眼上角膜缘获取角膜缘干细胞并移植到患者的右眼,如图C所示。

羊膜植片

羊膜植片通常用于促进结膜或角膜上皮的再生。因为羊膜具有抗炎、抗成纤维细胞的性能，并且具有健康的细胞外基质成分，所以它们可以像绷带一样治疗多种原因引起的眼表疾病。但是羊膜不能替代受损或功能不良的角膜缘干细胞。

手术指征

- 疼痛性大泡性角膜病变。
- 持续性角膜上皮缺损。
- 经久不愈的无菌性溃疡。
- 结膜缺陷或减少（如翼状胬肉切除术后、Stevens-Johnson综合征、眼瘢痕性类天疱疮）。
- 化学伤或热烧伤。

手术步骤

- 表面麻醉或局部麻醉。
- 松解角膜上皮组织，将所有表面坏死的组织去除。
- 为了给角膜上皮的再生或移植结膜组织提供一个健康的细胞外基质环境，羊膜组织应保持光滑上皮面向上缝合或粘连。因此，在缝合羊膜组织之前，必须将上皮组织从基底部完全移除，以保证角膜的上皮化发生在羊膜上面（图10–10A）。
- 为了达到和绷带一样的目的，应该保持羊膜组织基底部朝向角膜来将羊膜缝合固定在眼表（图10–10B）。有时可以在较小的羊膜移植片上面再覆盖一张较大的羊膜移植片。
- 对于角膜明显比较薄的情况，可以尝试用多层羊膜组织来重建角膜厚度（图10–10C和D）。
- 眼罩遮眼24~48小时，并且频繁使用抗生素眼膏滴剂，直到开始出现上皮再生。或者，可以使用绷带式软性角膜接触镜或者睑裂缝合术。
- 羊膜组织还可以被16mm的聚碳酸酯环（Pro-Kera）保护起来。这种环可以快速简便地放于眼表，在帮助上皮再生过程中扮演“角膜接触镜”的作用。

并发症

- 羊膜组织的迅速溶解。
- 上皮再生缓慢。
- 感染性角膜炎。

预后

- 预后好坏取决于移植物下层眼表组织的情况。

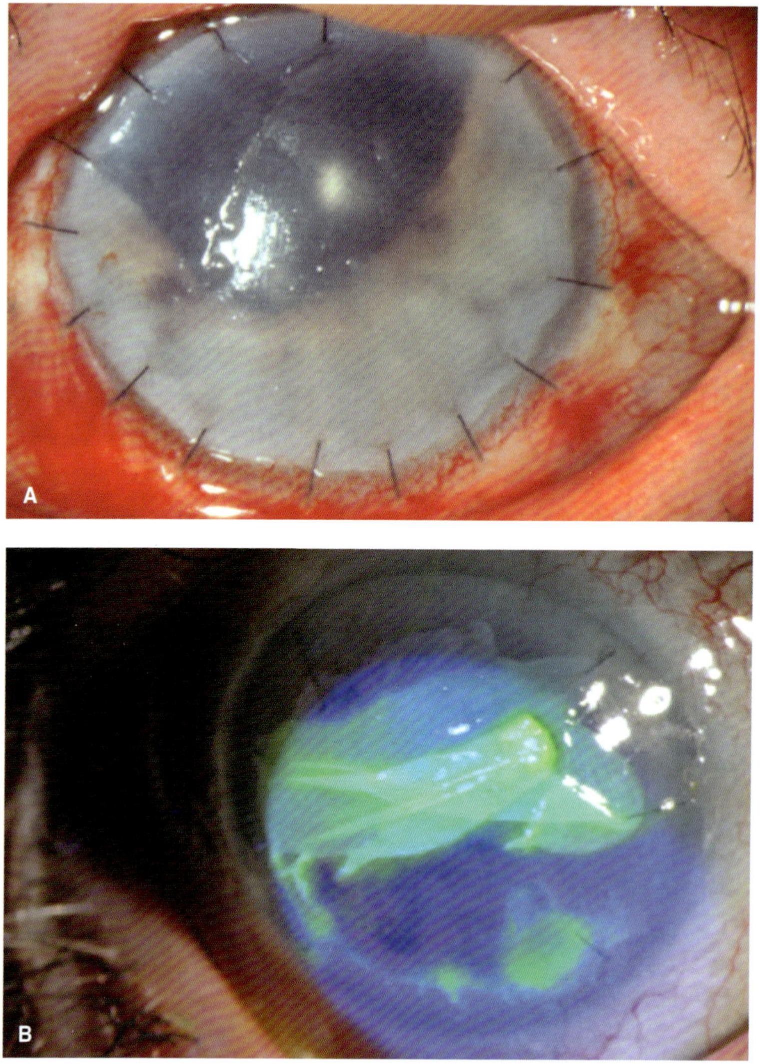

图10–10 羊膜植片。(A)患慢性痛性大泡性角膜病变伴视力下降的患眼行12mm直径大小的圆形羊膜植片后1天。所有角膜上皮都被去掉,且用10–0尼龙缝线保持羊膜组织基质面朝下缝合于角膜上。经过大约1周时间的表面上皮生长过程,眼无不适感。(B)因慢性上皮缺损而施行羊膜移植术3周后,上皮没有再生。这层组织在裂隙灯显微镜下可被轻松剥除,随着它的脱落,可观察到下方角膜组织完全上皮化。羊膜组织扮演着生物绷带的作用,使得下方角膜细胞可以再生。(待续)

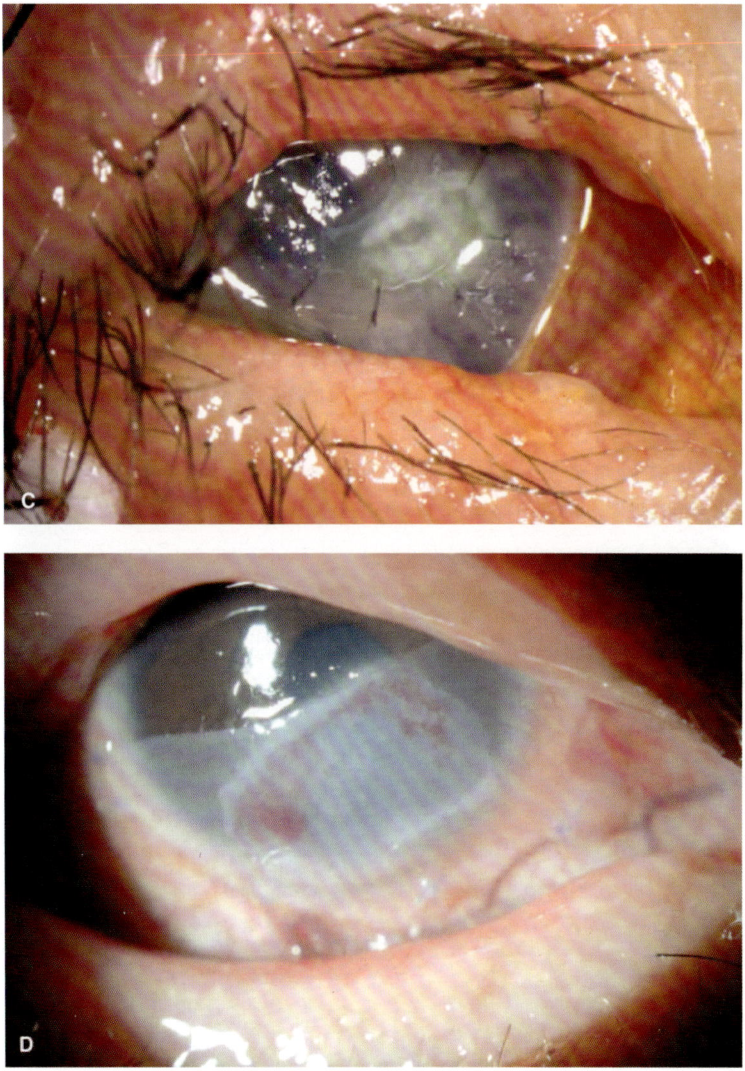

图10–10　(续)羊膜植片。(C)此眼患神经营养性/暴露性无菌性角膜溶解，对其施行了多层羊膜移植和暂时性睑缘缝合术。在上皮化发生后，将缝线拆除后角膜未见明显变薄处。(D)在切除大面积的球形变性后，将较小层的羊膜移植物(AMT)放置在角膜上，并用纤维蛋白组织黏合剂固定，然后用9–0 Vicryl缝线将较大层的AMT缝合到位。

角膜穿孔

角膜穿孔是指在角膜上形成一个全层孔洞。如果前房浅，那么理论上来说这个孔要在24~48小时内闭合以阻止明显的眼前段损伤。

病因学

- 感染性基质角膜炎(如细菌、真菌、疱疹病毒性的炎症)。
- 炎症性基质角膜炎(如风湿性关节炎,或别的结缔组织病)。
- 创伤(如术源性坏死性巩膜角膜炎、烧伤)。
- 神经营养性角膜病变。
- 药物源性(如非甾体抗炎药的介入、局部使用糖皮质激素)。

症状

- 取决于病因。病史可提示病因。
- 急性发作期可伴随流泪、眼红、视力下降、疼痛、畏光。

体征

- 原发的角膜病变体征(如基质浸润、边缘角膜溶解)。
- 前房变浅或消失，虹膜或者晶状体与角膜接触。
- Seidel试验阳性。
- 前房积脓消失。
- 后弹力层皱褶通常从穿孔部位呈放射状延伸。
- 虹膜组织在穿孔处偶有嵌顿或脱垂,瞳孔变形。
- 通常眼球变软，但有时眼球仍硬实。

治疗

- 微小穿孔(<0.5mm):
  - 可以使用眼罩或软的绷带型角膜接触镜,同时加上降眼压的药物(如噻吗洛尔滴眼液,2次/日；杜塞酰胺滴眼液,2次/日;醋甲唑胺片 50mg,2次/日)。
  - 逐渐减少直至停止局部使用类固醇激素类药物。
  - 如果前房在24h内没有变深或者数天之内仍然渗漏,需要考虑其他方法。
- 小的或中等大小的穿孔(0.5~2mm):
  - 氰基丙烯酸盐黏合剂成分的胶水(如氰丙烯酸盐胶水)与绷带型软型角膜接触镜一同覆盖在眼表。
  - 这种数秒内可聚合的胶水可与组织形成较坚固的联合。数周到数月的时间，上皮再生和愈合即可发生在这层胶下方。胶自行脱落。
  - 逐渐减少直至停止局部使用类固醇激素类药物,并且使用上述降眼压药物。
  - 首先移除穿孔附近的上皮细胞和羊膜组织。用人造海绵将此区域弄干，且使用一薄层胶水。为了保证舒适和阻止胶水丢失，则必须要使用绷带型软性角膜接触镜（图10–11A）。

- 大的穿孔（>2mm）：
  - 用板层或全层植片来治疗小的、周边的穿孔。可以使用新鲜角膜、冷冻保存角膜或巩膜组织。
  - 穿透性角膜移植术可用来治疗中央或大的穿孔（图10–11B）。

并发症

- 感染，感染性角膜炎或眼内炎。
- 持续渗漏。
- 上皮向下生长。
- 青光眼，特别是伴有严重的持续性周围虹膜粘连。
- 白内障。

预后

- 对于可自发闭合或通过组织粘连治愈的小的周边渗漏，其预后良好。角膜中央穿孔的预后不好。一旦已被密封治愈好的中央穿孔有角膜瘢痕形成，就需要行角膜移植术来提高视力。预后很大程度取决于角膜穿孔的病因。

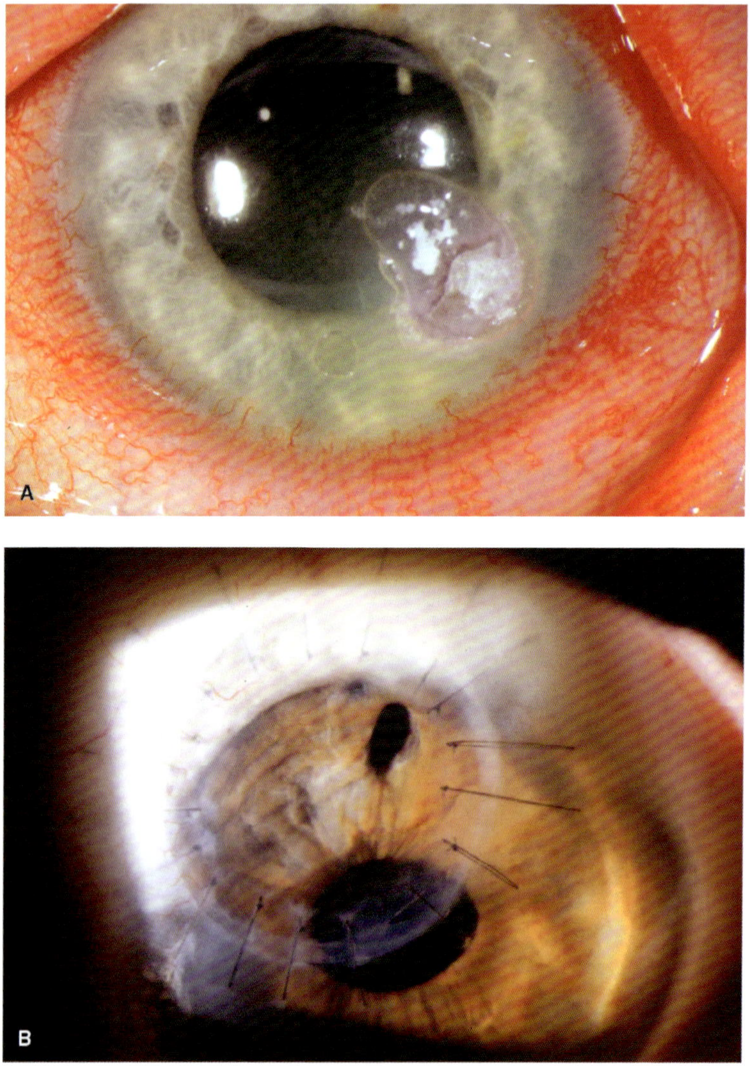

图10-11 **氰丙烯酸酯类角膜胶水。**(A)此眼患无菌性角膜溶解和穿孔，通过利用氰丙烯酸酯类角膜胶水来治疗穿孔，同时使用绷带型软性角膜接触镜进行治疗。这种胶一般可持续数周到数月不等，当穿孔处闭合时，其会自动脱落。**角膜修补移植术。**(B)对于图9-2E中的患眼，其在白内障术后使用双氯芬酸钠眼水导致发生无菌性角膜巩膜溶解，发生大的穿孔并接受角膜修补移植术。植片仍清晰透明，且在视轴方向视力很好。

屈光手术

屈光手术指的是通过改变眼的屈光状态来治疗屈光不正，常见的有近视、远视、散光和老视。这些手术方式通常是在角膜上实施，效果持久。

种类

- 切开性手术：放射状角膜切开术（RK）和矫正散光的角膜切开术（AK），松解切口手术。
- 激光手术：表面切削[如准分子激光角膜切削术（PRK）]、准分子激光原位角膜磨镶术（LASIK）和小切口晶状体摘除术（SMILE）。
- 植入手术：基质内角膜环植入术、角膜内镜片术和有晶状体眼人工晶状体植入术。
- 其他：透明晶状体摘除术治疗高度近视眼，巩膜扩张术治疗老视，传导性角膜热成形术。

手术原则

- RK和AK手术：
  - 在RK手术中，在角膜中央光学区外和周边区前表面用精密钻石刀做若干条深度达角膜深度90%~95%的放射状切口。这些切口使该区角膜变得略微膨隆，从而使角膜中央光学区变平坦，达到矫正近视的效果（图10–12A）。
  - 在AK手术中，在陡峭的子午线上做弓形或切线向的角膜切开，通常成对，其与角膜陡峭轴线相垂直，从而使该轴线向的角膜得以松解。
- 松解切口伴或不伴加压缝线：可以在白内障手术过程中或术后做角膜缘的松解切口（用刀片形成切口）或角膜中周部的弓形切口（用飞秒激光形成）来矫正散光。在角膜移植术后也可以做角膜缘松解切口。这些松解切口一般做在植片面或植片周边。角膜缘松解切口要做在陡峭轴上。为了增加松解切口的效果，可在植片表面缝加压缝线。角膜缘松解切口可纠正–1~–3D的散光，弓形切口可纠正–2~–4D的散光，松解切口可以纠正–3~–6D的散光。加压缝线可以增加松解切口对散光的矫正效果到–6~–10D（图10–12B）。
- 准分子激光屈光性角膜表面切削术：在准分子激光屈光性角膜表面切削术中，氟化氩分子激光（波长193nm）将中央角膜削平，去除角膜上皮层。可安全有效地矫正–8~–10D的近视和–3~–4D的散光。
- LASIK：在LASIK术中，首先用微型角膜刀或飞秒激光来做一个带蒂板层角膜瓣。翻转角膜瓣到另一边，用准分子激光在基质床上切削，不用缝合。视角膜厚薄而定，可安全有效地矫正–10D的近视和–3~–4D的散光（图10–12C）。
- SMILE：在SMILE中，飞秒激光用于在角膜中层基质中形成小透镜的前表面和后表面，然后通过小的外围切口将透镜移除。

- 角膜基质环植入术：在角膜周边基质植入半圆状环的材料来治疗低度近视，更常用来治疗圆锥角膜。这种基质内植入的材料可以使周边角膜曲率变大，使中央光学区变平。这种治疗方法是可控制和可逆的。它能够纠正-3~-4D的近视，但是不能够纠正散光。对多种圆锥角膜患者的治疗因人而异，有些人反应很好，而对另外一些人的效果并不好(图10-12D)。
- 角膜内植入手术：小的人造植入材料可以在LASIK手术或用刀子、微型角膜刀、飞秒激光作层状切口后，被放置到中央角膜基质内。这些植入材料本身有折射力，和(或)通过改变角膜折射率来纠正屈光不正。这种手术还可以造成针孔效应来治疗老视(图10-12E)。
- 人工晶状体植入术(IOL)：经角膜切口植入前房型或后房型人工晶状体以矫正高度屈光不正（图10-12F)。剩余的屈光不正可用PRK或LASIK术来处理(二次光学矫正)。

并发症

- 共同的并发症：
  - 过矫或欠矫。
  - 屈光不正的回退或进展。
  - 感染性角膜炎。
  - 眩光、光晕、视觉质量下降。
  - 不规则散光。
  - 最佳矫正视力下降。
  - 小于34D或大于50D的中央角膜屈光度可能会使术后视力下降。
- RK和AK：
  - RK手术的切口延伸或超越视轴可导致眩光、视物变形，以及引起散光。
  - 不正确的AK切口。切口与散光轴向错位可导致散光欠矫或引起散光。
  - 角膜内移植手术中角膜穿孔。这可以归因于角膜测量不准确、钻石刀使用不熟练、刀子上厚度设置错误、眼压改变或者术中角膜脱水。
  - 切口处上皮植入性囊肿。角膜切口处感染可发生于早期或晚期（图10-13A和B)。
  - 中央上皮下纤维化，可致视力下降。
  - 眼部受钝挫伤时，切口瘢痕处破裂。
- 松解切口处伴或不伴压缩缝线：
  - 这和RK/AK手术相同。
  - 屈光不正的回退或进展。
  - 移植排斥反应。
  - 植片处切口断开。
- 准分子激光屈光性角膜表面切削术：
  - 不规则散光。这可能因中央岛或偏中心切削引起。
  - 上皮下或角膜前基质状混浊(图10-13C)。

- 对比敏感度下降。
- 糖皮质激素引起的青光眼。
- 干眼。

• LASIK：

- 大面积上皮缺损。其可能因亚临床的前基底膜营养不良而致。这可导致上皮下的雾状混浊或瘢痕，增加弥漫性板层角膜炎和感染的风险。
- 角膜瓣游离或丢失。游离的角膜瓣直径正常或偏小，常由角膜过于扁平(平均角膜屈光度<41D)，或在微型角膜刀制瓣过程中失去负压吸引所致(图10–13D)。
- 角膜瓣不规则或不完整。这些可能与失去负压吸引、患者移动、微型角膜刀或飞秒激光功能异常有关。
- 扭孔角膜瓣。其因角膜特别陡峭(平均角膜屈光度>48D)。
- 角膜瓣条纹。微细条纹（不明显)或粗条纹，后者需要将瓣重新复位(图10–13E和F)。
- 角膜瓣移位。这可能与术后外伤或揉眼睛有关(图10–13G)。
- 不规则散光。这与偏中心切削、中心岛或角膜瓣的并发症有关。
- 上皮向内生长。上皮细胞在角膜瓣下生长；更常见于矫补时(图10–13H)。
- 弥漫性板层角膜炎。其是角膜瓣界面的非感染性炎症，原因很多，包括细菌内毒素反应和睑板腺的分泌物。
- 压力诱发的基质性角膜炎：眼压升高（通常是由于类固醇反应所致)可导致液体积聚在LASIK皮瓣界面中，这看起来与DLK相似。由于出现液体裂隙，LASIK皮瓣上的眼压测量值比实际值低。眼压应在LASIK皮瓣周围测量。治疗是减少或停止应用类固醇并加用青光眼药物(图10–13I~K)。
- 中央毒性角膜病变：为在LASIK术后偶发(很少见其他手术，如PRK或青光眼激光治疗手术)的一种非炎性过程，通常在术后3~9天内引起角膜中心性混浊、变薄和变平，2~18个月后可自行缓解。
- 层间感染。其可能由条件致病微生物引起，如非结核性分枝杆菌(图10–13L)。
- 诱发角膜扩张。其常因术前角膜地形不规则或残余基质床厚度不够而导致角膜进行性变薄变陡。角膜板层屈光手术后，建议至少保留250μm厚的角膜基质。现在，许多外科医生采用300μm作为截止值。
- 眼睑损伤和上睑下垂。其是过度拉开开睑器的原因。
- 层间雾状混浊。
- 层间碎屑。
- 干眼。
- 在极少数情况下，对于患有某些角膜营养不良的患者，尤其是Ⅱ型颗粒性营养不良(合并颗粒–晶格营养不良和Avellino营养不良）的患者，应接受LASIK治疗。营养不良会迅速发展，并严重损害视力。这些患者应避免进行LASIK治疗。

- SMLLE。
- 与LASIK相似，但是游离或丢失角膜瓣，以及角膜瓣纹和角膜瓣移位的风险要小得多。

- 角膜基质内环植入术：
  - 角膜穿孔。手术刀片或激光向内进入前房或向外穿出角膜面。
  - 引起散光。因为角膜基质内隧道深度不一致，或与切口处缝线有关。
  - 角膜环周围的隧道内沉积物。对于沉积物形成的银色外观，裸眼检查即可看到，尤其是在虹膜颜色较深的眼。
  - 切口处上皮囊肿。
  - 隧道并发症，例如溶解、上皮向内生长或感染。
- 角膜内植入物：
  - 引起散光。
  - 偏中心。
  - 薄层角膜瓣或小型角膜瓣并发症，如下方角膜混浊或溶解、上皮向内生长、层间感染，或角膜扩张。
- 有晶状体眼人工晶状体植入术：
  - 引起散光。
  - 青光眼，包括瞳孔阻滞性青光眼。
  - 色素播散和虹膜炎。
  - 瞳孔变形。
  - 人工晶状体光学部嵌顿。
  - 眼内炎。
  - 慢性角膜内皮损伤。
  - 给检眼镜检查和白内障手术造成困难。
  - 人工晶状体偏中心。这个多是由植入的人工晶状体偏小引起。
  - 前囊下白内障形成。特别是后房型人工晶状体多见。

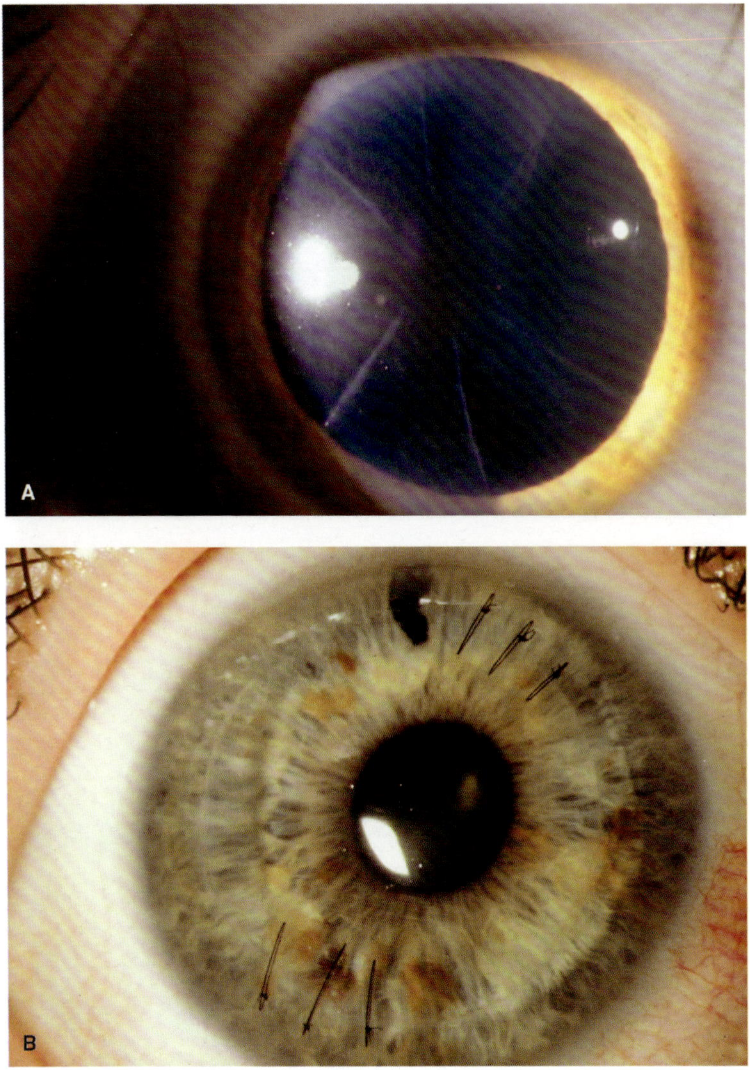

图10-12　RK。(A)在此中度近视患者接受手术治疗9年后，仍可见8个切口处瘢痕。**松解切口和加压缝线**。(B)图中为植片结合处所做的2到5点位和8到11点位的松解切口。10-0尼龙加压缝线在松解切口90°位置来增强其作用。单独使用松解切口可治疗-3~-6D的散光，如加上加压缝线的作用，可使治疗散光的效果提升至6-10D。(待续)

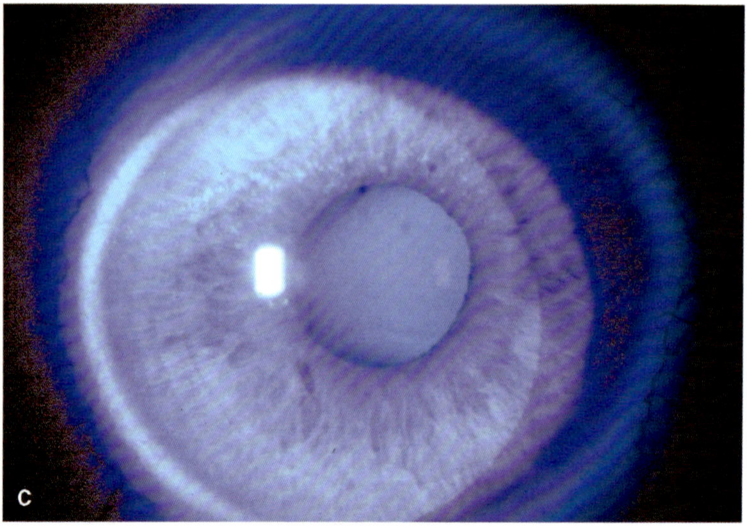

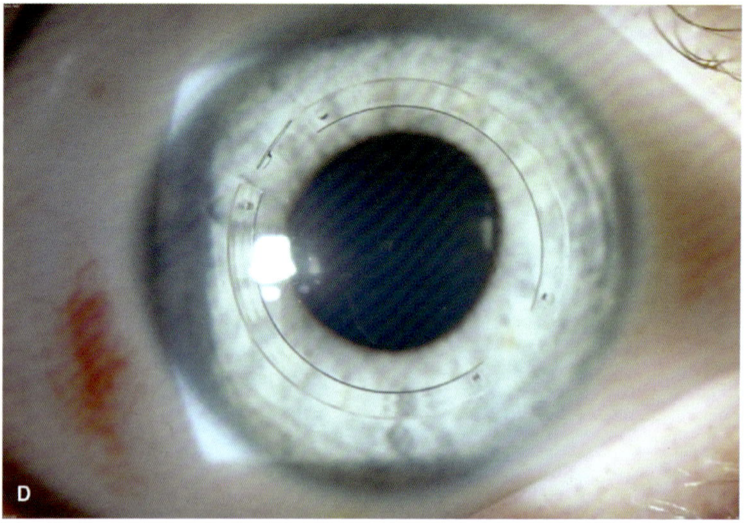

图10–12 (续)LASIK。(C)在右眼中度近视接受LASIK术后的第1天,荧光素染色和钴蓝光观察颞侧角膜瓣的边缘,有轻度染色。**角膜基质环植入术。**(D)植入两个角膜基质环(角膜基质环植入术)治疗圆锥角膜术后第1天。用飞秒激光建立通道和做放射状切口。在10点半钟位置放射状切口处用一针缝合。(待续)

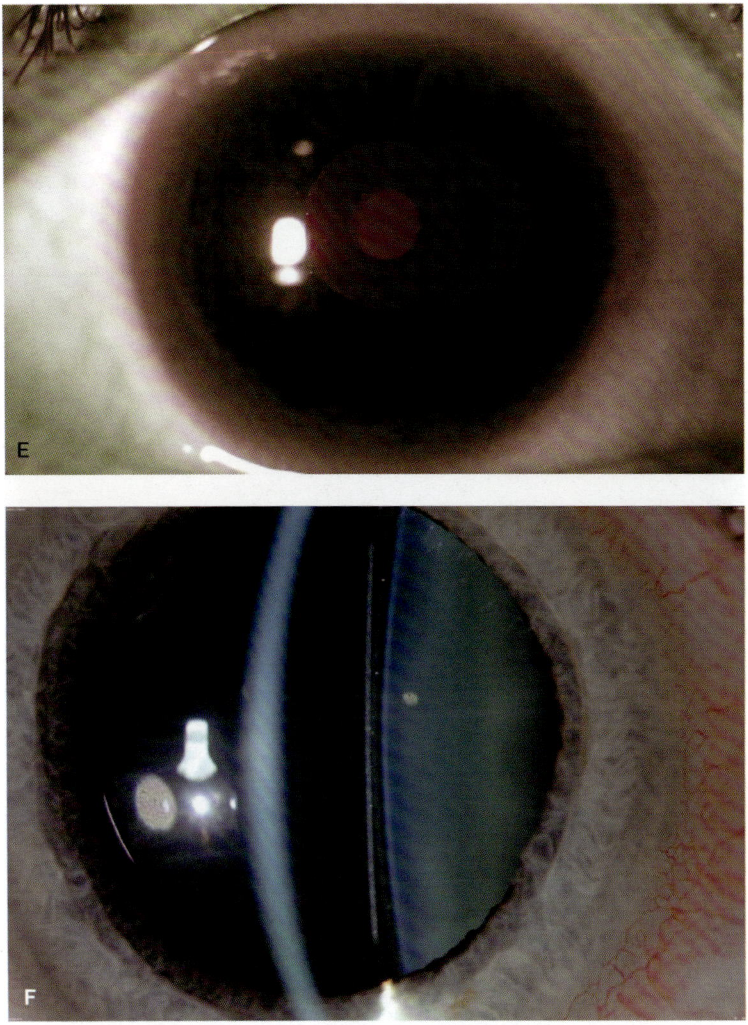

图10–12　（续）**角膜内植入手术。（E）**在LASIK术瓣膜下植入一个单独的角膜内植入物来治疗老视。Kamra植入造成了一种小孔效应来增加景深，提高近视力。（Courtesy of Wee-Jin Heng, MD.）**有晶状体眼人工晶状体植入术。（F）**患者接受了后房型人工晶状体植入术（Collamer 人工晶状体）。裂隙灯照片显示晶状体前的薄的Collamer晶状体。

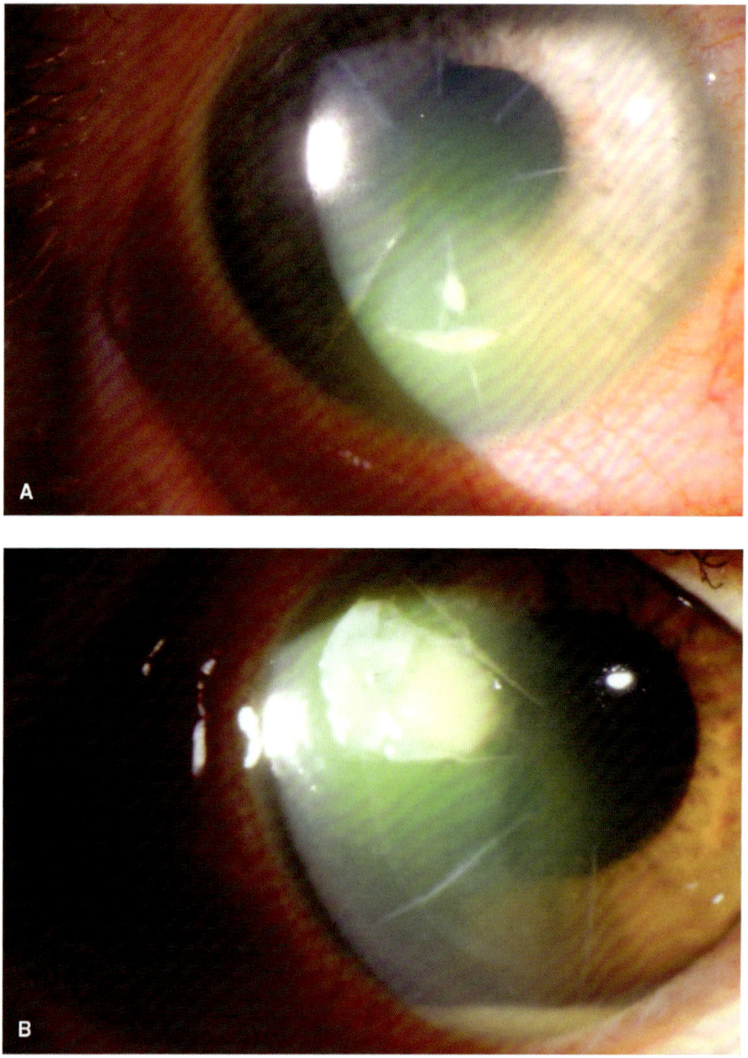

图10–13 **RK并发症——感染性角膜浸润。**(A)在6点位放射状切口和散光切口处有两个比较厚的角膜浸润点。在这些深的放射状/散光性角膜切开术切口处的角膜感染需要处理和积极治疗来阻止炎症侵入前房和可能会发生的眼内炎。**RK并发症——感染性角膜溃疡。**(B)在9点钟位置和10点半钟位置之间的RK手术切口处附近有一个角膜溃疡。有趣的是，这只眼同时做过LASIK手术。在角膜水肿周围可见轻度结膜充血和小范围前房积脓。通过积极的抗生素治疗后仍然遗漏中等程度的角膜瘢痕，但对视力影响很小。(待续)

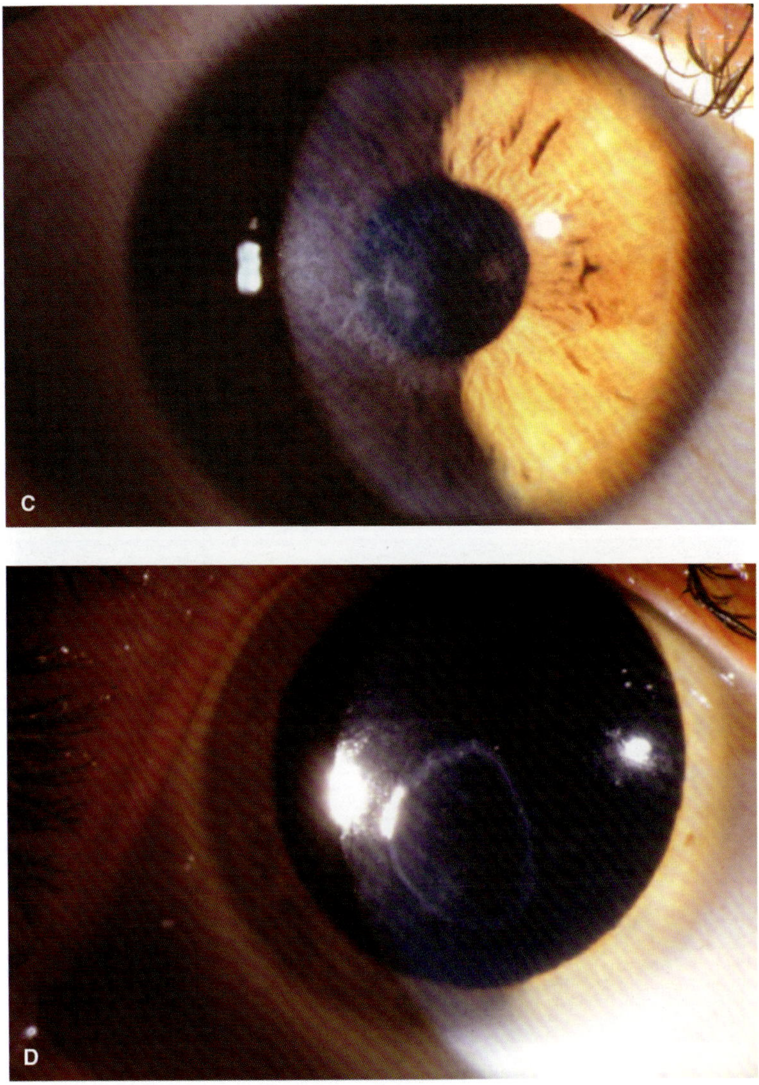

图10-13　(续)**PRK并发症——角膜上皮下雾状混浊**。(C)在治疗3个屈光度的近视PRK手术后的数月,中等量的角膜上皮下雾状混浊还能看到。这可以通过局部使用类固醇激素治疗,1年后可以愈合。**LASIK并发症——小的游离角膜瓣**。(D)微型角膜刀在眼上使用后可导致小的游离瓣形成。这个游离瓣被重置,治疗后遗留瘢痕、不规则散光、视力差。(待续)

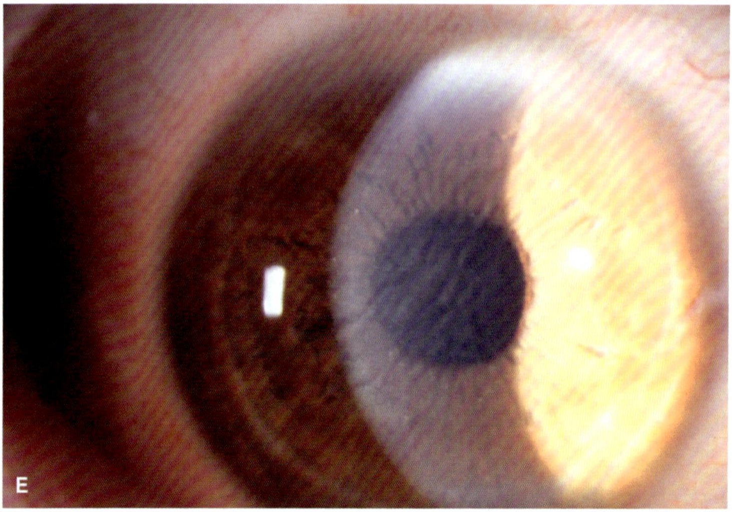

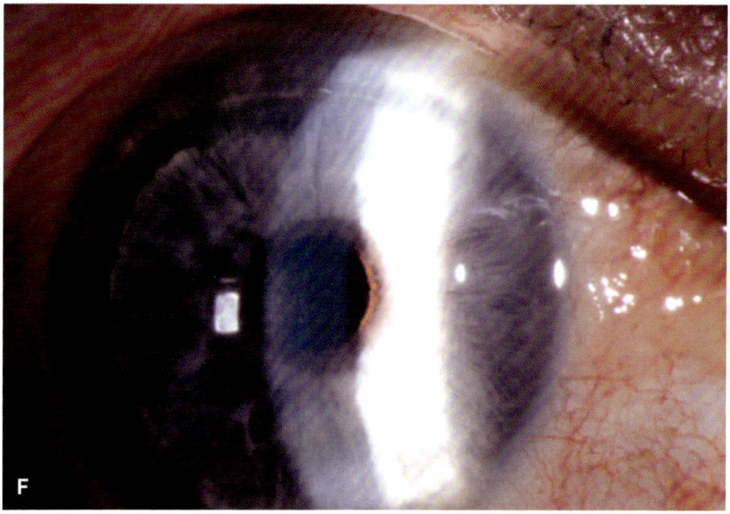

图10–13 (续)LASIK并发症——角膜瓣条纹。(E)适量垂直的或斜的角膜瓣条纹会发生于LASIK术后几个星期。一旦没有条纹的支撑,角膜可被提升和拉伸。轻微的条纹(细微条纹)不会明显影响角膜曲率或视力,反之,中等的或严重的条纹会扭曲角膜曲率,造成不规则散光。LASIK并发症——有条纹的角膜瓣游离。(F)这种LASIK术的鼻铰链游离瓣可以在术后第1天发生轻微移位。标记出越过沟槽的突出的游离瓣,平行将游离瓣膜折叠到3点位越过铰链的止点处。由于不规则散光的存在,视力比较差。如果立即复位,则视力可以恢复正常,游离瓣可以改善但不能完全消失。(待续)

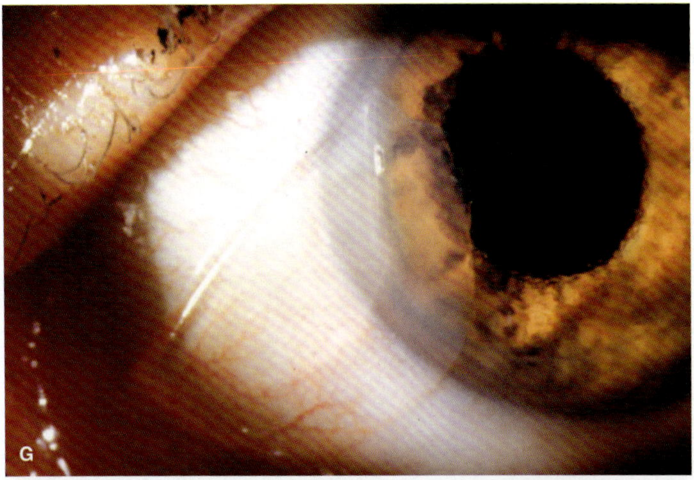

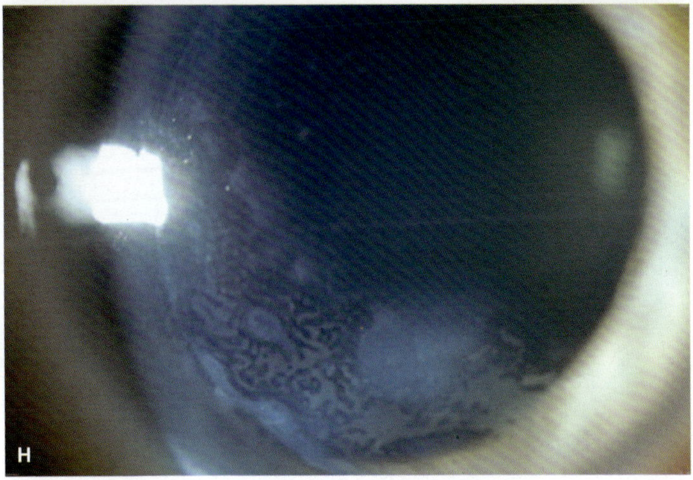

图10-13 (续)LASIK并发症——角膜瓣裂开。(G)患者在LASIK术后几个月左眼受到刺伤,从而导致角膜瓣裂开。此瓣膜自身折叠了,但鼻侧铰链边缘仍与角膜相连。及时得到复位,使视力完全恢复。在将瓣膜复位之前,注意必须将角膜基质面和瓣膜下方的上皮细胞全部去除。LASIK并发症——上皮向内生长。(H)在LASIK术后角膜瓣下方5点钟到10点钟位置可见许多灰白色上皮珍珠样混浊出现。当上皮细胞在角膜瓣边缘下方生长时,可发生上皮向内生长现象。危险因素包括角膜瓣移位、角膜上皮缺损、层间扩大。上皮内生1~2mm不会影响到视力,通常随访观察即可。程度较重的上皮内生可引起不规则散光、视觉质量下降,或更严重可能发生瓣膜的溶解,就必须把瓣膜移除。此眼角膜瓣被掀开刮除,并且在角膜瓣边缘缝合以防止再次发生上皮内生。(待续)

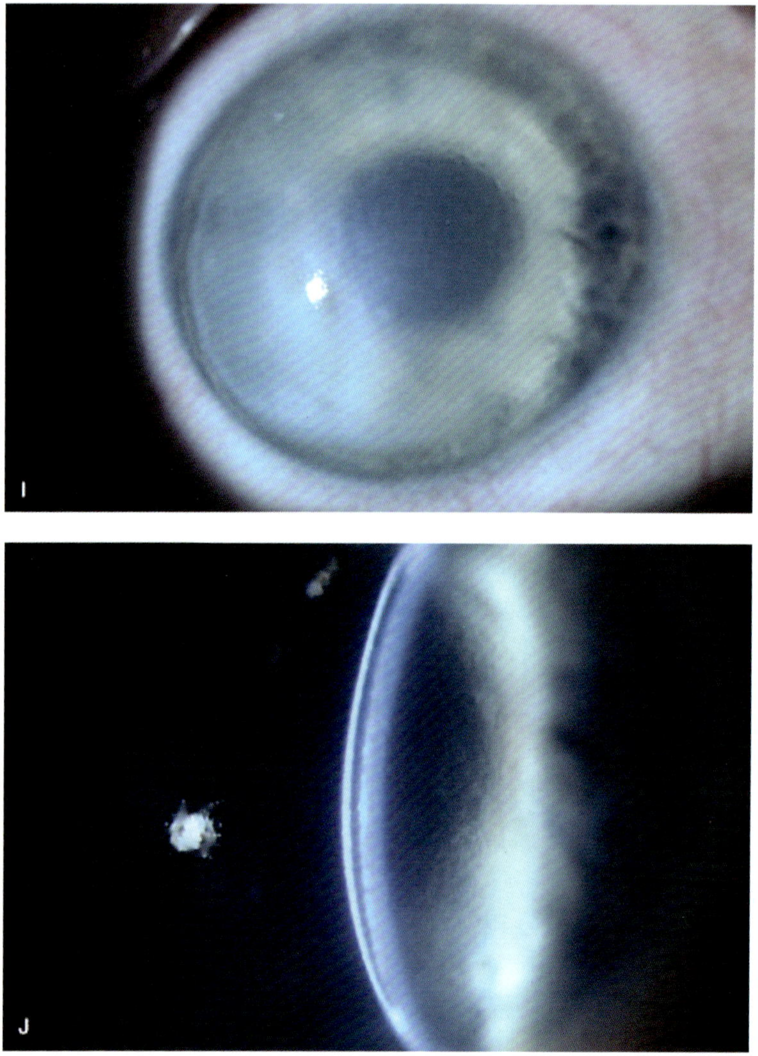

图10-13 （续）LASIK并发症——压力性基质性角膜炎(PISK)。(I)该右眼从LASIK术后扩张期发生急性积液，并经局部类固醇治疗。由于水肿没有被清除，因此增加了局部类固醇治疗方案。压平测量眼压一直很低。裂隙灯检查发现LSAIK皮瓣界面出现裂隙。用Tono-Pen笔测量皮瓣周围的眼压为38mmHg，证实了PISK的诊断。(J)图I中为PISK的眼睛在裂隙光下可见LASIK瓣界面的液体形成的裂缝。（待续）

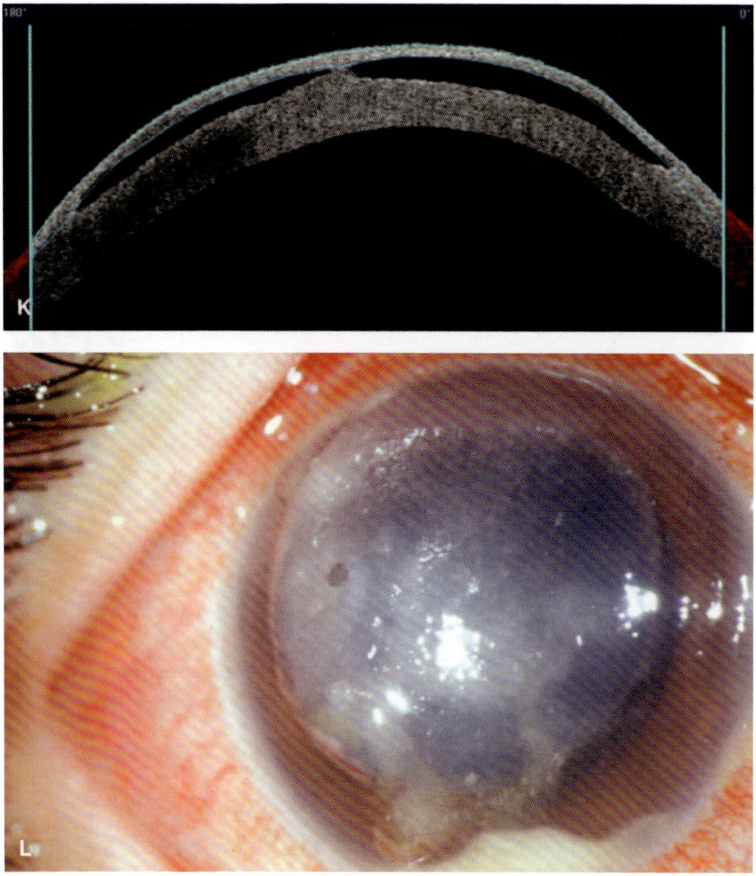

图10–13　(续)**LASIK并发症——压力性基质性角膜炎(PISK)。(K)**使用前段光学相干断层扫描可以清楚地看到在图I和图J中可见的具有PISK的LASIK瓣界面的液体形成的裂缝。LASIK并发症-界面感染性角膜炎。**LASIK并发症——层间感染性角膜炎。(L)**这只眼在LASIK术后发生了严重的非结核性分枝杆菌感染。小的感染灶可在LASIK术后几个星期内发现。尽管在治疗,但浸润仍在恶化直到蔓延至几乎全部角膜瓣,并在9点位引起瓣膜的溶解。然后,发生前房积脓。除非将坏死瓣膜移除,否则不能控制住感染。

第11章

外伤

在发达国家，眼外伤是致盲的首要原因。外伤可发生于工业场所、体育运动或家中。大多数外伤患者为年轻男性，主要表现为眼前节外伤。

化学伤

眼部化学性烧伤是急症，应立即就地取材用清水或生理盐水冲洗眼球至少30分钟。并需机械清除眼表固体异物。在急诊室快速检查泪液pH值后，甚至在详细询问病史或行眼部检查前，就应立即开始上述处理并重复进行。

初步判读如患者有可能危及生命的呼吸道或消化道损伤，应先进行处理。

病因学

- 碱性物质：包括氢氧化钠（碱液）、氢氧化钙（石灰、水泥、石膏）以及氨。
- 酸性物质：硫酸（电池液）。
- 压缩液态毒气（chloroacetophenone）和催泪毒气。
- 有机溶剂。
- 清洁剂。

症状

- 疼痛，眼红，流泪，视力下降。

体征

- 轻中度：
  - 眼睑灼伤和水肿。
  - 结膜充血、水肿、擦伤。
  - 角膜点状或大片上皮缺损（图11-1A）。
  - 轻度前房反应。
- 重度：
  - 眼睑皮肤严重烧伤。
  - 球结膜高度水肿、坏死、缺血（血流淤滞或无血）（图11-1B~E）。
  - 巩膜、角膜缘缺血。
  - 严重的前房反应。
  - 角膜上皮缺损、水肿或溶解（图

11-1F)。

■ 因角膜雾状混浊,致前房窥不清或无法窥及(图11-1G)。

■ 急性期眼压可能降低、正常或升高。

■ 角膜缘缺血程度及雾状混浊程度是与预后密切相关。

治疗

- 轻症患者可门诊治疗，重症患者需住院治疗。
- 大量生理盐水冲洗至少30分钟，每30分钟重复1次,直到pH值检测为中性。考虑使用具有高中和能力的Cederroth洗眼液。
- 在表面麻醉下使用棉签或显微镊子对异物和坏死组织进行清创。
- 频滴无防腐剂滴眼液(每小时1次)。
- 睫状肌麻痹剂(如1%环喷托酯、0.25%东莨菪碱或1%阿托品,3次/日)。
- 若未进行包扎，则局部应用抗生素眼膏,每2小时1次(如红霉素、杆菌肽或四环素)。加压包扎可以促角膜上皮再生。
- 眼压升高时采用局部滴眼液或口服碳酸酐酶抑制剂控制眼压。
- 化学伤伴有明显炎症反应，且无角膜溶解可能时,伤后1周内局部可使用糖皮质激素(如0.1%地塞米松或1%泼尼松龙),每1~2小时1次,第2周开始逐渐减量,待角膜上皮愈合后若病情需要可加量。也可使用抗生素-激素的复方制剂(如0.3%妥布霉素-0.1%地塞米松眼膏),每1~2小时1次。
- 局部应用10%乙酰半胱氨酸滴眼液,4次/日，有助于抑制胶原酶的活性,防止角膜溶解。
- 对严重的碱烧伤患者，口服大剂量维生素C 1g ,3次/日，并局部应用10%抗坏血酸滴眼液,每1~6小时1次,可能有效。
- 口服多西环素 100mg,2次/日,可抑制胶原酶活性。
- 早期羊膜植片或带巩膜环的羊膜植片(如Pro-Kera)覆盖有助于严重病例修复。
- 如有睑球粘连，在表面麻醉下可用棉签或玻璃棒分离穹隆部粘连组织,或者也可使用巩膜瓣覆盖。
- 如有进行性角膜溶解或穿孔，则需要行组织胶、羊膜移植、角膜缘干细胞移植、板层角膜移植或穿透性角膜移植。

并发症

- 角膜雾状混浊或瘢痕。
- 感染性角膜炎。
- 干眼。
- 睑球粘连。
- 瘢痕性睑内翻或睑外翻。
- 倒睫或双行睫。
- 泪点狭窄或阻塞。
- 角膜缘干细胞缺乏。
- 血管翳。
- 白内障。

• 青光眼。

预后

• 根据损伤的严重程度不同，预后由极差到极好各异(图11-1H)。一般来说，碱性物质易穿透组织，引起严重的损伤。

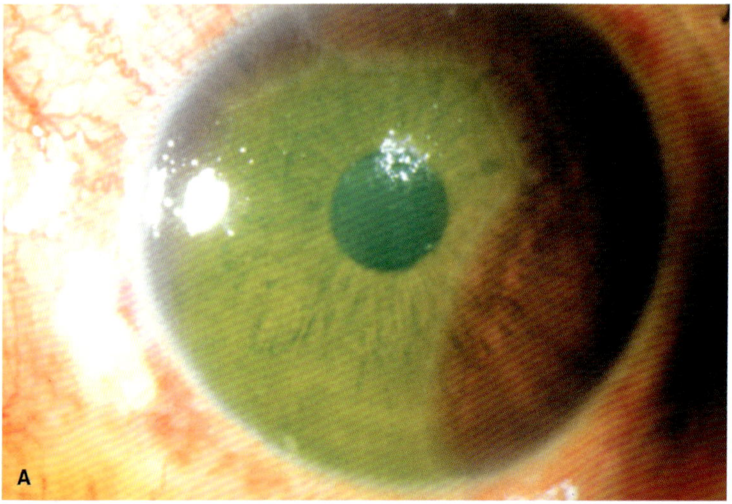

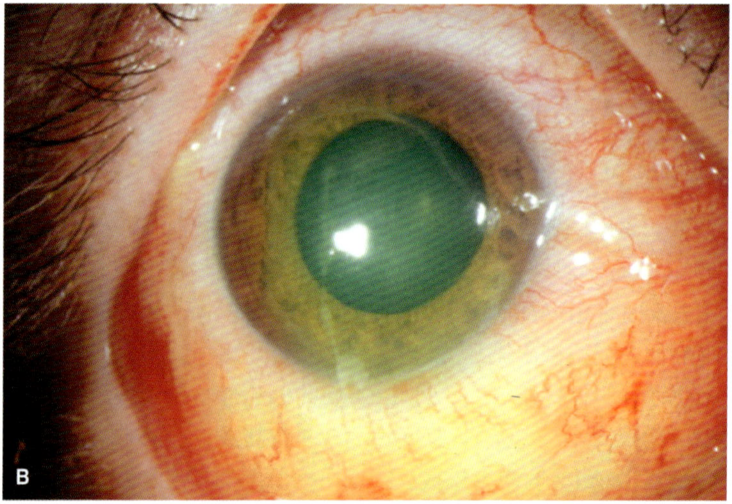

图11-1 **化学伤**。(A)轻度酸烧伤引起的大片角膜上皮剥脱，损伤处荧光素着染。结膜无或轻度变白，角膜基本透明。轻度化学烧伤愈后通常不遗留严重后遗症。(B)右眼被硫酸烧伤。中央及下方大片角膜上皮缺损，下方结膜轻度苍白。(待续)

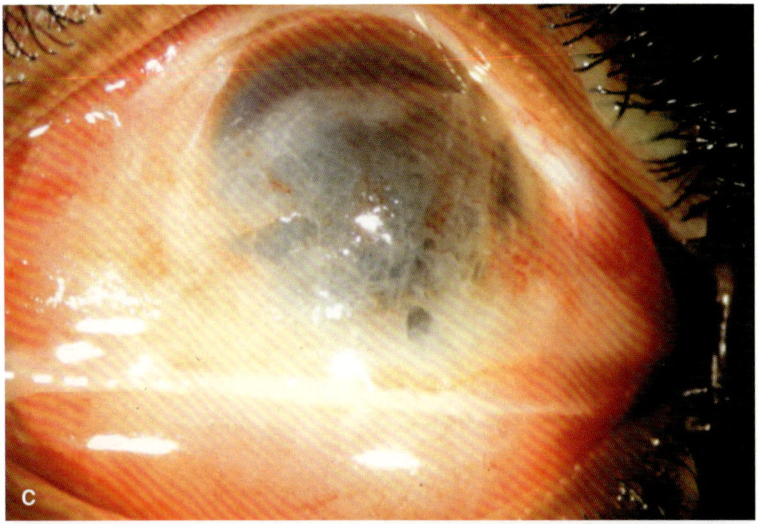

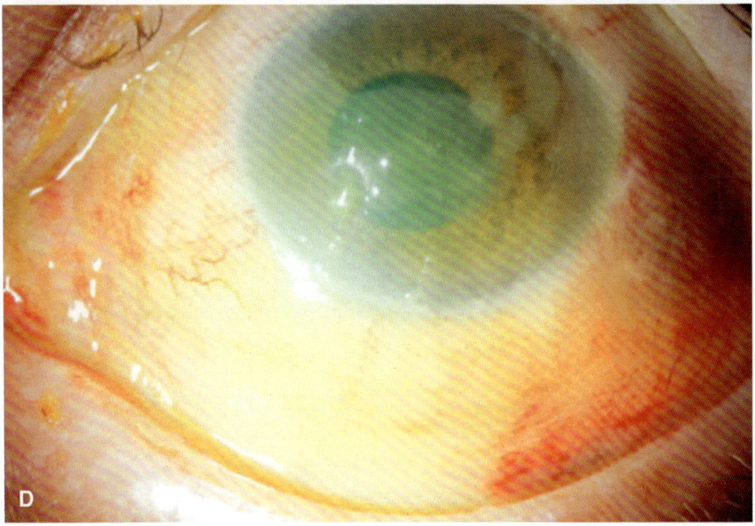

图11-1　(续)**化学伤**。(C)电池液(硫酸)灼伤。结膜中度苍白,角结膜表面可见黏液性分泌物附着。(D)图B中患者的左眼存在更大范围的硫酸烧伤。角膜上皮发生坏死且上方上皮已脱落。下方及鼻侧结膜、巩膜广泛苍白。(待续)

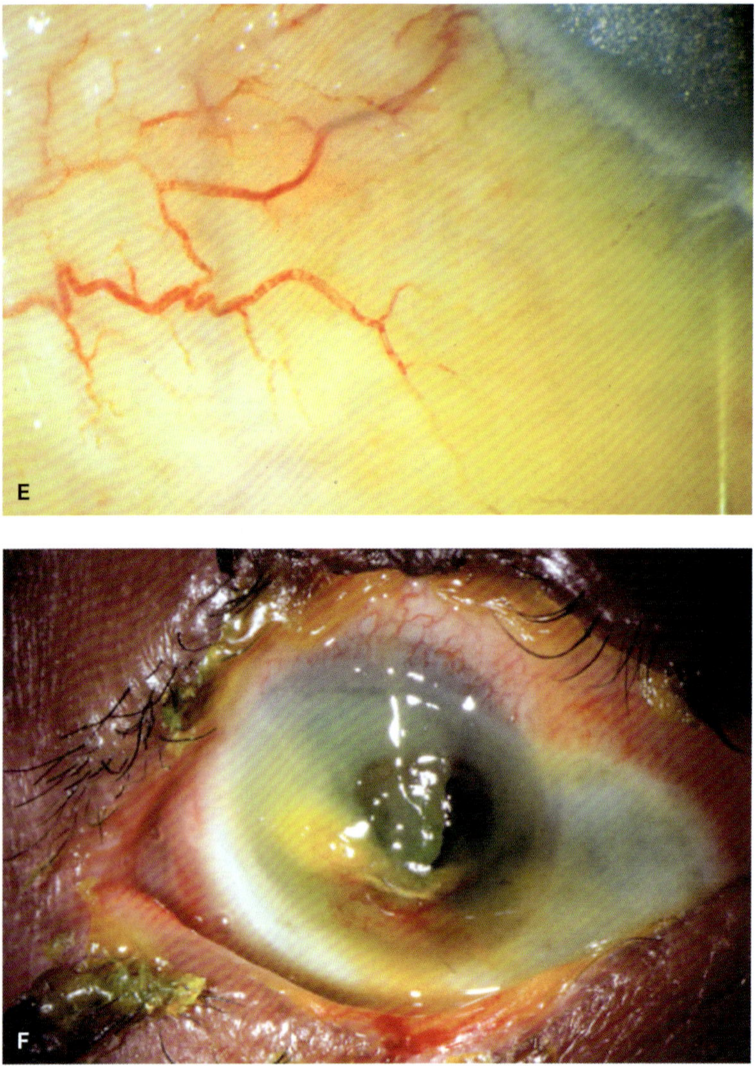

图11-1 （续）**化学伤**。(E)高倍镜下观察图D中所示，显示结膜、巩膜局部缺血。红细胞呈节段性，表明无血流。缺血程度越严重，预后越差。(F)严重碱液（氢氧化钠）烧伤，致下方2/3眼部大范围缺血。角膜中央发生坏死穿孔，需行紧急角膜移植术。碱烧伤最终仍可导致眼球摘除。（待续）

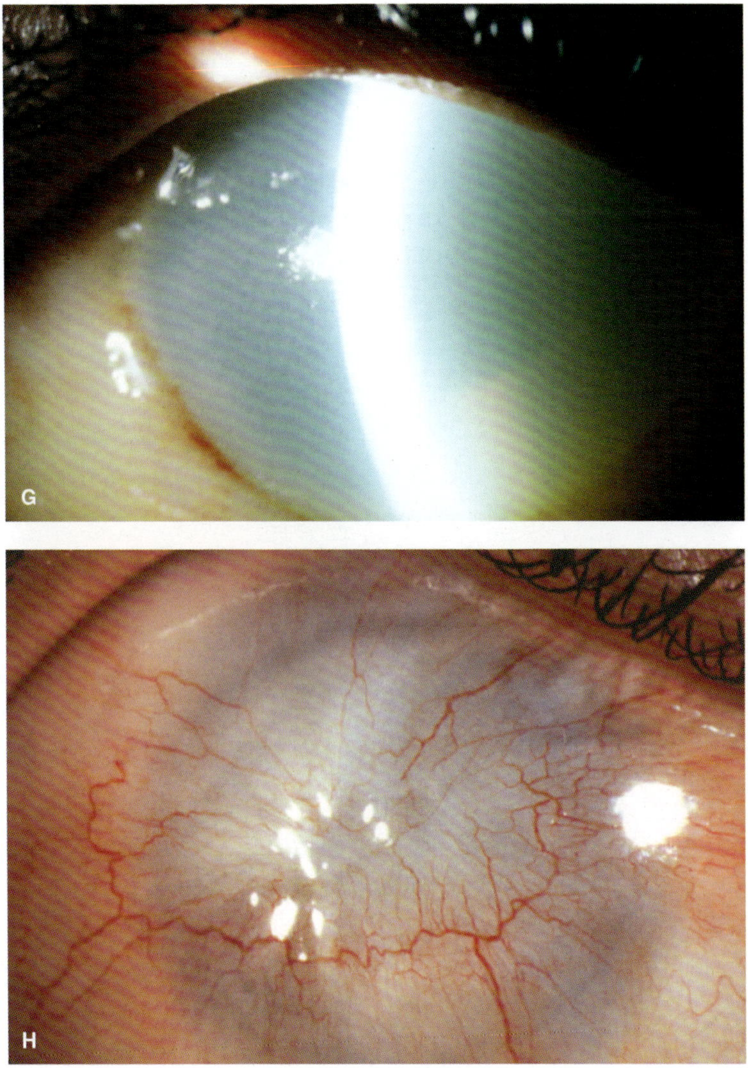

图11-1　（续）**化学伤**。(G)严重碱烧伤12天后，结膜、巩膜仍苍白，角膜混浊。角结膜损伤后未出现上皮再生。(H)严重的化学伤多年后，角膜全部瘢痕化和血管化。

热灼伤和电击伤

热灼伤

热灼伤可轻可重，发生于任何年龄。香烟灼伤在幼儿中并不少见，其眼睛正好和持烟者的手在同一水平。

病因学

- 烫发钳。
- 香烟灼伤，尤其儿童。
- 火焰。
- 热的液体。
- 熔融金属。

症状

- 疼痛，眼红，视力下降。

体征

- 眼睑皮肤灼伤。
- 结膜充血、水肿、上皮缺损。
- 角膜点状或大片上皮缺损。
- 灼伤的上皮变白区（图11-2A）。
- 严重病例：
  - 前房反应。
  - 角膜混浊水肿。
  - 角膜缘或巩膜缺血，角膜或巩膜穿孔（图11-2B）。

治疗

- 清除异物和坏死组织。
- 局部应用抗生素眼膏预防感染并润滑眼表（如红霉素、杆菌肽或多黏菌素B/杆菌肽、环丙沙星，每2~6小时1次）。
- 睫状肌麻痹剂（如0.25%东莨菪碱或1%环喷托酯，3次/日）。
- 上皮缺损范围较大或无法愈合时，需行加压包扎、睑裂缝合术或羊膜移植术。
- 在伤后1~2周时为减轻炎症反应和预防睑球粘连形成，局部可使用糖皮质激素（用法同化学伤），但须考虑到激素可能引起角膜溶解。

并发症

- 角膜瘢痕。
- 不规则散光。
- 视力下降。
- 感染性角膜炎。

预后

- 预后取决于受伤的严重程度，尤其是烧伤的致病原因及接触时间。短时间接触的烧伤，例如烫发钳和香烟灼伤，预后很好。熔融金属附着于角膜可导致更多组织的损伤。眼睑损伤可因眼球暴露而使角膜愈合困难。

电击伤

眼部电击伤通常由于头部的电击伤或雷电击伤所致。除角、巩膜损伤外，还会引起急性葡萄膜炎。晶状体也常受累，可在数月或数年后发展成白内障。眼睑损伤可因眼球暴露而使　角膜长期不愈。

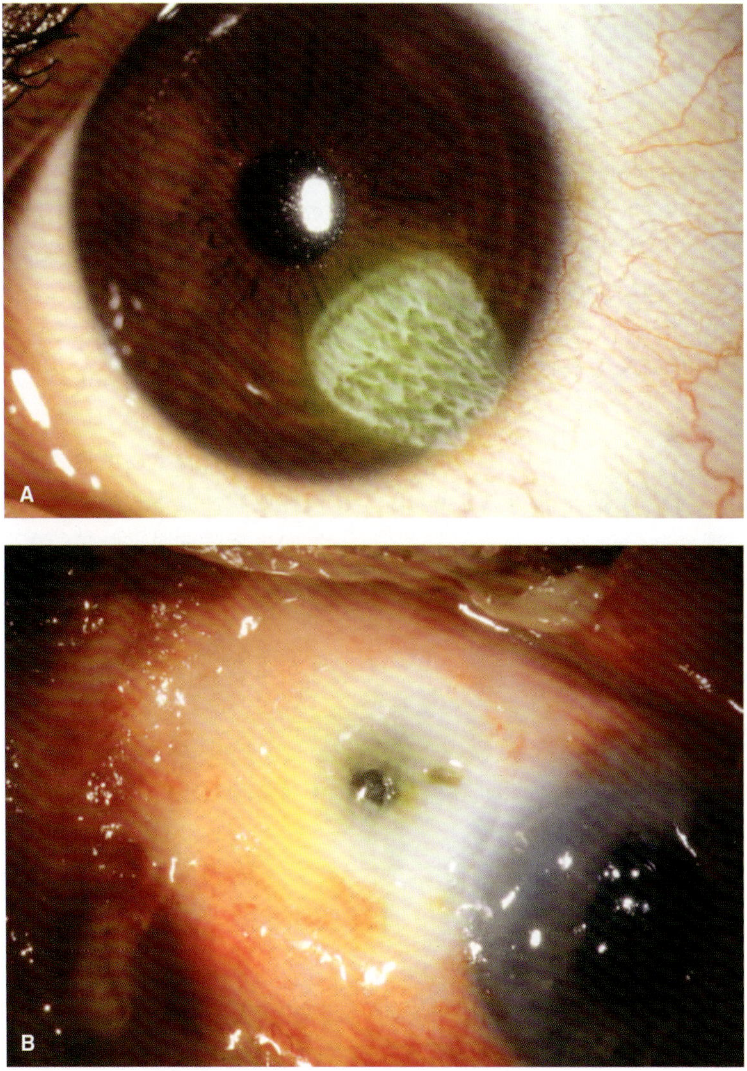

图11–2　**热灼伤**。(A)烫发钳碰触角膜导致角膜上皮凝固变白。凝固的上皮可机械去除或自行脱落。一般情况下,此类损伤因接触热源时间短,可完全修复且不留后遗症。**电击伤**。(B)电击伤致巩膜局部穿孔伴葡萄膜脱出。同时,电击伤致上睑组织大面积坏死,导致严重的角膜暴露。该眼予巩膜瓣移植并眼睑皮肤移植术。

紫外线性角膜病变（电光性眼炎）

暴露于紫外线后数小时，可引起严重的疼痛与点状角膜病变。

病因学

- 常见于无眼部防护时电焊或接受日光照射。在烈日暴晒后也可见轻度损伤，比如在沙滩暴晒或滑雪运动后。

症状

- 症状多在暴露于紫外线后6~10小时出现。
- 疼痛，畏光，异物感，流泪，眼红，视力下降。

体征

- 严重病例可出现眼睑痉挛。
- 角膜上皮点状剥脱，尤其在睑裂区(图11-3)。
- 眼睑水肿、结膜充血。

治疗

- 不含防腐剂的人工泪液，每2~3小时1次。
- 局部滴用抗生素滴眼液(如氟喹诺酮类)，每日3次至每日4次。睡前涂抗生素眼膏(如红霉素、四环素、杆菌肽、多黏菌素B/杆菌肽、环丙沙星)。严重病例可予抗生素眼膏治疗，4~8次/日，以使眼部润滑舒适。
- 睫状肌麻痹剂(如0.25%东莨菪碱或1%环喷托酯，3次/日)。
- 严重的角膜上皮糜烂剥脱可行加压包扎或软性绷带式角膜接触镜。
- 向患者强调眼部防护的重要性。

并发症

- 罕见，偶尔发生感染性角膜炎。

预后

- 通常预后很好。

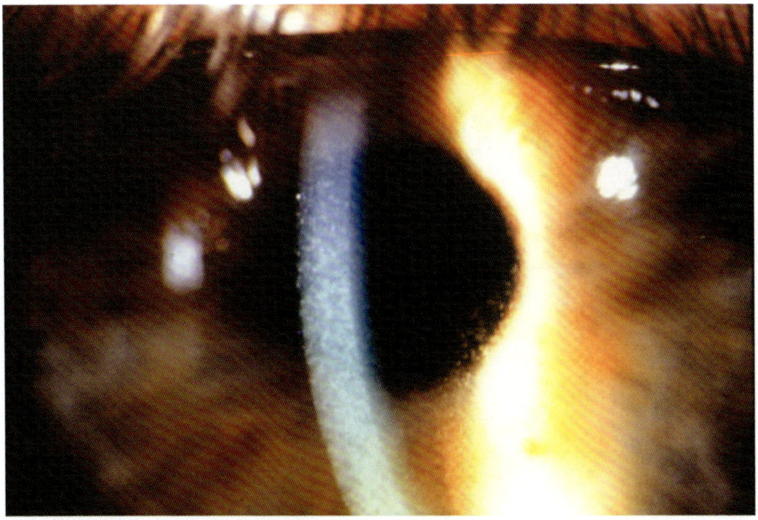

图11-3 电光性眼炎。在无适当防护的情况下电焊6小时,角膜中央出现明显的点状上皮剥脱。(Courtesy of Irving Raber, MD.)

角膜擦伤

角膜擦伤是由于角膜表面受到外伤而导致部分上皮层缺失。

病因学

- 机械性外伤（如指甲、纸张、树枝）。
- 化学伤、药物性角膜炎。
- 异物。
- 角膜接触镜。
- 倒睫。
- 神经营养性或暴露性角膜炎。
- 医源性损伤（如拆除角膜缝线、刮除角膜上皮）。

症状

- 疼痛，尤其在眨眼时，异物感，畏光，流泪，眼红，常有视力下降。
- 表面麻醉可减轻疼痛（有助于眼部检查）。

体征

- 肉眼或裂隙灯下可见角膜上皮缺损。荧光素钠染色后在钴蓝光下更易于观察到病变（图11–4）。

治疗

- 检查穹隆部和上睑睑板面有无异物并去除。
- 拔除倒睫。
- 局部滴用抗生素眼膏（如红霉素、四环素、杆菌肽、多黏菌素B/杆菌肽或环丙沙星，每2~6小时1次）。若缺损小或无法耐受眼膏导致的视物模糊，可滴用抗生素滴眼液。
- 睫状肌麻痹剂（如0.25%东莨菪碱或1%环喷托酯，3次/日）。
- 角膜上皮大片缺损可行加压包扎或佩戴软性绷带式角膜接触镜。小范围缺损通常无须包扎或绷带镜治疗。
- 对于外伤或角膜接触镜所致的上皮缺损，应禁戴绷带式角膜接触镜，因其可增加感染的风险。局部应用对革兰阴性菌有效的抗生素（如氟喹诺酮类、妥布霉素、庆大霉素、多黏菌素B/新霉素/短杆菌肽）。

并发症

- 角膜瘢痕。
- 感染性角膜炎。
- 视力下降。
- 复发性角膜糜烂。

预后

- 总体预后良好。患者需密切随访，至上皮缺损完全修复，尤其是对高度感染风险的危险患者，如佩戴角膜接触镜后或植物性外伤。

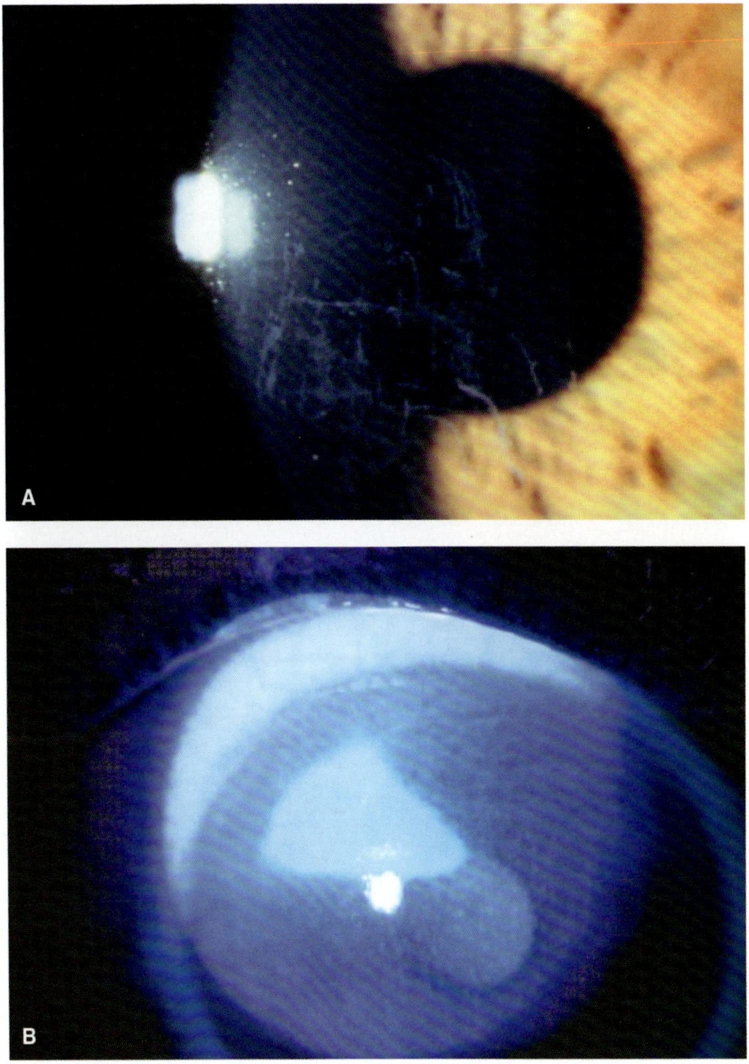

图11-4　角膜擦伤。(A)一12岁男孩被网球击伤后，角膜多处线形擦伤。同时并发了外伤性虹膜炎。(B)荧光素钠染色后在钴蓝光下观察到上方角膜有一三角形擦伤。病灶周围散在角膜上皮点状染色。(待续)

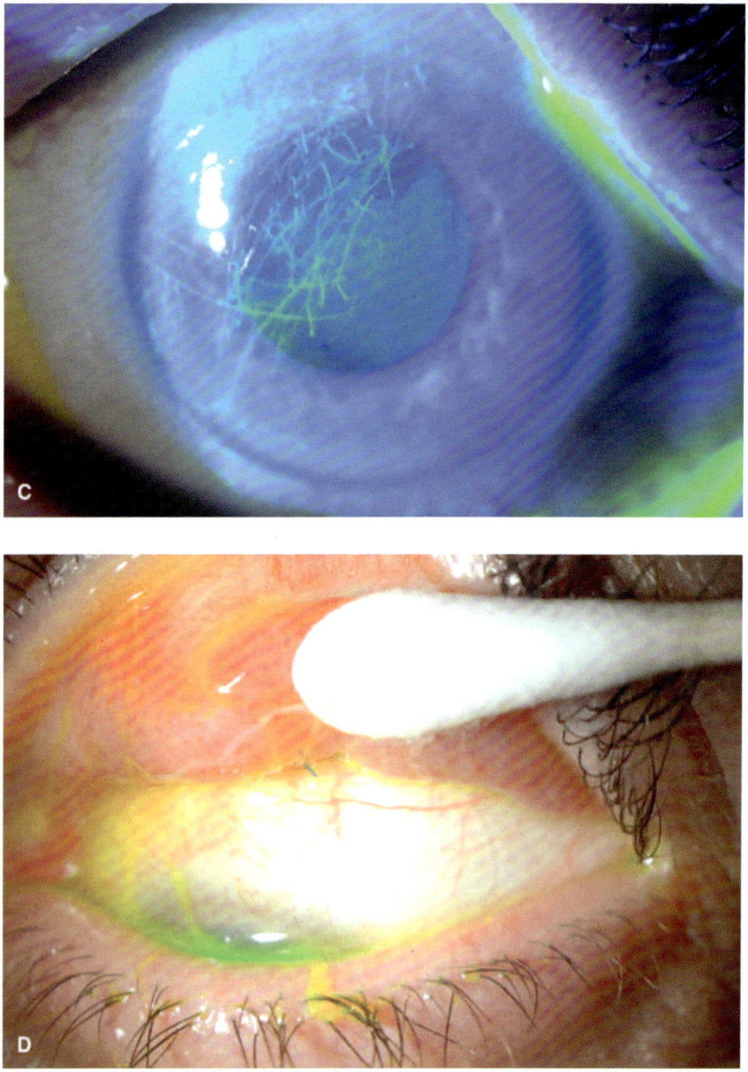

图11–4 （续）角膜擦伤。(C)使用钴蓝光荧光素染色后可见左眼多发线状角膜上皮缺损。这种典型的线状上皮缺损通常表明存在上睑下异物。(D)将图C的眼上睑外翻后发现其线状角膜上皮缺损是由来自先前眼睑手术的从上睑结膜突出的缝线所致。

角膜和结膜异物

眼部外伤可导致异物嵌入角膜或结膜。

异物类型

- 金属或锈碎屑。
- 玻璃碎片。
- 塑料碎片。
- 泥土。
- 昆虫毛刺。
- 植物性外伤(微生物感染的危险性高)。

病史和症状

- 根据病史判断异物是否高速进入眼内(如金属榔头敲击金属),可提示眼内异物。在询问病史时还要问清楚异物的类型。
- 异物感,流泪,眼红,视力下降。
- 表面麻醉剂可暂时缓解眼痛并有助于眼部检查。

体征

- 角膜或结膜可见异物。异物位置可表浅,也可在结膜下,或嵌入角膜基质或巩膜内(图11–5A~C)。
- 角膜异物周围可出现锈环或无菌性浸润(图11–5D)。
- 可伴有前房反应,但通常较轻,除非合并有感染。
- 异物存留在上方睑板结膜面,荧光素钠染色可显示线性角膜擦伤。
- 翻转眼睑或使用眼睑拉钩可将陷在穹隆部的异物暴露出来。
- 如有结膜、巩膜或角膜裂伤,出现明显的前房反应、虹膜裂伤或晶状体混浊,需排除眼内异物,用CT检查较理想。

治疗

- 在取出深层角膜异物之前应准确评估异物穿透的深度。如果异物已部分进入前房，则应在手术室给予充分麻醉下取出。
- 未穿透的异物可在表面麻醉下用棉签、异物剔除器或显微镊除去。
- 残留的锈环可以用锈环钻剔除。深层的锈环可待其自行移行到浅表时再去除(图11–5E)。
- 对于取异物而导致的角膜上皮缺损可给予抗生素眼膏(如多黏菌素B/杆菌肽、四环素、杆菌肽、环丙沙星)治疗,2次/日;或抗生素滴眼液(如多黏菌素B/杆菌肽、氟喹诺酮类)治疗,4次/日。
- 一些深层、未暴露且性质稳定的异物(如玻璃碎片),如位于视轴区外,无须取出。
- 为方便取出结膜下异物，可做结膜切开。如有较多结膜下出血时,较难排除巩膜裂伤,此时需行手术探查。
- 若病变累及视轴区角膜，待上皮

再生后在无感染情况下可局部使用糖皮质激素以减轻瘢痕形成。

- 植物性异物去除后，需密切随访患者，及早发现感染体征，尤其是真菌性角膜炎。

并发症

- 角膜瘢痕。
- 感染性角膜炎。
- 复发性上皮糜烂。
- 不规则散光。

预后

- 预后与外伤严重程度有关。结膜异物与中央区外的角膜表面异物少有并发症。角膜中央的深层异物可形成瘢痕，影响视力。

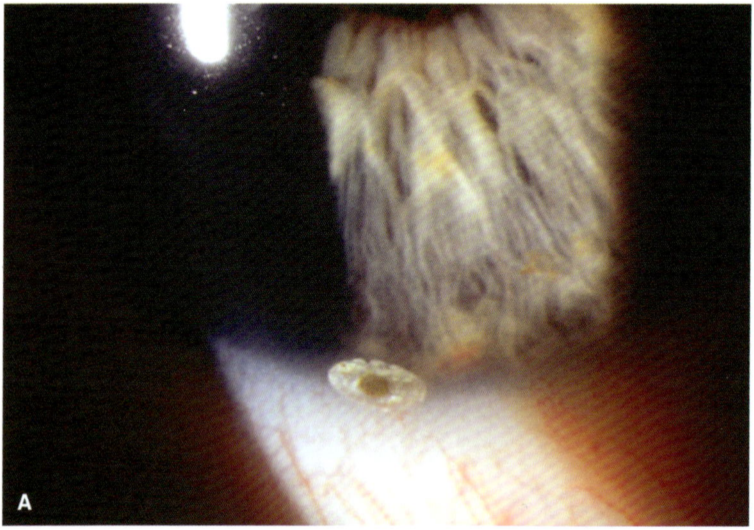

图11-5 **角膜异物**。(A)一小片种子壳黏附于下方角膜缘，引起异物感。在裂隙灯下使用纤维镊即可轻易除去。(待续)

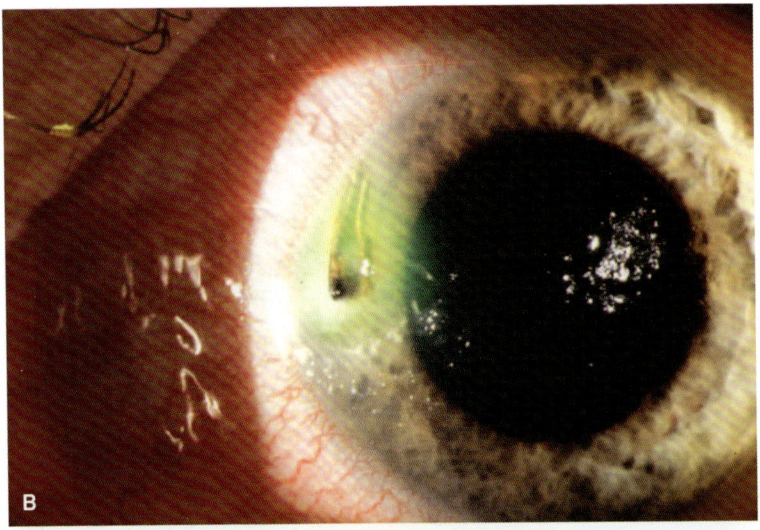

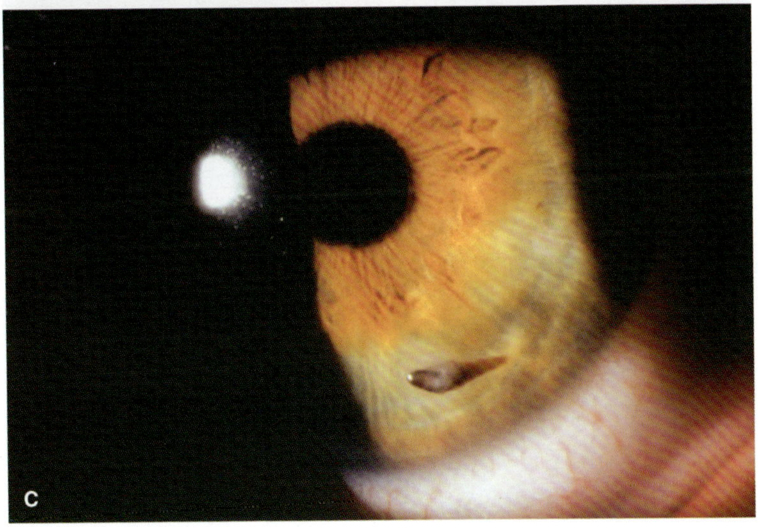

图11–5　(续)**角膜异物**。(B)当榔头敲打钉子时，一大块钉子碎片留在周边角膜深层基质内。需关注异物是否穿透全层角膜。前房角镜检查显示钉子后的基质完整。在门诊手术室裂隙灯下取出异物，必要时可对伤口进行缝合。异物取出后，角膜伤口留有轻微间隙，但未见房水渗漏，未做缝合，愈合良好。(C)嵌入周边角膜深层的刺，前房角镜显示未穿透角膜全层。在取易碎的异物时须特别小心地将其完整取出。(待续)

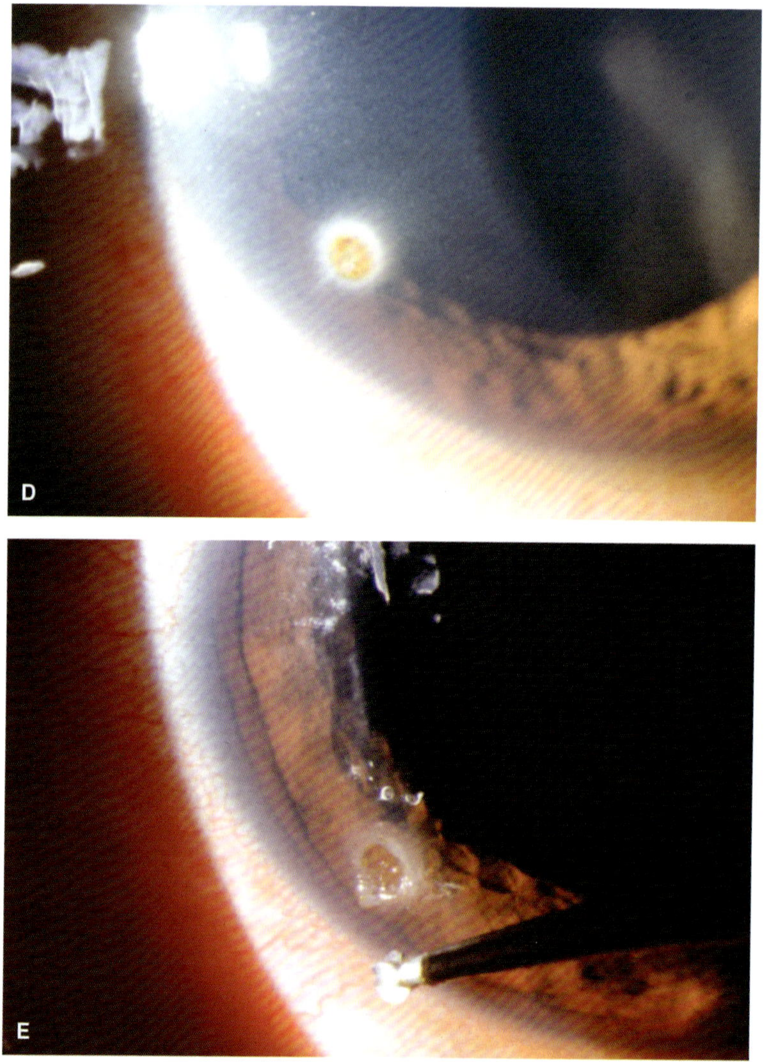

图11-5 （续）**角膜异物——锈环**。(D)金属异物去除后角膜遗留一小锈环伴环下角膜浸润。异物伤引起的小而局限的角膜浸润通常是无菌性的，但需密切随访以防感染。(E)图D所示的锈环和大部分的角膜浸润可使用小型手持电动钻小心去除。若锈环位置不深，应尽可能去除。少量位于深层基质的锈环不必去除以防穿孔。

结膜下出血

结膜血管出血积于结膜下可引起轻至重度结膜变红。

病因学

- 外伤性出血可能伴发前房积血和球结膜水肿。也可在眼部手术后发生。
- 高血压。
- 有出血倾向或使用抗凝药者，可伴随眼周瘀斑。
- 某些罕见的系统性疾病如淀粉样变性、多发性骨髓瘤或维生素C缺乏症。儿童若频繁出现结膜下出血则需警惕。
- 自发性出血是目前最常见的类型。出血常为单侧，但如出血前有咳嗽或用力，可双眼受累。

症状

- 通常无症状，被患者偶然发现。
- 眼红，轻度不适。

体征

- 结膜下扇形出血（偶有360°）（图11-6）。
- 如果出血性结膜在角膜缘处高度升高，可能会导致局部角膜干燥变薄（delle现象）。

鉴别诊断

- 卡波西肉瘤：结膜下血管病变，呈紫红色轻度隆起，AIDS患者需考虑此病。
- 结膜或巩膜裂伤或眼球破裂：严重外伤者需考虑。

治疗

- 眼部有外伤史者需对双眼进行全面的眼科检查。
- 充分解释消除疑虑；给予人工泪液以润滑眼表。需告知患者数日出血扩散后可能更严重，出血吸收需数天至数周时间。
- delle现象应使用抗生素（如红霉素或杆菌肽）或人工泪膏治疗。
- 如有反复出血，建议行全身系统性检查。

并发症

- 无。

预后

- 极好。

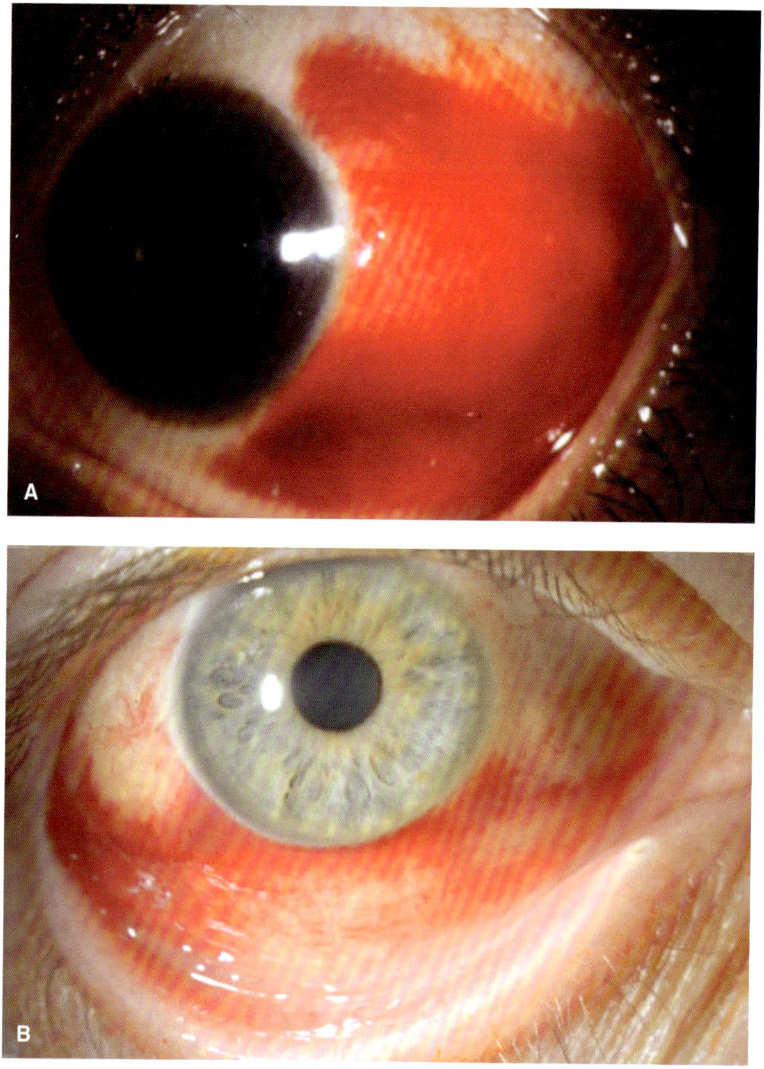

图11-6 结膜下出血。(A)钝力外伤致左眼颞侧大片结膜下出血。此类出血多在伤后几天内扩散,外观上更严重。(B)结膜下出血正处在消散期。患者有间歇性结膜下出血病史。后来诊断为多发性骨髓瘤,此病常导致结膜下出血。

角巩膜裂伤或切口裂开

外伤可导致角膜和(或)巩膜裂伤,还可致原眼部手术切口裂开。

病因学

- 工业意外(如飞出的金属/非金属异物、玻璃碎片、钉子、锐器)。
- 交通意外(如被挡风玻璃划伤)。
- 居家意外(如被玩具的锐利边缘划伤)。
- 攻击伤(如刀伤)。
- 外伤致手术切口裂开(常见于白内障、角膜移植、放射状角膜切开和小梁切开术后)。

病史和症状

- 根据病史判断异物是否高速进入眼内(如榔头敲击金属)很重要,可提示是否有眼内异物。询问是否有眼部手术史,包括屈光手术。
- 眼痛,眼红,视力下降。

体征

- 眼部检查需谨慎,勿对眼球施加压力以防眼内容物从伤口脱出。详细的检查通常推迟至手术准备时进行。
- 眼球通常很软(眼压过低)。
- 视物模糊:记录视力情况作为病历以及法医鉴定的证据。
- 结膜裂伤、结膜下出血、水肿。
- 部分或全层角巩膜撕裂伤。
- 角膜水肿。
- 葡萄膜组织由伤口脱出。
- 前房变浅或消失,伴或不伴前房积血。
- 瞳孔变形,虹膜缺损,虹膜根部离断,睫状体脱离。
- 白内障、角膜移植、放射状角膜切开术、小梁切开术或其他眼部手术伤口裂开。
- 可能出现晶状体前囊破裂、晶状体脱位、白内障、玻璃体进入前房。

诊断

- 通常肉眼检查或裂隙灯检查就可明确外伤诊断(图11–7)。
- Seidel试验可确认伤口是否为板层裂伤。全层裂伤时,该试验也有助于评估房水渗漏速率和伤口稳定性。
- 有时全层巩膜裂伤会被结膜下出血及高度水肿掩盖。此时需要手术切开以明确损伤程度。
- CT有助于诊断眼内或眶内异物,可判断有无视网膜脱离。谨慎行B超检查,有时也有助于诊断。

治疗

- 完成初步检查后需用眼罩保护眼球。
- 此类患眼禁用眼膏。
- 立即予第四代抗生素及预防性破伤风注射治疗。

- 使用镇痛和止吐药以减轻疼痛和呕吐。
- 小的裂伤可随访观察，可行加压包扎或予绷带式角膜接触镜，或组织黏合剂封闭。持续的房水渗漏或前房消失者须手术治疗。
- 修补较大的眼球裂伤应及早在全身麻醉下进行，手术时间取决于患者最后进食时间。急诊手术时间确定后患者应禁食。
- 当损伤过重致伤口无法修补时可考虑行眼球摘除术，但通常二期行眼球摘除，以便争取时间对眼球行进一步检查评估，并与患者谈话。损伤严重且视力不能恢复者应考虑在伤后2周内行眼球摘除术，以降低发生交感性眼炎的风险。
- 晚期并发症的治疗。
  - 角膜瘢痕。
    - 致不规则散光：角膜缝线拆除后佩戴硬性透氧性角膜接触镜。
    - 致密的角膜混浊：自体角膜转位术、板层或穿透性角膜移植。
  - 假性多瞳或瞳孔异位引起的复视和眩光：佩戴周边着色的角膜接触镜。
  - 视力丧失眼的角膜混浊明显影响外观：义眼片、角膜着色或行美容性穿透性角膜移植术。

并发症

- 感染性角膜炎。
- 眼内炎。
- 角膜瘢痕及不规则散光。
- 白内障。
- 虹膜损伤及瞳孔不规则。
- 视网膜脱离。
- 视力下降或失明。
- 上皮长入。

预后

- 预后程度不等，直接与损伤程度以及术后并发症相关。

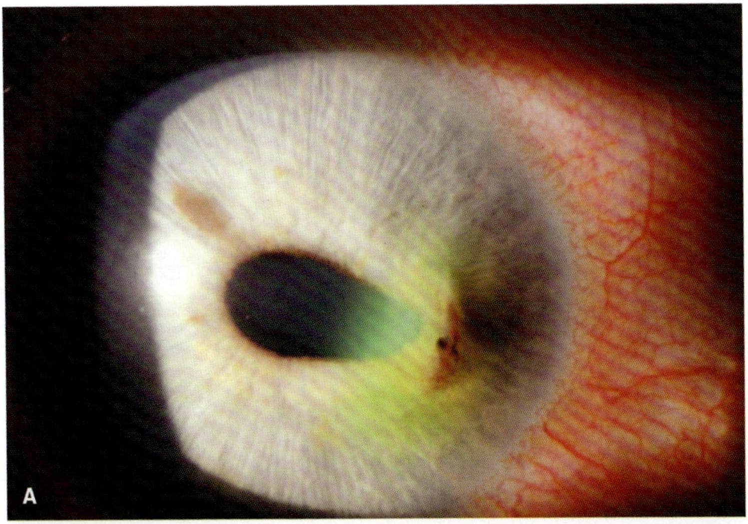

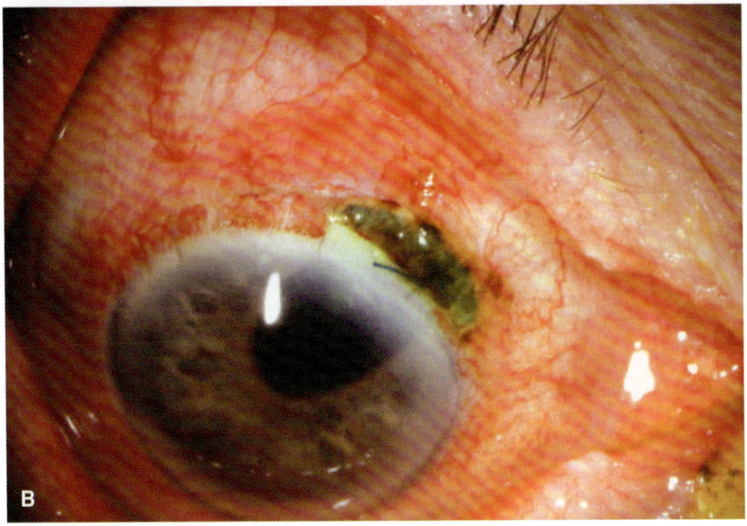

图11–7　**角膜裂伤**。(A)榔头敲打钉子时，钉子击中眼内致全层角膜裂伤。图示变形的瞳孔和虹膜嵌顿于角膜伤口。需在手术室行修复手术，术中需还纳虹膜组织并缝合伤口3针，以及给予全身抗生素治疗预防感染。**白内障手术切口裂开**。(B)白内障囊外摘除术后多年，钝伤致白内障切口部分裂开。1点钟至2点半钟位置可见虹膜脱出。蓝色的后房型人工晶体脚襻脱出于伤口处。急诊在手术室将虹膜和人工晶体复位并缝合伤口。(待续)

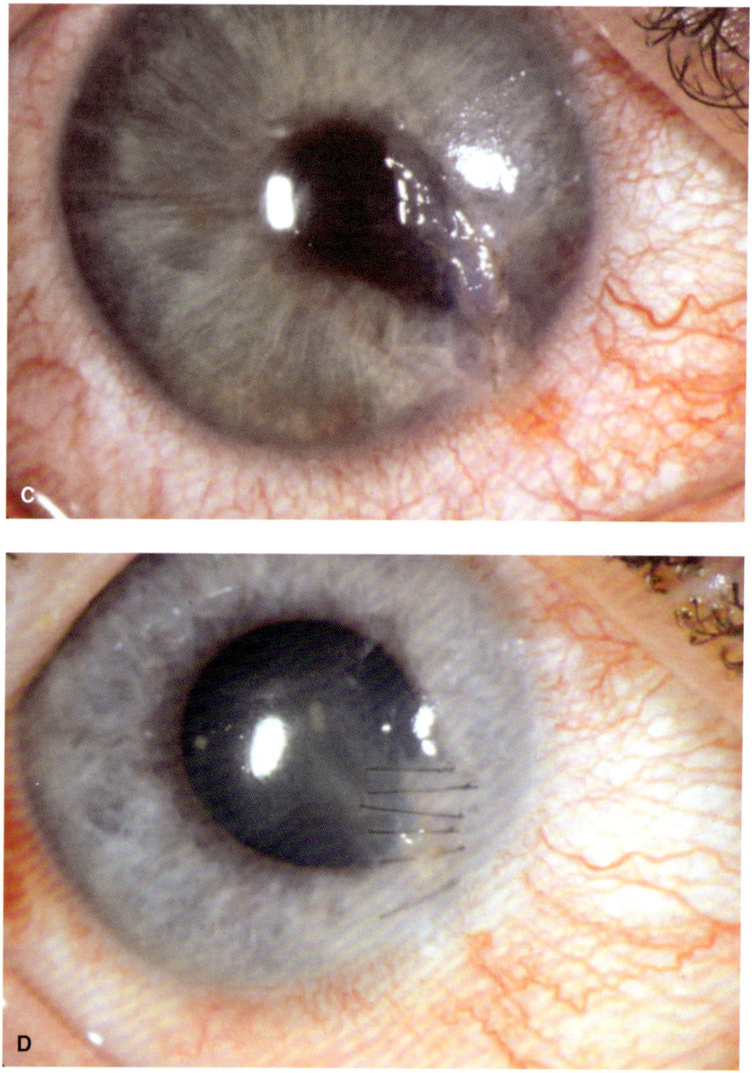

图11-7 (续)**角膜裂伤**。(C)图示全层角膜裂伤伴瞳孔变形及虹膜嵌顿。急诊下行修补手术。(D)图C中所示眼手术修复10天后。虹膜复位,角膜伤口以10–0尼龙线缝合了6针。(待续)

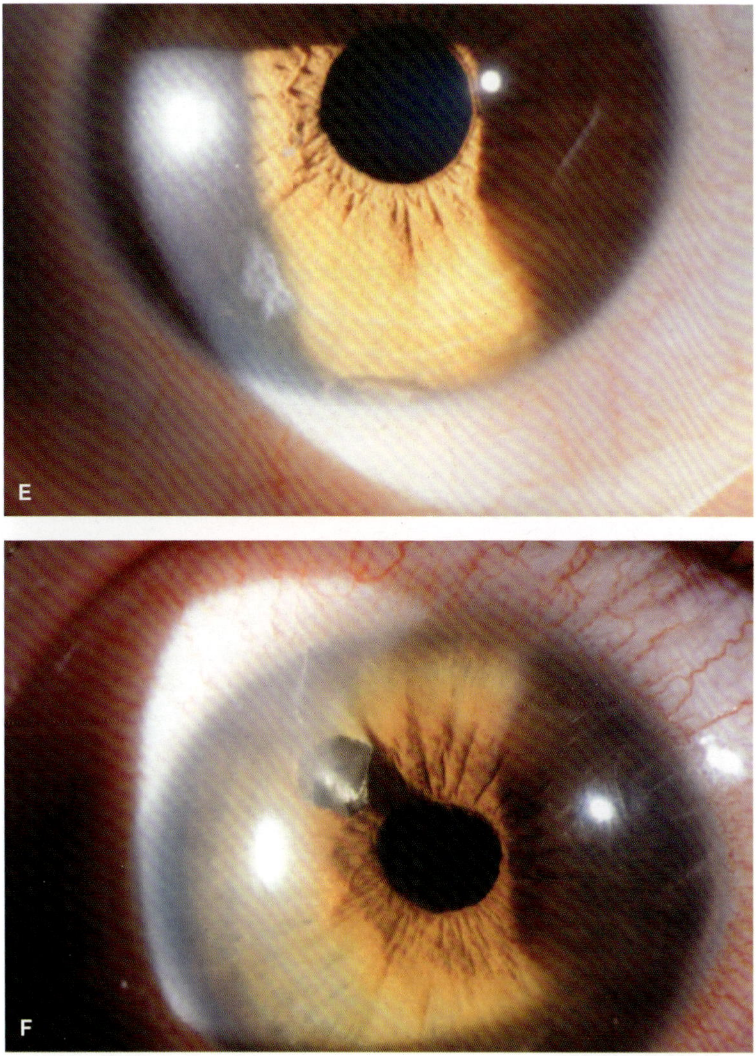

图11–7　(续)**角膜裂伤和眼内异物。**(E)车祸伤致角膜中周部7点位一小而闭合良好的裂伤。下方房角可见一玻璃异物。尽管玻璃性质稳定,在眼内不引起明显的炎症反应,为避免角膜和眼内组织损伤,行下方角膜缘切口取出异物。(F)榔头敲击致伤,大块金属进入眼内并停留在虹膜表面,异物上方可见角膜伤口。患者6个月前曾行LASIK手术。间断缝合伤口2针，应尽量避免破坏LASIK手术的角膜瓣边缘。上方角膜缘切口取出金属异物。(待续)

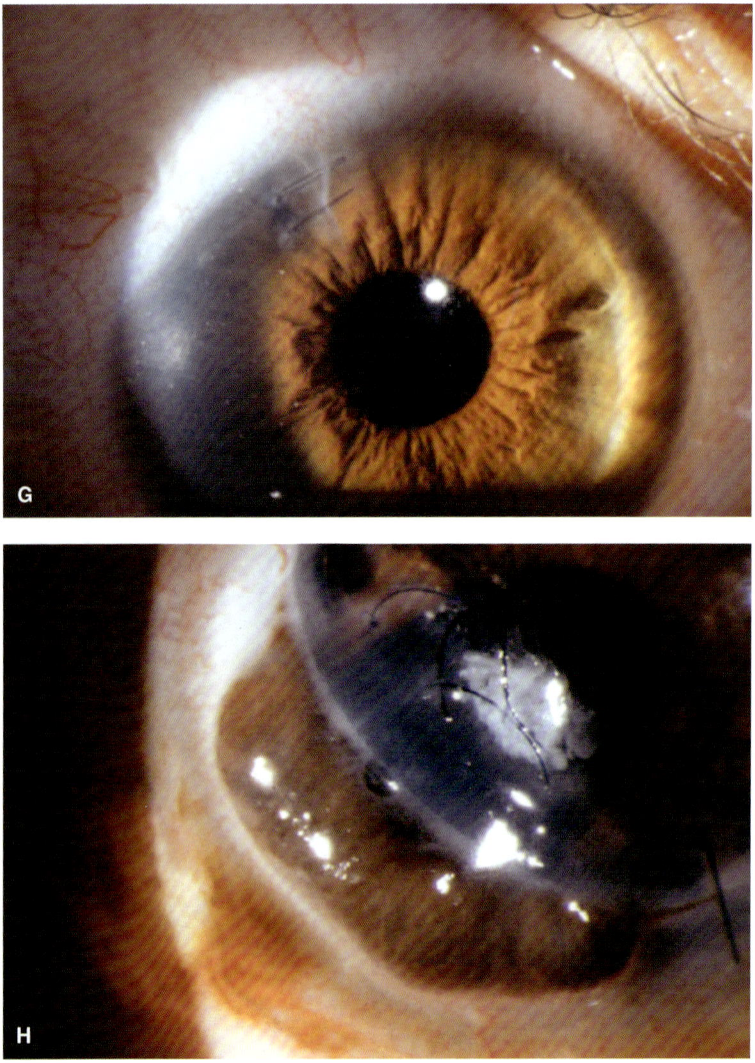

图11-7 （续）**角膜裂伤和眼内异物。**(G)图F中患眼行修复术后5个月。视力恢复至受伤前，LASIK手术角膜瓣未受损。**角膜移植术后切口裂开。**(H)接受角膜移植术数月，患者跌倒眼部受伤，引起切口裂开。5处缝线断裂，可见明显的虹膜嵌顿。急诊手术中虹膜复位并重新缝合伤口。（待续）

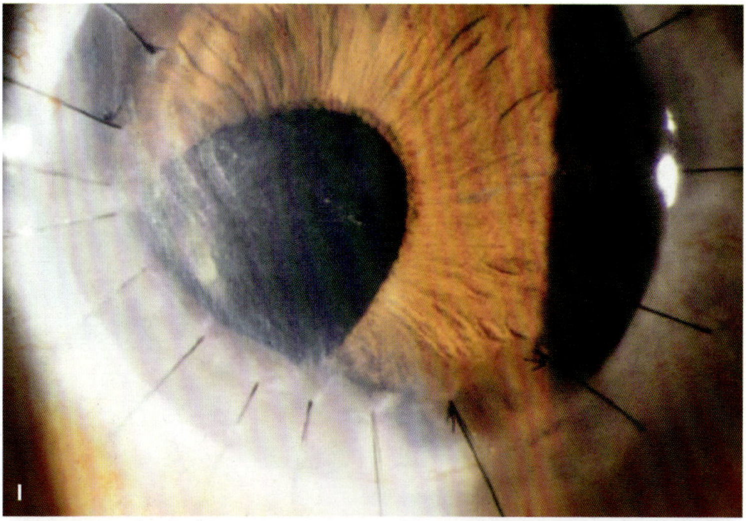

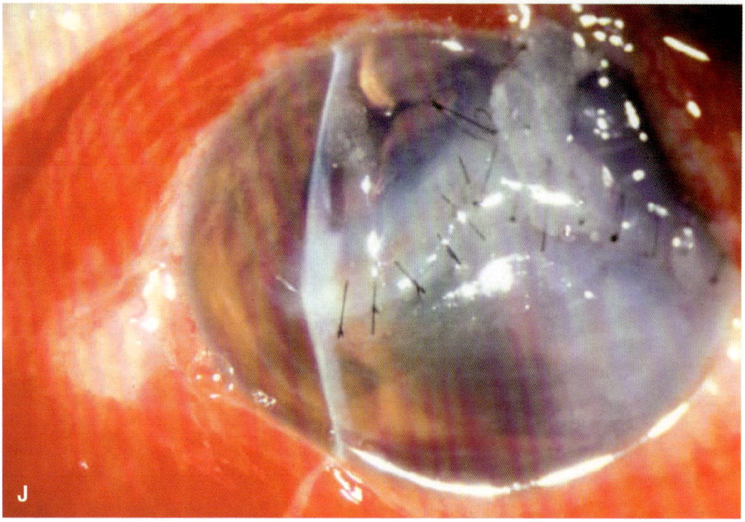

图11-7　(续)**角膜裂伤和伤口裂开**。(I)图H所示眼行伤口修复术后5天,伤口稳定。尽管未切除虹膜组织,因瞳孔括约肌受损,瞳孔仍变形。植片仍透明。**角膜裂伤**。(J)苍鹭啄伤致严重的角膜裂伤伴虹膜和晶状体损伤。伤口行多针间断缝线修补。角膜表面黏液附着,前房积血。(待续)

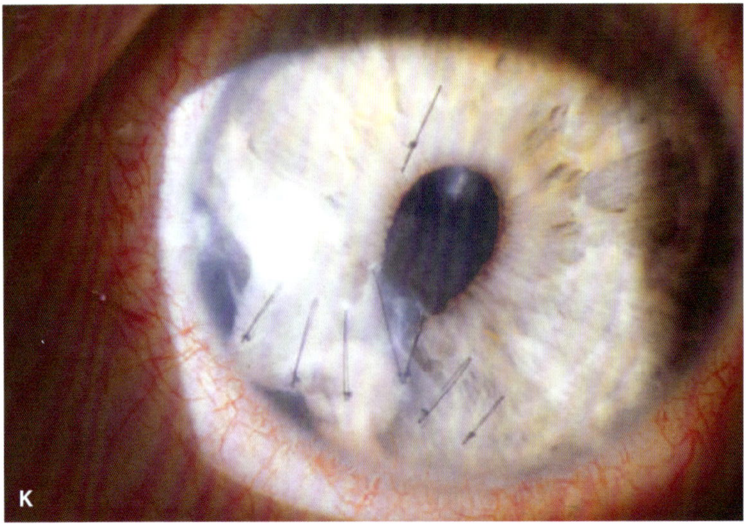

图11–7 (续)**角膜裂伤**。(K)角膜裂伤缝合4个月后。图示瞳孔上方的板层裂伤,但因裂隙较大,予缝合1针,下方全层裂伤,予缝合8针闭合。7点钟至9点钟位置可见两处独立的虹膜根部断离。

外伤性前房积血

外伤导致血液进入前房引起前房积血。

病因学

- 虹膜外伤，尤其虹膜根部损伤导致出血。

症状

- 眼红，眼痛，畏光，视力下降。
- 通常有钝性外伤史。

体征

- 微量前房积血：前房可见悬浮红细胞。
- 前房积血：红细胞在前房角沉积或凝结(图11–8A和B)。
- 可能伴有更大范围的眼部损伤(图11–8C)。

治疗

- 需要住院治疗。
- 检查是否存在镰状细胞遗传特性或镰状细胞病。
- 卧床休息或限制活动并使用眼罩防护。
- 1%阿托品，3次/日。
- 局部应用糖皮质激素(如1%泼尼松龙，每2~6小时1次)。
- 考虑口服氨基己酸(50mg/kg，每4小时1次，最多30g/d)，用3~5天。
- 控制高眼压，尤其伴有镰状细胞遗传特性或镰状细胞病者。
- 避免使用阿司匹林、非甾体抗炎药以及其他可增加出血风险的药物。
- 当积血持续不退或持续高眼压难以控制时考虑前房冲洗。

并发症

- 青光眼。
- 白内障。
- 虹膜损伤。
- 角膜血染。

预后

- 一般到很好，视眼外伤程度而不同。有镰状细胞遗传特性或镰状细胞病者眼压升高可导致急性严重的损伤。需密切监测以防继发性青光眼发生。

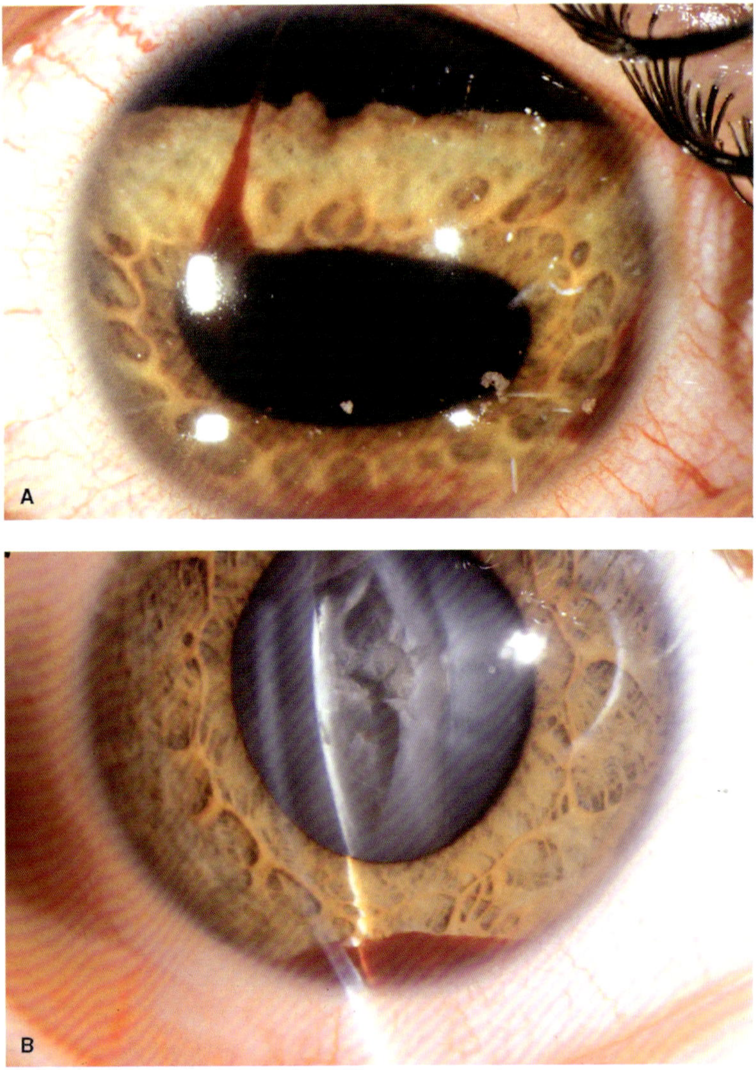

图11-8 **前房积血**。(A)眼部钝伤引起上方虹膜根部离断。出血在下方形成液平(前房积血)。上方房角可见活动性出血。因未并发白内障,视力相当好。(B)钝伤引起前房积血,血液下方房角形成液平。外伤同时导致晶状体前囊破裂,继发白内障。(待续)

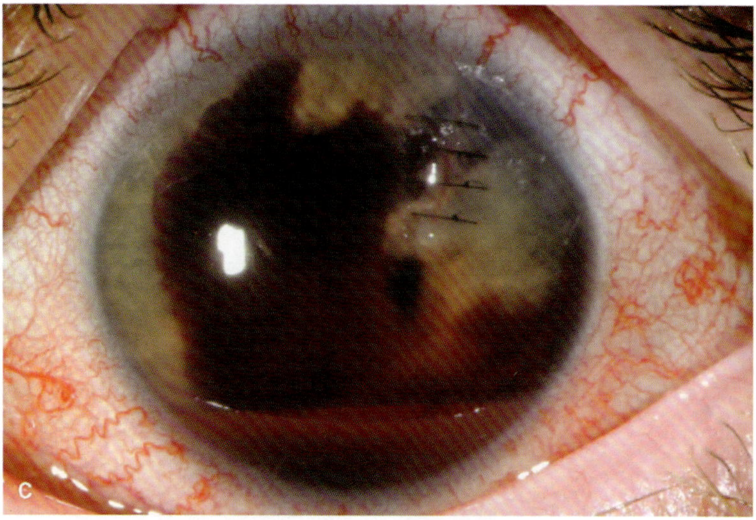

图11-8　(续)**前房积血**。(C)眼球缝合5天后,残留的积血遮蔽大部分虹膜,并在下方房角形成液平。2点位可见角膜缝线后方的虹膜缺损。

上皮长入

眼表上皮由全层伤口进入眼内并在眼内生长引起上皮长入。

病因学

- 穿透伤。
- 眼部手术，尤其切口渗漏时(如角膜移植术、白内障手术、小梁切除术)。

症状

- 眼痛，畏光，流泪，眼红，通常伴视力下降。

体征

- 上皮形成一层膜覆盖角膜内皮及前房角、虹膜、睫状体、晶状体及囊袋表面。通常在角膜内皮面可见一波浪线条(图11-9D)。病灶在虹膜上时可使虹膜隐窝变平(图11-9A和B)。
- 角膜失代偿可引起难治性青光眼。
- 氩激光光凝虹膜表面的上皮膜，产生白色烧灼斑，而非焦炭样斑，这有助于诊断并确定病灶轮廓，同时可破坏虹膜表面的上皮细胞（图11-9C和E)。
- 偶尔可在前房形成一个透明前壁的囊肿，类似于在前房生长的原发性虹膜基质囊肿。

治疗

- 通过切除、激光烧灼或冷冻眼内上皮膜及受累组织等广泛的手术处理以达到去除病灶的目的。严重病例可眼内注射5-氟尿嘧啶。
- 修复伤口瘘。
- 青光眼引流阀植入以治疗青光眼。

并发症

- 角膜失代偿。
- 难治性青光眼。
- 视网膜脱离。

预后

- 行广泛性手术后预后仍较差。

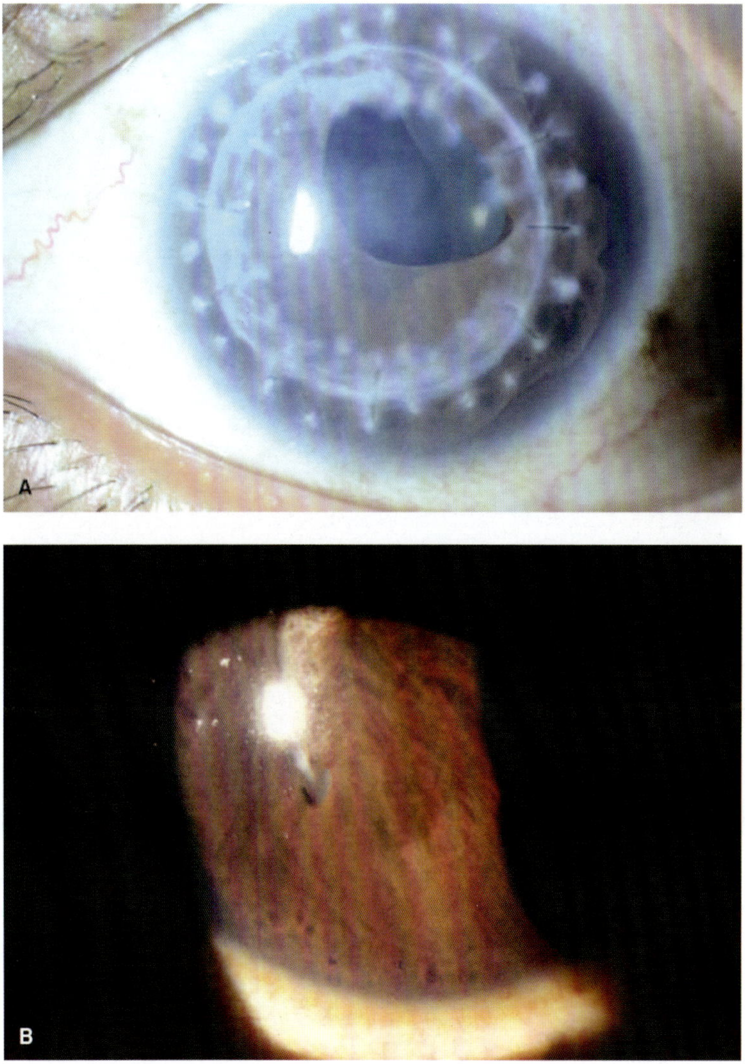

图11-9　上皮长入。(A)这只左眼在穿透性角膜移植后发生了广泛的上皮长入。异常上皮细胞在大部分虹膜上生长而导致呈一片棕褐色。颞周边部可见少量正常的深褐色虹膜。(B)上方角膜缘破裂伤修补术后2年，患者复查时发现瞳孔区有膜组织生长并覆盖95%虹膜。膜组织使虹膜隐窝变平。下方可见上皮植入膜边缘，仍可见小部分正常周边虹膜。(待续)

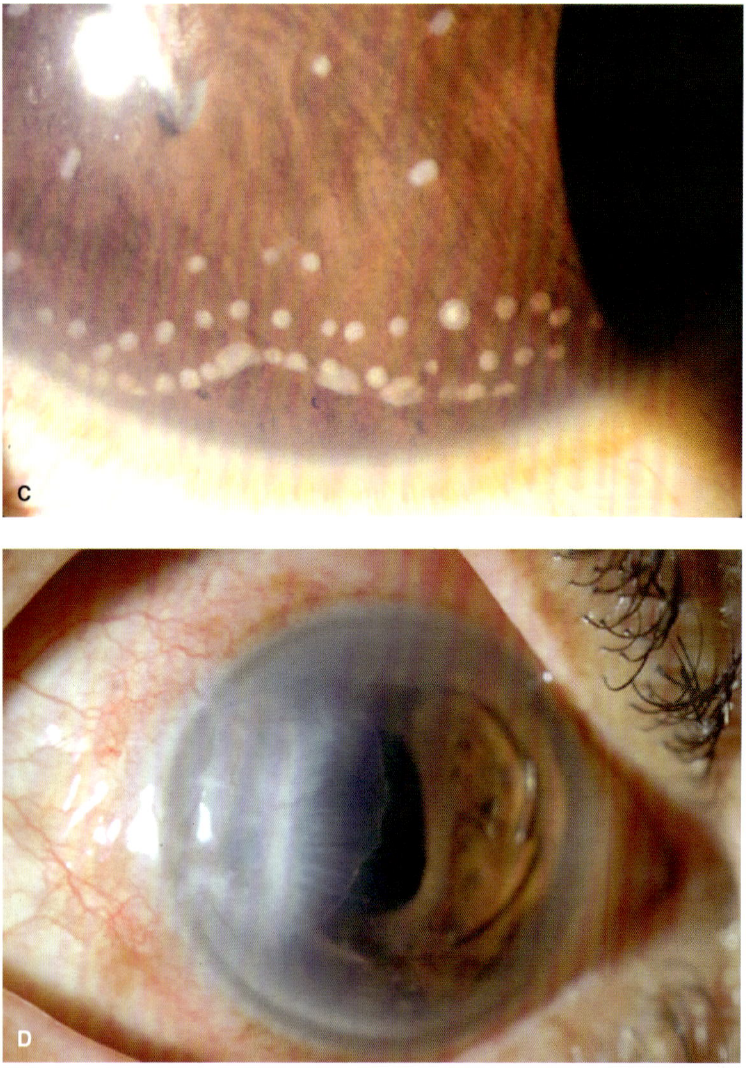

图11-9 （续）**上皮长入**。(C)应用氩激光确定图A中患眼上皮植入的范围。氩激光在膜上形成白色点状光凝斑，但正常虹膜则无。下方可见膜的边缘。(D)复杂性白内障手术植入前房型人工晶体后引起9点钟位置持续性渗漏。数周后，一膜组织出现在角膜内皮面，向中央区生长。瞳孔缘可见一浅棕色膜。（待续）

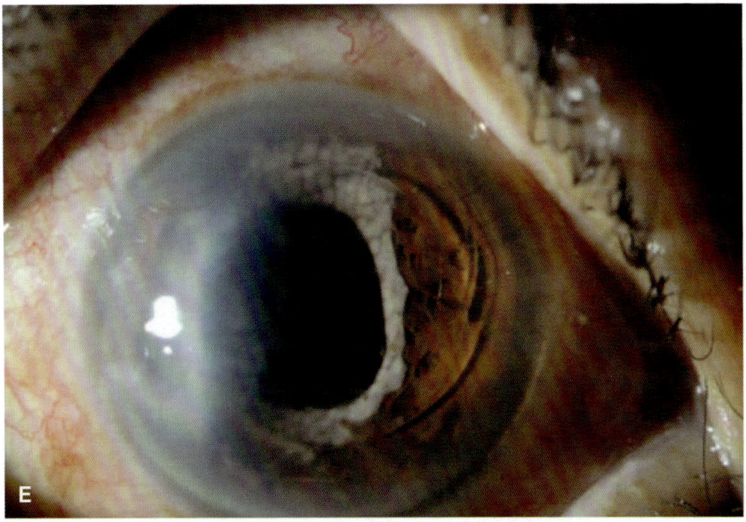

图11-9　(续)**上皮长入。**(E)图D所示患眼应用氩激光破坏虹膜面上皮植入，之后再对角膜内皮面的上皮植入行冷冻疗法。遗憾的是上皮植入复发且并发眼结核。

后弹力层脱离

静止、不影响视力的后弹力层撕裂常见于眼部术后。后弹力层撕裂也可引起后弹力层脱离，最终导致角膜水肿和视力严重下降。

病因学

- 眼部手术，最常见于白内障术后。
- 由外伤引起较罕见。

症状

- 眼部不适，视力下降。

体征

- 角膜水肿(图11-10A)。
- 后弹力层撕裂，通常源于手术切口。
- 前房可见与后基质分离的波动或卷曲的后弹力膜(图11-10B)。
- 如果严重的基质水肿阻碍了角膜后部的可见度，可使用眼前节OCT来检测后弹力层脱离(图11-10C)。

治疗

- 小范围脱离：可随访观察，病灶可在数周至数月后自行复位。
- 大范围的脱离或未自行复位的病灶：
  - 若后弹力层未出现卷曲，可于前房注入空气或惰性气体(如18% SF6)将后弹力层与后部基质贴合(图11-10D)。术后需保持特殊的头位以使后弹力层复位。一般需数天或数周。
  - 若后弹力层有卷曲，首先应行手术将其展开，然后在前房注入空气或惰性气体，或用缝合的方法将其复位，但缝合可能再撕裂后弹力层。

并发症

- 角膜瘢痕。
- 持续性角膜水肿。
- 后弹力层瘢痕。

预后

- 大多未卷曲的后弹力层脱离可自愈。小范围后弹力层脱离和小面积后弹力层丢失也能很好地愈合。眼内注入惰性气体成功率高，尤其是未卷曲的脱离。卷曲的后弹力层脱离较难复位。长期的角膜水肿可能需行角膜内皮移植或穿透性角膜移植以恢复良好的视力。

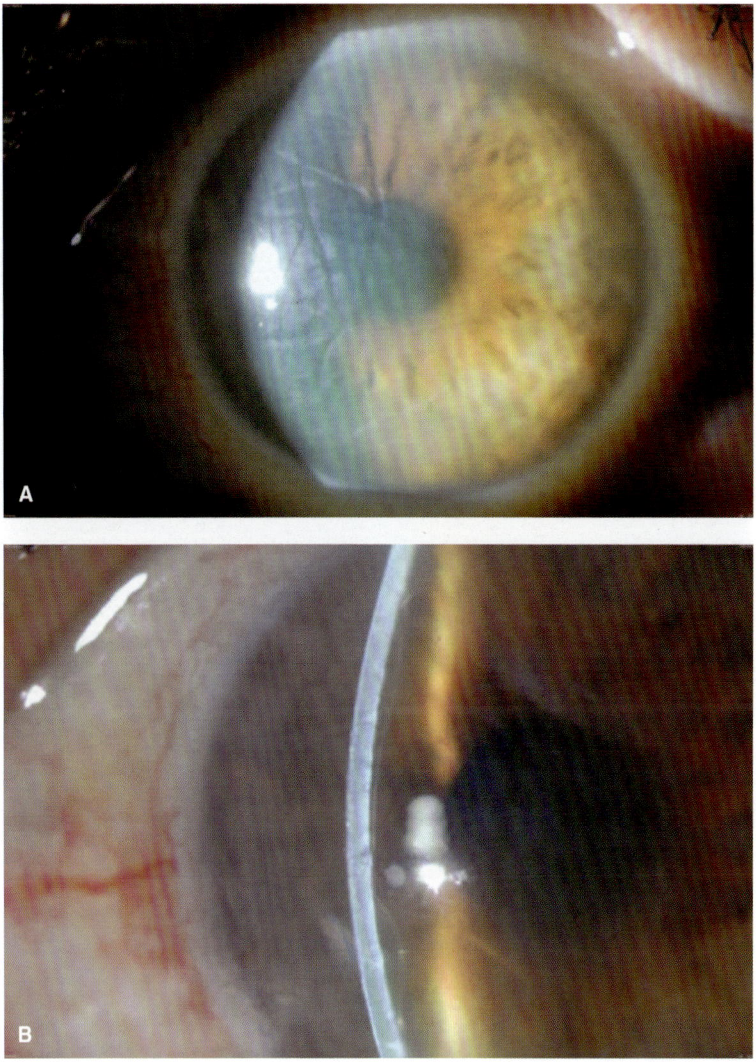

图11-10　后弹力层脱离。(A)裂隙灯宽裂隙下显示非复杂性白内障术后角膜水肿引起严重角膜混浊。(B)窄裂隙下观察同一眼在发生后弹力层脱离后于水肿的角膜后方呈现双弧线。(待续)

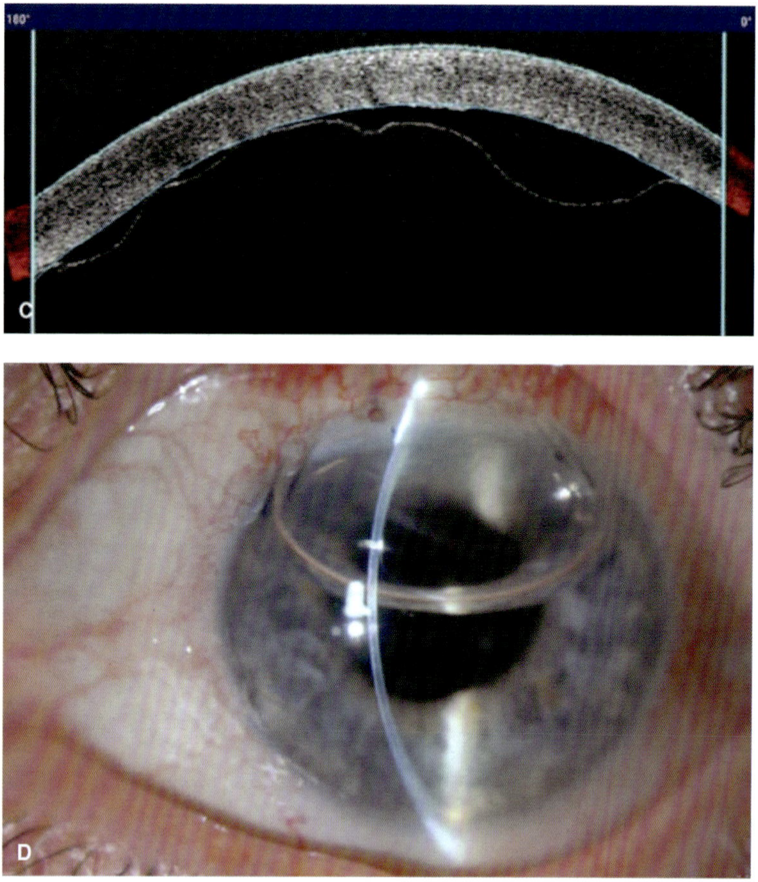

图11-10 （续）**后弹力层脱离**。(C)观察同一眼发生后弹力层脱离的眼前节OCT显示后弹力层分离并向前房内弯曲。(D)在青光眼白内障联合术后发生后弹力层脱离。药物治疗未愈，故予前房注入SF6气体使后弹力层与角膜后表面贴合。术后第1天，后弹力层复位，角膜水肿减退。

索 引